Die Dialektisch Behaviorale Therapie (DBT)

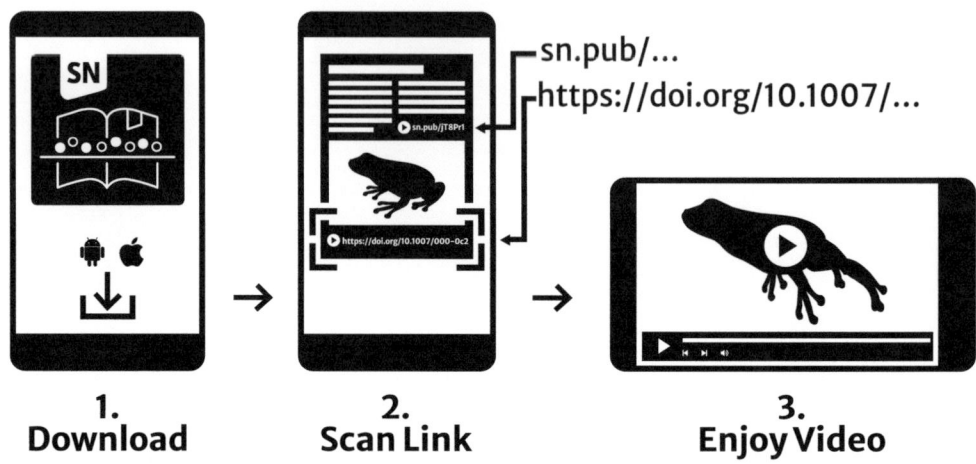

Martina Sutor
Hrsg.

Die Dialektisch Behaviorale Therapie (DBT)

Neue DBT-orientierte diagnoseübergreifende Konzepte - Schwerpunkt Skills-Training

5., vollst. überarb. Auflage 2022
Mit einem Geleitwort von Hans Gunia

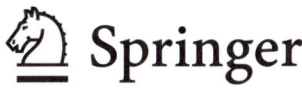

Hrsg.
Martina Sutor
Ärztin für Allgemeinmedizin und ärztliche Psychotherapie
Trausdorf an der Wulka, Österreich

Die Online-Version des Buches enthält digitales Zusatzmaterial, das durch ein Play-Symbol gekennzeichnet ist. Die Dateien können von Lesern des gedruckten Buches mittels der kostenlosen Springer Nature „More Media" App angesehen werden. Die App ist in den relevanten App-Stores erhältlich und ermöglicht es, das entsprechend gekennzeichnete Zusatzmaterial mit einem mobilen Endgerät zu öffnen.

ISBN 978-3-662-64108-8   ISBN 978-3-662-64627-4   (eBook)
https://doi.org/10.1007/978-3-662-64627-4

Die Deutsche Nationalbibliothek verzeichnet diese Publikation in der Deutschen Nationalbibliografie; detaillierte bibliografische Daten sind im Internet über http://dnb.d-nb.de abrufbar.

© Springer-Verlag GmbH Deutschland, ein Teil von Springer Nature 2005, 2007, 2012, 2016, 2022
Das Werk einschließlich aller seiner Teile ist urheberrechtlich geschützt. Jede Verwertung, die nicht ausdrücklich vom Urheberrechtsgesetz zugelassen ist, bedarf der vorherigen Zustimmung des Verlags. Das gilt insbesondere für Vervielfältigungen, Bearbeitungen, Übersetzungen, Mikroverfilmungen und die Einspeicherung und Verarbeitung in elektronischen Systemen.
Die Wiedergabe von allgemein beschreibenden Bezeichnungen, Marken, Unternehmensnamen etc. in diesem Werk bedeutet nicht, dass diese frei durch jedermann benutzt werden dürfen. Die Berechtigung zur Benutzung unterliegt, auch ohne gesonderten Hinweis hierzu, den Regeln des Markenrechts. Die Rechte des jeweiligen Zeicheninhabers sind zu beachten.
Der Verlag, die Autoren und die Herausgeber gehen davon aus, dass die Angaben und Informationen in diesem Werk zum Zeitpunkt der Veröffentlichung vollständig und korrekt sind. Weder der Verlag, noch die Autoren oder die Herausgeber übernehmen, ausdrücklich oder implizit, Gewähr für den Inhalt des Werkes, etwaige Fehler oder Äußerungen. Der Verlag bleibt im Hinblick auf geografische Zuordnungen und Gebietsbezeichnungen in veröffentlichten Karten und Institutionsadressen neutral.

Planung/Lektorat: Renate Scheddin

Springer ist ein Imprint der eingetragenen Gesellschaft Springer-Verlag GmbH, DE und ist ein Teil von Springer Nature.
Die Anschrift der Gesellschaft ist: Heidelberger Platz 3, 14197 Berlin, Germany

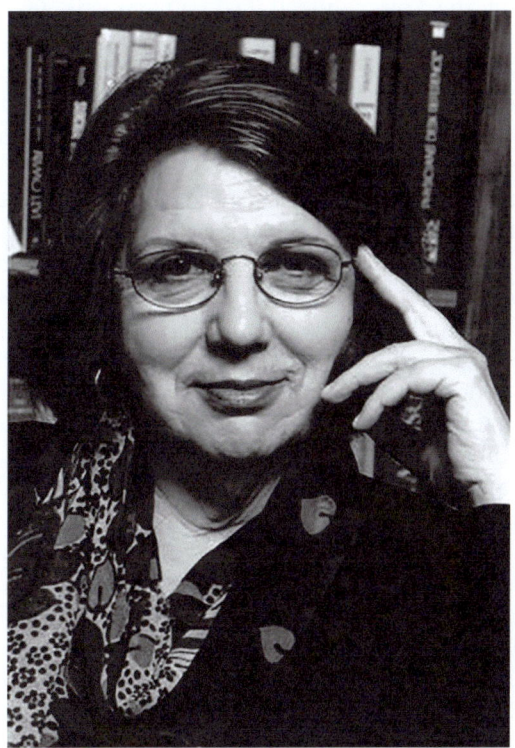

Marsha M. Linehan

Dieses Buch widme ich Marsha Linehan, der Begründerin der DBT.
Sie gab Ihre Forschungen, ihre Konzepte und Ideen weiter und ermöglichte so die Verbreitung über große Teile der Welt.
Als wir 2005 das erste Skills- Buch schrieben, fragten wir bei Marsha nach, ob wir ihre Manuskripte und Materialien verwenden dürften. Am nächsten Tag kam die Antwort:
you have permission, good luck, Marsha
Wir sagen DANKE, Marsha, für Dich als Vorbild, als Therapeutin, als Forscherin und als wunderbaren Menschen.

Geleitwort

Martina Sutor gehört zum ‚Urgestein' der österreichischen DBT-Szene und hat zur Verbreitung der DBT in Österreich wesentlich beigetragen. Das Buch liegt mittlerweile in der 5. Auflage vor, was allein schon für dieses Buch spricht. Martina Sutor bespricht Borderline-Persönlichkeitsstörungen sehr breit. So ordnet sie BPS nicht nur historisch ein, sondern bezieht biologische, biochemische und neuronale Befunde und Sichtweisen ausführlich in ihre Betrachtung mit ein. Sie erörtert traumatheoretische Begründungszusammenhänge, grenzt BPS gleichzeitig gegenüber der Posttraumatischen Störung ab. Hier ist unschwer zu erkennen, dass sie selbst auch mit Leib und Seele Therapeutin ist. Sie geht sehr profund und breit auf die Symptomatik der PTSB ein und liefert Interventionsideen für die Behandlung.

Hinweise auf die kommende ICD-11-Diagnostik fehlen ebenso wenig wie der Blick über den Tellerrand, wenn sie etwa bindungstheoretische, tiefenpsychologische oder schematherapeutische Gesichtspunkte in ihre Erörterungen miteinbezieht.

Der Einbezug von Prosa, Bildern und Videos machen das Buch leicht lesbar und interessant. Spannend sind auch die Kapitel über Schmerzstörungen und tiergestützte Therapie.

In der Beschreibung der DBT selbst ist sie sehr pragmatisch und orientiert sich, wie sie selbst schreibt, nicht an der reinen Lehre, sondern an dem was in Regionen mit nicht optimaler psychotherapeutischer Versorgung möglich ist. Da sie DBT als ‚Werkstatt' ansieht, getraut sie sich, auch eigene Ideen mit einzubeziehen und darzustellen und gelegentlich sogar vom Linehan'schen Manual abzuweichen.

Sehr hilfreich finde ich, dass sie nach jedem Kapitel zahlreiche Literaturhinweise für die Leser gibt, die das dargestellte Wissen weiter vertiefen möchten.

Für die Kapitel über DBT und Sucht, DBT und PTSB und DBT bei Kindern und Jugendlichen hat sie mit Arne Bürger, Petra Zimmermann, Kathlen Priebe und Manuel Föcker sehr namhafte Autoren gewinnen können, die den jeweils neuesten Stand auf diesen Gebieten darzustellen vermögen.

Das Buch endet mit Darstellungen von DBT-Weiterentwicklungen wie etwa ACES, DBT in der Forensik und DBT-Körpertherapie u. a. Sehr interessant und im DBT-Zusammenhang neu sind die Ausführungen über Schmerzstörungen und tiergestützte Therapie.

Der pragmatisch und breit orientierte Leser erhält mit diesem Buch einen profunden Überblick über die Thematik und viele Ideen, wie man DBT umsetzen kann.

Ich wünsche dem Buch viel Erfolg.

Hans Gunia
Diplom-Psychologe
Psychologischer Psychotherapeut
Verhaltenstherapeut
Supervisor für Verhaltenstherapie und dialektisch behaviorale Therapie
Darmstadt

Vorwort

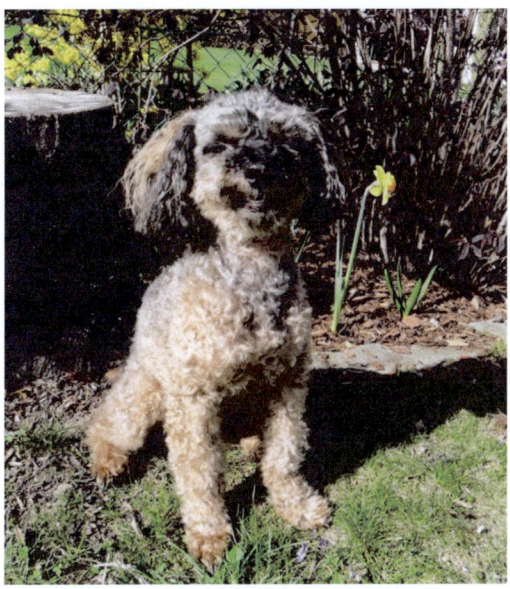

Da es den Rahmen unseres Kompendiums sprengen würde, konnten wir nicht allen Neuerungen, die es in der Dialektisch-Behavioralen Therapie gegeben hat, die gleiche Beachtung schenken.

Die Kapitel DBT-A für Jugendliche, DBT-Essstörung, DBT-PTSD für Patienten mit Traumafolgestörung und DBT-Sucht wurden zu meiner großen Freude von unseren jungen Experten, die alle in Klinik und Forschung tätig sind, geschrieben. Dazu gibt es reichlich Hinweise auf Studien und Querverweise auf weiterführende Literatur und neue Manuale.

Weitere Neuigkeiten in der sich ständig erweiternden DBT-Werkstätte wie DBT-F (Forensik), DBT-ACES (Nachbetreuung nach stationärer Therapie), DBT-OCD (*emotionally over-controlled disorders*), DBT im gerontopsych Bereich, DBT-gB für Minderbegabte, DBT-ADHS und DBT für affektive Störungen werden in kürzerer Form angeführt und ebenfalls mit Studien und Querverweisen versehen.

Dieses Buch hat schon viele Therapeutinnen, Psychologinnen, Ärztinnen, Pflegepersonen, Sozialarbeiterinnen, Ergo- und Physiotherapeutinnen, aber auch Patienten und Angehörige begleitet. Ich hoffe, dass die neue Auflage daran anschließt und hilft, die Theorie der jeweiligen Störungsbilder, der Komorbiditäten, Neurobiologie und vor allem die DBT mit dem bereits vielseits Verwendung findenden Skills-Training in kompakter Form, immer mehr Menschen zugänglich zu machen.

Gender-Information: Aus Gründen der Lesbarkeit wird abwechselnd die weibliche und die männliche Form genutzt. Es sind immer alle Geschlechter gemeint.

Dieses Buch ist die 5. erweiterte Auflage des Buches *Skillstraining bei Borderline-und Posttraumatischer Belastungsstörung* von Dr. Alice Sendera und Dr. Martina Sutor-Sendera. Texte und Abbildungen aus der 4. Auflage wurden mit freundlicher Genehmigung von Frau Dr. Alice Sendera übernommen. Diese Angaben wurden im Buch ergänzt.

Danke

An dieser Stelle darf ich mich bei meinen Co-Autoren und -Autorinnen bedanken, ohne die diese fünfte Auflage mit allen Neuigkeiten und Updates nicht entstanden wäre:

DBT-PTBS	Kathlen Priebe
DBT-SUCHT	Petra Zimmerman, unter Mitarbeit von Sophie Reiske und Julia Förster
DBT-Essstörungen	Arne Bürger und Manuel Föcker
DBT-A	Arne Bürger

Ein ganz herzlicher Dank geht auch an Hans Gunia für viele wichtige Anregungen, konstruktive Kritik, für Zeit und Zuwendung und das Verfassen des Geleitwortes!

Ich bedanke mich bei Alice Sendera für die gemeinsame Zeit und die gemeinsame Arbeit an den vier vorangehenden Auflagen.

» Es ist Unsinn
sagt die Vernunft
Es ist was es ist
sagt die Liebe
Es ist Unglück
sagt die Berechnung
Es ist nichts als Schmerz
sagt die Angst
Es ist aussichtslos
sagt die Einsicht
Es ist was es ist
sagt die Liebe
Es ist lächerlich
sagt der Stolz
Es ist leichtsinnig
sagt die Vorsicht
Es ist unmöglich
sagt die Erfahrung
Es ist was es ist
sagt die Liebe
Erich Fried

» **Dank an meine Kinder
Stephan, Sandra und Sonja**

Wenn sie Dich in meine Arme legen
Da weiß ich,
es gibt Gott und seinen Segen.
Neun Monate konnte ich Dich spüren

Danke

> Dann warst Du da,
> hilflos und klein,
> doch immer so nah.
> Energisch, stark
> Und doch so weich
> Hilflos und mächtig,
> beides zugleich.
> Du nahmst mein Leben
> In die winzige Hand
> Und lehrtest mich,
> was ich nie verstand, wie wertvoll es ist, zu geben.
> Danke, Kinder, für dieses Leben,
> denn IHR habt es mir
> zurückgegeben.
> **Sutor-Sendera M (2013)**

Inhaltsverzeichnis

1	**Geschichte und Psychopathologie**	1
	Martina Sutor	
1.1	Geschichte der Borderline-Persönlichkeitsstörung	4
1.2	Geschichte der Posttraumatischen Belastungsstörung (PTSD)	6
1.2.1	Einteilung	8
1.2.2	Komplexe PTSD	9
1.2.3	BLS und PTBS	9
1.2.4	Posttraumatic Embitterment Disorder/PTED	9
1.3	**Theoretische Grundlagen der Borderline-Störung**	9
1.3.1	Stigmatisierung	11
1.3.2	Was macht eine Persönlichkeit aus?	12
1.3.3	Persönlichkeitsentwicklung	12
1.4	**Ätiologie**	13
1.5	**Störungsmodell in der DBT**	14
1.6	**Komorbidität**	14
1.7	**Differentialdiagnostik**	16
1.7.1	Schizophrenie	16
1.7.2	Persönlichkeitsstörungen	16
1.7.3	Affektive Störungen	17
1.7.4	Substanzabhängigkeit	17
1.7.5	Essstörungen	17
1.8	**Epidemiologie**	17
1.9	**Prognose**	17
1.10	**Epigenetik**	18
	Literatur	18
2	**Beschreibung der Problembereiche**	23
	Martina Sutor	
2.1	**Probleme bei der Emotionsregulation**	26
2.1.1	Emotionsüberflutung	27
2.2	**Beziehungen und Störung der sozialen Interaktion**	29
2.3	**Problembereich Verhaltensebene**	33
2.4	**Selbstbild und Identität**	34
2.5	**Einsamkeit (siehe auch ▶ Kap. 6, ◘ Abb. 2.5)**	35
2.6	**Störungen des kontextabhängigen Lernens und der kognitiven Verarbeitung**	36
2.7	**Bindungsstörung**	37
2.8	**Dissoziative Phänomene**	37
2.9	**Erinnerungsdruck und Halluzinationen**	41
2.9.1	Flashback	41
2.9.2	Intrusionen	41
2.9.3	Pseudohalluzinationen	42
2.9.4	Illusionäre Verkennung	43

2.9.5	Pareidolien – Photome – Visionen	43
2.9.6	Depersonalisation und Derealisation	43
2.9.7	Patients out of hell	46
2.10	**Inkompatible Schemata und dysfunktionale Grundannahmen**	**49**
2.11	**Somatic symptom disorder**	**51**
	Literatur	53

3	**Von der Topografie zum neuronalen Netzwerk**	**57**
	Martina Sutor	
3.1	**Historischer Rückblick**	**59**
3.2	**Anatomie**	**60**
3.2.1	Das limbische System	60
3.3	**Neuroplastizität**	**66**
3.4	**BPS als Netzwerkstörung**	**67**
3.5	**Neurochemie**	**67**
3.5.1	Endocannabinoide	68
3.5.2	Immunsystem	68
3.6	**Genetik**	**68**
3.7	**Bildgebende Verfahren**	**69**
3.8	**Kognition und Emotion**	**69**
3.8.1	Emotionsforschung	69
3.8.2	Gedächtnis	71
3.8.3	Wahrnehmung	72
3.9	**Schlaf**	**73**
	Literatur	73

4	**Die Dialektisch-Behaviorale Therapie (DBT)**	**77**
	Martina Sutor	
4.1	**Studien**	**79**
4.1.1	Patiententext	81
4.2	**Die biosoziale Theorie und das neuro-behaviorale Entstehungsmodell**	**81**
4.3	**Psychoedukation**	**83**
4.4	**Grundannahmen der Dialektisch-Behavioralen Therapie**	**84**
4.5	**Beziehungsgestaltung in der DBT**	**85**
4.6	**Die therapeutischen Grenzen**	**86**
4.7	**Behandlungsfehler**	**86**
4.8	**Das Therapiekonzept**	**87**
4.9	**Das DBT-Gesamtkonzept**	**88**
4.9.1	Therapiestadien	88
4.9.2	Ambulantes Setting	89
4.9.3	(Teil-)Stationäres Setting	92
4.10	**Weitere Therapiekonzepte**	**92**
4.10.1	TFP – Transference Focused Therapy nach Kernberg	92
4.10.2	Die Mentalisierungsbasierte Therapie	92
4.10.3	Die Schematherapie	93
	Literatur	93

Inhaltsverzeichnis

5	**Die DBT-Strategien und Methoden**	97
	Martina Sutor	
5.1	**Dialektische Strategien**	98
5.2	**Validierungsstrategien**	99
5.3	**Weitere therapeutische Strategien und Methoden**	101
5.3.1	Verhaltens- und Kettenanalysen	101
5.3.2	Kontingenzmanagement (Abb. 5.3)	103
5.3.3	Fraktionieren	104
5.3.4	Broken record	104
5.3.5	Umgang mit drängenden Suizidgedanken	105
5.3.6	Umgang mit therapiegefährdendem Verhalten	105
5.3.7	Umgang mit Dissoziation	105
5.3.8	Commitmentstrategien	105
5.4	**Attachment-Strategien**	106
	Literatur	106

6	**Skills-Training**	107
	Martina Sutor	
6.1	**Methodik und Ziele**	108
6.2	**Was sind Skills?**	110
6.3	**Spannung und Spannungsmessung**	112
6.4	**Was verstehen wir unter einer Skills-Kette?**	113
6.5	**Die Skills-Gruppe**	114
6.5.1	Struktur	114
6.5.2	Dauer und Aufbau	115
6.5.3	Behandlungsvertrag und Rahmenbedingungen	116
6.5.4	Trainer	116
6.5.5	Erfahren und Üben	118
6.5.6	Time-out	120
6.5.7	Weitere Gestaltungshilfen	120
6.5.8	Strukturierte Gruppensitzungen	120
6.5.9	Module des Skills-Trainings	123
6.5.10	Achtsamkeit	123
6.5.11	Stresstoleranz	132
6.5.12	Emotionsregulation	141
6.5.13	Beschreibung von Gefühlen	154
6.5.14	Beispiele für Skills	169
6.5.15	Zwischenmenschliche Skills	171
6.5.16	Selbstwert	178
6.5.17	Körperorientierte Skills-Arbeit	179
	Literatur	186

7	**Psychopharmakotherapie**	189
	Martina Sutor	
7.1	**Pharmakotherapie der BPS**	190
7.2	**Absolute Indikationen für Pharmakotherapie**	190

7.3	Psychopharmakotherapie der PTSD	193
7.4	Experimentelle Substanzen (Bernardy und Friedman *2017*)	193
	Literatur	195

8 DBT bei Substanzgebrauchsstörungen (DBT-S) ... 197
Petra Zimmermann

8.1	Diagnostik von Substanzgebrauchsstörungen und Differentialdiagnostik	200
8.2	Komorbidität: Borderline-Persönlichkeitsstörung und Substanzgebrauchsstörung	202
8.2.1	Bedeutung der Substanzgebrauchsstörung im Ätiologiemodell	203
8.3	Neurobiologie der Substanzgebrauchsstörung	203
8.4	Was charakterisiert DBT-S?	204
8.4.1	Grundannahmen	204
8.4.2	Dialektische Abstinenz	205
8.4.3	Dynamische Hierarchisierung in der DBT-S	205
8.4.4	Patientinnenbeispiel Frau S, 26 J.	205
8.4.5	Der Weg zum „Klugen Kopf"	208
8.5	Behandlungsstrategien in der DBT-S	209
8.5.1	Attachmentstrategien	209
8.5.2	DBT-S-spezifische Ergänzungen für Behandlungsstrategien der Standard-DBT	211
8.5.3	Umgang mit Konsumvorfällen	212
8.6	DBT-S-spezifische Skills	213
8.6.1	Rahmenbedingungen und Vermittlung der DBT-S-Skills	213
8.6.2	Die DBT-S-Skills im Überblick	213
	Literatur	219

9 Dialektisch-Behaviorale Therapie der Posttraumatischen Belastungsstörung (DBT-PTBS) ... 223
Kathlen Priebe

9.1	Einleitung	224
9.2	Konzept der DBT-PTBS	225
9.3	Struktur der DBT-PTBS	226
9.4	Therapiephasen der DBT-PTBS	226
9.4.1	Planung und Motivation	228
9.4.2	Störungs- und Behandlungsmodell	230
9.4.3	Skills und kognitive Elemente	233
9.4.4	Exposition	236
9.4.5	Seinen Frieden machen	239
9.4.6	Entfaltung des Lebens	241
9.4.7	Abschied	243
9.5	Evaluation	243
	Literatur	244

10 DBT bei Essstörungen ... 247
Arne Bürger und Manuel Föcker

10.1	Einführung	248
10.1.1	Warum Dialektisch-Behaviorale Therapie (DBT) bei Patientinnen mit Anorexia nervosa?	248

10.1.2	DBT und Essstörungen	248
10.2	**Anorexia nervosa im Jugendalter**	249
10.2.1	Klinisches Erscheinungsbild und diagnostische Kriterien	249
10.2.2	Bio-psycho-soziales Störungsmodell	251
10.3	**Grundlagen der DBT für Essstörungen**	254
10.3.1	Therapeutische Grundhaltung	255
10.3.2	Therapieelemente	259
10.3.3	Therapiestruktur	263
10.4	**Skills bei Anorexia nervosa**	273
10.4.1	1. Schritt: Erkennen und Benennen von automatisierten dysfunktionalen Mustern	275
10.4.2	2. Schritt: Annehmen, dass die alten Gedanken und Verhaltensweisen dysfunktional sind und Entscheidung für einen neuen Weg	277
10.4.3	3. und 4. Schritt: Training der Selbstinstruktion für die Anwendung von Skills und eigenverantwortliche Anwendung	280
	Literatur	284
11	**DBT-A für Jugendliche**	287
	Arne Bürger	
11.1	**Theoretischer Hintergrund der Borderline-Persönlichkeitsstörung im Jugendalter**	288
11.2	**Diagnosestellung und klinische Realität der BPS im Jugendalter**	289
11.3	**Behandlungskonzept AtR!Sk**	291
11.3.1	AtR!Sk-Sprechstunde und Diagnostik (Stufe 1 und Stufe 2)	291
11.3.2	Behandlung (Stufe 3)	294
	Literatur	305
12	**Neue Konzepte – kurzgefasst**	309
	Martina Sutor	
12.1	**DBT-F (Forensik)**	311
12.1.1	Statistik	312
12.1.2	Therapie	313
12.1.3	Deliktanalyse	315
12.1.4	Grundannahmen	315
12.1.5	Skills-Training	316
12.1.6	Team	317
12.1.7	Dialektische Dilemmata	318
12.2	**DBT-ACES**	319
12.3	**RO-DBT bei OCD → emotionally over-controlled disorders**	320
12.3.1	Biologisch-genetische Faktoren	321
12.3.2	RO-DBT	321
12.3.3	Unterschiede zwischen der originalen DBT nach Marsha Linehan und RO-DBT nach Thomas Lynch	322
12.4	**DBT-ADHS**	323
12.4.1	Epidemiologie	323
12.4.2	Therapie	324
12.5	**DBT in der Gerontopsychiatrie**	325

12.6	**DBT-GB – DBT für Patienten mit Intelligenzminderung**	327
12.6.1	Epidemiologie	328
12.6.2	Bio-psychosoziale Theorie	328
12.6.3	Programm: DBToP-gB	329
12.7	**DBT bei affektiven Störungen**	330
12.7.1	Depression	330
12.7.2	Angst	332
12.7.3	Bipolare Störung	334
	Literatur	335
13	**MSC bei Borderline-Störung**	**343**
	Martina Sutor	
	Literatur	345
14	**Chronischer Schmerz**	**347**
	Martina Sutor	
14.1	Schmerz bei BPS und PTBS	348
14.2	Konkretes praktisches Vorgehen	348
14.3	Physiologie des Schmerzes	349
14.4	Schmerzgedächtnis	350
14.5	Schmerz und Emotion	351
14.6	Chronifizierung von Schmerzen	352
14.7	**Chronischer Schmerz**	352
14.8	**Neuroplastizität**	353
14.9	Stadien des chronischen Schmerzes	353
14.10	Spiegelneurone im Bereich der Schmerzmatrix:	353
14.11	Endogene Schmerzhemmung	354
14.12	**Umgang mit chronischem Schmerz in der DBT**	354
14.12.1	Umgang mit Schmerzen im Skills-Training	355
14.12.2	Schmerztagebuch	355
14.12.3	Aufmerksamkeits fokussierung	355
14.12.4	Hypnotische Schmerzkontrolle	357
	Literatur	360
15	**Tiergestützte Therapie**	**361**
	Martina Sutor	
	Literatur	367
	Serviceteil	
	Stichwortverzeichnis	371

Autorenverzeichnis

Dr. Arne Bürger Klinik und Poliklinik für Kinder- und Jugendpsychiatrie, Psychosomatik und Psychotherapie des Universitätsklinikums, Würzburg, Deutschland
Buerger_A@ukw.de

Priv.-Doz. Dr. med. Manuel Föcker Universitätsklinikum Münster, Münster, Deutschland
Manuel.Foecker@ukmuenster.de

Dr. Kathlen Priebe Charité - Universitätsmedizin Berlin, Psychiatrische Universitätsklinik der Charité im St. Hedwig-Krankenhaus, Berlin, Deutschland
kathlen.priebe@charite.de

Mag. Dr. Alice Sendera Trausdorf an der Wulka, Österreich

Dr. Martina Sutor Ärztin für Allgemeinmedizin und ärztliche Psychotherapie, Trausdorf an der Wulka, Österreich

Dr. Martina Sutor-Sendera Trausdorf an der Wulka, Österreich

Dipl.-Psych. Petra Zimmermann Psychologische Psychotherapeutin (VT), Supervisorin (VT, DBT) Psychotherapeutische Gemeinschaftspraxis, Berlin, Deutschland

Geschichte und Psychopathologie

Martina Sutor

Inhaltsverzeichnis

1.1 Geschichte der Borderline-Persönlichkeitsstörung – 4

1.2 Geschichte der Posttraumatischen Belastungsstörung (PTSD) – 6
1.2.1 Einteilung – 8
1.2.2 Komplexe PTSD – 9
1.2.3 BLS und PTBS – 9
1.2.4 Posttraumatic Embitterment Disorder/PTED – 9

1.3 Theoretische Grundlagen der Borderline-Störung – 9
1.3.1 Stigmatisierung – 11
1.3.2 Was macht eine Persönlichkeit aus? – 12
1.3.3 Persönlichkeitsentwicklung – 12

1.4 Ätiologie – 13

1.5 Störungsmodell in der DBT – 14

1.6 Komorbidität – 14

1.7 Differentialdiagnostik – 16
1.7.1 Schizophrenie – 16
1.7.2 Persönlichkeitsstörungen – 16
1.7.3 Affektive Störungen – 17
1.7.4 Substanzabhängigkeit – 17
1.7.5 Essstörungen – 17

© Springer-Verlag GmbH Deutschland, ein Teil von Springer Nature 2022
M. Sutor (Hrsg.), *Die Dialektisch Behaviorale Therapie (DBT)*,
https://doi.org/10.1007/978-3-662-64627-4_1

1.8 Epidemiologie – 17

1.9 Prognose – 17

1.10 Epigenetik – 18

Literatur – 18

Die Borderline-Persönlichkeitsstörung als psychiatrische Diagnose ist ein junger Begriff, der seine Wurzeln in der Psychoanalyse und Psychopathologie hat. Menschen, die in diesem Grenzbereich leben, wird ein Krankheitsbild zugeordnet, das bereits vor mehr als einhundert Jahren mit dem Begriff *Hysterie* beschrieben worden ist. Es inkludiert in seiner ursprünglichen Bedeutung alle Störungen, die durch emotionale Konflikte ausgelöst werden. Der Begriff Borderline wurde von Adolf Stern 1938 erstmals eingebracht.

Breuer und Freud veröffentlichten Falldarstellungen von Patientinnen, die nach heutiger Sicht als Borderline-Patientinnen diagnostiziert werden können (Breuer und Freud 1893).

In den Siebziger- und Achtzigerjahren wurde der Borderline-Begriff als Sonderform der schizophrenen Psychose verstanden.

Das bahnbrechende Werk von Otto Kernberg stammt aus den Sechzigerjahren und beschreibt die Borderline-Persönlichkeitsorganisation (siehe ▶ Abschn. 4.10.1).

Im ICD-10 wird die „emotional instabile Persönlichkeitsstörung vom Borderline-Typus" charakterisiert. Laut DSM-IV und dem zurzeit gültigen DSM-5© versteht man unter Borderline-Störung ein *tief verwurzeltes Fehlverhalten aufgrund einer Emotionsregulationsstörung und mangelnder Impulskontrolle, mit entsprechenden zwischenmenschlichen und gesellschaftlichen Konflikten.*

Im ICD-11 wurden alle Diagnosen von Persönlichkeitsstörungen, mit Ausnahme der Borderline-Persönlichkeitsstörung, aufgehoben, sodass es in der ICD-11 nur noch die Kategorie „Persönlichkeitsstörung" (ICD-11 Code 6D10) gibt, die bei Vorliegen der Kriterien einer Borderline-Persönlichkeitsstörung durch einen sogenannten „Trait-Qualifier" ergänzt werden kann.

Es gewinnen nicht nur diagnostische Faktoren, sondern auch behandlungsrelevante Persönlichkeitsmerkmale an Bedeutung.

Im diagnostischen Prozess werden drei Schweregrade (leicht, mäßig, schwer) sowie fünf *prominente Persönlichkeitsmerkmale* differenziert.

Kulturübergreifend werden Menschen als *abnormal* bezeichnet, wenn sie unvorhersehbar und anders als üblich handeln, nicht mit anderen kommunizieren oder in disharmonischer Beziehung zur jeweiligen Gesellschaft stehen (Zimbardo 1995). Die Entscheidung, Menschen für psychisch gestört zu halten, unterliegt dem jeweiligen Zeitgeist und wissenschaftlichen Paradigmen. Jahrhundertelang wurden geistige Krankheiten als Folge von Besessenheit oder moralischer Verfehlung gesehen.

Für die Posttraumatische Belastungsstörung (PTSD) wurden in den Achtzigerjahren Erklärungsmodelle geschaffen über Pathogenese, Trauma-Verarbeitung sowie Regulations- und Kompensationsmöglichkeiten, neurobiologische und gedächtnispsychologische Ursachen, aber auch therapeutische Interventionsmöglichkeiten.

Ursprünglich galt die Auffassung des Stoikers Epiktet:

> **EyeCatcher**
>
> Es sind nicht die Ereignisse, die die Menschen beunruhigen, sondern die Vorstellung von den Ereignissen.

Die meisten Borderline-Patienten haben zusätzliche psychische Störungsbilder.

An der Spitze stehen depressive Störungen mit einer Lebenszeitprävalenz von ungefähr 98 %, Angststörungen mit 90 % und Traumafolgestörungen mit 50–60 %.

Um dieser Tatsache gerecht zu werden, sind in der DBT einerseits diagnoseübergreifende Konzepte und Manuale entstanden, andererseits auch neue Settings. Diese stellen wir in den ▶ Kap. 8–12 vor.

1.1 Geschichte der Borderline-Persönlichkeitsstörung

Die Borderline-Störung als psychiatrische Diagnose ist ein junger Begriff, der seine Wurzeln in der Psychoanalyse und Psychopathologie hat.

Er inkludiert in seiner ursprünglichen Bedeutung alle Störungen, die durch emotionale Konflikte ausgelöst werden. Die Vielfalt der Symptome mit ihren unterschiedlichen Erscheinungsformen führte dazu, dass der Psychoanalytiker Stern am Ende der Dreißigerjahre den Begriff Borderline für ein Krankheitsbild einführte, das weder der psychiatrischen Gruppe der Neurosen noch der der Psychosen zugeordnet werden konnte (Stern 1938a). Nach dem Verständnis der damaligen Krankheitslehre galten Psychosen als Geisteskrankheiten und Neurosen als entwicklungsbedingte Krankheiten. Zu erwähnen ist, dass Persönlichkeitsstörungen damals den Psychopathien zugeordnet wurden.

Kulturübergreifend werden Menschen als abnormal bezeichnet, wenn sie unvorhersehbar und anders als üblich handeln, nicht mit anderen kommunizieren oder in disharmonischer Beziehung zur jeweiligen Gesellschaft stehen (Zimbardo 1995). Die Entscheidung, Menschen für psychisch gestört zu halten, unterliegt dem jeweiligen Zeitgeist und wissenschaftlichen Paradigmen. Jahrhundertelang wurden geistige Krankheiten als Folge von Besessenheit oder moralischer Verfehlung (*moral insanity*) gesehen.

Begriffe wie *gesund* und *krank* entzogen sich der menschlichen Einsicht, und abweichendes Verhalten galt als böse und schlecht. Bis ins 19. Jahrhundert wurden psychisch Auffällige nicht als Kranke gesehen, sie erhielten keine medizinische Behandlung und keine adäquate Betreuung, meist wurden sie interniert oder lebten am Rande der Gesellschaft. Bis heute werden Menschen, die auffällig im Beziehungs- und Leistungsbereich sind, die zu Regel- und Normverletzungen neigen, im allgemeinen Sprachgebrauch als Psychopathen und Verrückte bezeichnet. Der Umgang mit diesen Menschen unterliegt einer eigenen Dynamik, die Skala reicht von Ablehnung bis Überbehütung.

In den Siebziger- und Achtzigerjahren wurde der Borderline-Begriff als Sonderform der schizophrenen Psychose verstanden. Es entstanden Variationen wie Borderline-Organisation, Borderline-Schizophrenie, präpsychotische Schizophrenie, pseudo-neurotische Schizophrenie, pseudo-psychopathische Schizophrenie und Ähnliches. Anfang der Neunzigerjahre gab es 32 verschiedene Bezeichnungen, von denen sich einige bis heute noch halten (Saß und Koehler 1983). Die heute ebenfalls gleichzeitig verwendeten Begriffe wie Borderline-Störung Borderline-Persönlichkeitsstörung, Borderline-Persönlichkeitsorganisation und emotional instabile Persönlichkeit vom Borderline-Typus lassen erkennen, dass es eine große Spannbreite von Erklärungsmodellen gibt. Dazu kommen Grenzfälle, Überschneidungen und Komorbiditäten, die zu erkennen notwendig sind, um Betroffenen neue Behandlungsperspektiven zu eröffnen.

Das bahnbrechende Werk von Otto Kernberg (1975) stammt aus den Sechzigerjahren und beschreibt die Borderline-Persönlichkeitsorganisation (siehe ▶ Abschn. 4.10.1).

Das Bemühen um empirische Validierung der Störung wurde gegen Ende 1970 vorangetrieben und 1980 wurden mit der Aufnahme als Borderline-Persönlichkeitsstörungen in das DSM-III (1980) neue Weichen gestellt. Basierend auf den Arbeiten von Spitzer und Endicott (Spitzer et al. 1979) wurde der Begriff Borderline-Schizophrenie bzw. pseudo-neurotische Schizophrenie durch zwei abgrenzbare Störungsbilder, die schizotypische Persönlichkeitsstörung und die Borderline-Persönlichkeitsstörung ersetzt.

Die Einführung von Kriterien, die sich auf wiederholt beobachtbare Interaktionsmuster beziehen und die Einführung des Begriffes der Komorbidität veränderten die Diagnostik grundlegend. Das ICD-10 (Dilling et al. 1993) charakterisiert die „emotional instabile Persönlichkeitsstörung vom Borderline-Typus" durch die deutliche Tendenz, Impulse auszuagieren, ohne Berücksichtigung von Konsequenzen und wechselnder launenhafter Stimmung. Zusätzlich werden das eigene Selbstbild, Ziele und „innere Präferenzen" als unklar und gestört bezeichnet. Intensive, aber unbeständige Beziehungen und wiederholte emotionale Krisen mit Suiziddrohungen oder selbstschädigenden Handlungen gehören zu den wichtigsten, sich auf das soziale Leben der Patienten auswirkenden Kriterien.

Laut **DSM-5©** kann die Diagnose „Borderline-Persönlichkeitsstörung anhand eines Kriterienkataloges von neun Kriterien gestellt werden, wobei für eine Diagnosestellung fünf Kriterien erforderlich sind (◘ Tab. 1.1).

DSM-5© ist die Abkürzung für die fünfte Auflage des Diagnostic and Statistical Manual of Mental Disorders.

Zwischen den beiden Klassifikationssystemen gibt es bedeutsame Unterschiede (Herpertz und Wenning 2002; Saß und Koehler 1983).

◘ **Tab. 1.1** DSM-5

A	Ein tiefgreifendes Muster von Instabilität in zwischenmenschlichen Beziehungen, im Selbstbild und in den Affekten sowie von deutlicher Impulsivität. Der Beginn liegt im frühen Erwachsenenalter und das Muster zeigt sich in verschiedenen Situationen. Mindestens fünf der folgenden Kriterien müssen erfüllt sein:
1.	Verzweifeltes Bemühen, tatsächliches oder vermutetes Verlassenwerden zu vermeiden. (Beachte: Hier werden keine suizidalen oder selbstverletzenden Handlungen berücksichtigt, die in Kriterium 5 enthalten sind.)
2.	Ein Muster instabiler und intensiver zwischenmenschlicher Beziehungen, das durch einen Wechsel zwischen den Extremen der Idealisierung und Entwertung gekennzeichnet ist.
3.	Identitätsstörung: ausgeprägte und andauernde Instabilität des Selbstbildes oder der Selbstwahrnehmung.
4.	Impulsivität in mindestens zwei potenziell selbstschädigenden Bereichen (Geldausgaben, Sexualität, Substanzmissbrauch, rücksichtsloses Fahren, „Essanfälle"). (Beachte: Hier werden keine suizidalen oder selbstverletzenden Handlungen berücksichtigt, die in Kriterium 5 enthalten sind.)
5.	Wiederholte suizidale Handlungen, Selbstmordandeutungen oder -drohungen oder Selbstverletzungsverhalten.
6.	Affektive Instabilität infolge einer ausgeprägten Reaktivität der Stimmung (z. B. hochgradige episodische Dysphorie, Reizbarkeit oder Angst, wobei diese Verstimmungen gewöhnlich einige Stunden und nur selten mehr als einige Tage andauern).
7.	Chronisches Gefühl der Leere.
8.	Unangemessene heftige Wut oder Schwierigkeiten, die Wut zu kontrollieren (z. B. häufige Wutausbrüche, andauernde Wut, wiederholte körperliche Auseinandersetzungen).
9.	Vorübergehende, durch Belastungen ausgelöste paranoide Vorstellungen oder schwere dissoziative Symptome.

Abdruck erfolgt mit Genehmigung vom Hogrefe Verlag Göttingen aus dem Diagnostic and Statistical Manual of Mental Disorders, Fifth Edition, © 2013 American Psychiatric Association, dt. Version © 2015 Hogrefe Verlag

> Laut ICD-10 steht die Impulsivität im Mittelpunkt der diagnostischen Kriterien, im DSM-5© dagegen die Instabilität von Affekt, Verhalten und der Beziehungsgestaltung.

Weiter werden im ICD-10 die dissoziativen oder paranoiden Erlebnisse nicht angeführt. Das DSM-5© hingegen unterscheidet nicht zwischen dem impulsiven Typ und dem Borderline-Typus (Herpertz und Wenning 2002).

- **ICD-11**

Die WHO stellte im Juni 2018 den ICD-11 vor.

Dieser wurde im Mai 2019 auf der 72. Weltgesundheitsversammlung (*World Health Assembly, WHA72*) verabschiedet. Der ICD-11 soll am 1. Januar 2022 in Kraft treten und ist erst nach einer Übergangszeit von 5 Jahren endgültig zur Codierung vorgesehen.

Für Persönlichkeitsstörungen findet eine grundsätzliche Neukonzeptionierung statt. Es wird eine weitgehend dimensionale Klassifikation werden, die im Falle der Erfüllung der Allgemeinen Kriterien einer Persönlichkeitsstörung drei Schweregrade unterscheidet und zur näheren Beschreibung fünf Persönlichkeitsdomänen heranzieht.

Die Grundstruktur einer dreistufigen Diagnostik mit Prüfung der Eingangskriterien für eine Persönlichkeitsstörung, des Schweregrads und der Persönlichkeitsmerkmale, wie sie im zurzeit von der WHO veröffentlichten Modell vorliegt, werden dargestellt.

The ICD-11 classification of Personality Disorders focuses on core personality dysfunction, while allowing the practitioner to classify three levels of severity (Mild Personality Disorder, Moderate Personality Disorder, and Severe Personality Disorder) and the option of specifying one or more prominent trait domain qualifiers (Negative Affectivity, Detachment, Disinhibition, Dissociality, and Anankastia) (Bach und First 2018).

1.2 Geschichte der Posttraumatischen Belastungsstörung (PTSD)

Definition: Ein Trauma ist ein außergewöhnliches Vorkommnis, das die normalen Anpassungsstrategien und die durchschnittliche Resilienz eines Menschen überfordert. Es erschüttert zwischenmenschliche Beziehungen, untergräbt das Wertesystem und die Sinngebung, zerstört das Selbstbild und das Vertrauen in eine natürliche/göttliche Ordnung (Figley und Mitchell 1996).

> Die Ermordung von wie vielen seiner Kinder muss ein Mensch symptomfrei ertragen können, um eine normale Konstitution zu haben?
> How many murders of his children must a man be able to bear, without symptoms, to be judged normal?
> (Eissler 1963)

Resilienz

Als Gegensatz zu Vulnerabilität stellt die Resilienz die seelische Widerstandskraft, das sogenannte Immunsystem der Seele, dar.

Resilienz beschreibt die Fähigkeiten der menschlichen Psyche, trotz widriger Umstände und Schicksalsschlägen gesund zu bleiben bzw. sich rasch zu erholen (erste grundlegende Forschungen von Emmy Werner und Ruth Smith 1970, in Kauai).

Die Posttraumatische Belastungsstörung wird im DSM-5© nicht mehr im Kapitel der Angststörungen angeführt, sondern gemeinsam mit der *Akuten Belastungsstörung* und den *Anpassungsstörungen* in einem neuen Kapitel als sogenannte **Trauma- and Stressor-Related Disorders.**

Für die Posttraumatische Belastungsstörung wurden in den Achtzigerjahren Erklärungsmodelle geschaffen über Pathogenese, Trauma-Verarbeitung sowie Regulations- und Kompensationsmöglichkeiten, neurobiologische und gedächtnispsychologische Ursachen, aber auch therapeutische Interventionsmöglichkeiten.

Ursprünglich galt die Auffassung des Stoikers Epiktet:

> **EyeCatcher**
>
> *Es sind nicht die Ereignisse, die die Menschen beunruhigen, sondern die Vorstellung von den Ereignissen.*

Demnach können Menschen auch schreckliche Ereignisse verkraften, wenn sie diese nur wieder richtig betrachten.

Lang andauernden subjektiv belastenden Phänomenen, wie Erinnerungsverlust, ständigem Wieder-Erleben traumatischer Erlebnisse, Impulsdurchbrüchen, sozialem Rückzug und chronischen Erschöpfungszuständen stand man einerseits hilflos, andererseits abwertend gegenüber.

Der deutsche Psychiater Kraeplin stellt 1899 verschiedene nervöse und psychische Erscheinungen unter der Bezeichnung Schreckneurose dar, die sich infolge heftiger Gemütserschütterungen, plötzlichen Schrecks oder großer Angst zeigt. In seinem Lehrbuch weist Kraeplin auf ein Zwischengebiet zwischen krankhaften Zuständen und persönlichen Eigenheiten hin (Kraeplin 1903).

PTSD wurde erstmals 1980 als Diagnose etabliert und in das DSM-III aufgenommen.

Auf dem Ärztekongress in Berlin 1980 wurde die Frage, ob und inwiefern Symptome, die Oppenheim unter traumatischer Neurose zusammenfasste, in Wirklichkeit vorgetäuscht werden konnten, heftig diskutiert.

Die Gegner Oppenheims befürchteten, dass sich Versicherungsbetrug und Rentenbegehren etablieren würde. Der Begriff *Rentenneurose* war geboren. Lange Zeit waren Diagnostik und Klassifizierung sozialpolitischen Einflüssen ausgesetzt.

Doch die Entwicklung schritt rasch voran.

> *PTSD is perhaps the fastest growing and most influential diagnosis in American psychiatry* (Lerner und Micale 2001).

1991 nahm man die Diagnose in den ICD-10 auf (Dilling et al. 2007).

2007 erschien das „*Handbook of PTSD Science and Practice*" und somit das erste Werk mit der diagnostischen Kategorie PTSD (Friedman et al. 2007).

Seither gab es unzählige Studien, neue Konzepte und kontroverse Diskussionen. Die Diagnose beeinflusst nicht nur die medizinische und psychologische Welt, sondern reicht in ihren Konsequenzen in Politik, soziale und kulturelle Belange, Pensionsrecht und weitere rechtliche Ansprüche.

» The disorder is not timeless, nor does it possess an intrinsic unity. Rather, it is glued together by the practices, technologies, and narratives with which it is diagnosed, studied, treated, and represented and by the various interests, institutions, and moral arguments that mobilized these efforts and resources. (Young 1995)

Ein Trauma ist ein außergewöhnliches Vorkommnis, das die normalen Anpassungsstrategien und die durchschnittliche Resilienz eines Menschen überfordert. Es erschüttert zwischenmenschliche Beziehungen, untergräbt das Wertesystem und die Sinngebung, zerstört das Selbstbild und das Vertrauen in eine natürliche/göttliche Ordnung (Figley 1995).

Die Hauptsymptome Wiedererleben, Vermeidungsverhalten und vegetative Übererregbarkeit treten nach Traumatisierungen unterschiedlichster Genese auf, abhängig von Schwere und Art des Traumas. Das Spektrum reicht von Verkehrsunfällen, Scheidungen, Mobbing am Arbeitsplatz bis zu Missbrauch und Gewaltverbrechen. Unabhängig vom jeweiligen Auslöser sind die Dauer des Traumas und der lebensgeschichtliche Zeitpunkt von Bedeutung sowie die zugrunde liegende Persönlichkeitsstruktur und Komorbiditäten. Nach Meinung der Autorinnen muss jedoch in jedem Fall von Theorien und Postulaten Abstand genommen werden, die meinen, über Ausmaß und Schwere eines Traumas urteilen und die Folgeerscheinungen als angepasst oder unangepasst bezeichnen zu können.

Die Notwendigkeit der Klassifizierung ist für viele Trauma-Opfer sowohl aus gutachterlicher Sicht wichtig, um Folgen von politischen und persönlichen Traumata geltend machen zu können, als auch aus therapeutischer Sicht, um entsprechende Hilfestellungen geben zu können. Erst seit Ende der Siebzigerjahre wird über sexuellen Missbrauch und Gewalterfahrung offen gesprochen und auch geforscht, wobei der Symptombereich immer mehr erweitert werden muss und immer neue Diagnosekriterien hinzukommen, wie z. B. dissoziative Symptome, Formen von Selbstverletzungen und selbstschädigendes Verhalten, Depressionen, somatoforme Symptome, Persönlichkeitsstörungen, Sucht und auch Psychosen.

Nach Kapfhammer (2017) finden sich in der Anamnese psychotischer Patienten häufiger sexuelle und andere körperliche Gewalterfahrungen als in der Normalpopulation. Auch Fisher et al. (2009) fanden eine doppelt so hohe Missbrauchsrate bei psychotischen Patientinnen.

Eine Zwischensituation ist die **Anpassungsstörung**, die zwar mit dem Trauma assoziiert ist, aber nicht alle Kriterien erfüllt.

1.2.1 Einteilung

- **Primäre Traumatisierung:** das Opfer ist direkt betroffen
- **Sekundäre Traumatisierung:** Die Person ist anwesend, beobachtend oder mit dem Opfer direkt konfrontiert → Retter
- **Tertiäre Traumatisierung:** Die Person ist erst nach der Situation beteiligt, wie z. B. Freunde, Familie, Therapeuten

■ **Sekundäre PTSD**
- Synonyme:

Stellvertretende Erschöpfung, Compassion fatigue, Mitgefühlserschöpfung
- Definition:

Sekundäre Traumatisierung entsteht durch Miterleben eines Traumas, ohne direkt davon betroffen zu sein (z. B. Rettungskräfte), mit einem Primär-Trauma-Opfer leben (Angehörige) oder arbeiten (psychologische Fachkräfte)

> Phasen:
> - Engagement
> - Überengagement
> - Erschöpfung
> - Burn-out

Eine weitere Unterscheidung ist die in Trauma Typ I und Trauma Typ II.
Beispiele:
- **Typ I:** Schwere Unfälle, Katastrophen, sekundäre Traumata bei helfenden Berufen (Sendera und Sendera 2012), Vergewaltigung, einmalige Übergriffe, Gewalt, Banküberfall etc.
- **Typ II:** Langanhaltende Naturkatastrophen, wiederholte Gewalt und sexuelle Übergriffe, Kriegstraumata, politische Gewalt wie Folter und Haft.

1.2.2 Komplexe PTSD

Für Typ-II-Traumata schlug Judith Hermann die Diagnose DESNOS (*Disorder of Extreme Stress Not Otherwise Specified*) vor (Herman 1993).

> Beim Typ-II-Trauma gehen die Symptome über die klassische PTSD hinaus und haben deutliche Überschneidungen mit der Borderline-Symptomatik.

Stiglmayer et al. (2005) zeigten, dass das Erregungsniveau von Typ-II-Trauma-Patienten im Vergleich zu gesunden Personen um ein Neunfaches erhöht ist und somit auch die dissoziativen Phänomene erklärbar sind.

Die Posttraumatische Belastungsstörung wird im DSM-5© nicht mehr im Kapitel der Angststörungen angeführt, sondern gemeinsam mit der *Akuten Belastungsstörung* und den *Anpassungsstörungen* in einem neuen Kapitel als sogenannte *Trauma- and Stressor-Related Disorders*.

Die Diagnose der PTSD wird stattdessen um das Kriterium D erweitert, das Schuldzuweisung bzw. Selbstbeschuldigung, die anhaltende Erwartung von Gefahr, übertriebenes Misstrauen u. a. enthält.

EyeCatcher

"The syndrome that follows upon prolonged, repeated trauma needs its own name. I propose to call it complex post-traumatic stress disorder"
    (Herman 1993, S. 119)

Im ICD-11 steht die Diagnose **ICD-11 6B41** für **Komplexe Posttraumatische Belastungsstörung** *(engl. Complex post traumatic stress disorder/PTSD)*.

1.2.3 BLS und PTBS

Siehe ▶ Kap. 9

1.2.4 Posttraumatic Embitterment Disorder/PTED

Ein weiterer, immer öfter Erwähnung findender Ausdruck ist die sogenannte *Verbitterungsstörung* (*Posttraumatic Embitterment Disorder/PTED*).

> Die Verbitterungsstörung betrifft Menschen, die nach erlittenem Unrecht, wie zum Beispiel Mobbing, Kündigung oder Scheidung, nicht aufhören können, sich mit Rachegedanken zu quälen, und Schlafstörungen, Depressionen und Phobien entwickeln sowie zu unkontrollierten Aggressionsausbrüchen neigen.

Dies führt zu sozialem Rückzug, Antriebsschwäche, Resignation und Verbitterung. Beschrieben wurde dieses Störungsbild erstmals von Michael Linden. Dieser beschreibt die Patienten als meist uneinsichtig und schwer therapierbar, da es sich um Menschen handle, die in einem besonders engen Wertesystem erzogen wurden.

1.3 Theoretische Grundlagen der Borderline-Störung

Wir wissen heute, dass ca 80 % der Borderline-Patienten einschneidende traumatische Erfahrungen haben. Zanarini et al. (2002) untersuchten 290 Patienten mit Borderline-Persönlichkeitsstörungen, 62,4 % gaben sexuellen Missbrauch, 86,2 % andere Formen des Kindsmissbrauches und

92,1 % Vernachlässigung an. Die gegenwärtige Forschung orientiert sich bei der Definition des Traumas meist an objektivierbaren Vorgaben. Doch wir müssen die Traumatisierungen in den ersten Lebensjahren, hervorgerufen durch Stress und schwere Irritationen im Beziehungs- und Bindungssystem, ebenso berücksichtigen. Kinder reagieren oft durch Übererregung und bei fehlender Beruhigung von außen mit Dissoziation, um sich vor den Außenreizen zu schützen (▶ Abschn. 2.8 Dissoziation).

Wichtig zu erwähnen ist, dass kulturelle Unterschiede im Erleben dazu führen, dass die Störung bei Migranten spät oder gar nicht diagnostiziert wird. Die veränderten Lebensumstände können bei Migranten zu Verhaltensweisen führen, die den Symptomen der Borderline-Störung ähnlich sind. Zudem besteht häufig eine sprachliche Hürde bei Fachärzten, Psychologen und Psychotherapeuten, und es gibt wenige muttersprachliche Hilfsangebote und Konzepte mit der erforderlichen Kulturkompetenz im psychiatrischen und psychotherapeutischen Bereich.

Die Borderline-Störung galt und gilt teilweise noch immer als schwer zu behandelnde chronisch verlaufende Persönlichkeitsstörung. Studien (Stone 2000) zufolge ist die Wahrscheinlichkeit, die oben angeführten Kriterien einer Borderline-Störung zu erfüllen, relativ hoch und liegt bei Erwachsenen bei ungefähr 2 %, nach einer amerikanischen Untersuchung von Grant et al. beträgt die Lebenszeitprävalenz (Krankheitshäufigkeit) sogar ca. 5,9 % (Grant et al. 2008). Die bisherige Annahme, dass mehr Frauen betroffen sind, kann nicht mehr gehalten werden. Die Geschlechterverteilung gilt als gleich hoch, wobei noch immer angenommen wird, dass die männlichen Borderline-Patienten eher zur Fremdaggression und weibliche zu Selbstverletzungen neigen. Durch die mit der Krankheit in Zusammenhang stehende chronische Suizidalität und den enormen Leidensdruck ist die Suizidrate hoch, in Zahlen ausgedrückt wird sie unterschiedlich angegeben und liegt im Durchschnitt bei 8 %. Es lässt sich nämlich nicht immer eindeutig feststellen, ob eine entsprechende Handlung ein eindeutiger Suizidversuch oder eine tödlich ausgehende Selbstverletzung war.

Nach ICD-10 ist die Diagnose Persönlichkeitsstörung nicht vor dem 16.–17. Lebensjahr zu stellen, obwohl festgehalten wird, dass störungsspezifische, stabile und anhaltende Verhaltensmuster bereits in der Kindheit auftreten können. Häufig kumulieren die Symptome der Borderline-Störung in der frühen Adoleszenz.

Die Frage, ob es in den letzten Jahren zu einer Zunahme der Störung gekommen ist, lässt sich nicht eindeutig beantworten. Wenn man die Zahl der hilfesuchenden Borderline-Menschen in den psychiatrischen Kliniken und psychotherapeutischen Praxen sieht, hat es den Anschein, dass es zu einer Zunahme von Borderline-Patienten gekommen ist. Man könnte annehmen, dass allein durch den Bekanntheitsgrad der Diagnose die Häufigkeit der Erkrankung zunimmt. Ferner muss man die Kulturzugehörigkeit beachten, wobei wir kaum Vergleichsdaten aus allen Ländern und Kulturkreisen haben.

Als Verständnisgrundlage müssen wir folgende Komponenten beachten:

Problembereiche:
- Emotionsregulationsstörung, sowohl im aversiven als auch appetenten Bereich
- Störungen des Lernens und der kognitiven Verarbeitung
- Bindungsstörung
- Dissoziative Phänomene

Geschichte und Psychopathologie

- Inkompatible Schemata und dysfunktionale Grundannahmen
- Beziehungen und Störung der Interaktion
- Erinnerungsdruck und Vermeidung
- Störung der Selbstwahrnehmung und Identität
- Problembereich Verhaltensebene
- *Chronic somatic disorder* und körperliche Erkrankungen
- Chronischer Schmerz

Neurobehaviorale Faktoren (◘ Abb. 1.1)
- Vulnerabilitätsfaktoren
- Störung der subkortikalen Zentren
- Inkonsistente Schemata
- Dysfunktionale Handlungsebene

1.3.1 Stigmatisierung

Einerseits kann die Diagnosestellung einer BPS die Patienten entlasten, da sie eine Erklärung für das, was sie nicht benennen können und so viel Leid in ihrem Leben verursacht, haben, andererseits impliziert die Diagnose „Persönlichkeitsstörung" schon rein verbal, dass die Person „gestört" ist,

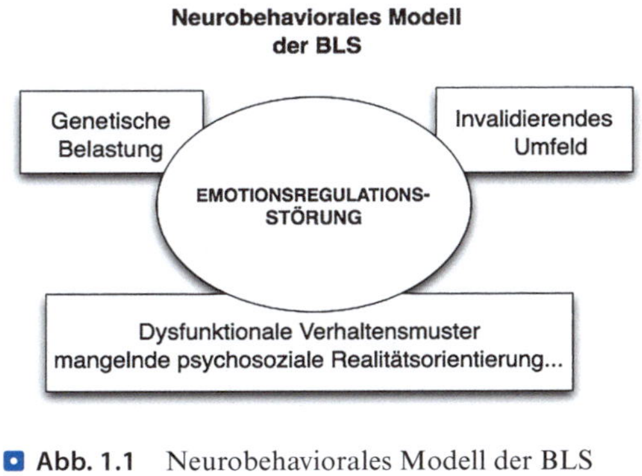

◘ **Abb. 1.1** Neurobehaviorales Modell der BLS

richtet sich also direkt an den Patienten und nicht eine Krankheit.

Dies birgt für den Betroffenen selbst die Gefahr einer bleibenden Merkmals-, Person- und Identitätszuschreibung in sich. Es ist wichtig, dass wir eine Unterscheidung treffen in:

- Persönlichkeit
- Persönlichkeitsakzentuierung
- Persönlichkeitsstil
- Persönlichkeitsabweichung
- Persönlichkeitsstörung

und keine vorschnellen Zuweisungen treffen (Fiedler und Herpertz 2016; Dilling und Freyberger 2011; Sachse et al. 2011; Renneberg et al. 2012).

Heute verwenden sowohl ICD (Internationale Klassifikation psychischer Störungen) als auch DSM (American Psychiatric Association) eher Verhaltensmuster, die Einschränkungen der sozialen Kompetenz und die Beschreibung der psychosozialen Belastungsfaktoren.

Die einzigartigen Wesensmerkmale eines Menschen, die Art und Weise, zu denken und zu fühlen, die charakteristischen Einstellungen, Wahrnehmungs-, Bewertungs- und Verhaltenstendenzen, die Art der Beweglichkeit, auf die Außenwelt zu reagieren, die typischen Interaktionsmuster und die Besonderheiten der Beziehungsgestaltung sind Ausdruck einer unverwechselbaren Persönlichkeit. Die Vielfalt der kognitiven Prozesse, des emotionalen Erlebens und Ausdrucks, das Tempo der Prozesse ist abhängig von sozialen, kulturellen und interpersonellen Bedingungen. Einige Konzepte der Persönlichkeitsstörung gehen davon aus, dass diese durch das Zusammenspiel biologischer und psychischer Faktoren sowie ungünstiger Entwicklungs- und Umweltbedingungen entstehen.

1.3.2 Was macht eine Persönlichkeit aus?

- Verhaltensmuster, Fähigkeiten, Interessen
- Selbstwert und Selbstkonzept
- Bedürfnisregulierung
- Beziehungsgestaltung
- Temperament
- Werte und Lebensziele, Erwartungen
- Identität

> Normale menschliche Eigenschaften, die eskalieren und zu persönlichen sowie sozialen Konflikten führen, führen über den Begriff des Persönlichen Stils und der Persönlichkeitsabweichung zur Diagnose Persönlichkeitsstörung.

Beispiele:
- Gewissenhaftigkeit, Sorgfalt → zwanghafte Persönlichkeitsstörung
- Ehrgeiz und Selbstbewusstsein → narzisstische Persönlichkeitsstörung
- Wachsamkeit, Misstrauen → paranoide Persönlichkeitsstörung
- Flexibilität, Spontaneität → Borderline-Persönlichkeitsstörung
- Anhänglichkeit, Treue → dependente Persönlichkeitsstörung
- Zurückhaltung, Rücksichtnahme → schizoide Persönlichkeitsstörung
- Vorsicht, Selbstkritik → ängstlich, selbstunsichere Persönlichkeitsstörung
- Hohe Sensibilität, Hang zur Esoterik → schizotypische Persönlichkeitsstörung
- Theatralik, Überemotionalität → histrionische Persönlichkeitsstörung
- Reizbarkeit, Aggressionsneigung → dissoziale Persönlichkeitsstörung

Persönlichkeitseigenarten und damit auch die Persönlichkeitsstörungen gehören als persönliche Stile zur Person dazu. Deshalb ist es selten, dass ein Patient sich selbst die Diagnose zuschreibt.

Wir sprechen hier von der **Ich-Syntonie** (Vaillant und Perry 1988).

Ganz im Unterschied dazu werden die meisten anderen psychischen Störungen **ich-dyston** erlebt, als nicht zu sich zugehörig.

> Das Gefühl, dass *„etwas nicht stimmt"*, entsteht meist erst aus den zwischenmenschlichen Problemen, die sich aus dem Verhalten ergeben.

Je mehr sich negative und kritische Rückmeldungen durch andere direkt gegen die Persönlichkeit richten, desto schwerer kann diese angenommen werden.

1.3.3 Persönlichkeitsentwicklung

Für die Persönlichkeitsentwicklung spielt bei allen Menschen die genetische und biologische Prädisposition eine wichtige Rolle.

Sie ist die Grundlage für eine mehr oder weniger stabile und dauerhafte Anlage des Charakters, des Temperaments, des Intellekts und auch des Körperbaus und ermöglicht eine Anpassung an die Umwelt.

Die weitere Entwicklung ist von unterschiedlichen entwicklungspsychologischen, sozialen und gesellschaftlichen Faktoren abhängig.

Die Bedeutung physikalischer und sozialer Aspekte für die Persönlichkeit und Persönlichkeitsentwicklung sind Teil der **bio-psycho-sozialen Theorie**.

> Persönlichkeitsstörung ist nicht gleich Persönlichkeitsstörung und selbst innerhalb dieser gibt es gravierende Unterschiede.

Geschichte und Psychopathologie

> **Wann spricht man von Persönlichkeitsstörung?**
> Ein Patient mit einer Persönlichkeitsstörung zeigt anhaltende Verhaltens- und emotionale Muster, die deutlich von den Erwartungen seiner sozialen und kulturellen Umgebung abweichen, im Bereich seiner:
> - Kognitionen
> - Affektivität
> - zwischenmenschlichen Beziehungen
> - Impulskontrolle

1.4 Ätiologie

Cave: Im Bereich des klein geschriebenen Textes befinden wir uns außerhalb der DBT. Andere Konzepte und Theorien werden hier kurz gegenübergestellt.

Hintergrundinformation
Adolph Stern ist einer der Pioniere, der versuchte, die typischen Charakteristika von Borderline-Patienten zu beschreiben. Er weist bereits auf eine begrenzte Realitätsprüfung, psychotische Dekompensation, Phänomene wie Überidealisierung und Entwertung, Entwicklung starker Ängste und Projektionen hin. Stern erwähnt auch die Bedeutung der Mutter in der Ätiologie von Borderline-Patienten und vermutet bereits eine frühe Störung in der Mutter-Kind-Interaktion (Stern 1938b).

Seine Beschreibung der Borderline-Mutter (heute spricht man auch von der Haupt-Bindungsperson, die nicht zwangsläufig die Mutter sein muss), der es an spontaner Zuwendung fehlt, wird von Masterson und Rinsley dreißig Jahre später präziser untersucht. In ihrem Konzept heben sie die Bedeutung der emotionalen Verfügbarkeit hervor, die dem Kind nur dann zur Verfügung steht, wenn es sich regressiv an die Mutter bindet (Masterson und Rinsley 1975).

Winnicott lenkt die Aufmerksamkeit auf die zentrale Rolle der Mutter, die er als „gut genug" (*good enough*) bezeichnet. Die gelungene Anpassung an das Kind gibt diesem das Gefühl der Kontrolle und Allmacht. Es fühlt sich mit der Mutter eins (symbiotisch). Die Mutter hat die Aufgabe, dem Kind die Informationen über die äußere Welt zu vermitteln, ohne dessen Gefühlswahrnehmung und Phantasie zu unterdrücken.

Nach und nach löst sich die Symbiose auf. Es kommt die Phase der relativen Abhängigkeit, dabei unterstützt die Mutter das Kind auf dem Weg in die Unabhängigkeit. Sobald es beginnt, zwischen Ich und Nicht-Ich zu unterscheiden, bekommen sogenannte Übergangsobjekte Bedeutung. So vermittelt z. B. der Geruch der Mutter das Gefühl, dass diese wirklich existiert und da ist (Winnicott 1965). Die Mutter hat aber auch die Aufgabe, dem Kind Informationen über die äußere Welt zu vermitteln, ohne seine eigene Gefühlswahrnehmung oder Phantasie zu unterdrücken. Nach Winnicotts Ansicht schützt eine gute Mutter ihr Kind auch vor Ängsten und unterstützt die Erfahrungsbildungen des Kindes mit anderen Personen und Situationen (Winnicott 1971a/1973).

Das wahre Selbst entfaltet sich seiner Ansicht nach nur in einer hinreichend empathischen und fürsorglichen mütterlichen Umwelt. Im Falle eines Versagens dieser empathischen Versorgung entsteht ein falsches Selbst, dass das wahre Selbst vor den destruktiven mütterlichen Einflüssen schützen soll.

Das **falsche Selbst** ist eine Verteidigungsstrategie, eine Art Maske, die hilft, den Erwartungen anderer zu entsprechen. Borderline-Menschen nehmen daher die realen Wesenszüge anderer nicht immer wahr.

Das Konzept von Margaret S. Mahler ist von der entwicklungspsychologischen Perspektive aus zu betrachten. Während des Entwicklungsprozesses erlebt das Kind verschiedene Stadien der Loslösung von der Mutter. In Mahlers Objektbeziehungstheorie werden die Psyche und ihre Strukturen als etwas verstanden, das sich durch menschliche Interaktionen entwickelt. Während des Loslösungs- und Individuationsprozesses ist das mütterliche Verhalten durch Ambivalenz geprägt. So zeigt sich das Kind in seinem Autonomiebestreben einerseits mutig, um Neues auszuprobieren, andererseits vorsichtig, den mütterlichen Rockzipfel loszulassen. Wenn es Angst hat, die Mutter körperlich und emotional zu verlieren, und die Mutter das Kind zwar vordergründig unterstützt, emotional aber unter Druck setzt, gerät es in ein Dilemma.

Verzichtet das Kind auf die Autonomiebestrebung, kommt es später zu einer Borderline-Struktur, Mahler spricht von einer Fixierung im Rahmen der Symbiose-Separationstheorie.

Im Handbuch der Borderline-Störungen versuchen die Autoren diesen Ansatz mit folgendem Kinderlied zu untermauern (Dulz et al. 2011):

> Hänschen klein ging allein in die weite Welt hinein, Stock und Hut stehn ihm gut, ist gar wohlgemut. Aber Mutter weinet sehr, hat ja nun kein Hänschen mehr, da besinnt sich das Kind, kehret heim geschwind. (Kinderlied)

1.5 Störungsmodell in der DBT

- Das **Diathese-Stress-Modell** beschreibt die Borderline Persönlichkeits-Störung als eine Kombination früher Traumatisierung, Vernachlässigung und neurobiologischer Disposition (Vulnerabilität). Bestätigt wird dies durch die Angabe der Komorbidität von BPS in über 70 % mit frühen Missbrauchs- oder Gewalterfahrungen sowie Vernachlässigung. Auffällig ist auch das vermehrte Auftreten neurologischer Erkrankungen und von Schädigungen perinatal, im Kindes- und Jugendalter (Bohus et al. 2000).

- Vertreter der **kognitiv-behavioralen Modelle** beschreiben das Zusammenspiel dysfunktionaler Grundannahmen der Person über sich selbst und andere (Beck et al. 2004; Linehan 1993). Das Entstehungsmodell für die Borderline-Persönlichkeitsstörung von Marsha M. Linehan beruht weitgehend auf der biosozialen Theorie von Theodore Millon (1987). Sie sehen, dass die BPS als Folge einer dysfunktionalen Emotionsregulation, invalidierendem Umfeld und den entsprechenden Beziehungsmustern.

- Aus **kognitiv-verhaltenstherapeutischer Sicht** wurde das Störungsmodell das motivorientierte Indikations- und Interventionsmodell (MIIM) entwickelt. Hier werden handlungsleitende Schemata und Kernmotive des interaktionellen Verhaltens dargestellt. (Renneberg et al. 2021). Durch das Zusammenwirken eben beschriebener Faktoren kommt es zu einer Störung der Affektmodulation dahingehend, dass ein hypersensitives Nervensystem schon bei geringfügigen emotionalen Stimuli mit einem starken Erregungsanstieg reagiert. Emotionen werden häufig nicht differenziert wahrgenommen, sondern als diffus erlebt. Die psychophysiologische Spannung baut sich dann nur sehr langsam ab, kann im Extremfall über Stunden anhalten, was von den Betroffenen wiederum als äußerst aversiv erlebt wird. Um diese Spannung zu reduzieren, greifen die Betroffenen – quasi als dysfunktionale Bewältigungsstrategie – zu selbstverletzendem Verhalten, Suizidversuchen oder Dissoziationen. Das dysfunktionale Verhalten wird so negativ verstärkt. Es gibt eine kleine Gruppe von Patientinnen, die ihre Selbstverletzungen als 'Kicks' erlebt, wodurch ihr dysfunktionales Verhalten positiv verstärkt wird (Bohus et al. 2000).

- **Bio-psycho-soziales Modell**
  Etwa 50 % der BPS-Patienten berichten über traumatische Erfahrungen in der Kindheit und bis zu 95 % über emotionale Vernachlässigung (Bohus 2019). Bei Letzterem spricht Linehan über *traumatische Invalidierung*.

- **Nach Bohus ist die subjektive Differenz zwischen der Erwartung und der Erfüllung dieser entscheidend für die Entwicklung einer BPS.**
  Dabei spielen Resilienz, Sensitivität, soziale Ressourcen und **emotionaler Austausch** wichtige Rollen.
  Abhängig davon entstehen dysfunktionale Muster und Annahmen, die zum BPS-typischen Störungsbild führen.

1.6 Komorbidität

Die meisten Borderline-Patienten haben zusätzliche andere psychische Störungsbilder und eine hohe Komorbidität der Persönlichkeitsstörungen untereinander.

Komorbidität mit anderen Persönlichkeitsstörungen

Geschichte und Psychopathologie

- Dependente Persönlichkeitsstörungen (50 %)
- Ängstlich vermeidende Persönlichkeitsstörungen (40 %)
- Paranoide Persönlichkeitsstörungen (40 %)
- Passiv-aggressive Persönlichkeitsstörungen (25 %)
- Antisoziale Persönlichkeitsstörungen (25 %)
- Histrionische Persönlichkeitsstörungen (15 %)

(Zanarini et al. 1998a)

Die häufigsten komorbiden psychiatrischen Störungen bei BPS-Patienten sind Angst und affektive einschließlich posttraumatische Belastungsstörungen. Die Lebenszeitprävalenz beträgt hier insgesamt um 85 %, gefolgt von substanzbezogenen Störungen mit einer Lebenszeitprävalenz von 78 % (Tomko et al. 2013).

Umgekehrt finden sich auch bei Patienten mit Abhängigkeitserkrankungen, zum Beispiel mit etwa 57 % bei alkoholbezogenen Störungen, erhöhte Prävalenzraten für Persönlichkeitsstörungen. Die Diagnose BPS war dabei in 13 % aller Fälle am häufigsten (Zikos et al. 2010).

Die DBT (Dialektisch-Behaviorale Therapie) wurde als störungsspezifisches Konzept für chronisch suizidale Patientinnen entwickelt. Diese Therapieform wird laufend erweitert und auch in Zusammenhang mit komorbiden Störungen eingesetzt. Im Kapitel Skills-Training wird zudem auch auf die Besonderheiten im ambulanten Bereich und in der freien Praxis eingegangen.

Aufgrund vieler Forschungsergebnisse sind, in länderübergreifender Netzwerkarbeit, teilweise unabhängig voneinander, Veränderungen und Erweiterungen dieses Konzepts entstanden. Das heißt, dass aus der Werkstätte (*factory*), wie Linehan ihr Konzept bezeichnet, neue Möglichkeiten entstanden sind, auch andere Diagnosebereiche, Patientengruppen und Problembereiche zu behandeln. Darüber hinaus können auch andere Berufsgruppen, die mit Betroffenen und Angehörigen arbeiten oder oft auch nur kurzen Kontakt haben, informiert und geschult werden. In diesem Sinn wird die DBT laufend erweitert und auch in Zusammenhang mit komorbiden Störungen eingesetzt. Diese werden in ▶ Kap. 11 ausführlich behandelt.

- DBT für Essstörungen
- DBT-PTSD
- DBT-S für Suchterkrankungen
- DBT-ADHD (Aufmerksamkeitsdefizit-Hyperaktivitätsstörung) (Hesslinger et al. 2004)
- DBT-F für Patienten in forensischen Einrichtungen und DBT (Evereshed et al. 2003)
- DBT für affektive Störungen
- DBT-A für Jugendliche
- DBT-family für Angehörige
- DBT-OCD
- DBT-ACES
- DBT-gB für Patienten mit Intelligenzminderung
- DBT in der Gerontopsychiatrie

Anhand mehrfacher Studien, die Achse-I- und Achse-II-Störungen erfassen, zeigte sich, dass die Wahrscheinlichkeit von psychiatrischen Erkrankungen für Patientinnen mit Borderline-Störung (BPS) signifikant erhöht ist. An oberster Stelle stehen depressive Störungen mit einer Lebenszeitprävalenz von 98 % und Angststörungen (90 %). Substanzmissbrauch kommt bei 40 % aller Frauen und 60 % aller Männer hinzu (Dulit et al. 1990). Schlafstörungen sowie Essstörungen in zirka der Hälfte der Fälle, selten findet man komorbid vorhandene Psychosen (ca. 1 %) (Zanarini et al. 1998a). Von anderen Persönlichkeitsstörungen steht an erster Stelle die dependente Persönlichkeitsstörung (Zanarini et al. 1998b). Darüber hinaus muss die hohe Komorbidität von PTSD mit affektiven Störungen, anderen Angststörungen, Substanzmissbrauch und das bei dieser Diagnose ebenfalls deutlich erhöhte Risiko für Infektionserkrankungen und Erkrankungen des Nervensystems sowie die erhöhte Somatisierungstendenz Erwähnung finden (Boscarino 1997).

Auf die Frage, ob die PTBS oder die komorbide Störung die primäre Störung darstellt, geht die Studie von Kessler ein, die nahelegt, dass in den meisten Fällen komorbide Depression und Substanzmissbrauch als sekundäre Störung anzusehen sind sowie in der Hälfte der Fälle die Angststörung als sekundär evaluiert wurde (Kessler et al. 1995).

Im Bereich der PTBS müssen Anpassungsstörungen, andauernde Persönlichkeitsstörung nach Extrembelastung, die akute Belastungsreaktion bei Anhalten der Symptome über nur wenige Tage bis maximal ein Monat in Betracht gezogen werden, ebenso andere Angststörungen und Wahrnehmungsstörungen, die im Rahmen anderer Diagnosen wie zum Beispiel Zwangserkrankungen, Psychosen und Entzugserscheinungen bei Drogen- und Alkoholabusus auftreten können.

ADHS im Erwachsenenalter liegt bei ca. 30 % als Komorbidität mit der Borderline-Persönlichkeitsstörung.

Die Kombination mit anderen Persönlichkeitsstörungen wird für die dependente Persönlichkeitsstörung mit ca. 50 % angegeben, gefolgt von der ängstlich vermeidenden Persönlichkeitsstörung und immerhin noch bei ca. 25 % der antisozialen Persönlichkeitsstörung.

> **Komorbiditäten**
> – Depressive Erkrankungen (circa 96 %)
> – Angststörungen (circa 80 %)
> – Dissoziative Störungen (65 %)
> – Schlafstörungen (70 %)
> – Störung des Essverhaltens (45 %)
> – Posttraumatische Belastungsstörung (70 %)
> – Substanzmissbrauch (64 %) und
> – Somatoforme Störungen (58 %)
> – ADHS
> (Zanarini et al. 1991)

1.7 Differentialdiagnostik

1.7.1 Schizophrenie

Es kann schwierig sein, kurzzeitig psychotische Episoden einer Borderline-Symptomatik gegen schizophrene Störungen abzugrenzen. Eine längerfristige Verlaufsbeobachtung kann notwendig sein.

Kurzzeitige psychotische Episoden bei Borderline-Störung zeigen nach Gunderson und Singer (1975) folgende Symptomatik:

> – Episoden sind ohne Behandlung voll reversibel
> – Die Dauer ist Stunden bis Tage
> – Sie werden als ich-dyston erlebt
> – Sie folgen keiner Regelhaftigkeit

Das Vorliegen Schizophrener Störungen muss aber eine Borderline-Persönlichkeitsstörung nicht unbedingt ausschließen, es kann Komorbidität bestehen (vgl. ▶ Kap. 8).

1.7.2 Persönlichkeitsstörungen

■ **Dependente Persönlichkeitsstörung**
Dabei besteht eine Wahrscheinlichkeit des komorbiden Auftretens von bis zu 50 %, bei der ängstlich vermeidenden Persönlichkeitsstörung und paranoiden Persönlichkeitsstörungen von bis zu 40 %, bei der passiv-aggressiven und antisozialen Persönlichkeitsstörung bis zu 25 % (Bohus 2019).

■ **Schizotypische Persönlichkeitsstörung**
Bei beiden Störungen finden sich paranoide Gedanken und Ideen, bei einer Borderline-Persönlichkeitsstörung sind diese oft mit zwischenmenschlichen Problemen und hoher Emotionalität verbunden. Bei der Schizotypischen Störung finden sich v. a. kognitive Auffälligkeiten.

BPS-Betroffene vermeiden es, alleine zu sein und haben große Verlustängste, wäh-

- **Narzisstische Persönlichkeitsstörung**

Besonders schwierig kann die Abgrenzung zur Narzisstischen Persönlichkeitsstörung sein.

Patienten mit Narzisstischer Persönlichkeitsstörung haben meist eine stabilere Persönlichkeitsstruktur und reagieren weniger impulsiv als BPS-Patienten.

Auch eine Komorbidität ist möglich.

1.7.3 Affektive Störungen

Siehe auch ▶ Abschn. 12.7.

Die Borderline-Persönlichkeitsstörung hat eine hohe Komorbidität mit affektiven Störungen

Entscheidend ist, dass die Kriterien auch außerhalb affektiv-depressiver Störungsepisoden bestehen bleiben (Gunderson und Zanarini 1987).

Für die Depression besteht eine Lebenszeitprävalenz von ca. 98 %, für die Angststörung ca. 90 %.

1.7.4 Substanzabhängigkeit

Ca. 78 % der BPS-Patienten entwickeln zusätzlich eine substanzbezogene Störung. Diese Patienten sind instabiler und impulsiver als Borderline-Patienten ohne Abhängigkeitserkrankung, suizidales Verhalten ist verstärkt, Therapieabbrüche sind häufiger und Abstinenzphasen verkürzt (Kienast et al. 2014)

Dialektisch-Behaviorale Therapie-Sucht (DBT-S): Die DBT-S ist die derzeit am besten evaluierte Methode für diese Patientengruppe. Sie arbeitet lösungsorientiert und trainiert die Eigenverantwortung der Betroffenen – siehe ▶ Kap. 8.

1.7.5 Essstörungen

Siehe ▶ Kap. 10.

- **ADHS**

Siehe ▶ Abschn. 12.4.

1.8 Epidemiologie

Die Lebenszeitprävalenz liegt im Durchschnitt bei ca. 5 %.

Im Querschnitt sind ca. 1–2 % der Bevölkerung in Deutschland zeitgleich betroffen (Bohus 2019).

Das Verhältnis von Männern zu Frauen ist weitgehend ausgeglichen, allerdings sind Frauen wesentlich häufiger in Therapien und Krankenhäusern anzutreffen, während Männer eher kriminell werden und im Strafvollzug zu finden sind.

In retrospektiven Studien wurde gefunden, dass ca. 30 % der erwachsenen Borderline-Patientinnen bereits in der Kindheit/Jugend selbstverletzendes Verhalten zeigten, sodass daraus der Schluss gezogen werden kann, dass selbstverletzendes und dysfunktionales Verhalten in der frühen Adoleszenz beginnt (Herpertz et al. 2009).

Ein Ratgeber für Jugendliche und Angehörige liegt von Wewetzer und Bohus (2016) vor.

1.9 Prognose

Die Borderline-Störung geht mit einer deutlichen Einschränkung der Lebensqualität einher (Ishak et al. 2013) und ist mit einem hohen Maß an Selbstgefährdung verbunden. Ca. 75 % der Patienten haben Selbstverletzungen in der Anamnese (Dubo et al. 1997). Suizidversuche werden von Soloff und Fabio (2008) etwa mit ca. 20 % angegeben.

Trotz der Schwere des Störungsbildes ist die Prognose nicht so ungünstig, wie man früher annahm. Die Entwicklung diagnosespezifischer Therapien, Manuale und Beachtung der Komorbiditäten hat hier Großes geleistet.

Die meisten Daten zum Verlauf der Störung wurden von Gunderson et al. (2011) und Zanarini et al. (2015) gebracht.

Von Seiten der Symptomreduktion und Remission sind die Ergebnisse durchaus erfolgversprechend, schwieriger gestaltet sich die soziale Wiedereingliederung (Bohus 2019). Dabei profitieren Patienten von einer störungsspezifischen Therapie deutlich besser als von herkömmlichen Verfahren.

Zanarini et al. konnten zeigen, dass in einer Verlaufsstudie von 16 Jahren, 60 % der Patienten über mindestens acht Jahre hindurch die DSM-Kriterien der Borderline-Störung nicht mehr erfüllten. Bei einer Rückfallrate von ca. 10 % bedeutet das, ca. 50 % der Patienten hatten eine anhaltende Symptomremission.

Eine schlechtere Prognose fand sich bei der sozialen Wiedereingliederung.

Die Mentalisierungsbasierte Therapie wurde von Bateman und Fonagy (2008a), evaluiert und zeigten ebenso wie die DBT deutlich bessere Ergebnisse im Bereich der Reintegration (Wilks et al. 2016) und Suizid sowie Therapieabbruchraten.

Bzgl. Suizidalität und Suizidrate zeigen störungsspezifische Therapien ebenfalls einen deutlich positiven Einfluss. Nach nicht-spezifischen Therapien liegen diese bei 16 %, 16 Jahre nach DBT bei 0,7 % (Bohus 2019).

Therapieabbruchraten variieren von 75 % bei unspezifischen Therapieformen bis ca. 25 % bei störungsspezifischen Therapien (Zanarini et al. 2006; Bohus 2019).

1.10 Epigenetik

In den letzten Jahren rückte die Epigenetik mehr und mehr in den Fokus der Forschung, auch in Bezug auf psychiatrische Erkrankungen, unter anderem Depression und Schizophrenie. Es wird angenommen, dass z. B. frühkindliche negative Erfahrungen die Epigenetik verändern und dadurch die Anfälligkeit für psychiatrische Erkrankungen erhöhen (Menke und Binder 2014; Januet et al. 2015; Nieratschker et al. 2014).

Bei Patienten mit einer Borderline-Persönlichkeitsstörung treten gehäuft Polymorphismen bestimmter Rezeptoren auf, zum Beispiel dem Serotonin-Transporter. Ein eindeutiges biologisches Korrelat zur Entstehung von BPS wurde bisher nicht gefunden (Ni et al. 2006).

> Wenn man von Linehans biosozialem Modell ausgeht, könnten epigenetische Veränderungen eben jene biologische Vulnerabilität darstellen, die in ihrem Modell zur Entstehung einer BPS beiträgt. Auch die Annahme, dass Umweltfaktoren die Epigenetik beeinflussen können, würde Linehans Modell unterstützen.

Man nimmt an, dass epigenetische Mechanismen die Interaktion zwischen Genom und Umwelt beeinflussen. Neueste Studien zeigen, dass auch der Pathomechanismus psychiatrischer Erkrankungen von der Epigenetik beeinflusst wird, was neue Möglichkeiten für Verständnis und Behandlung der BPS bieten könnte. Die Methylierung von Promotorregionen wird als reversibler Prozess angesehen, der von äußeren Faktoren beeinflusst wird. Folglich drängt sich die Frage auf, ob auch eine Psychotherapie die Methylierung von Risikogenen beeinflussen kann.

Literatur

Bach B, First MB (2018) Application of the ICD-11 classification of personality disorders. BMC Psychiatrie 18:351

Bateman A, Fonagy P (2008a) 8-year follow-up of patients treated for borderline personality disorder: mentalization based treatment versus treatment as usual. Am J Psychiatry 165(5):631–638

Berger H, Gunia H (2019) Psychoedukative Familienintervention (PEFI): Behandlungsmanual bei psychotischen Störungen [Print Replica]. Stuttgart, Schattauer

Bohus M (2019) Borderline-Störung, 2. Aufl. Göttingen, Hogrefe

Bohus M, Lieb K (2005) Therapie der Borderline-Persönlichkeitsstörung. In: Voderholzer H (Hrsg) Therapie psychischer Erkrankungen. Urban und Fischer Verlag, München

Bohus M, Wagner AW (2000) Dialektisch-behaviorale Therapie früh traumatisierter Patientinnen mit Borderline-Störung. In: Egle UT, Hoffmann SO, Joraschky P (Hrsg) Sexueller Missbrauch, Misshandlung, Vernachlässigung. Schattauer, Stuttgart, S 405–432

Bohus M, Limberger M, Ebner U, Glocker FX, Schwarz B, Wernz M, Lieb K (2000) Pain perception during self-reported distress and calmness in patients with borderline personality disorder and self-mutilating behavior. Psychiatry Res 95:251–260

Boscarino J (1997) Diseases among men 20 years after exposure to severe stress: implications for clinical research and medical care. Psychosom Med 59(6):605–614

Breuer J, Freud S (1893/1955) Studies on hysteria. In: Strachey H (Hrsg and trans) Complete psychological works of Sigmund Freud (standard Aufl., Bd 2), Hogarth Press, London

Dilling H (Hrsg) Internationale Klassifikation psychischer Störungen. ICD-10 Kapitel V (F). Klinisch-diagnostische Leitlinien, Übersetzt nach der ersten Auflage des ICD-10 der WHO, Bern 1991. Siehe hierzu auch Priebe, Stefan, Marion Nowak, Heinz-Peter Schmiedebach: Trauma und Psyche in der deutschen Psychiatrie seit 1889, in: Psychiatrische Praxis 29 (2002), S 5

Dilling H, Freyberger HJ (2011) Taschenführer zur ICD-10-Klassifikation psychischer Störungen, 5. Aufl. Hans Huber Verlag, Bern

Dilling H, Mambour W, Schmidt MH (Hrsg) (1993) Internationale Klassifikation psychischer Störungen

Drake RE, Adler DA, Vaillant GE (1988) Antecedents of personality disorders in a community sample of men. J Personal Disord 2(1):60–68

Dubo ED, Zanarini MC, Lewis RE, Williams AA (1997) Childhood antecedents of self-destructiveness in borderline personality disorder. Can J Psychiatry 42:63–69

Dulit RA et al (1990) Substance use in borderline personality disorder. Am J Psychiatry 147(8):1002–1007

Dulz B, Herpertz SC, Kernberg O, Sachsse U (2011) Handbuch der Borderline-Störungen, 2. Aufl. Schattauer, Stuttgart, S 197–202

Eissler KR (1963) zitiert in: Psyche: Zeitschrift für psychologische und medizinische Menschenkunde 17(5):241–291

Evereshed S, Tennan A, Boomer D et al (2003) Practice-based outcomes of dialectical behaviour therapy (DBT) targeting anger and violence, with male forensic patients: a pragmatic and non-contemporaneous comparison. Crim Behav Ment Health 13:198

Fiedler P (1997) Persönlichkeitsstörungen, 3. Aufl. Beltz, Weinheim

Fiedler P, Herpertz S (2016) Persönlichkeitsstörungen, 7. Aufl. Weinheim, Basel, Beltz

Figley C, Mitchell J (1996) Surviving trauma treatment. PsycCRITIQUES 41(11):1120–1121. https://doi.org/10.1037/003215. ISSN Print: 1554-0138

Figley CR (1995) Systemic traumatization: secondary traumatic stress disorder in family therapists. In: Mikesell RH, Lusterman D-D, McDaniel SH (Hrsg) Integrating family therapy: Handbook of family psychology and systems theory. American Psychological Association, S 571–581. https://doi.org/10.1037/10172-033

Freud S, Breuer J (1895) Studien über Hysterie. Franz Deuticke, Leipzig + Wien. (Neudruck: 6. Auflage. Fischer, Frankfurt a. M. 1991)

Friedman MJ, Keane TM, Resick PA (Hrsg) (2007) Handbook of PTSD: science and practice. Guilford Press, New York

Grant BF, Chou SP, Goldstein RB, Huang B, Stinson FS, Saha TD, Smith SM, Dawson DA (2008) Prevalence, correlates, disability, and comorbidity of DSM-IV borderline personality disorder: results from the Wave 2 National Epidemiologic Survey on Alcohol and Related Conditions. J Clin Psychiatry 69(4):533–545. https://doi.org/10.4088/jcp.v69n0404

Gunderson JG, Singer MT (1975) Defining borderline patients: an overview. Am J Psychiatry 132:1–10

Gunderson JG, Zanarini MC (1987) Current overview of the borderline diagnosis. J Clin Psychiatry 48:5–11

Gunderson JG, Stout RI, Mcglashan TH, Shea MT, Morey LC, Grilo CM et al (2011) Ten-year course of borderline personality disorder: psychopathology and function from the Collaborative Longitudinal Personality Disorders study. Arch Gen Psychiatry 68:827–837

Gunia H, Murcia CQ (2017) Tango in der Psychotherapie. Ernst Reinhardt Verlag, München/Basel

Gunia H, Huppertz M, Jürgen Friedrich J, Ehrenthal J (2000) Dialektisch-Behaviorale Therapie von Borderline-Persönlichkeitsstörungen in einem ambulanten Netzwerk Verhaltenstherapie und Psychosoziale Praxis 4/2000. Herausgegeben von der Deutschen Gesellschaft für Verhaltenstherapie

Hengartner MP, Ajdacic-Gross V, Rodgers S, Muller M, Rossler W (2013) Childhood adversity in association with personality disorder dimensions: new findings in an old debate. Eur Psychiatry 28(8):476–482

Herman JL (1993) Sequelae of prolonged and repeated trauma: evidence for a complex posttraumatic syndrom (DESNOS). In: Davidson JR, Foa EB (Hrsg) Posttraumatic stress disorder – DSM IV and beyond. American Psychiatric Press, Washington

Herpertz S (1995) Self-injurious behaviour. Psychopathological and nosological characteristics in subtypes of self-injurers. Acta Psychiatr Scand 91:57–68

Herpertz S, Wenning B (2002) Emotional instabile Persönlichkeitsstörung. In: Herpertz S, Saß H (Hrsg) Persönlichkeitsstörungen. Thieme, Stuttgart

Hesslinger B, Philipsen A, Richter H (2004) Psychotherapie der ADHS im Erwachsenenalter – ein Arbeitsbuch. Hogrefe, Göttingen

Ishak WW, Elbau I, Ismail A et al (2013) Quality of life in borderline personality disorder. Harv Rev Psychiatry 21:138–150

Kernberg O (1975) Borderline conditions and pathological narcissism. Jason Aronson, New York

Kessler RC et al (1995) Posttraumatic stress disorder in the National Comorbidity Survey. Arch Gen Psychiatry 52(12):1048–1060

Kienast T, Stoffers J, Bermpohl F, Lieb K (2014) Borderline-Persönlichkeitsstörung und komorbide Abhängigkeitserkrankungen. Epidemiol Therapie Dtsch Arztebl Int 111:280–286. https://doi.org/10.3238/arztebl.2014.0280

Kraeplin E (1903) Psychiatrie: Ein Lehrbuch für Studierende und Ärzte, 7. Aufl. Barth, Leipzig

Lerner P, Micale MS (2001) Trauma, psychiatry, and history: a conceptual and historiographical introduction. In: Micale MS, Lerner P (Hrsg) Traumatic pasts. History, psychiatry, and trauma in the modern age, 1870–1930, Cambridge, S 3

Linden M (2008) Posttraumatic embitterment disorder and wisdom therapy. J Cognit Psychother 22(1):4–14

Linden M et al (2004) Die Posttraumatische Verbitterungsstörung (PTED). Nervenarzt 75:51–57

Linehan MM, Dimeff LA, Reynolds SK et al (2002) Dialectical behavior therapy versus comprehensive validation therapy plus 12-step for the treatment of opioid dependent women meeting criteria for borderline personality disorder. Drug Alcohol Depend 67:13–26

Macintosh H (2015) Borderline personality disorder: disorder of trauma or personality, a review of the empirical literature article. Can Psychol 56(2):227–241. https://doi.org/10.1037/cap0000028

Mahler MS (1998) Symbiose und Individuation: Psychosen im frühen Kindesalter. Klett-Cotta, Stuttgart

Masterson JF, Rinsley DB (1975) The borderline syndrome: the role of the mother in the genesis and psychic structure of the borderline personality. Int J Psychoanal 56:163–177

Menke A, Binder EB (2014) Epigenetic alterations in depression and antidepressant treatment. Dialogues Clin Neurosci 16(3):395–404

Ni X, Chan K, Bulgin N, Sicard T, Bismil R, McMain S, Kennedy JL (2006) Association between serotonin transporter gene and borderline personality disorder. J Osych Res 40(5):448–453. Epub 5/2006

Nieratschker V et al (2014) MORC1 exhibits cross-species differential methylation in association with early life stress as well as genome-wide association with MDD. Transl Psychiatry 4:e429

Pulay AJ, Pickering RP, Ruan WJ (2008) Prevalence correlates, disability, and comorbidity of DSM-IV borderline disorder: results from the Wave 2 National Epidemiologic Survey on Alcohol and Related Conditions. Clin Psychiatry 69(4):533

Renneberg B, Fydrich T (2012) Persönlichkeitsstörungen. In: Hiller W, Leibing E, Sulz SK (Hrsg) Lehrbuch der Psychotherapie – Band 3 Verhaltenstherapie. CIP-Medien, München

Renneberg, B, Herm, K, Hahn A, Staebler K, Lammers C, Roepke S (2012) Perception of social participation in borderline personality disorder. Clin Psychol Psychother 19. https://doi.org/10.1002/cpp.772

Sachse R, Sache M, Fasbender J (2011) Klärungsorientierte Psychotherapie von Persönlichkeitsstörungen. Hogrefe Verlag, Göttingen

Sack M (2004) Diagnostische und klinische Aspekte der komplexen Posttraumatischen Belastungsstörung. Nervenarzt 75:451–459

Sacks M, Sachse U, Dulz B (2011). Ist die Borderline-Störung

Saß H, Koehler K (1983) Borderline-Syndrome: Grenzgebiet oder Niemandsland? Zur klinisch-psychiatrischen Relevanz von Borderline-Diagnosen. Nervenarzt 54:221–230

Sendera A, Sendera M (2012) Trauma und Burnout in helfenden Berufen: Erkennen, Vorbeugen, Behandeln – Methoden, Strategien und Skills. Springer, Wien/Heidelberg/New York

Soloff PH, Fabio A (2008) Prospective predictors of suicide attempts in borderline personality disorder at one, two, and two-to-five year follow-up. J Pers Disord 22:123–134

Spitzer RL, Endicott J, Gibbon M (1979) Crossing the border into borderline personality and borderline schizophrenia: the development of criteria. Arch Gen Psychiatry 36:17–24

Stern A (1938a) Psychoanalytic investigation of and therapy in the border line group of neuroses. Psychoanal Q 7(4):467489. https://doi.org/10.1080/21674086.1938.11925367

Stern A (1938b) Borderline group of neuroses. Psychoanal Q 7:467–489

Stiglmayer CE, Grathwohl T, Linehan MM, Ihorst G, Fahrenberg J, Bohus M (2005) Aversive tension in patients with borderline personality disorder. A computer based controlled field study. Acta Psychiatr Scand III:372–379. https://doi.org/10.1111/j.1600-0447.2004.0046.x

Stone MH (2000) Entwickelt sich die Borderline-Persönlichkeitsstörung zu einem Massenphänomen? Überblick über epidemiologische Daten und Hypothesen. In: Kernberg OF, Dulz B, Sachsse U (Hrsg) Handbuch der Borderline-Störungen. Schattauer, Stuttgart

Tomko RL, Trull TJ, Wood PK, Sher KJ (2013) Characteristics of borderline personality disorder in a community sample: comorbidity, treatment utilization, and general functioning. J Pers Disord 27(5):734–50. https://doi.org/10.1521/pedi_2012_26_093

Trautmann RD (2004) Verhaltenstherapie bei Persönlichkeitsstörungen und problematischen Persönlichkeitsstilen. Klett-Cotta Verlag, Stuttgart

Vaillant GE (1994) Ego mechanisms of defense and personality psychopathology. J Abnormal Psychol 103(1):44–50. https://doi.org/10.1037/0021-843X.103.1.44

Wilks CR, Korslund KE, Harned MS, Linehan MM (2016) Dialectic behavioral therapy and domains of functioning over two years. Behav Res Therapy 77:162–169

Winnicott DW (1965/1974/1984) Reifungsprozesse und fördernde Umwelt. Kindler, München

Winnicott DW (1971a/1973) Vom Spiel zur Kreativität. Klett-Cotta, Stuttgart

Winnicott DW (1971b) Playing and reality. Penguin Books, London

Winnicott DW (1973) The child, the family, and the outside world. Penguin Books, London

Winnicott DW (2002) Reifungsprozesse und fördernde Umwelt. Studien zur Theorie der emotionalen Entwicklung. Psychosozial-Verlag, Gießen. (Übersetzung von: The maturational processes and the faciliating environment. Studies in the theory of emotional development. International Universities Press, New York 1965)

von Young A (1995) The harmony of illusions. Inventing posttraumatic stress disorder. Priceton University Press, Princeton, S 5

Zanarini MC et al (1991) Axis I comorbidity of borderline personality disorder Am J Psychiatry 155(12): 1733–9. https://doi.org/10.1176/ajp.155.12.1733

Zanarini MC et al (1998a) Axis I comorbidity of borderline personality disorder. Am J Psychiatry 155(12):1733–1739

Zanarini MC et al (1998b) Axis II comorbidity of borderline personality disorder. Compr Psychiatry 39(5):296–302

Zanarini MC, Frankenburg FR, Reich DB, Conkey LC, Fitzmaurice GM (2015) Treatment rates for patients with borderline personality disorder and other personality disorders: a 16 years study. Psychiatr Serv 66(1):15–20

Zikos E, Gill KJ, Charney DA (2010) Personality disorders among alcoholic outpatients: prevalence and course in treatment. Can J Psychiatry 55:65–73

Zimbardo PG (1995) Psychologie, 6. Aufl. Springer, Berlin/Heidelberg/New York/Tokyo. (Original (1988), Psychology and life, 12. Aufl. Scott, Foresman and Company, Glenview)

Weiterführende Literatur

Bateman A, Fonagy P (2008b) 8-year follow-up of patients treated for borderline personality disorder: mentalization based treatment versus treatment as usual. Am J Psychiatry 165(5):631–638

Bateman A, Fonagy P (2010) Mentalization based treatment for borderline personality disorder. World Psychiatry 9(1):11–15

Beck A, Freemann A et al (1993/1994/1995) Kognitive Therapie der Persönlichkeitsstörungen; mit einem Vorwort von Hautzinger M, 3. Aufl. Beltz, Weinheim

Becker K, El-Faddagh M, Schmidt MH (2004) Cybersuizid oder Werther-Effekt online: Suizidchatrooms und -foren im Internet. Kindheit und Entwicklung 13:14–25

Berner W, Benninghoven C, Genau M, Lehmkuhl G (1998) Persönlichkeitsstörungen bei Jugendlichen: empirische Untersuchung einer Feldstichprobe mit dem „Inventar zur Erfassung von Persönlichkeitsmerkmalen und -Störungen (IPMS)". Persönlichkeitsstör 2:91–200

Böhme R, Fleischhaker C, Mayer-Bruns F et al (2002) Dialektisch-Behaviorale Therapie für Jugendliche (DBT–A) – Therapiemanual. Abt. für Psychiatrie und Psychotherapie im Kindes- und Jugendalter, Universität Freiburg

Bohus M (2002, 2019) Borderline-Störung. Hogrefe, Göttingen, S 15–16

Bretherton (1987) New perspectives on attachment relations: security, communication, and internal working models. In: Osofsky JD (Hrsg) Handbook of infant development. Wiley, New York, S 1061–1100

Brown GR, Anderson B (1991) Psychiatric morbidity in adult inpatients with histories of sexual and physical abuse. Am J Psychiatry 144:1426–1430

Brown M, Levensky E, Linehan MM (1997) The relationship between shame and parasuicide in borderline personality disorder. Poster presented at the Association for Advancement of Behavior Therapy, Miami Beach

Caldwell L (2007) Winnicott and the psychoanalytic tradition. Karnac Books, London

Carpenter RW et al (2013) Gene-environment studies and borderline personality disorder: a review. Curr Psychiatry Rep 15(1):336

Clarkin JF, Friedman RC, Hurt SW, Corn R, Aronoff M (1984) Affective and character pathology of suicidal adolescent and young adult inpatients. J Clin Psychiatry 45:19–22

Damman, Walter (2003) Zur Differentialdiagnose psychotischer Symptome bei Jugendlichen und jungen Erwachsenen mit BPS, Psychiatr. Praxis

Fegertetal: Kompendium Adoleszenzpsychiatrie,Schattauer 2011, darin v. a.: Spitzer, Neurobiologie der Adoleszenz und Jugendalter, Universität Freiburg

Fonagy P, Bateman A (2007) Mentalizing and borderline personality disorder. J Mental Health 16:83–101

Fonagy P, Gergely G, Jurist E, Target M (2004) Affektregulierung, Mentalisierung und die Entwicklung des Selbst. Klett-Cotta, Stuttgart

Fonagy P, Target M, Gergely G et al (2003) The developmental roots of borderline personality disorder in early attachment relationships: a theory and some evidence. Psychoanal Inquiry 23:412–459

Fossati A, Madeddu F, Maffei C (1999) Borderline personality disorder and childhood sexual abuse: a meta-analytic study. Istituto Scientifico Ospedale San Raffaele, Department of Neuropsychiatric Sciences, University of Milan, Milano

Fruzzetti AE (1998) Couples and family dialectical behavior therapy: brief intervention outcomes. Paper presented at the 3rd Annual Convention of the International Society for Dialectical Behavior Therapy, Washington DC

Fruzzetti AE, Hoffman PD, Linehan MM (in press) Dialectical behavior therapy with couples and families. Guilford Publications, New York

Hecker T, Maercker A (2015) Komplexe Posttraumatische Belastungsstörung nach ICD 11. Psychotherapeut 60(6):547–562

Heffernan K, Cloitre M (2000) A comparison of posttraumatic stress. https://doi.org/10.1097/00005053-200009000-00005

Januar V, Saffery R, Ryan J (2015) Epigenetics and depressive disorders: a review of current progress and future directions. Int J Epidemiol 44(4):1364–1387

Kapfhammer HP (2017) Über den Zusammenhang frühkindlicher Traumatisierungen und psychotischer Störungen im Erwachsenenalter. In: Stompe T, Schanda H (Hrsg) Sexueller Missbrauch und Pädophilie. Grundlagen, Begutachtung, Prävention und Intervention – Täter und Opfer. 2. Aktualisierte und erweiterte Aufl. MWV Medizinische Wissenschaftliche Verlagsgesellschaft, Berlin, S 91–103. ISBN: 978-3-95466-300-2

Köhler M (2001) Zur sozialen Verträglichkeit des Internet mit besonderer Berücksichtigung der Variable Einsamkeit. In: Vitouch P (Hrsg) Psychologie des Internet: Empirische Arbeiten zu Phänomenen der digitalen Kommunikation. WUV Universitätsverlag, Wien, S 11–37

Lieb K et al (2004) Borderline personality disorder. Lancet 364:453–461

Mahler MS (1971) A study of the separation-individuation process: and its possible application to borderline phenomena in the psychoanalytic situation. Psychoanal Study Child 26(1):403–424

Mahler MS (1974) Symbiosis and individation: the psychological birth of the human infant. Psychoanal Study Child 29(1):89–106

McCann RA, Ball EM, Ivanoff A (2000) DBT with an inpatient forensic population: the CMHIP forensic model. Cognit Behav Pract 7:447–456

Mehler-Wex, Schriml (2013) Schizophrenie–Erste Symptome bei Kindern u. Jugendlichen, Neurotransmitter, 1/2013

Nijenhuis ERS, Spinhoven P, Van Dyck R, Van Der Hart O (1966) The development and psychometric characteristics of the Somatoform Dissosiation (SDQ–20). J Nerv Ment Dis 184(11):688–694

Petermann F, Winkel S (Hrsg) (2009) Selbstverletzendes Verhalten Erscheinungsformen, Ursachen und Interventionsmöglichkeiten (2. Erw. Aufl.). Hogrefe-Verlag, Göttingen

Piaget J (1945) La formation du symbole chez l'enfant. Delachaux et Niestlé, Neuchâtel

Priebe K, Dyer A (2014) Metaphern, Geschichten und Symbole in der Traumatherapie. Hogrefe, Göttingen

Priebe K, Schmahl C, Stiglmayr C (2013) Dissoziation. Theorie und Therapie. Heidelberg, Springer

Schmahl CG, Vermetten E, Elzinga BM et al (2003) Magnetic resonance imaging of hippocampal and amygdala volume in women with childhood abuse and borderline personality disorder. Psychiatry Res 122:193–198

Schweiger U, Sipos V, Hohagen F (2005) Kritische Überlegungen zum Begriff der „komplexen Posttraumatischen Belastungsstörung". Nervenarzt 76:344–347

Sendera A, Sutor M (2011) Kinder und Jugendliche im Gefühlschaos. Grundlagen und praktische Anleitungen im Umgang mit psychischen Auffälligkeiten und Erkrankungen. Springer, Wien/New York

Sendera A, Sutor M (2016) Borderline – die andere Art zu fühlen, 2. Aufl. Wien, Springer

Strauß B, Buchheim A, Kächele H (Hrsg) (2002) Klinische Bindungsforschung. Schattauer, Stuttgart

Strauß B, Schwark B (2007) Die Bindungstheorie und ihre Relevanz für die Psychotherapie. „Ten years later". Psychotherapeut 52:405–425. https://doi.org/10.1007/s00278-007-0565-7

Zanarini MC (2000) Childhood experiences associated with the development of borderline personality disorder. Psychiatry Clin North Am 23(1):89–101

Zanarini MC, Frankenburg FR, Dubo ED et al (1998) Axis I comorbidity of borderline personality disorder. Am J Psychiatry 155:1733–1739

Zanarini MC, Frankenburg FR, Hennen J et al (2004) Mental health service utilization by borderline personality disorder patients and Axis II comparison subjects followed prospectively for 6 years. J Clin Psychiatry 65(1):28–36

Zanarini MC, Gunderson JG, Frankenburg FR (1990) Cognitive features of borderline personality disorders. Am J Psychiatry 147:57–63

Zanarini MC, Ruser T, Frankenberg FR, Hennen J (2000) The dissociative experiences of borderline patients. Compr Psychiatry 41:223–227

Zweig-Frank H, Paris J (1997) Relationship of childhood sexual abuse to dissociation and self-mutilation in female patients. In: Zanarini MC (Hrsg) Role of sexual abuse in the etiology of borderline personality disorder. American Psychiatric Press, Washington, DC, S 93–105

Beschreibung der Problembereiche

Martina Sutor

Inhaltsverzeichnis

2.1 Probleme bei der Emotionsregulation – 26
2.1.1 Emotionsüberflutung – 27

2.2 Beziehungen und Störung der sozialen Interaktion – 29

2.3 Problembereich Verhaltensebene – 33

2.4 Selbstbild und Identität – 34

2.5 Einsamkeit (siehe auch ▶ Kap. 6, ◘ Abb. 2.5) – 35

2.6 Störungen des kontextabhängigen Lernens und der kognitiven Verarbeitung – 36

2.7 Bindungsstörung – 37

2.8 Dissoziative Phänomene – 37

2.9 Erinnerungsdruck und Halluzinationen – 41
2.9.1 Flashback – 41
2.9.2 Intrusionen – 41
2.9.3 Pseudohalluzinationen – 42
2.9.4 Illusionäre Verkennung – 43

Ergänzende Information Die elektronische Version dieses Kapitels enthält Zusatzmaterial, auf das über folgenden Link zugegriffen werden kann [https://doi.org/10.1007/978-3-662-64627-4_2]. Die Videos lassen sich durch Anklicken des DOI Links in der Legende einer entsprechenden Abbildung abspielen, oder indem Sie diesen Link mit der SN More Media App scannen.

© Springer-Verlag GmbH Deutschland, ein Teil von Springer Nature 2022
M. Sutor (Hrsg.), *Die Dialektisch Behaviorale Therapie (DBT)*,
https://doi.org/10.1007/978-3-662-64627-4_2

2.9.5	Pareidolien – Photome – Visionen – 43
2.9.6	Depersonalisation und Derealisation – 43
2.9.7	Patients out of hell – 46
2.10	Inkompatible Schemata und dysfunktionale Grundannahmen – 49
2.11	Somatic symptom disorder – 51
	Literatur – 53

Beschreibung der Problembereiche

> Als Hauptproblembereiche der Borderline-Persönlichkeitsstörung sieht man:
> — Probleme bei der Emotionsregulation
> — Probleme der sozialen Interaktion
> — Probleme der Identität und des Selbst

Sowohl für BPS als auch PTSD gibt es biopsychosoziale Erklärungsmodelle, die auf die Bedeutung des Zusammenspiels der biologischen Veranlagung sowie der psychosozialen Umwelt hinweisen. Die emotionale Regulationsstörung ist mitverantwortlich für das typische Muster von Instabilität in zwischenmenschlichen Beziehungen, für die Verwirrung im Selbstbild, für die Impulsivität, Stimmungsschwankungen und Selbstzerstörung. Betroffene sind geprägt durch das verzweifelte Bemühen, in der realen Welt ihren Platz zu finden und zu überleben. Im Kapitel Schmerz und Emotion wird auf Zusammenhänge zwischen Störungsbild und somatischen Problemen eingegangen. Sowohl akute als auch chronische Schmerzen sind untrennbar an Emotionen gekoppelt: Angst, Wut, Verzweiflung, Hilflosigkeit und Resignation. Dies ist ein wichtiges Kriterium in der modernen Schmerzmedizin und -therapie.

Es gibt keine Antwort auf die Frage, welches Ereignis außerhalb der normalen Lebenserfahrung als Stressor erlebt wird und welche prä-, peri- und posttraumatischen Reaktionen – biologisch, sozial und psychisch – erforderlich sind, um ohne langen Leidensweg verarbeitet werden zu können.

> Die Spannbreite mit all den sichtbaren und nicht sichtbaren Symptomen ist groß, und Betroffene beschreiben ihr Leben als unerträglich. Chronische Suizidalität sowie das Gefühl, nicht verstanden zu werden, auf Patientenseite, und das Gefühl, nicht verstehen zu können, auf der Helferseite, bringen beide Seiten an die Grenzen der Belastbarkeit.

In der Interaktion mit anderen genügt oft nur ein kleiner Auslöser, eine vermeintliche Zurückweisung, und es wird ein Prozess eingeleitet, der Betroffene zusammenbrechen, sie den Bezug zur Realität verlieren lässt und zu suizidalen Krisen führt. Hinter der Fachsprache verbirgt sich oft das von Patientinnen so bezeichnete namenlose Grauen und ein Schmerz, der nicht mit Worten zu beschreiben ist, eine **emotionale Achterbahn ohne Ziel und Ende.**

Die Problematik zu verstehen und zu lernen, damit zu leben, stellt eine Herausforderung für professionelle Helfer und Betroffene dar. Es ist wichtig, die Hintergründe, Zusammenhänge und Auswirkungen der jeweiligen Problembereiche zu erkennen. Für beide Seiten kann dieses Wissen Entlastung bringen.

EyeCatcher

Die extremen Emotionen, Gedanken und Verhaltensweisen lassen erkennen, dass die Grenze zwischen Krankheit und der sogenannten Normalität fließend sein kann. Für Betroffene bedeutet es, sich ständig im Grenzbereich zwischen Realität und Wahn, Liebe und Hass, Leben und Tod zu bewegen (Kreismann 2000).

Die emotionale Regulationsstörung ist sicherlich mitverantwortlich für das typische Muster von Instabilität in zwischenmenschlichen Beziehungen, die Verwirrung im Selbstbild, Impulsivität zwischen Wut und Ekstase, Stimmungsschwankungen und Selbstzerstörungsversuchen.

Betroffene sind geprägt durch das verzweifelte Bemühen, in der realen Welt ihren Platz zu finden, zu leben, besser gesagt, zu überleben.

Sie werden überschwemmt von dem Gefühl der **Hilflosigkeit** und **Verzweiflung.** Albträume, Flashbacks und ungewollte Er-

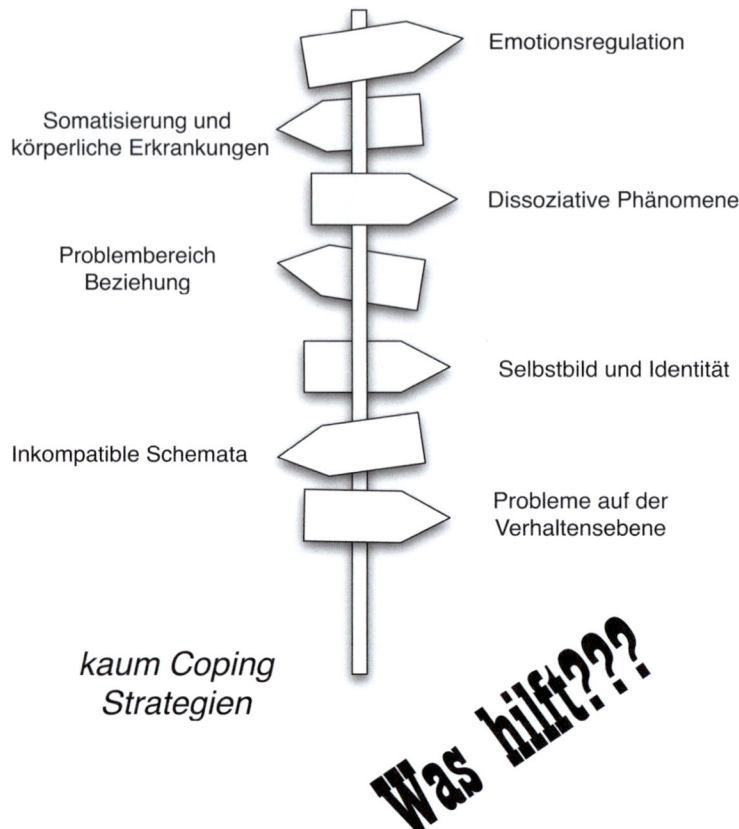

◘ Abb. 2.1 Problembereiche

innerungen, die sich dem Bewusstsein intrusiv aufdrängen, machen das Leben, so wie es ist, zur Hölle. Diese Welt, die anderen Menschen, das eigene Selbst, der eigene Körper werden als bedrohlich, gefährlich und zum Teil als unecht erlebt. Ein latentes Gefühl der Bedrohung sowie permanente Schuldgefühle und die Angst, anders und etwas ganz Schreckliches zu sein, begleitet sie.

Die Bandbreite der Problematik, deren Manifestation in jedem Alter und in verschiedenen Lebensbereichen möglich ist, umfasst viele psychische und somatische Bereiche. Im Folgenden wird besonders auf die Problembereiche eingegangen, die für das Skills-Training von Bedeutung sind (◘ Abb. 2.1).

2.1 Probleme bei der Emotionsregulation

— Die Störung der Emotionsregulation bzw. der Impulsregulation steht sicherlich im Zentrum der Problematik. Eine vor allem für die Borderline-Störung typische, extrem niedrige Reizschwelle führt zur Auslösung von Emotionen, die sich auf sehr hohem Erregungsniveau halten und nur langsam abklingen.
— Dazu kommen die Schwierigkeiten, Gefühle zu steuern, die mangelnde Impulskontrolle und eine enorme Angst vor Gefühlen.

Beschreibung der Problembereiche

— Betroffene sind häufig impulsiv und reagieren häufig wesentlich heftiger als andere Menschen in ähnlichen Situationen. Es konnte empirisch nachgewiesen werden, dass Betroffene nicht selten Emotionen zwar wahrnehmen, aber diese insbesondere in Zuständen hoher Anspannung nicht differenzieren, zuordnen und benennen können. Diese werden dann oft als aversive und oft unerträgliche Spannungszustände wahrgenommen und gehen häufig mit dissoziativen Zuständen einher und werden nicht selten durch Selbstverletzungen oder andere dysfunktionale Verhaltensweisen unterbrochen, da in den meisten Fällen keine alternativen Lösungsstrategien zur Verfügung stehen.

2.1.1 Emotionsüberflutung

Im Zustand der sogenannten **Emotionsüberflutung** entsteht ein Gefühlswirrwarr, das zu weiteren unerträglichen Symptomen wie Körperwahrnehmungsstörungen, Wahrnehmungsverzerrungen, Hyperästhesie oder Analgesie, Veränderung der Sinneswahrnehmung, somatoformen Störungen und weiteren dissoziativen Symptomen, z. B. Depersonalisation und Derealisation führen kann.

Diese Symptome sind verbunden mit Sprachlosigkeit und Kommunikationsschwierigkeiten, dem Gefühl der Leere und des Realitätsverlustes sowie dem Gefühl, die Kontrolle für Arme und Beine zu verlieren. Oft entsteht ein Gefühl der Selbstauflösung, der eigene Körper wird als fremd empfunden, Geräusche werden nur noch entfernt wahrgenommen und optische Konturen lösen sich auf.

In diesem Zustand werden Betroffene von Panik überflutet und das Gefühl der Unwirklichkeit, Fremdheit und Bedrohung wird überdimensional. Um der Bedrohung zu entkommen, aktiviert der Körper seine Potenziale wie Angriff, Flucht oder Totstellen (*freezing*), die sensibilisiert und konditioniert werden.

Eine Studie von Stiglmayer et al konnte den hoch signifikanten Zusammenhang zwischen Spannungszuständen und dissoziativer Symptomatik belegen (Stiglmayr 2003). Gelingt die Flucht nicht, führt der starke, unerträgliche innere Druck zu Handlungen, die nicht mehr kontrollierbar sind.

Viele BPS-Patienten erleben Anspannung als Dauerzustand, experimentell nachweisbar ist dieser jedoch nur bei Hochstress und komorbider ADHS (Bohus 2019).

Ein weiteres Problem sind Wutanfälle, ständige Konflikte und aggressive Handlungen, die oft als ich-fremd (ich-**dyston**) erlebt werden.

Diese **Wut als Überlebensstrategie** kann helfen, der Hilflosigkeit zu entkommen, ein Trauma nicht nochmals durchleben zu müssen oder den unerträglichen Spannungszustand zu beenden. Zum größten Teil sind diese Verhaltensmuster durch die mangelnde Impulskontrolle verursacht oder Folge dysfunktionaler Bewältigungsstrategien.

Es wurde festgestellt, dass Borderline-Patientinnen in Alltagssituationen und im Vergleich zu den Gefühlen von Vergleichspersonen, weniger angenehme (appetente) Emotionen wie Freude, Lust, Neugier, Interesse etc. wahrnehmen, dafür aber vermehrt die Emotionen Angst, Scham, Ekel, Trauer und Wut.

Besonderen Stellenwert in der Borderline-Forschung hat das Gefühl Scham – es ist das unerforschteste Gefühl in der Psychologie überhaupt und wird von M. Linehan und M. Bohus als das zentrale Gefühl bei Borderline-Patientinnen genannt (Bohus 2002).

> **Wichtig**
> Scham gilt als der Prädiktor für Therapieabbruch, Selbstverletzung und Suizidalität.
> Scham- und Schuldgefühle lassen die Welt und die anderen Menschen als richtig handelnd erscheinen, der Patient selbst entwickelt dadurch die Grundannahme: *Ich bin nicht in Ordnung.*

Scham schützt uns vor dem sozialen Ausschluss und verhindert Demütigung.

> Viele Emotionen und Empfindungen wie Ekel, Angst, Wut, sexuelle Erregung, Gefühl der Erniedrigung, Demütigung, Entsetzen, Verwirrung sind Traumaassoziiert und eng mit Missbrauchserlebnissen verbunden.

Diese Emotionen können als interne Stimuli fungieren, und es wird alles unternommen, um eine Aktivierung zu verhindern. Hochrisikoverhalten, Drogen, Brechattacken, Promiskuität, Reinigungsrituale und Dissoziation helfen, die Gefühle zu meiden bzw. ermöglichen einen Ausstieg.

Auch sogenannte sekundäre Gefühle (siehe ► Kap. 6), die auf die ursprünglichen primären Gefühle folgen können, helfen, die primären Gefühle zu unterdrücken und im weiteren Sinne zu regulieren. Selbsthass und Selbstverachtung helfen ebenfalls gegen Hilflosigkeit oder andere Trauma-assoziierte Emotionen: Die aktive Tat, sich zu vernichten (verletzen), hilft gegenzusteuern.

> Vermeidung wird zum zentralen Problem bei der Behandlung!

- **Blockierung von Trauer**

Borderline-Patientinnen neigen dazu, negativ bewertete, unangenehme Gefühle wie Trauer, Ärger, Schuld, Scham, Angst und chronischen Ärger zu blockieren, zu vermeiden, zu unterdrücken oder übermäßig stark zu kontrollieren (Linehan 1996). Besonders Gefühle, die mit Verlust verbunden sind, werden vermieden, daher können Trauerprozesse weder ertragen noch durchlaufen werden.

Das Dilemma entsteht dadurch, dass Borderline-Patientinnen durch den dauernd auftretenden Krisenzustand und die damit verbundenen negativen Gefühle ständig mit der unvermeidlich erscheinenden Unterdrückung von Trauer konfrontiert sind. Sie versuchen, aus diesem Dilemma durch impulsive Handlungen herauszukommen. Alkohol- und Drogenabusus, high-risk-Verhalten, wie Autobahnrasen, promiskuitives sexuelles Verhalten und Einkaufsräusche, lindern zwar kurzfristig den emotionalen Schmerz, sind aber in vielen Fällen Auslöser der nächsten Krise. Siehe ◘ Abb. 2.2: Spannungskurve.

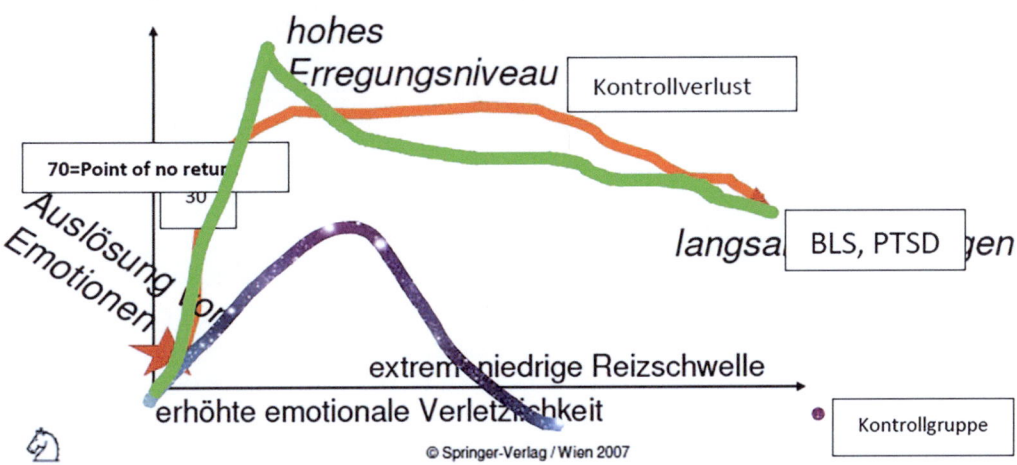

Abb. 2.2 Spannungskurve

2.2 Beziehungen und Störung der sozialen Interaktion

- Parallelwelten (Abb. 2.3, Video 2.3)

- Innere Monologe

SIE
  Ich liebe ihn
  Ich will ihn ganz für mich haben, total ganz und eng.
  … So gut wie er hat mich noch nie jemand behandelt. Seine Nähe macht mir Angst. Ich bin zu kalt, zu kritisch. Ohne ihn kann ich nicht leben.
  Mit mir stimmt etwas nicht. Ich muss mich zusammenreißen. Vielleicht spinne ich total und bin bloß launisch. Wie kann er nur so eine wie mich lieben? Ich muss mir seine Liebe verdienen! Ich schaffe das nicht, ich bin nicht gut genug!
  Wenn er entdeckt, wie ich wirklich bin, wird er mich verlassen! Ich kann nicht allein sein! Wenn ich meine Beziehung retten will, muss ich mich mehr anstrengen und einfach wissen, was er braucht und will. Ich muss ihm alles geben.
  In mir ist es leer …Die Welt ist böse …Ich bin böse! Ich bin in mir selbst gefangen, ich will nicht so sein wie ich bin!
  Ich habe Angst, Angst, Angst! Und verachte mich dafür! Ich möchte mich zerstören! Ich schäme mich! Ich spüre nur Hass in mir, Liebe gibt es für mich nicht. Bevor er mich vernichtet …

ER
  Ich liebe sie
  Sie ist einzigartig, ich bin ihr nahe, ganz nahe, so nahe wie nie zuvor. Sie ist total anschmiegsam, will nur mit mir zusammen sein und überrascht mich ständig. Ich möchte sie glücklich machen.
  Ich kenn mich nicht aus. Was ist los? Jede Minute ändern sich die Gefühle. Ich stehe in einem Wechselbad der Gefühle. Einmal ganz nah, alles o.k., dann aus vorbei, alles ganz schrecklich. Wir verlieren uns, eine Achterbahn der Gefühle, die sich nicht steuern lässt.

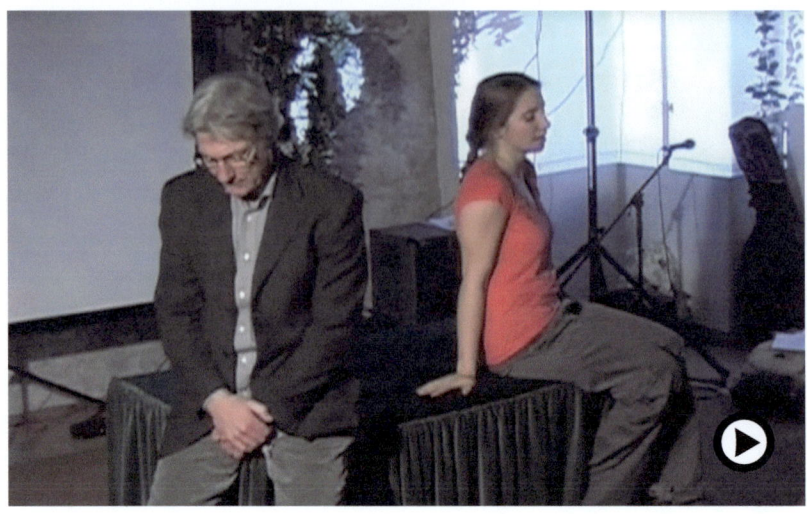

Abb. 2.3 Parallelwelten – Bild aus dem Video. Mit freundlicher Genehmigung der Schauspieler Sonja Sutor und Rudi Larsen. Auszug aus der Präsentation des Buches „Borderline – die andere Art zu fühlen" von A. Sendera und M. Sutor-Sendera. Springer: Wien, Heidelberg (▶ https://doi.org/10.1007/000-8we)

Ich muss wieder an mich denken, sonst verliere ich mich total! Ich verliere mich. Nichts ist fassbar …

Sie braucht mich, ich muss ihr helfen, ich muss sie halten, ich muss sie führen und beschützen!

Ich brauche eine Pause. Ich kann das alles nicht mehr ertragen.

- **Dialog**

ER: *Was hast du?*
SIE: *NICHTS.*
ER: *Du schaust aus wie sieben Tage Regenwetter.*
SIE: *Gefall ich dir nicht?*
ER: *Das hab ich nicht gesagt.*
SIE: *Doch – du hast gesagt, ich bin hässlich!*
ER: *Hab ich nicht!*
SIE: *Sag gleich, wenn du mich nicht mehr willst!*
ER: *Hör auf, das hab ich nicht gesagt!*
SIE: *Ich spür ja, dass etwas los ist. Sag gleich, dass du mich los sein willst.*
ER: *Komm her, lass uns nicht streiten.*
SIE: *Ich streite nicht, du verletzt mich, du beschimpfst mich. Ich bin halt nicht gut genug.*
ER: *Deine Ausbrüche halt ich nicht mehr aus, lass mich in Ruh.*
SIE: *Aha, jetzt sagst du endlich die Wahrheit. Jetzt ist es so weit …*
Borderline-Dialog, A. Sendera

- **Soziale Interaktion**

Viele Betroffene fühlen sich aus sogenannten gesunden Sozialverbänden ausgeschlossen und verhalten sich dann so, dass eine Integration nicht möglich ist. Die Angst vor dem sozialen Ausschluss triggert die Unfähigkeit, allein zu sein, und es werden zahlreiche dysfunktionale Strategien entwickelt, um den Ausschluss zu verhindern. Oft werden soziale Situationen fehlinterpretiert und die Wirkung auf andere dysfunktional antizipiert (vorweg angenommen), das Decodieren von emotionalen Ausdrücken fällt schwer. Eigene Emotionen und die Emotionen anderer werden oft fehleingeschätzt. Betroffene sind nicht in der Lage, die eigene Gefühlslage adäquat zu kommunizieren und reagieren mit reduzierter Mimik. Gesprächspartnern (auch Therapeuten) gelingt es kaum, die emotionale Befindlichkeit von Betroffenen aufgrund der nonverbalen Signale zu identifizieren.

Die im Abschnitt dysfunktionale Grundannahmen genannten Überzeugungen,

Beschreibung der Problembereiche

die Welt und die anderen sind gefährlich und böse, ich bin verletzbar und hilflos und ich bin absolut schlecht und nicht zu akzeptieren, dominieren soziale Interaktionen.

Aus einer ursprünglich guten Absicht wird eine **schemakonforme Handlung** (Schema: erwartete Ablehnung):

„SIE sieht IHN und hat die Absicht, nett zu sein. ER schaut ernst. SIE interpretiert den Blick als Ablehnung. SIE reagiert brüsk und ER reagiert auf die Konfrontation. SIE fühlt sich abgelehnt und einsam, ER völlig überfordert, weil er ja eigentlich nett sein wollte …

Aufgabe für Studierende – und alle, die Lust dazu haben – zu diesem Film: typische Verhaltensmuster erkennen und benennen.

Im Skills-Training erwerben die Teilnehmer nicht nur soziale Kompetenzen, sondern lernen auch, die eigenen Erwartungen und die Wirkung auf andere einzuschätzen.

- **Selbstbild**

> Das Fehlen eines stabilen Selbstbildes und die Fähigkeit zu heftigen Emotionsreaktionen erschweren zwischenmenschliche Beziehungen.

> Das Gefühl, anders zu sein als alle anderen, und Schwierigkeiten der Nähe- und Distanzregulation aktivieren vor allem in nahen Beziehungen konträre Schemata (Grundannahmen), die einander blockieren und in Spannungszustände münden.

Dazu kommt, dass allein die Vorstellung, verlassen zu werden, unerträglich ist, und es wird alles versucht, dies zu verhindern.

Eine, von Linehan (1996) als solche bezeichnete scheinbare Kompetenz – Pseudokompetenz –, die den Anschein erweckt, dass Betroffene selbstbewusst den Alltag bewältigen, kompetent handeln können und alles im Griff haben, täuscht über vorhandene Schwierigkeiten und fehlende Fertigkeiten hinweg.

> Borderline-Patientinnen haben die Fähigkeit, kompetenter und verantwortungsbewusster zu erscheinen, als dies oft der Fall ist.

- **Pseudokompetenz**

Besonders in Situationen, in denen über einen längeren Zeitraum Spannungen zu spüren sind, entsteht eine deutliche Diskrepanz zwischen verbaler und nonverbaler Ebene. Patientinnen bewältigen oft kompetent und selbstbewusst Situationen am Arbeitsplatz, sind jedoch nicht in der Lage, sich auch in engen Beziehungen adäquat zu verhalten. Die Impulskontrolle, die durchaus während der Therapiesitzung gelingt, generalisiert nicht für andere Situationen.

Es zeigt sich immer wieder, dass Borderline-Patientinnen theoretisch durchaus in der Lage sind, anderen Personen bei der Bewältigung interpersoneller Probleme zu helfen, sich selbst aber nicht helfen können. Dieselben Fertigkeiten, die sie anderen raten, können sie bei sich selbst nicht anwenden.

So ist es nicht ungewöhnlich, dass Menschen mit einer Borderline-Störung Berufe wählen, in denen sie anderen helfen und andere betreuen können.

> Nach unserer Erfahrung und Einschätzung finden sich im sozialen, pädagogischen, psychologischen und medizinischen Bereich oftmals Menschen, die selbst in das Borderline-Konzept passen, in ihrem beruflichen Umfeld wertvolle Arbeit leisten und anderen Hilfestellung geben können.

- **Selbstinvalidierung**

Erschwerend ist, dass Betroffene kein Vertrauen in die eigene Gefühlswahrnehmung haben, sie haben gelernt, diese entweder als falsch zu interpretieren oder zu unterdrücken. Ebenso neigen sie dazu, eigene Affekte, Gedanken, Gefühle und eigenes Verhalten als inadäquat wahrzunehmen und zu leugnen. In den meisten Fällen richten sie unrealistisch hohe Erwartungen an sich selbst.

> Dadurch nehmen sie sich selbst gegenüber eine invalidierende Position ein. Diese Erwartungshaltung führt zu einem unvermeidbaren Versagen, dem mit Scham, Wut und Hass gegen sich selbst begegnet wird.

- **Extremes Gerechtigkeitsbedürfnis**

Borderline-Patientinnen sind ständig auf der Suche nach Gerechtigkeit und nach richtigem Verhalten. Dabei schwanken sie zwischen Hoffnung und Verzweiflung, sie erleben sich selbst manchmal als im Grunde gute Menschen, die aber nicht korrigierbare Fehler und Mängel haben. Es kommt immer wieder zu Fehlverhalten und unerwünschten Reaktionen, die wiederum zu Scham, Schuld und Wutgefühlen führen.

- **Bindungsstörung**

> Mit diesem Bereich verlassen wir die DBT, um einen kurzen Einblick in das Thema „Bindung" zu geben.

Hintergrundinformation
Die Biografien von Betroffenen weisen zu einem überaus hohen Prozentsatz auf traumatische Erlebnisse wie emotionale Vernachlässigung, sexuellen oder emotionalen Missbrauch sowie Gewalterfahrung hin. So finden sich sexuelle Missbrauchserfahrungen bei etwa 50 % der Betroffenen. Jede traumatisierende Beziehung, die sich über einen langen Zeitraum erstreckt, beeinflusst die psychische Entwicklung des Kindes. In den meisten Fällen fehlt eine gute, stabile Bezugsperson (Strauß et al. 2002).
Bindungstheoretisch fehlt die sichere Basis, der sichere Hafen, das Verstanden- und Versorgt-Werden, Willkommen- und Geborgen-Sein, Verlässlichkeit wird nicht erlebt.
Emotionale Defizite und ein invalidierendes, entwertendes Umfeld sind ebenso traumatisierend wie Missbrauchs- und Gewalterfahrung. Unter diesen Lebensbedingungen entstehen unlösbare intrapsychische und interpersonelle Konflikte. Das Kind ist gezwungen, sie zu ertragen, um emotional überleben zu können.
Diese Kinder entwickeln eine desorientierte, desorganisierte und pathologische Bindung zum Täter. Sie lernen, sich minutiös auf ihr Gegenüber einzustellen, zu entsprechen und dadurch Schlimmes abzuwenden.
John Bowlby (1995) spricht in der von ihm entwickelten Bindungstheorie von *vorauseilendem Erfühlen*, das dazu dient, den psychisch gestörten, gewaltbereiten Elternteil zu besänftigen. Betroffene beginnen gefühlsmäßig, auf die Umwelt zu reagieren und zu agieren, werden *Seismographen für Gefühle,* ohne einen Namen dafür zu haben und ohne sie zuordnen zu können. Die Folge davon ist eine verzerrte Sichtweise über das Funktionieren der Welt, die das Entstehen bestimmter Schemata, Erlebens- und Verhaltensweisen bedingt.

Elterliche Verhaltensweisen wie wiederholtes Ängstigen, Bedrohen, Einsperren, Demütigen oder plötzliches emotionales Fallenlassen haben für die Entwicklung fatale Wirkungen, die noch über die schädigenden Auswirkungen direkter Gewalteinwirkung hinausgehen. Sie können dazu beitragen, die Reifung der Persönlichkeit zu verhindern und schwere interpersonelle Abhängigkeiten auszubilden (Kalsched 1996). Es gibt fließende Übergänge infolge kumulativer Schädigungen, sogenannte **Bindungs- und Beziehungstraumatisierungen.**

> **Bindungsstörung**
> – Bindungs- und Verteidigungssystem werden gleichzeitig aktiviert.
> – Das Kind hat Angst vor der Person, an die es sich binden muss, um zu überleben.

- **Mentalisierung (Bateman & Fonagy)**

> Mentalisierung bedeutet die Fähigkeit, das eigene oder das Verhalten anderer durch Zuschreibung mentaler Zustände zu interpretieren.

Man spricht hier auch von einer hohen Mentalisierungsfähigkeit, die BPS-Patienten eigen ist.
– Unter Mentalisierung wird die Fähigkeit verstanden, hinter dem Verhalten seelische Zustände zu vermuten und auch die vermuteten mentalen Zustände selbst wieder zum Gegenstand des Nachdenkens zu machen.
– Metakognition: Fähigkeit zum Denken über das Denken, diese entsteht mit etwa 4 Jahren.
– Mentalisierung ist abhängig von der Affektregulierung des Kindes durch die Eltern, also von der interaktiven Qualität der familiären Beziehungen.

Bateman und Fonagy (2010) entwickelten die MBT (Mentalisierungsbasierte Therapie) mit dem Ziel, eine verlässliche und sichere Mentalisierung des Selbst und der Anderen zu entwickeln.

Die therapeutische Beziehung steht dabei im Mittelpunkt, mit Konzentration auf die Gegenwart. Dadurch sollen Emotionen besser kontrolliert und Handlungskompetenz erlangt werden können, um so Identität und Selbstkohärenz zu verbessern.

Dysfunktionale Gedanken: Automatische dysfunktionale Gedankenmuster manifestieren sich: Irgendetwas muss doch an mir nicht stimmen. Ich muss nur genau aufpassen, wie ich sein soll …

Überanpassung kann die Strategie des Überlebens in Beziehungen werden, und in späterer Folge orientiert sich die Beziehungsgestaltung an sogenannten Überlebensregeln, die das emotionale Überleben gewährleisten und ein erneutes Verletzt-werden verhindern sollen.

Aktive Passivität: Die aktive Demonstration von Hilflosigkeit und Leid, aktive Passivität, resultiert aus der Vorstellung: Wenn mein Gegenüber erkennt, wie schlecht es mir geht, hat es auch die Macht, mein Befinden zu verbessern. Viele Betroffene leben in schwierigen zwischenmenschlichen Beziehungen, gekoppelt mit der Sehnsucht nach bedingungsloser Liebe und Geborgenheit. Die Forderung nach absoluter Gerechtigkeit und Ehrlichkeit (Echtheit), der ständige Konflikt, Misstrauen versus Vertrauen, die Angst vor Nähe versus Verschmelzungswünschen, stellen Beziehungen auf eine harte Probe.

Borderline-Patientinnen neigen dazu, sich in zwischenmenschlichen Situationen passiv zu verhalten, d. h. sie haben die Tendenz, andere Menschen aktiv zur Lösung ihrer Probleme zu bewegen, sind aber passiv bei eigenen Problemlösungsversuchen. Linehan konnte empirisch nachweisen, dass Patienten, die aufgrund unmittelbar vorausgehender parasuizidaler Handlungen stationär aufgenommen wurden, im Vergleich zu Patienten mit Suizidgedanken und nicht suizidalen Psychiatrie-Patienten eine deutlich geringere Neigung zu aktiven interpersonellen Problemlösungen und eine tendenziell höhere Neigung zu passiven Problemlösungen zeigten (Linehan 1996).

Patientinnen, die wegen ihrer selbstverletzenden Handlungen stationär aufgenommen werden, erfahren kompetente Hilfestellung, Versorgung und Zuwendung. Das verstärkt einerseits die Bereitschaft zu selbstverletzenden Handlungen, andererseits kann die daraus resultierende Hilflosigkeit, Hoffnungslosigkeit und Verzweiflung zu einer bei Borderline-Patientinnen oft bestehenden Abhängigkeit zu anderen Menschen beitragen.

2.3 Problembereich Verhaltensebene

Selbstverletzung wird bei 70–80 % der Patienten berichtet.

- Regulierung und Reduktion von Spannungszuständen
- Dissoziative Zustände beenden
- High-risk-Verhalten als Kick zur Euphorisierung
- Daily cutting als Suchtverhalten
- Selbstbestrafung und Schuldreduktion
- Aufmerksamkeit und Zuwendung

Spannungszustände und dissoziative Phänomene sind bedrohlich und schwer auszuhalten.

Betroffene versuchen, mit den ihnen zur Verfügung stehenden Mitteln, diese zu durchbrechen und zu beenden und setzen destruktive Verhaltensmuster ein. Selbstverletzungen und Selbstschädigungen wie Schnittverletzungen, Schlagen des Schädels, sich Brennen, Blutabnehmen, aber auch aggressive Durchbrüche, Alkohol- und Drogenabusus helfen, die überwältigenden und intensiven Gefühle nicht aushalten zu müssen, den namenlosen seelischen Schmerz auf die somatische Ebene zu lenken, Spannungszustände zu reduzieren und sich selbst wieder spüren zu können.

Diese selbstschädigenden Versuche, die innere Spannung zu regulieren, sind oft die sichtbaren Zeichen, derentwegen Menschen professionelle Hilfe aufsuchen.

Es gibt Gruppen von Betroffenen, in denen Selbstverletzungen, die in der Regel im analgetischen Zustand durchgeführt werden, zu einem Gefühl der Entspannung, Ruhe und Geborgenheit führen oder zur Euphorisierung (KICK), im Sinne der nicht substanzgebundenen Suchtproblematik, eingesetzt werden.

Eine Minderheit der BPS-Patienten kann durch Selbstverletzung zur Stimmungsaufhellung kommen, manchmal gesteigert zu lustvollem Erleben.

Die sogenannten *daily cutters*, Patienten, die sich täglich, oft mehrmals, schneiden, zählen zu der Personengruppe mit Suchtproblematik, da sich durch die Euphorisierung auch hier ein typisches Suchtverhalten entwickeln kann.

Betroffene, die sich durch sogenanntes Hochrisikoverhalten, *high-risk*-Verhalten, wie Balancieren auf Geländern, Rasen auf der Autobahn, riskantes Sitzen auf oder Überqueren von Bahngeleisen, auszeichnen, setzen dieses zur Regulation von Hilflosigkeit, aber auch Leere, die oft als Langeweile empfunden wird, weil kein anderer Ausdruck dafür da ist, ein.

Zu erwähnen ist noch, dass selbstschädigende Verhaltensweisen nicht nur zur Reduzierung von aversiven Spannungszuständen, Beendigung von dissoziativen Zuständen und Reorientierung eingesetzt werden, sondern auch als Selbstbestrafung und zur Schuldreduktion.

Es ist wie ein Ritual, ich richte mir alles her: Klopapier, das Messer, Verbandzeug, Desinfektionsmittel und dann schneide ich mich, tief, sehr tief und wenn der Schmerz endlich kommt, wird es wieder erträglich, ich spüre mich wieder. Natürlich weiß ich, dass es verrückt ist, schon wegen der Leute, wenn sie meine Arme sehen, im Sommer traue ich mich gar nicht, ein T-Shirt zu tragen, ich schlage dann mit dem Kopf gegen die Wand. (**Patientin**)

Eine weitere, vor allem im stationären Setting bemerkbare, Option ist, durch Selbstverletzung Aufmerksamkeit und Zuwendung zu erhalten.

» Es ist, als ob Angst und Schmerz weggehen werden, wenn ich mir weh tue (Kreismann 2000).

2.4 Selbstbild und Identität

EyeCatcher

Das Gefühl, eine einheitliche und ganze Persönlichkeit zu sein und das Erleben einer eigenen stabilen Identität fehlt bei Borderline-Patienten. Dazu kommt in vielen Fällen eine negative Einstellung zum eigenen Körperbild.

Betroffene haben oft das Gefühl, nicht von dieser Welt zu sein, anders als andere zu sein, anders zu denken, zu fühlen und zu handeln. Sie erleben sich unterschiedlich, heute anders als gestern. Sie stellen sich oft die Frage: *Wer bin ich wirklich? Spiele ich nur Rollen? Lebe ich hinter Masken?* (Patientin).

Emotionale Taubheit (*numbness*), das Gefühl, nichts zu fühlen, von sich selbst abgeschnitten zu sein, oder aber extreme widersprüchliche Gefühle verstärken die Unsicherheit der eigenen Identität.

Leere und Langeweile (◘ Abb. 2.4) sind oft ständige Begleiter im Leben von Be-

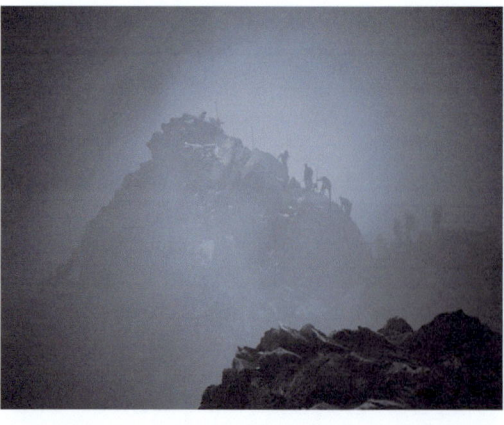

◘ Abb. 2.4 Leere und Langeweile

Beschreibung der Problembereiche

troffenen, sie leiden unter Minderwertigkeits- und Kleinheitsgefühlen, fühlen sich hässlich, ungeliebt und unverstanden.

> Ich verstehe nicht, was mit mir los ist. Eine dicke Glaswand trennt mich vom Leben. Ich möchte aufwachen und erkennen, dass alles nur ein Alptraum gewesen ist. Es fällt mir schwer zu sprechen. Meine Arme und Beine gehorchen nicht. Ich kann nicht, ich kann nicht … alles ist leer in mir. Warum hört der Traum nicht auf? Weil er echt ist? Ich kenne keinen Film, der so schlecht ist wie die Realität. Wo ist der Sinn des Lebens? Wer bin ich? (Julian/Patient)

2.5 Einsamkeit (siehe auch ▶ Kap. 6, ◘ Abb. 2.5)

Durch die Unsicherheit, Zerrissenheit und das Gefühl, anders zu sein, entsteht eine tiefgreifende Einsamkeit. Die fehlende Identitätsintegration zeigt sich durch eine Erfahrung von chronischer Leere und durch widersprüchliches Verhalten sowie durch eine widersprüchliche Selbstwahrnehmung und eine fehl interpretierte Wahrnehmung anderer Menschen.

Diese werden dann entweder überkritisch abgewehrt oder unkritisch angenommen, Inhalte und Muster werden übernommen, ohne dass eine wirkliche Integration stattfindet.

> Diese Leere und Zerrissenheit wird auch als *schmerzvolle Inkohärenz* bezeichnet und das Gefühl, ständig von anderen abhängig zu sein, als mangelnde Konsistenz.

Diese tiefe und unerträgliche Einsamkeit ist mehr als nur „Alleinsein" oder „keine Freunde/Familie haben"– sie ist immer da, wie ein tiefes Loch, in das man verbannt wurde und ohne Hoffnung, herauszukommen. Auch in Menschenmengen bleibt dieses Empfinden, Beziehungen können daran scheitern. Viele Patientinnen leiden bereits in der Kindheit

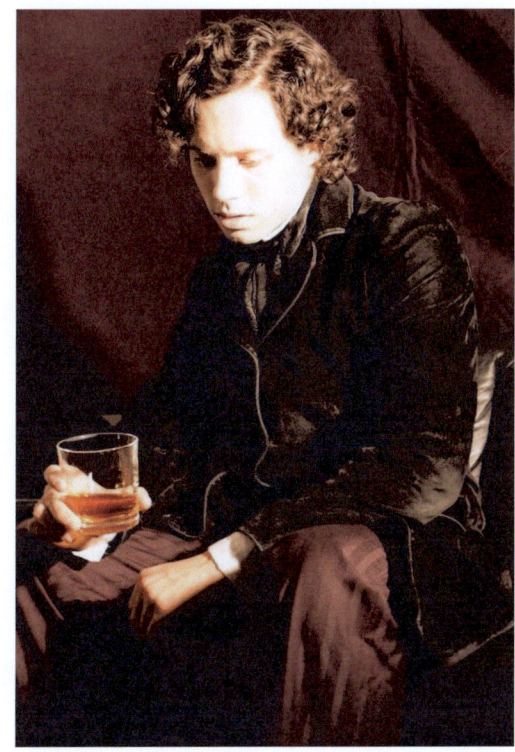

◘ **Abb. 2.5** Einsamkeit

und Jugend darunter. Die Ätiologie dieser Form der Identitätsstörung ist ungeklärt.

> *EINSAM*
> *Einsam ist nicht alleine*
> *Einsam ist tief und schwarz*
> *Einsam ist unerbittlich*
> *Ein Loch ohne Boden*
> *Ein Fall ohne Ende*
> *Ein Seil ohne Halt*
> *Ein Geschick ohne Wende*
> *Kein Licht im Tunnel*
> *Kein Gesicht, das man kennt*
> *Fremd, kalt und finster*
> *Und das ohne End.*
> (Sutor 2013)

Einzelne Erlebnisse mit Patientinnen zeigen, dass die loyale und selbstlose Liebe eines Tieres (◘ Abb. 2.6) einen Teil dieser Lücke füllen und oft als Brücke zu möglichen the-

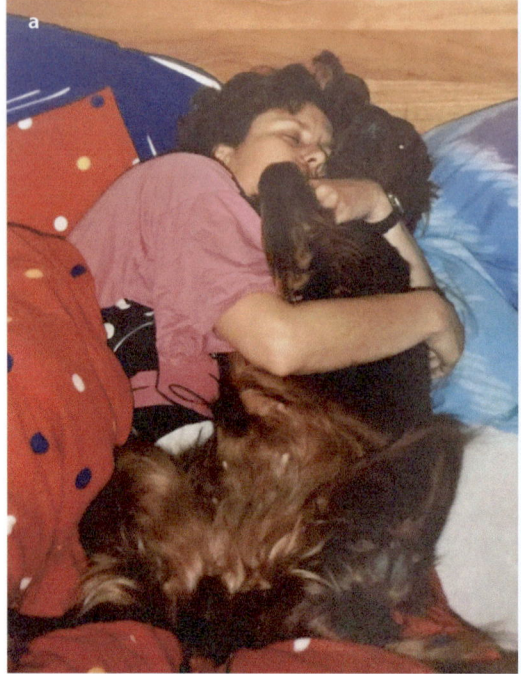 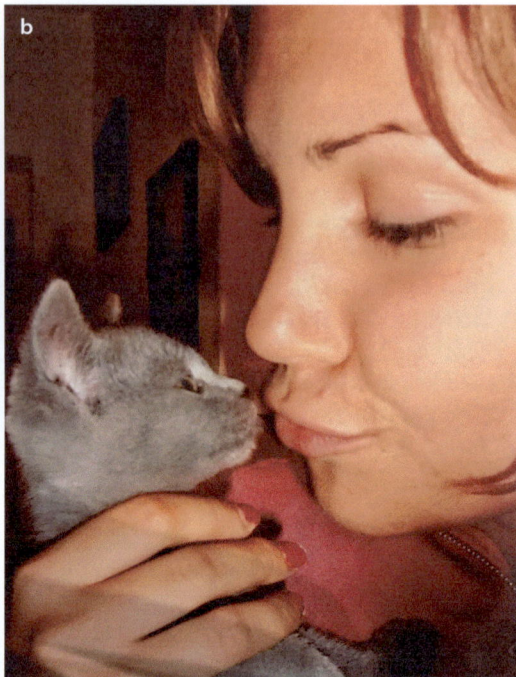

Abb. 2.6 Tiere

rapeutischen Erfahrungen und neuen Lebens- und Beziehungserfahrungen sehr wertvoll sein kann.

2.6 Störungen des kontextabhängigen Lernens und der kognitiven Verarbeitung

Menschen mit einer Borderline-Störung weisen ein verändertes Lernverhalten in den folgenden drei Bereichen auf:
- im emotionalen,
- im kognitiven und
- im sozialen Bereich.

Frühe traumatische Erlebnisse und neurobiologische Prädispositionen können eine Störung der Affektregulation bewirken. Dies fördert in vielen Fällen die Dissoziationsneigung und beeinträchtigt das assoziative Lernen, das heißt die Verknüpfung neuer und alter Erfahrungen.

> Die Störung des kontextabhängigen Lernens fördert das Erlernen widersprüchlicher dysfunktionaler Grundannahmen und führt zu einer realitätsfernen, inadäquaten Interpretation der realen Situation.

Dazu kommt, dass Angst rasches Lernen zwar ermöglicht, jedoch die Verbindung des neu zu Lernenden mit bereits bekannten Inhalten verhindert wird. So werden Erlebnisse, die mit starker Angst verbunden sind, nicht vergessen, können aber nicht in einen Gesamtzusammenhang gestellt werden.

Bei anhaltender Stressreaktion sind die **Stresshormone** erhöht, die wiederum Einfluss auf die neuronale Verarbeitung haben → So werden traumatische Erfahrungen als Gefühlszustände, Bilder oder körperliche Reaktionen erinnert, nicht aber als konkrete Ereignisse in Zusammenhang mit der äußeren Realität gebracht.

Zusätzlich verhindern dysfunktionale Grundannahmen und Muster das Annehmen positiver, adäquater Lernerfahrungen. Es lässt sich vor allem in interpersonellen und sozialen Interaktionen ein **Hyperarousal** feststellen.

Der aversive Spannungszustand fördert die fehlerhafte kognitive Informationsverarbeitung. Der Versuch, diesen unerträglichen Zuständen zu entkommen, führt zu inadäquaten, selbstschädigenden Reaktionen und interpersonellen Konflikten.

Von entscheidender Bedeutung sind auch **akute dissoziative Zustände,** die in Zusammenhang mit hoher Belastung auftreten. Sie erschweren basale Lernprozesse, verhindern neue Erfahrungen und beeinträchtigen die Verknüpfung alter Erfahrungen mit neuen Erlebnissen (kontextabhängiges Lernen). Betroffene sollten daher in der Wahrnehmung von und im Umgang mit dissoziativen Prozessen (z. B. durch Anti-Dissoziations-Skills) trainiert werden.

> Borderline-Menschen verlieren unter Stress ihre Kompetenzen schneller als andere!

2.7 Bindungsstörung

Abseits der DBT wird die Borderline-Persönlichkeitsstörung auch als Bindungsstörung gesehen und sei daher an dieser Stelle kurz erwähnt.

Der Bindungsforscher J. Bowlby orientierte sich an den Lehren Freuds und der Theorie, dass die frühe Beziehung des Säuglings seine spätere Entwicklung beeinflusst.

> Nach psychoanalytischer Auffassung wird die Emotionsentwicklung des Säuglings in Übereinstimmung mit seinen Erfahrungen durch die mütterliche Feinfühligkeit unterstützt und fördert dadurch die Entwicklung des Selbst und des Selbstwertgefühls.

Nach Erikson ist die liebevolle Fürsorge durch die Bezugsperson und die Befriedigung der Grundbedürfnisse des Säuglings von wichtiger Bedeutung für die Entwicklung des kindlichen Urvertrauens.

■ **Bindungserfahrung bei BPS**

Infolge typischer Borderline-Verhaltensmuster können Beziehungen schwer belastet sein.

Für den Partner nicht nachzuvollziehende Auslöser wie ein falsch verstandenes Wort, Kritik, können dramatische Szenen bewirken. Die Betroffenen stehen unter Hochspannung und die Realität kann sich verzerrt darstellen.

Der Wunsch endlich verstanden, wahrgenommen und geliebt zu werden erzeugt unendliche Sehnsucht, enormen Druck und dieser erzeugt wieder noch mehr Spannung, Hilflosigkeit, Wut und schließlich zu dem gewohnten dysfunktionalen Verhalten.

> **Übersicht**
>
> Daher sehen wir als Borderline-Grundbedürfnisse – Geborgenheit, Sicherheit und Verstanden-Werden.
>
> Die zugehörigen Gefühle bei Nicht-Erfüllung dieser Bedürfnisse sind Einsamkeit, Leere und eine unendliche Sehnsucht (◘ Abb. 2.7).

2.8 Dissoziative Phänomene

Neurobiologisch wird Dissoziation als Ausdruck einer emotionalen Überkompensation von Erfahrungen traumatischen Stresses gesehen (Lanius et al. 2010). Dafür sprechen auch verminderte *Startle-Reflex*-Antworten bei Menschen mit hoher Dissoziationsneigung (Ebner-Priemer et al. 2005) sowie einer negativen Korrelation zwischen der Ausprägung der Dissoziation und neuronaler Aktivität in Amygdala, Insula und anteriorem Cingulum während emotionaler Ablenkung bei der Verarbeitung kognitiver Aufgaben (Krause-Utz et al. 2012).

Dissoziative Symptome treten bei vielen psychischen Erkrankungen auf wie z. B. bei akuten Belastungsreaktionen, Posttraumatischer Belastungsstörung, Borderline-Persönlichkeitsstörung, Angststörungen, Depressionen u. v. m. Sie können aber auch

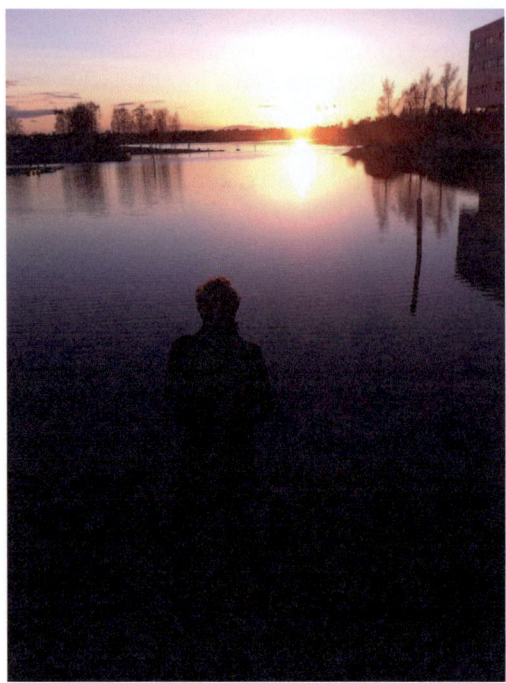

● **Abb. 2.7** Lost in desire

den Schweregrad einer eigenständigen Störung haben und möglicherweise auf eine Dissoziative Identitätsstörung (Multiple Persönlichkeitsstörung) hinweisen. Diese ist die schwerste Form, gekennzeichnet dadurch, dass der Wechsel von einem Zustand in den anderen mit Amnesie verbunden ist.

> Dissoziative Phänomene führen zur Auflösung der Integration von Wahrnehmung und Erinnerung, Gefühlen und Bewusstsein sowie zu Ausfällen motorischer oder sensorischer Funktionen.

■ **Strukturelle Veränderungen**
Eine Studie von Niedtfeld et al. (2013) berichtet über Volumenreduktionen in Hippocampus, Amygdala und im anterioren Cingulum, es wurde bei Borderline-Patientinnen ein geringeres Hippocampusvolumen und erhöhte Volumina im Hypothalamus, gefunden, korrelierend mit der Schwere der kindlichen Traumatisierung (Bertsch et al. 2013).

Im DSM-5 werden folgende Varianten angegeben:
- Dissoziative Amnesie
- Dissoziative Amnesie mit Dissoziativer Fugue
- Konversionsstörung
- Dissoziative Identitätsstörung
- Sonstige spezifische und …
- Sonstige unspezifische Dissoziative Störungen
- Depersonalisations-/Derealisationsstörung

Diagnosen im ICD-10:
- F44.0 Dissoziative Amnesie
- F44.1 Dissoziative Fugue
- F44.2 Dissoziativer Stupor
- F44.3 Dissoziative Trance- und Besessenheitszustände
- F44.4 Dissoziative Bewegungsstörung
- F44.5 Dissoziative Krampfanfälle
- F44.6 Dissoziative Sensibilität und Empfindung
- F44.7 Dissoziative Störungen, gemischt
- F44.8 Sonstige dissoziative Störungen
- F44.80 Ganser-Syndrom
- F44.81 Multiple Persönlichkeit
- F44.89 Sonstige näher bezeichnete dissoziative Störungen
- F44.9 Nicht näher bezeichnete dissoziative Störung
- F48.1 Depersonalisationsstörung

Zum Vergleich die Diagnosecodierung im ICD-11:
- 6B60 Dissoziative neurologische Symptomstörung
- 6B61 Dissoziative Amnesie
- 6B62 Trance-Störung
- 6B63 Trance- und Besessenheitszustände
- 6B64 Dissoziative Identitätsstörung
- 6B65 Partielle Dissoziative Identitätsstörung
- 6B66 Depersonalisierungs- und Derealisationsstörung
- 6E65 Sekundäres dissoziatives Syndrom
- 6B6Y Andere spezifizierte dissoziative Störungen

- 6B6Z Dissoziative Störungen, nicht spezifiziert
- 6B40 Posttraumatische Belastungsstörung
- 6B61 Komplexe PTBS
- 6B42 Verlängerte Trauerreaktion
- 6B43 Anpassungsstörung

Im Kontext der Borderline-Störung und Posttraumatischen Belastungsstörung bzw. Trauma-Folgestörung finden sich sowohl psychologische Phänomene wie Derealisation und Depersonalisation (*out of body*) als auch somatoforme Phänomene wie Verlust der Kontrolle über die Willkürmotorik, Analgesie, Veränderung der Optik, Akustik oder der kinästhetischen Wahrnehmung (oft beginnt ein dissoziativer Zustand mit Kribbeln oder taubem Gefühl, meist an den unteren Extremitäten).

Patienten mit Borderline-Persönlichkeitsstörung und PTSD leiden sehr häufig an einer ausgeprägten dissoziativen Störung → vgl. Komplexe Posttraumatische Persönlichkeitsstörung.

Derealisation und Depersonalisation werden in bis zu 36 % gefunden (Zanarini et al. 1990), mittelschwere bis schwere dissoziative Symptome in ca. 60 % der Fälle (Zanarini et al. 2000). Darüber hinaus konnte nachgewiesen werden, dass die dissoziative Symptomatik mit selbstschädigenden Verhaltensweisen, häufigen Klinikaufenthalten, niedriger sozialer Integration und hohen aversiven Spannungszuständen korreliert. Dissoziative Symptome lassen sich zumeist aus traumatischen Erfahrungen und Erlebnissen herleiten und werden durch intrapsychischen Stress ausgelöst.

Dissoziative Phänomene beeinflussen den psychosozialen Lernprozess und assoziatives Lernen und tragen zur Destabilisierung der Affektregulation bei. Auch passagere Störungen des Kurzzeitgedächtnisses werden gefunden.

Neurobiologisch sind reduzierte Aktivitäten im Mandelkern, Insel und Ammonshorn nachweisbar, die vorübergehend die Einschränkung des emotionalen Lernvermögens bei dissoziativen Zuständen erklären.

Fest steht, dass die Fähigkeit, neue Erfahrungen zu machen, stark beeinträchtigt ist, die Realität oft nicht situationsadäquat wahrgenommen wird und dass, wenn die Dissoziation nicht rechtzeitig unterbrochen wird, sowohl die Gesprächsführung als auch situationsadäquate Handlungen nicht möglich sind.

Es ist daher wichtig, dissoziative Phänomene zu erkennen, sie zu unterbrechen, um somit aktiv zur Problemlösung beitragen zu können. Die bereits erwähnten Ergebnisse des Forschungsprojektes von Stiglmayr (2003) über Zusammenhänge von Spannung und Dissoziation helfen, diese Phänomene einschätzen zu lernen.

■ **Therapieansätze**

Dissoziative Zustände müssen aktiv angesprochen und durch neue Lösungsstrategien ersetzt werden. In einer tragfähigen therapeutischen Beziehung wird die Patientin damit konfrontiert, den Bewältigungsmechanismus der Dissoziation nach und nach aufzugeben und durch andere Strategien zu ersetzen. Als Sicherheitsnetz dient dabei ein bereits gut funktionierendes Skills-Repertoire.

Triggeranalysen helfen, die Auslöser zu finden.

■ ■ **Wie erkenne ich – als Patient – Dissoziation rechtzeitig?**

Viele wünschen sich ein Frühwarnsystem. Leider gibt es das nicht, da sich die Frühzeichen und auch die Symptome bei jedem anders verhalten, doch kann jeder Betroffene für sich selbst herausfinden, was zutrifft.

> Ich merke es meistens daran, dass mir schwindelig wird, ich Kopfschmerzen bekomme, verschwommen seh, die Welt rückt weit weg, Geräusche werden manchmal ganz leise, ich höre die Menschen sprechen, verstehe aber den Sinn der Worte nicht mehr.
>
> Wenn ich es bis dahin nicht schaffe gegenzusteuern, lässt sich der Körper nicht mehr bewegen, wird starr, evtl. verkrampft, ich kann nicht sprechen.
>
> Es kommt auch vor, dass ich „da" bin, aber meinen Körper nicht mehr spüre, meistens die Beine.
>
> Ganz schlimm ist es, wenn Leute mich dann rütteln oder anschreien und ich nicht reagieren kann.
>
> Dann fühle ich mich wie in einem Horrorfilm.
>
> In der Therapie habe ich gelernt, dass jeder akute dissoziative Zustand sich wieder auflöst. Das beruhigt mich manchmal, wenn ich große Angst habe. Oft ist es nach Minuten oder Stunden wieder vorbei, manchmal auch nur einige Sekunden.
>
> Es gibt aber auch Zeiten, wenn der Stress sehr hoch ist, wo ich dauernd das Gefühl habe, hinter Glas zu leben, wenig zu spüren und auch weniger wahrzunehmen. Gleichgültiger, aber auf eine unangenehme Art, weil ich es nicht steuern kann und nicht weiß, ob und wann es aufhört.
>
> Ich spüre dann körperlichen und seelischen Schmerz weniger oder gar nicht.
>
> Es kommt vor, dass ich Dissoziationen erst bemerke, wenn sie da sind oder vorbei ist oder wenn es mir jemand sagt.
> **(Patientin)**
> Ich fühle mich oft völlig alleine, wie im Weltall, obwohl ich weiß, dass andere da sind oder sogar mit mir reden. Trotzdem ist da Leere und große Einsamkeit und alle sind weit weg.
>
> Ich habe Angst, es wird etwas passieren, ich weiß aber nicht, was.
>
> Um mich ist Nebel, ich kann nicht heraus, und die anderen bemerken es gar nicht.
> **(Patientin)**

Bei der rechtzeitigen Beobachtung einer dissoziativen Reaktion können folgende Fragen helfen:
– Was war vorher? In welcher Situation war ich? (siehe Kettenanalyse)
– Was habe ich gerade gefühlt, körperlich und emotional?
– Woran kann ich mich noch erinnern?
– Woran habe ich die Dissoziation bemerkt?

Die **Dissoziative Identitätsstörung** ist die schwerste Erkrankung im Rahmen der Dissoziativen Störungen. Sie geht mit einem durchgehend dissoziativen Funktionieren in allen Bereichen des einher, sodass zusätzlich zu Gedächtnis, Wahrnehmung, Emotionen und Körperkontrolle auch das Identitätserleben beeinträchtigt ist. Es kommt zur Abspaltung verschiedener Anteile der Gesamtpersönlichkeit, die wechselweise die Kontrolle haben, wobei der Wechsel von einem Zustand in den anderen nicht erinnert wird und die Anteile keine Kommunikation untereinander haben.

Die dissoziative Identitätsstörung wird im ICD-11 als eigenständige diagnostische Einheit definiert.

> Während bei den primär strukturellen oder einfachen Dissoziativen Störungen (Amnesie, Depersonalisation, Derealisation, somatoforme Dissoziation) vor allem an den auslösenden Situationen gearbeitet wird und antidissoziative Skills erlernt werden, sind bei den komplexen Dissoziativen Störungen störungsspezifische Interventionen erforderlich.

2.9 Erinnerungsdruck und Halluzinationen

2.9.1 Flashback

> Unter einem Flashback versteht man ein plötzliches kurzes und ungewolltes Wiedererinnern eines Traumas in allen Gefühlsqualitäten, das Erleben einer Situation so als wäre sie Hier und Jetzt.

Flashbacks können im Wachzustand, aber auch im Schlaf überraschen. Aufgrund der dabei sichtbar werdenden Dissoziation wurde diese Symptomatik auch den dissoziativen Störungen zugeordnet.

» Es ist ein Geruch, mein Herz beginnt zu rasen, Schweiß bricht aus, ich beginne zu würgen, Ekel schüttelt mich, ich muss raus aus diesem Raum, ich renne weg, so schnell und weit ich kann. Alle werden böse sein, sie werden mich auslachen, es ist doch gut, es riecht nach Schnitzel, in diesem Zimmer, ich verstehe nichts, ich kann nur rennen, trotzdem oder nein, eigentlich deswegen ... ich weiß es nicht ... (Patientin)
>   Ich wache auf, plötzlich, ich habe Angst, tödliche Angst, ich horche, nichts rührt sich, ich mache Licht, es kostet mich übermenschliche Anstrengung, den Arm zu bewegen, unter der Decke hervorzuholen ... ich schaffe es, doch da ist nichts, nichts Ungewohntes, und doch muss da etwas sein. Etwas Bedrohliches, Gewaltsames, ich kann es niemandem sagen, sie werden denken, ich wäre verrückt. Vielleicht bin ich es ja auch, vielleicht werde ich bestraft dafür, dass ich versuche, glücklich zu sein, in Sicherheit, geborgen ... es holt mich ein, immer wieder. (Patientin)

2.9.2 Intrusionen

Patienten mit PTSD sind oft, ohne es steuern zu können, ihren traumatischen Erinnerungen ausgeliefert. Manchmal dringen Bilder, Geräusche, Gerüche oder auch körperliche Sensationen ein, und es kommt zu einem länger anhaltenden Überflutungszustand durch innere Bilder. Dasselbe kann im Schlaf passieren und zu belastenden Alb- und Wiederholungsträumen führen.

Dieses Erleben führt zur Vermeidung, um sich gegen diese Überflutung zu wehren und abzuschalten. Auslösende Situationen, Orte werden ebenso vermieden wie die dazu gehörenden zwischenmenschlichen Kontakte. Es kann zu einem Gefühl der emotionalen Taubheit (*numbness*) kommen, zum Gefühl der Entfremdung und zu sozialem Rückzug.

» Plötzlich ist sie wieder da, die Angst. Woher sie gekommen ist, ist mir unklar. Sie wird mich wieder die nächsten Stunden begleiten. Schön langsam, glaube ich, ich muss mich daran gewöhnen, dass sie mein ständiger Begleiter sein wird. Was habe ich nur getan, dass ich zu diesem Leben fast nicht geeignet bin? Nicht leben kann? Ich denke, ich sollte auch an meinem Selbstvertrauen arbeiten, da ist nichts da oder nur wenig. Ich habe Angst, mich mit der Angst, der Wut und dem Ärger zu beschäftigen. Eigentlich will ich nur noch sterben! Ich bin so verzweifelt, kann weder vor noch zurück. (Julian/Patient)

Auch das Gesundheitsverhalten der Patienten spielt hierbei eine große Rolle – Alkohol und Sedativa fördern die Sensibilität für dissoziative Phänomene deutlich. Bei prädisponierten Menschen kann es dadurch zu Depersonalisationserscheinungen kommen und es können Flashbacks ausgelöst werden. Daher muss man Entspannungsmethoden im herkömmlichen Sinn als Kontraindikation für Trauma bedingte dissoziative Störungen ansehen.

2.9.3 Pseudohalluzinationen

> **EyeCatcher**
>
> Pseudohalluzinationen sind vom Willen nicht beeinflussbare sensorische Erfahrungen. Sie werden vom Betroffenen als unwirklich und realitätsfremd wahrgenommen.

Die Häufigkeit bei BPS beträgt bis zu 25 %, bei länger dauernden Pseudohalluzinationen, die über mehrere Tage dauern können, ca. 14 %.

Pseudohalluzinationen stehen oft in engem Zusammenhang mit sexuellem Missbrauch in der Kindheit. Sie können als sogenannte **Stressantwort** gesehen werden.

Die Übergänge zu echten Halluzinationen sind fließend und haben vollen Realitätscharakter.

Innere Stimmen, die sich deutlich von akustischen Halluzinationen, wie zum Beispiel bei Schizophrenie, unterscheiden, sprechen mit den Worten von früher, schimpfen, beschuldigen oder geben Kommentare ab und rufen emotionale Reaktionen hervor.

> Diese Stimmen werden immer als im Kopf befindlich wahrgenommen, im Gegensatz zu Halluzinationen bei Psychosen, wo die Stimmen als von außen kommend wahrgenommen werden.

Man unterscheidet Illusionen, Halluzinationen, Pseudohalluzinationen und Einschlafhalluzinationen, sog. hypnagoge Halluzinationen.

Pseudohalluzinationen findet man:
- In der Einschlaf- oder der Aufwachphase (hypnagoge Halluzination)
- **Einschlafhalluzinationen** sind auch bei psychisch Gesunden in oberflächlichen Schlafstadien auftretende optische oder akustische Sinnestäuschungen
- Bei Trancezuständen, Meditation
- Bei starker Erschöpfung, Schlafentzug, extremen Durst- und Hungerzuständen
- Bei Bewusstseinseintrübung (hohes Fieber, Drogeneinfluss, Alkoholintoxikation)
- Bei histrionischen Ausnahmezuständen
- In der Rückbildungsphase von echten Halluzinationen, präpsychotisch
- Bei Borderlinestörung, Traumafolgestörung, Dissoziativen Störungen
- Bei Anorexie als Körperwahrnehmungsstörung mit Einengung des Denkens
- Bei organischen Hirnschäden und -tumoren
- Bei Epilepsie
- Als Nebenwirkung von Medikamenten
- Charles Bonnet-Syndrom: visuelle Sinnestäuschungen aufgrund einer Sehbehinderung
- Bei viralen Erkrankungen

» Wenn ich sehr unter Spannung stehe, sodass alles in mir kribbelt wie unter Strom, dann sehe und höre ich manchmal Dinge oder Leute, vor allem beim Aufwachen und Einschlafen. Im Moment ist das für mich ganz real, es kann auch bedrohlich sein und große Angst machen – wie ein Albtraum, nur dass ich wach bin. Das macht mich wirklich fertig.
Wenn es mir wieder besser geht, manchmal schaffe ich es auch, Stresstoleranz-Skills zu verwenden, dann ist mir klar, dass das nicht gewesen sein kann, zum Beispiel, wenn meine verstorbene Großmutter dagesessen ist oder ich irgendwo im Raum ihre Stimme gehört habe. Dann bin ich traurig, weil ich sie vermisse. Es gibt auch ganz schlimme Erscheinungen, verzerrte Gesichter von bekannten, die mir Angst machen, da muss ich, auch wenn ich schon weiß, dass es

Beschreibung der Problembereiche

nicht so ist, immer wieder die Realität überprüfen.
(Patientin)

> Unter Neuroleptikagabe können Halluzinationen zu Pseudohalluzinationen werden.

Off label
Quetiapin (25–100 mg/d)
Aripiprazol (5–10 mg/d)

- **Neurobiologie**

Siehe auch ► Kap. 3.

Durch elektrische Reizung der Hirnrinde können unterschiedliche Halluzinationen hervorgerufen werden: Von verschiedenen Bezirken des Schläfenlappens sind Geruchs- und Geschmackshalluzinationen sowie akustische und optische Halluzinationen auslösbar, vom Hinterhauptslappen optische Halluzinationen.

Auch die Verminderung hemmender Einflüsse des GABA-erges Systems können eine Rolle spielen.

2.9.4 Illusionäre Verkennung

> Als Illusionäre Verkennungen bezeichnet man Fehldeutungen von tatsächlichen Sinneseindrücken.

Übergänge zu echten Halluzinationen sind möglich.

In nachfolgender Ballade bringt ein Vater seinen hoch fiebernden Sohn zum Arzt – das Kind erlebt optische, akustische und haptische illusionäre Verkennungen.

» Mein Sohn, was birgst du so bang dein Gesicht? Siehst Vater, du den Erlkönig nicht! Den Erlenkönig mit Kron' und Schweif?
Mein Sohn, es ist ein Nebelstreif.
Mein Vater, mein Vater, und siehst du nicht dort Erlkönigs Töchter am düstern Ort?
Mein Sohn, mein Sohn, ich seh' es genau: Es scheinen die alten Weiden so grau.
Ich lieb dich, mich reizt deine schöne Gestalt,Und bist du nicht willig, so brauch ich Gewalt! Mein Vater, mein Vater, jetzt fasst er mich an, Erlkönig hat mir ein Leids getan.

Auszug aus „Der Erlkönig" von Johann Wolfgang von Goethe

2.9.5 Pareidolien – Photome – Visionen

— Als **Pareidolien** bezeichnet man das Hineinsehen in unklar strukturierte optische Erlebnisfelder, z. B. Wolken, Muster usw., wobei Gegenstand und Phantasiegebilde nebeneinander bestehen.
— **Eidetische Bilder** sind bildhafte Vorstellungen,
— **Photome** bestehen aus Blitzen, Funken, geometrischen Figuren, Farben, z. B. bei einer Migräneaura oder Epilepsie.
— **Visionen** sind szenisch ausgestaltete, detaillierte Bilder, Szenen oder Gestalten, z. B. aus der Mythologie oder in religiöser Ekstase.

» Wir haben eine Sauna zu Hause, und wenn ich sehr traurig bin, gehe ich da alleine hinein, mache es so richtig heiß, und schaue dann ganz lange in die Holzbretter, die Maserung, die Astlöcher und so. Irgendwann finde ich dann meine Wichtel darin, sie werden deutlicher und, wenn ich Glück habe, trösten sie mich und nehmen mich in ihr Land mit.
(Patientin)

2.9.6 Depersonalisation und Derealisation

- **Typisches Erleben:**
— Emotionale Taubheit
— Veränderungen des Körpererlebens

- Veränderungen der Wahrnehmung in allen sensorischen Bereichen – alles erscheint unwirklich
- Gefühl des Kontrollverlustes – körperlich und geistig
- Veränderung von Gedächtnis und Erinnerungen
- Vermehrte, oft zwanghafte, Selbstbeobachtung

■ **Neurobiologie der Derealisations- und Depersonalisationsstörung**

Genetik: es kann eine erhöhte Ängstlichkeit und Sensibilität vorhanden sein.

Durch Gehirnscans konnte belegt werden, dass die Furchtzentren im Gehirn abschalten, wenn sich die Patienten an das auslösende Ereignis erinnern.

Sie haben geringere Reaktionen auf emotionale Reize im limbischen System (Amygdala, Insula) als Kontrollpersonen sowie eine Überaktivität des präfrontalen Kortex und eine höhere Schwelle im Bereich des VNS. Der präfrontale Kortex verhindert somit, durch Hemmung der Amygdala und Inselareale, eine Reiz- und Emotionsüberflutung.

Das Fehlen adäquater emotionaler Reaktionen löst beim Patienten die Entfremdungsgefühle aus.

Matthias Michal (2018) und Mauricio Sierra-Siegert bezeichnen Depersonalisation und Derealisation als Gegenteil zur Kampf-Flucht-Reaktion, einem Schutzmechanismus des Gehirns, der ein automatisches Funktionieren bei Bedrohung ermöglicht.

Eine Störung entsteht, wenn dieser Schutz zum Dauerzustand wird oder auch in Situationen auftritt, wo keine reale Gefahr besteht.

Die extrem Angst-machenden Fremdheitsgefühle in Bezug auf den eigenen Körper entstehen im Gyrus angularis, im vorderen Scheitellappen. Dort wird entschieden, inwieweit Intention und Handlung übereinstimmen, und der Gyrus angularis gibt Alarm, wenn dies nicht der Fall ist.

Im Zustand der Depersonalisation oder Derealisation besteht sozusagen Daueralarm, den die Patienten wie Kontrollverlust und Panik empfinden.

■ **Therapie der Derealisations- und Depersonalisationsstörung**

Eine störungsspezifische Psychotherapie bei erfahrenen, kompetenten Fachleuten kann, auch ohne Psychopharmaka, zum Erfolg führen.

Sehr wirksam ist, unter anderen, die emotionsfokussierte Psychotherapie nach Leslie Greenberg.

Erforderlich ist eine primär emotionszentrierte Psychotherapie, wie diese mittlerweile auch in der Verhaltenstherapie und DBT erfolgt. Das Skills-Modul „Achtsamkeit" spielt eine tragende Rolle, ebenso das Erlernen von Emotionswahrnehmung und Regulation sowie ein Bewältigungstraining.

> Der erfolgreiche Zugang zu den eigenen Emotionen ist der entscheidende Faktor bei der Bewältigung einer Depersonalisations-Derealisationsstörung.

Die Behandlung mit Antidepressiva und Neuroleptika distanziert von Emotionen, und die Symptomatik kann dadurch schlimmer werden; das Gefühl, entfremdet und distanziert zu sein sowie die nicht unerheblichen Nebenwirkungen, vor allem der Neuroleptika, sprechen gegen eine Pharmakotherapie.

> Die Symptome einer Depersonalisations-Derealisationsstörung sind keine Vorzeichen einer beginnenden Psychose und erfordern daher auch keine antipsychotische Behandlung.

■ **Differentialdiagnose:**
- Patienten mit einer Depersonalisations-/Depersonalisationsstörung, die Angst haben, verrückt zu werden oder zu sein, sind nicht gefährdet eine Psychose zu entwickeln.

- Sie erleben sich selbst und die Welt verändert, wissen aber, dass sie die gleiche Person sind und bleiben und die Welt nicht wirklich verändert ist.
- Patienten mit akuter Schizophrenie halten sich aufgrund ihrer Störung nicht für verrückt oder psychotisch, sondern ihre Wahrnehmungen für fremdgesteuert und von außen kommend, oft kombiniert mit unkorrigierbaren Wahnsystemen.

■ **Depersonalisation**

❱ Depersonalisation geht meist mit Wahrnehmungsstörungen, subjektiven Denkstörungen und Störungen der Körperwahrnehmung einher (Resch 1998).

Die häufigsten Einflussfaktoren sind Cannabis und Amphetamin-Konsum, Schlafmangel und exzessiver Bildschirmkonsum, Angst, Einsamkeit und Deprivation, Entwurzelung nach Trauma-Erleben, z. B bei Asylanten und PTSD.

❱❱ Als ich noch klein war, wachte ich manchmal neben meinen Geschwistern auf, und plötzlich sahen sie ganz komisch aus, mit verzerrten Gesichtern, die mir Angst machten. Dann zog ich mir die Decke über den Kopf, und nichts durfte rausschauen. In der Früh war alles wieder in Ordnung, aber ich traute mich oft nicht einschlafen deshalb.
   (Patientin)

■ **Derealisation**

Derealisation ist eine vorübergehende oder dauerhafte verfremdete Wahrnehmung der Umwelt, die dabei häufig als Ganzes plötzlich fremd erscheint, auch wenn jedes Detail problemlos wiedererkannt und eingeordnet werden kann. Dies kann zu starken Angstzuständen führen.

❱❱ Ich war letzte Woche plötzlich wo, wo ich Angst hatte, weil alles fremd war, ich nicht wusste, wo ich war und wie ich dahin gekommen bin. Das Gras war grün wie in unserem Garten, auch der Flieder roch so, die Türe ging auf, drinnen waren fremde Möbel, ich dachte, da bin ich falsch, ich bin da nicht zu Hause. Ich rannte weg und bekam Panik. Die Straße kannte ich nicht und wusste nicht, wo sie hinführt, bis meine Mutter mich holte und heimbrachte, wo alles wieder an seinem Platz war…
   (Patientin)

Als Alice-im-Wunderland-Syndrom (◘ Abb. 2.8, Video 2.8) wird ein Syndrom bezeichnet, bei dem Menschen, vor allem Kinder, sich selbst oder ihre Umgebung auf halluzinatorische Weise verändert wahrnehmen: Derealisation, Depersonalisationserscheinungen, Zweifel an der eigenen Identität plagen Alice in der dargestellten Szene.

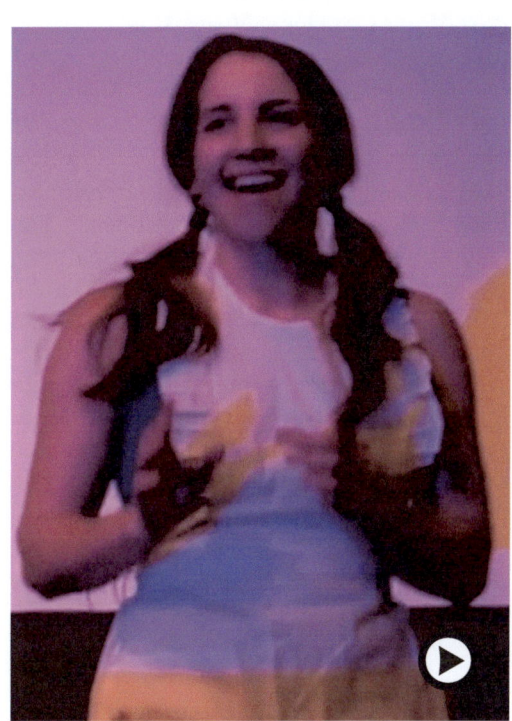

◘ **Abb. 2.8** Bild aus dem Video. Text: Lewis Carroll, 1865. Gespielt von Sonja Sutor (▶ https://doi.org/10.1007/000-8wd)

Außergewöhnliche Bewusstseinszustände können durch exogene oder endogene Stimuli ausgelöst werden.

Würde man das gesamte Stück auf „Symptome" hin betrachten, könnte man, abgesehen von der im Video dargestellten Szene, noch viele weitere finden:
— Veränderung der Denk- und Zeitabläufe
— Angst vor Verlust der Selbstkontrolle
— Intensive Emotionen (Glückseligkeit bis Panik)
— Körperschema-Veränderung
— Optisch-halluzinatorische Phänomene, Synästhesien
— Verändertes Bedeutungserleben

Somatische Ursachen können auch atypische Aura bei Migräne oder Epilepsie, v. a. bei Kindern, sein sowie organisch Hirnschäden, hohes Fieber, Drogen, Hypnagoge Zustände und Virusinfektionen (Epstein-Barr-Virus, Coxsackie-Virus B1).

2.9.7 Patients out of hell

Die Erklärung von Begriffen wie Intrusionen, Flashbacks, Pseudohalluzinationen, Derealisation, Depersonalisation, Spaltung, paranoiden Ängsten und dem Gefühl, fremdgesteuert zu sein, ist schwierig, und noch viel schwieriger ist es, sich einzufühlen. Die Patienten können ihre quälenden Symptome meist nicht in Worte fassen. Es kann therapeutisch eine große Hilfe sein, sie dahin zu führen, ihre Gefühle und ihr Erleben zu malen, Musik zu machen oder andere künstlerische Ausdrucksformen zu finden.

Sonja Sutor (2005) hat sich damit beschäftigt und versucht, der oft zitierten Sprachlosigkeit ein Ende zu setzen und Worte zu finden für Unsagbares.

Der Weg in diesem Essay beschreibt eine Hölle, von der Marsha Linehan sagt, dass ihre Patienten aus ihr kommen, dass diese *patients out of hell* wären (Linehan 1996).

Der Text zeigt auch den enormen inneren Kampf auf der Suche nach Identität und Realität und lässt trotz allem das Ende offen, die Auflösung, zu der es nicht kommen muss.

Im Skills-Training gibt es den Leitsatz, es gibt immer mehr als einen Weg, auch aus der größten Hölle heraus, und es gibt ein *falls*, das den Weg hinaus offenlässt.

Spiegelungen

» Lasse ich meine Augen geöffnet und gehe mit wachem, forschendem Blick weiter durch diese Welt, so ist es dir selbst zuzuschreiben, Elender, der du glaubst, mich mit deinen Grausamkeiten in die Knie zwingen zu können. Soweit bringst du mich nicht, dass ich nach deinen Fäden tanze, deine blinde, aber glückliche Marionette spiele, es wäre gelacht, beugte ich mich ausgerechnet dir, den ich doch am meisten von allen verachtete – und es auch immer noch tue, mach dir keine Hoffnungen. Es wird sich nie ändern – ich bleibe stark. Nur den Gang aus dem Haus trete ich nicht mehr so gerne an. Schon mit dem ersten Augenöffnen sagst du mir den Kampf an, versuchst, meine unberührte und unbeugsame Seele zu martern, zu schwächen.

So beginnt jeder Tag gleich, im selben bizarren, unwirklichen Ton. Die Gegenstände verlieren an Realität, die Natur verrenkt sich, beugt sich irrwitzig dem zerstörenden Menschen, lacht in verzweifeltster Agonie, wölbt und beugt den aufgetriebenen Leib, wie um ihren Peinigern noch zu gefallen. Es nützt ihr nichts. Er zeigt es mir stets aufs Neue. Oder versucht es, denn wie weiß ich, dass dies nicht echt sein kann, zu alptraumhaft ist es schon.

Die anschwellende Brust der im ersten Morgenrot schon singenden Amsel glänzt zwar, trotzdem wirkt das Gefieder stumpf und krank, die kleinen Äuglein sind von einem weißen Rand umgeben, ein Wissen steht in ihnen geschrieben, ein Wissen um den Untergang, den Wahn, den letzten Rest der Existenz, den man kaum Leben nennen kann, auszukosten, weil es so vorgeschrieben ist, weil das kleine Vöglein nichts daran ändern kann, dass es leben will. Es hat keine Wahl, aus dem Spiel auszusteigen, das sinkende Schiff zu verlassen, ehe es seine verzweifelten Passagiere mit in die Fluten reißt und hilflos ertrinken lässt. So beginnt der Tag schwer und erdrückend, es gibt kein erholtes Aufwachen nach tiefem, angenehmem Schlaf mehr. Draußen knirscht der Kies unter meinen Füßen, knirscht so laut, als hätte jeder einzelne dieser kleinen Steine eine Stimme, mit der er schreien, protestieren könnte. Stattdessen lacht er nur irre und verhält sich, wie man es von ihm will – knirscht lediglich, bleibt unten liegen und tut nichts. Er spielt dein Spiel mit, aber mich holst du trotzdem nicht. Selbst wenn es ein Leben in Qualen und ohne Freude bedeuten sollte, so werde ich mir meine Kraft immer nur daraus schöpfen, dich zu verhöhnen, Verfluchter.

Heute ist es soweit. Er hat etwas Besonderes geplant, wird erneut versuchen, mich in den Wahnsinn zu stürzen, wie schon etliche Male zuvor. Es kündigt sich stets an, mit einem dumpfen, bedrohlichen Gefühl. Die Umgebung alleine hätte mir nichts verraten, der Hund hängt am Zaun und bellt, wie er es immer tut, wenn Menschen vorbeigehen. Nichts und niemand kann ihn davon abhalten, so vor der ihn zerfressenden Langeweile und Öde zu fliehen. Aber sie ist wieder da, die Unruhe. Nur darauf, dass ich Angst zeige, kannst du lange warten.

Auf der anderen Straßenseite sehe ich meine Freunde, oder zumindest die Menschen, von denen ich einmal geglaubt hatte, dass sie es wären. Ihr Tanz stößt mich ab, ihre Ergebenheit in dieses Schicksal und vor allem die Ergebenheit, welche sie ihm entgegenbringen, lässt mich nur Verachtung empfinden und jeder weiß, dass dieses Gefühl jede Freundschaft früher oder später ersticken muss. Sie tun, was sie tun müssen, sie tun, was man von ihnen erwartet – und selbst wenn sie glauben, dass es anders ist, sie selbst anders sind, so ist es nur noch bemitleidenswerter, wenn man als Außenstehender erkennt, wie absolut perfekt sie sich in ihre kranke, sterbende Welt einfügen, an den billigen Abklatsch der Bilder klammern, welche schon vor Zeiten alt und unnütz waren. Wann sind die Seelen der Menschen denn eigentlich wirklich gestorben? Beim Ersten Weltkrieg, beim Zweiten, oder gar schon viel früher? Wie soll man es ermessen, wenn man sieht, dass sich die grundlegenden Dinge nicht ändern? Sie verändern ihre Form, ihre Gestalt, treten mit anderen Gesichtern auf, doch die Farbe der Masken bröckelt, ist durchscheinend und wenig überzeugend. Ein Künstler, der sich keine Mühe mehr gibt, ein Puppenspieler, welcher kurz vor dem Höhepunkt, der absoluten Katastrophe anfängt, schleißig zu werden. Wenn es nicht beabsichtigt ist, um die wenigen, welche sich noch dagegenstemmen, welche klug genug sind zu erkennen, in Verzweiflung zu stürzen und ihnen ihren Mut und Willen zu rauben. Denn was gibt es Schlimmeres als kinderleicht erkennbaren Betrug, auf den anscheinend jeder hereinfällt?

Wehe mir! Ich fange an zu denken, wie er es will! Wie dumm von ihm, zu glauben, ich suchte ihn aus Hilflosigkeit heraus auf, weil ich die Wahrheit nicht mehr ertrage – Unsinn. Diese verzerrten Karikaturen von Menschen, welche so bösartig zu einer Farce gemacht wurden, mögen ein Sinnbild für den Untergang der bestehenden Welt sein, doch nicht das meine.

Die Umgebung zieht sich zusammen, duckt sich, wird grau. Jetzt heißt es wohl, sich bereit machen für das nächste Grauen, welches sogleich kommen wird.

Sie merken es nicht, keiner von ihnen. Meine Schwester steht dort, mit ein paar Freundinnen, hebt die Hand und winkt – nur kann ich diese Geste nicht erwidern, nicht dieses Mal. Ein entsetzter Schrei bleibt mir im Halse stecken, will sich in meiner

Brust ausdehnen, wie um mich zu zerreißen. Es sind die Fratzen von Toten, die mich ansehen, verstümmelte Leichen mit hungrigen Augen. Diese Gier macht mir Angst, bringt mich fast um, weil ich sehe, dass sie nicht zu stillen ist – die Gier nach reinem Leben, nach Wahrheit ohne Leid, nach Realität, in welcher Glück existiert.

Mag sein, dass es nicht ihre Schuld ist, auf dieses untergehende Schiff geworfen zu sein, ohne gefragt zu werden, ohne Hilfe zu erhalten. Das verzehrende Leid zerstört sie von innen heraus, wie es bei diesen Zombies nun anschaulich geworden ist, aus welchen die Maden und Würmer kriechen, mir mit dem gleichen Wahnsinn, der allem innewohnt, ins Gesicht grinsen.

Aber sie könnten sich wehren, wehren wie ich! Oh, lasst mich doch nicht der einzig revoltierende Mensch sein!

Die erste Panik scheint sich zu legen, meine Schritte werden wieder langsamer, es dämmert mir wieder, dass man vor dir nicht davonlaufen kann, außerdem ärgert es mich sehr, damit Schwäche gezeigt zu haben. Doch nein. Eigentlich … verspüre ich keinen wirklichen Ärger mehr – ich weiß lediglich, dass ich es tun sollte. Dass ich stark sein muss, dagegen ankämpfen bis zum letzten Atemzug, mich niemals unterordnen. Was ich wirklich fühle, ist … eigentlich will ich es nicht zugeben, doch hier, am bitteren Ende, denn so scheint es mir, die Untoten wanken näher, von mir angezogen wie die Falter vom Licht, strecken ihre vermoderten Finger nach mir, meinem Leben, aus – hier ist es wohl schon egal. Mich bekommt er trotzdem nicht.

Nein, falsch – genau deswegen bekommt er mich nicht, weil ich die Wahrheit schauen kann, ohne daran zu zerbrechen.

Nichts wünsche ich mir sehnlicher, als wieder wie die anderen zu sein, nicht mehr alles verstehen und den subtilen, eigentlich immer bösartigen Sinn dahinter zu erkennen. Lieben, geliebt werden, ohne daran zu denken, dass es nicht echt ist, sondern eine Täuschung, welche uns vorgegaukelt wird, damit wir weitermachen, uns weiterschleppen, Schritt für Schritt durch eine Wüste der Halluzination nachjagen. Ja, ich gebe es zu, mich nach der Lüge zu sehnen, welche du mir stets anbietest! Deswegen gebe ich nicht nach.

Der Boden fühlt sich kalt und hart an, mir war gar nicht bewusst, dass ich auf die Knie gefallen bin. Wie seltsam. Da stehst du nun vor mir, mit dem immer gleichbleibenden Gesicht. Zeig doch eine Emotion, lach mich doch aus, verhöhne mich, aber sei nicht so grausam kalt und teilnahmslos, es bringt mich um! Zeig mir nur wieder deinen Spiegel, zeig mir die Welt, wie ich sie einmal gesehen habe, wie sie jeder Mensch sieht, der nur nicht zu genau schauen will, lieber die Augen verschließt, als einmal zu oft enttäuscht zu werden – zeig ihn nur her, Bastard! Ich habe die Hoffnung schon aufgegeben, suche keine Erlösung mehr wie all die anderen gemarterten Seelen.

Doch was ist das, was zeigst du mir da … ein Kind, ein weinendes Kind. Das bin ja ich – oder ich soll es sein, denn ich weine nicht! Wie lachhaft, mich am Boden zerstört in einer Ecke kauernd darzustellen, tränenüberströmt und zerbrochen.

Trotzdem zwingt mich etwas, meine Hände zu heben, mit den Fingern über meine Wangen zu tasten. Sie sind feucht, seltsam feucht. Aber … ich weine nicht! Ich bin stark!

Aber … sitze am Boden. Sie haben einen Kreis gebildet, stehen reglos da, wieder in normaler Gestalt. Wobei ich nicht mehr weiß, welche denn eigentlich die reale ist, und welche das Trugbild. Ich habe nach Wahrheit gesucht und die Hölle gesehen – oh, nur das, was wir Hölle nennen. Diese Welt hat den Glauben verloren … und ich auch. Die Wellen werden höher, das gewaltige Schiff ächzt, übertönt die ängstlichen Schreie der Besatzung. Donner grollt. So hört es sich also an, wenn alles vorbei ist, falls es vorbei ist. (Sonja Sutor 2005)

Beschreibung der Problembereiche

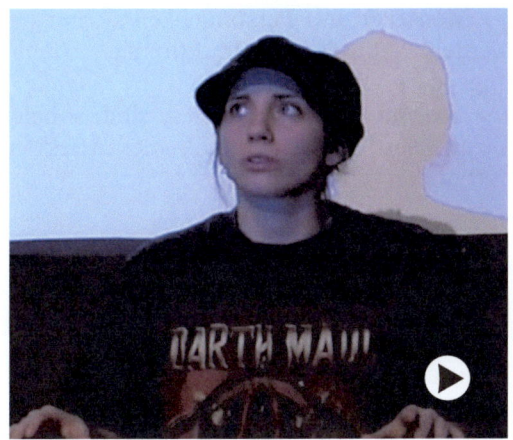

◘ **Abb. 2.9** Nach einem Text von Suzanne von Lohuezin © Verlag der Autoren, Frankfurt am Main, gespielt von Sonja Sutor. Im Rahmen der Buchpräsentation „Kinder und Jugendliche im Gefühlschaos" von A. Sendera und M. Sutor-Sendera. Springer: Wien, Heidelberg (▶ https://doi.org/10.1007/000-8wf)

Hierzu auch ein Video (◘ Abb. 2.9, Video 2.9):

Zum Stück:

Richard empfängt die Zuschauer in seinem Bus mit den Worten: „Damit ihr gleich mal Bescheid wisst, ich bin verrückt." Er ist gefangen in seiner unglücklichen Kindheit und gleichzeitig erwachsen und 12 Jahre alt.

Den Bus hatte er vor zwanzig Jahren zu seinem zwölften Geburtstag von seiner Mutter bekommen, die ihn mit diesem Abschiedsgeschenk verließ.

Der Bus fährt nicht – und „Wichard", wie er sich selbst nennt, spricht über seine Kindheit, seine Erinnerungen, Traumata, Ängste und seine Verzweiflung. Er schafft es nicht, den Bus zu verlassen, er lädt die Zuschauer daher zu sich ein. Seine einzige Stütze ist Karolin, die ihm Mut zuspricht.

Seine Phantasien sind für ihn echt, er kann durch sie Wichard, Gegenstände und Personen erschaffen. In „Der Junge im Bus" wird die Gefühls- und Gedankenwelt eines schizoiden Jungen eindringlich nachvollziehbar gemacht und nimmt das Publikum mit in Wichards Welt.

2.10 Inkompatible Schemata und dysfunktionale Grundannahmen

In diesem Bereich verlassen wir wieder kurz die DBT, um den Begriff der Schemata einzuführen.

> Schemata sind extrem starke und stabile Verarbeitungsmuster, die in der frühen Kindheit entstehen und sich durch das ganze Leben ziehen.

Piaget unterscheidet kognitive und affektive Schemata.

Schemata sind absolut wichtige Glaubenssätze und bedingungslose Überzeugungen, sowohl kognitiv als auch affektiv, über uns selbst und unsere Umgebung. Sie lenken und leiten die Wahrnehmungs-, Interpretations- sowie Handlungsebene und beinhalten eine Verknüpfung von Gedanken, Gefühlen, physiologischen Reaktionen und Handlungsentwürfen.

Sie steuern die Wahrnehmung und Interpretationen von Ereignissen, sodass eine sichere Orientierung möglich ist und neue Erfahrungen zugeordnet und bewertet werden können.

Die in der Kindheit entstandenen Schemata stellen a priori Wahrheiten dar und gelten als selbstverständlich und unwiderruflich. Schemata sind nicht immer in unserem Bewusstsein, werden jedoch durch bestimmte Ereignisse aktiviert und steuern dann unsere kognitiven Prozesse so, dass Wahrnehmung und Handlung schemakonform sind und das Gefühl der Sicherheit und Kontrolle gewährleistet ist (Piaget 1945).

Grundannahmen, plötzlich auftauchende Gedanken und Glaubenssätze, wie sie von Beck beschrieben werden, beruhen auf sogenannten automatischen Gedanken und sind ausschließlich dem kognitiven Bereich zuzuordnen (Beck und Freemann 1993/94/95).

Menschen mit Persönlichkeitsstörungen werden durch dysfunktionale (fehlangepasste) frühe Schemata (*early maladaptive schemas*) gesteuert. Diese sind, sobald sie aktiviert werden, mit extremen Affekten verbunden (◘ Tab. 2.1).

◘ **Tab. 2.1** Diagnostische Kriterien der Borderline-Störung mit jeweils aktivierten Schemamodi (nach Young 2003)

Diagnostische Kriterien der Borderline-Störung nach DSM-IV	Aktueller Schemamodus
Verzweifeltes Bemühen, ein tatsächliches oder vermutetes Verlassenwerden zu vermeiden	Modus „verlassenes Kind"
Ein Muster von instabilen und intensiven zwischenmenschlichen Beziehungen, das sich durch einen Wechsel zwischen extremer Idealisierung und Abwertung auszeichnet	Alle Modi, die schnell wechseln und die Instabilität sowie die Intensität hervorrufen
Identitätsstörung: eine ausgeprägte und andauernde Instabilität des Selbstbildes oder der Selbstwahrnehmung	Einerseits der Modus „distanzierter Beschützer", andererseits ständiger Modi-Wechsel, sodass kein stabiles Selbstbild entstehen kann
Impulsivität in mindestens zwei potenziell selbstschädigenden Bereichen (z. B. Geldausgeben, Sex, Substanzmissbrauch, rücksichtsloses Fahren, Fressanfälle), wiederholte suizidale Handlungen, Suiziddrohungen	Sowohl der Modus „verärgertes und impulsives Kind" als auch der Modus „distanzierter Beschützer", um sich selbst zu beruhigen oder die emotionale Taubheit (numbness) zu durchbrechen
Wiederholte suizidale Handlungen, Suiziddrohungen oder -andeutungen oder selbstverletzendes Verhalten	Alle vier Modi
Affektive Instabilität, die durch eine ausgeprägte Orientierung an der aktuellen Stimmung gekennzeichnet ist z. B. starke episodische Niedergeschlagenheit, Reizbarkeit oder Angst, üblicherweise wenige Stunden bis (selten) wenige Tage anhaltend	Schneller Wechsel aller Modi begünstigt durch die genetisch bedingte Verletzlichkeit
Chronisches Gefühl der Leere	Modus „distanzierter Beschützer"
Unangemessene, starke Wut oder Schwierigkeiten, Wut oder Ärger zu kontrollieren (z. B. häufige Wutausbrüche, andauernder Ärger, wiederholte Prügeleien)	Modus „verärgertes Kind"
Vorübergehende, stressabhängige paranoide Vorstellungen oder schwere dissoziative Symptome	Alle vier Modi, begünstigt durch die Heftigkeit der begleitenden Affekte

Beschreibung der Problembereiche

> Bei traumatisierten Borderline-Patientinnen bzw. Patientinnen mit komplexer PTSD kommt es häufig zu einer zeitgleichen Aktivierung konträrer, widersprüchlicher Grundannahmen und Schemata, die ein lösungsorientiertes Handeln blockieren und als aversive Spannungszustände wahrgenommen werden.

Es entsteht ein quälendes Gefühl der Unsicherheit und eine paniknahe Angst vor Kontrollverlust (Gratwohl et al. 2005).

Vor allem Trauma-assoziierte Schemata erschrecken, da sie mit dem Selbstbild nicht übereinstimmen, intrapsychische Bewertungssysteme aktivieren und dadurch situationsadäquate Emotionen falsch interpretiert werden.

Diese münden schließlich in Dissoziation oder stressreduzierende, meist dysfunktionale Handlungen, um die peinigenden Emotionen und kognitiven Fehlattributionen zu durchbrechen.

Dazu kommt, dass zeitgleich aktivierte kognitive und affektive Schemata zu widersprüchlichen Handlungen auffordern, die nicht gleichzeitig erfüllt werden können, und innere Kontrollsysteme verhindern dabei eine adäquate emotionale Reaktion.

> Auch in der Therapie zeigen sich aktivierte, widersprüchliche Schemata in nicht nachvollziehbaren Reaktionen und Verhaltensweisen. Besonders dann, wenn Gefühle wie Angst, Wut, Scham und Schuld beteiligt sind, passiert es, dass Patienten beim Therapeuten Unsicherheit und Wut auslösen und dieser mit Ablehnung und Zurückweisung reagiert. Erkennt der Therapeut den Teufelskreis nicht, kommt es zu heftigen Reaktionen, Dissoziation oder schemabestätigender Retraumatisierung.

Durch störungsspezifische Therapieansätze mit klaren Vereinbarungen und der bewussten Hemmung einer malignen Progression können solche Erlebnisse minimiert werden.

Invalidierende Kindheitserlebnisse sind meist Ursache für die Entstehung dysfunktionaler Schemata. Die tiefgreifendsten Schemata haben ihren Ursprung in der Kernfamilie. Später können *Peergroups*, wichtige Gemeinschaften und die Kultur, in der wir leben, Einfluss bei ihrer Entstehung haben.

In ◘ Abb. 2.10 werden einige Beispiele inkompatibler Schemata tabellarisch gegenübergestellt, die bei Borderline-Patientinnen sehr oft gleichzeitig aktiviert werden.

Dysfunktionale Schemata fördern die Aufrechterhaltung problematischer Muster. Oft vorkommende Schemata bei der BPS sind

- die Erwartung, missbraucht zu werden,
- niemandem trauen zu können,
- das Gefühl von Inkompetenz,
- Probleme im Umgang mit Grenzen.

Menschen mit einer BPS aktivieren gleichzeitig viele unterschiedliche Schemata, die sich in einem raschen Wechsel von Emotionen und Verhalten ausdrücken. Um sich zu schützen und das Schema zu bewältigen, werden **Coping-Strategien** eingesetzt. Die Schematherapie unterscheidet drei wesentliche Coping-Stile, also Bewältigungsmechanismen zur Anpassung in stressreichen Situationen (◘ Tab. 2.2).

Young versteht unter Modi Affektzustände, Gedanken und Verhaltensmuster, die dem jeweiligen Schema zugrunde liegen, siehe auch ▶ Kap. 5.

Im Skills-Training erwerben die Teilnehmer nicht nur soziale Kompetenzen, sondern lernen auch, die eigenen Erwartungen und die Wirkung auf andere einzuschätzen.

2.11 Somatic symptom disorder

Zum Begriff *somatic symptom disorder* ist zu sagen, dass es sich um eine Zusammenfassung von verschiedenen Störungsvarianten handelt, angefangen von

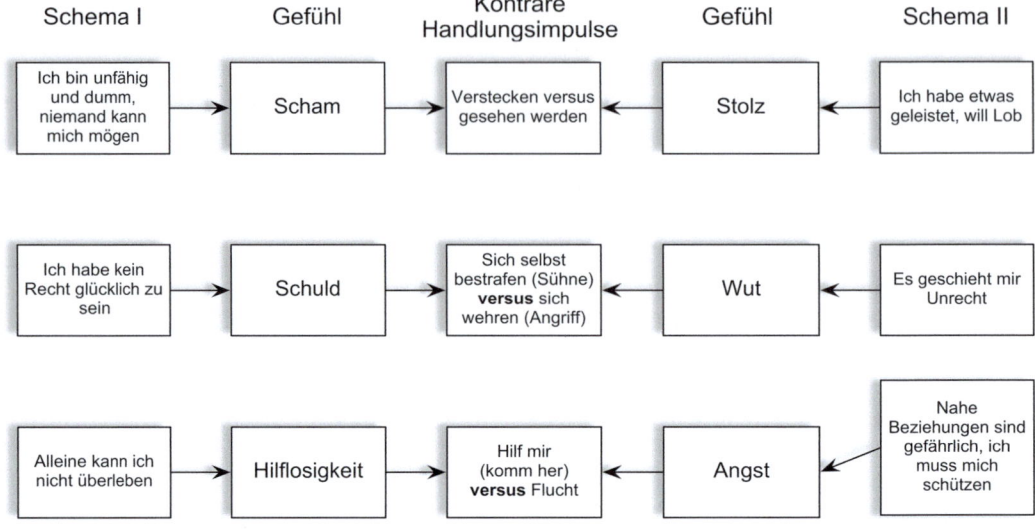

 Abb. 2.10 Schemata

Tab. 2.2 Schema/Coping-Strategien	
Coping-Stil	**Mögliche Coping-Strategien**
Erduldung	Dependentes Verhalten Sich alles gefallen lassen Extreme Compliance
Vermeidung	Rückzug (soziale Isolation) Extreme Distanz Arbeitssucht Substanzmissbrauch
Überkompensation	Dominanz Übertriebenes Selbstvertrauen Aggressives Verhalten Manipulation

Patienten, die leichte körperliche Missempfindungen mit hypochondrischen Ängsten und fallweise auch Todesängsten fehlinterpretieren, Patienten, die auf Problemzonen fixiert sind, bis zu Patienten, die laufend wechselnde Symptome in verschiedenen Körperregionen haben.

Die Kategorie der Störung im ICD-11 ersetzt die somatoformen Störungen und schließt die Neurasthenie ein, während die Hypochondrie hier nicht mehr zu finden ist.

Von einer entsprechenden Störung spricht man dann, wenn die Symptome über mindestens zwei Jahre anhalten, der Patient großen Leidensdruck verspürt und sozial, beruflich und/oder familiär eingeschränkt ist sowie eine intensive Beschäftigung mit der körperlichen Symptomatik, aber ohne Vorhanden- oder Nichtvorhandensein von somatischen Befunden, zeigt.

Die **Abgrenzung zur Panikstörung** besteht darin, dass bei dieser die Symptome nur auf den Zeitraum der Panikattacke beschränkt sind. Bei der **generalisierten Angststörung** ist die Unterscheidung schon schwieriger, da diese sich über mindestens mehrere Monate erstreckt. Ängste, die auf Krankheiten beschränkt sind, werden hier nicht erfasst.

> Bei allen Formen der Angststörung steht die affektive Komponente, bei der somatoformen Störung die körperliche Komponente im Vordergrund.

Weit schwieriger ist die **Abgrenzung zur depressiven Störung,** wo die Stimmungsveränderung im Vordergrund steht. Eine Komorbidität zwischen Depression und somatoformer Störung ist möglich, die Symptome können sich oftmals Jahre getrennt voneinander entwickeln.

Als Möglichkeit der **Abgrenzung zur Persönlichkeitsstörung** nimmt man die Tatsache, dass somatoforme Störungen zu unterschiedlichsten Zeitpunkten im Leben und mit variablen Symptomen auftreten können, während die Persönlichkeitsstörung sich im Kindesalter oder in der Adoleszenz entwickelt und ein tief verwurzeltes, lange anhaltendes Handlungsskript typisch ist.

Im Zusammenhang mit der **PTSD** bleibt noch zu erwähnen, dass durch Studien ausreichend belegt ist, dass körperliche Gewalt und sexueller Missbrauch, aber auch Vernachlässigung häufig zu somatoformen Problemen führen. Beispielsweise findet man bei chronischen Unterbauchbeschwerden ohne erkennbare organische Ursache gehäuft sexuellen Missbrauch in der Anamnese. Im Gegensatz dazu können aber auch Traumata im Erwachsenenalter zu körperlichen Beschwerden führen, am häufigsten werden hier gastro-intestinale Beschwerden angeführt (Nijenhuis et al. 1966).

Literatur

Bertsch et al (2013) Oxytocin an reduction of so-cial threat hypersensitivity in women with Borderline personality disorder. Am J Psychiatr 170:1169–1177
Ebner-Priemer et al (2005) Affective dysregulation and dissociative experience in female patients with borderline personality disorder: A startle response study. JJ Psychiatry Res 39(1):85–92
Kalsched D (1996) The inner world of trauma: archetypal defenses of the personal spirit. Routledge, London/New York
Krause-Utz et al (2012) Influence of emotional distraction on working memory performance in borderline personality disorder. Psychol Med 42(10):1–12
Kreismann JJ, Straus H (2000) Ich hasse dich"– verlass mich nicht. Die schwarzweiße Welt der Borderline Persönlichkeit, 10. Au#. Kösel, München
Lanius et al (2010) Emotion modulation in PTSD: Clinical and neurobiological evidence for a dissociative subtype. Am J Psychiatry 167(6):640–647
Michal M (2018) Depersonalisation und Derealisation: Die Entfremdung überwinden (Rat & Hilfe). Kohlhammer, Stuttgart
Niedtfeld et al (2013) Voxel-based morphometry in women with borderline personality disorder with and without comorbid posttraumatic stress disorder. PLoS One 12;8(6):e65824. https://doi.org/10.1371/journal.pone.0065824. Print 2013.
Resch F (1998) Entwicklungspsychopathologie und Krankheitsverständnis. Fundam Psychiatr 12:116–120
Sutor-Sendera M (2013) Gedichte vom Leben und Sterben und dem Dazwischen. Eine schwarze, weiße und bunte Reise durch die Welt der Gefühle. ReDiRoma, Remscheid
Young JE et al (2003) Schema therapy: a practitioner's guide. Guilford, New" York. [dt. (2005). Schematherapie" – ein praxisorientiertes Handbuch. Junfer-mann, Paderborn

Weiterführende Literatur

Asmundson GJ, Coons MJ, Taylor S, Katz J (2002) PTSD and the experience of pain: research and clinical implications of shared vulnerability and mutual maintenance models. Can J Psychiatry 47:930–937
Auszra L, Herrmann IR, Greenberg LS (2017) Emotionsfokussierte Therapie. Ein Praxismanual. Hogrefe, Göttingen
Bass E, Davis L (1997) Trotz allem. Orlanda Frauenverlag, Berlin
Bateman A, Fonagy P (2008) 8-year follow-up of patients treated for borderline personality disorder: mentalization based treatment versus treatment as usual. Am J Psychiatry 165(5):631–638
Bateman A, Fonagy P (2010) Mentalization based treatment for borderline personality disorder. World Psychiatry 9(1):11–15
Baune BT, Aljeesh Y (2004) Sind Schmerzen ein klinisch relevantes Problem in der Allgemeinpsychiatrie? Eine klinisch-epidemiologische Querschnittsstudie bei Patienten mit psychischen Störungen. Schmerz 18:28–37
Beck A, Freemann A et al (1993/1994/1995) Kognitive Therapie der Persönlichkeitsstörungen; mit einem Vorwort von Hautzinger M, 3. Aufl. Beltz, Weinheim
Berking M (2017) Training emotionaler Kompetenzen, 4., aktualisierte Auflage. Springer, Berlin/Heidelberg
Birbaumer N, Schmidt R (1999) Biologische Psychologie, 4. Aufl. Springer, Berlin/Heidelberg/New York

Bohus M (2002, 2019) Borderline-Störung. Hogrefe, Göttingen, S 15–16

Bohus M, Limberger M, Ebner U, Glocker F, Wernz M, Lieb K (2000a) Pain perception during self-reported distress and calmness in patients with borderline personality disorder and self-mutilating behavior. Psychiatry Res 95:251–260

Bohus M, Limberger M, Ebner U, Glocker FX, Schwarz B, Wernz M, Lieb K (2000b) Pain perception during self-reported distress and calmness in patients with borderline personality disorder and self-mutilating behavior. Psychiatry Res 95(3):251–260

Bowlby J (1995) Elternbindung und Persönlichkeitsentwicklung. Therapeutische Aspekte der Bindungstheorie. Dexter, Heidelberg

Bradley LA, McKendree-Smith NL, Alberts KR, Alarcón GS, Mountz JM, Deutsch G (2000) Use of neuroimaging to understand abnormal pain sensitivity in fibromyalgia. Curr Rheumatol Rep 2:41–48

Bretherton I (1987) New perspectives on attachment relations: Security, communication, and internal working models. In: Osofsky JD (Hrsg) Handbook of infant development. Wiley, New York, S 1061–1100

Brown GR, Anderson B (1991) Psychiatric morbidity in adult inpatients with histories of sexual and physical abuse. Am J Psychiatry 144:1426–1430

Brown M, Levensky E, Linehan MM (1997) The relationship between shame and parasuicide in borderline personality disorder. Poster presented at the association for advancement of behavior therapy, Miami Beach

Clarkin J, Widiger T, Frances A, Hurt W, Gilmore M (1983) Prototypic typology and the borderline personality disorder. J Abnorm Psychol 92:263–275

Cohen H, Neumann L, Haiman Y, Matar MA, Press J, Buskila D (2002) Prevalence of post-traumatic stress disorder in fibromyalgia patients: overlapping syndromes or post-traumatic fibromyalgia syndrome? Semin Arthritis Rheum 32:38–50

Damman, Walter (2003) ZurDiff.diagnose psychotischer Symptome bei Jugendlichen u. jungen Erwachsenen mit BPS, Psychiatr. Praxis

Davis GC, Buchsbaum MS, Naber D, Pickar D, Post R, van Kammen D, Bunney WE (1982) Altered pain perception and cerebrospinal endorphins in psychiatric illness. NYAS 398:366–373

Davis L (1991) Verbündete. Orlanda Frauenverlag, Berlin

de Zwaan M, Biener D, Schneider C, Stacher G (1996) Relationship between thresholds to thermally and to mechanically induced pain in patients with eating disorders and healthy subjects. Pain 67(2–3):511–512

Eissler KR (1963/64) Die Ermordung von wie vielen seiner Kinder muss ein Mensch ertragen können, um eine normale Konstitution zu haben? Psyche 17:241–291

Fegertetal:Kompendium Adoleszenzpsychiatrie,Schattauer 2011, darin v. a.: Spitzer, Neurobiologie der Adoleszenz

Goldberg RT, Pachas WN, Keith D (1999) Relationship between traumatic events in childhood and chronic pain. J Disability Rehab 21:23–30

Gratwohl T, Linehan MM, Fahrenberg J, Bohus M (2005) Aversive tension in patients with borderline personality disorder: a computer-based controlled field study. Acta Psychiatr Scand 111(5):372–379

Gratwohl T, Stiglmayr CH (2003) Spannung und Dissoziation bei der Borderline-Persönlichkeitsstörung. Psychophysiologie in Labor und Feld, Bd 10. Peter Lang, Frankfurt/M

Grawe K (2004) Neuropsychotherapie. Hogrefe, Göttingen

Greenberg LS (2016) Emotionsfokussierte Therapie, 2. Aufl. Ernst Reinhardt, München/Basel

Greger-Arnhof C (2006) Inhalte aus dem Vortrag von Umgang mit Schmerz bei der Generalversammlung der Österreichischen Gesellschaft für Dialektisch. Behaviorale Therapie und Skills-Training, Perchtoldsdorf

Guilbaud G, Bernard JF, Besson JM (1994) Brain areas involved in nociception and pain. In: Wall PD, Melzack R (Hrsg) Textbook of pain. Churchill Livingstone, Edinburgh, S 113–128

Haddock DB (2001) The dissociative identity disorder sourcebook. Contemporary Books, New York

LeDoux JE (1998) Das Netz der Gefühle – Wie Emotionen entstehen. Carl Hanser, Wien

Liberzon I, Taylor SF, Amdur R, Jung TD, Chamberlain KR, Minoshima S, Koeppe RA, Fig LM (1999) Brain activation in PTSD in response to trauma related stimuli. Soc Biol Psychiatry 45:817–826

Linehan MM (1996) Dialektisch-Behaviorale Therapie der Borderline Persönlichkeitsstörung. CIP, München, S 60

Lorenz J, Minoshima S, Casey KL (2003) Keeping pain out of mind: the role of the dorsolateral prefrontal cortex in pain modulation. Brain 126:1079–1091

Mehler-Wex, Schriml (2013) Schizophrenie – Erste-Symptome bei Kindern u. Jugendlichen, Neurotransmitter, 1/2013

Niedtfeld I, Schulze L, Kirsch P, Herpertz SC, Bohus M, Schmahl C (2010) Affect regulation and pain in borderline personality disorder: a possible link to the understanding of self-injury. Biol Psychiatry 68(4):383–391

Nijenhuis ERS, Spinhoven P, Van Dyck R, Van Der HO (1966) The development and psychometric characteristics of the Somatoform Dissosiation (SDQ-20). J Nerv Ment Dis 184(11):688–694

Piaget J (1945) La formation du symbole chez l'enfant. Delachaux et Niestlé, Neuchâtel

Ploner M, Schnitzler A (2004) Kortikale Repräsentation von Schmerz. Nervenarzt 75:962–969

Priebe K, Dyer A (2014) Metaphern, Geschichten und Symbole in der Traumatherapie. Hogrefe Verlag, Göttingen

Russ MJ, Roth SD, Kakuma T, Harrison K, Hull JW (1994) Pain perception in self-injurious borderline patients: naloxone effects. Soc Biol Psychiatry 35:207–209

Schmahl C, Greffrath W, Baumgärtner U, Schlereth T, Magerl W, Philipsen A, Lieb K, Bohus M, Treede R-D (2004a) Differential nociceptive deficits in patients with borderline personality disorder and self-injurious behaviour: laser-evoked potentials, spatial discrimination of noxious stimuli, and pain ratings. Pain 110:470–479

Schmahl CG, McGlashan TH, Bremner JD (2002) Neurobiological correlates of borderline personality disorder. Gen Psychopharmacol 36:69–85

Schmahl C et al (2006) Neural correlates of antinociception in borderline personality disorder. Arch Gen Psychiatry 63(6):659–667

Schmahl C et al (2004b) Differential nociceptive deficits in patients with borderline personality disorder and self-injurious behavior: laser-evoked potentials, spatial discrimination of noxious stimuli, and pain ratings. Pain 110(1–2):470–479

Schmahl C et al (2010) Pain sensitivity is reduced in borderline personality disorder, but not in posttraumatic stress disorder and bulimia nervosa. World J Biol Psychiatry 11(2 Pt 2):364–371

Sendera A, Sendera M (2011) Kinder und Jugendliche im Gefühlschaos. Grundlagen und praktische Anleitungen im Umgang mit psychischen Auffälligkeiten und Erkrankungen. Springer, Wien/New York

Sendera A, Sendera M (2015) Chronischer Schmerz. Schulmedizinische, komplementärmedizinische und psychotherapeutische Aspekte. Springer, Heidelberg

Sendera A, Sendera M (2016) Borderline-die andere Art zu fühlen, 2. Aufl. Wien, Springer

Sharp TJ, Harvey AG (2001) Chronic pain and posttraumatic stress disorder: mutual maintenance? Clin Psychol Rev 21:857–877

Stiglmayr C, Shapiro D, Stiglitz R, Limberger M, Bohus M (2001) Experience of aversive tension and dissociation in female patients with borderline personality disorder – a controlled study. J Psychiatry Res 35:111–118

Stiglmayr CE, Gratwohl T, Linehan MM, Fahrenberg J, Bohus M (2005) Aversive tension in patients with borderline personality disorder: a computer-based controlled field study. Acta Psychiatr Scand 111(5):372–379

Stiglmayr CH (2003) Spannung und Dissoziation bei der Borderline-Persönlichkeitsstörung. Psychophysiologie in Labor und Feld, Bd 10. Peter Lang, Frankfurt/M

Strauß B, Buchheim A, Kächele H (Hrsg) (2002) Klinische Bindungsforschung. Schattauer, Stuttgart

Strauß B, Schwark B (2007) Die Bindungstheorie und ihre Relevanz für die Psychotherapie. „Ten years later". Psychotherapeut 52:405–425. https://doi.org/10.1007/s00278-007-0565-7

Sutor S (2005) Essay, ausgezeichnet mit dem 6. Platz des Josef Haslinger-Literaturwettbewerbes der Sir-Karl-Popper-Schule

Tiefenbacher S, Novak MA, Lutz CK, Meyer JS (2005) The physiology and neurochemistry of self-injurious behavior: a nonhuman primate model. Front Biosci 10:1–11

Van den Berg (2011) Angewandte Physiologie, Bd 1. Georg Thieme, S 48–51 Wundheilung

Van Wingerden (1998) Bindegewebe in der Rehabilitation: Schaan/Liechtenstein. Scripo

Young JE, Klosko JS (2006) Sein Leben neu erfinden. Junfermann, Paderborn

Young JE, Klosko JS, Weishaar ME (2005) Schematherapie – ein praxisorientiertes Handbuch. Junfermann, Paderborn

Zanarini MC (2000) Childhood experiences associated with the development of borderline personality disorder. Psychiatry Clin North Am 23(1):89–101

Zanarini MC, Frankenburg FR, Hennen JR, Silk KR (2003) The longitudinal course of borderline psychopathology: 6-year prospective follow-up of the phenomenology of borderline personality disorder. https://doi.org/10.1176/appi.ajp.160.2.274

Zanarini MC, Gunderson JG, Frankenburg FR (1990) Cognitive features of borderline personality disorders. Am J Psychiatry 147:57–63

Zanarini MC, Ruser T, Frankenberg FR, Hennen J (2000) The dissociative experiences of borderline patients. Compr Psychiatry 41:223–227

Zimmermann J (2019) Paradigmenwechsel in der Klassifikation von Persönlichkeitsstörungen. Die neuen Modelle in DSM-5 und ICD-11. Thieme, Stuttgart/New York

Zweig-Frank H, Paris J (1997) Relationship of childhood sexual abuse to dissociation and self-mutilation in female patients. In: Zanarini MC (Hrsg) Role of sexual abuse in the etiology of borderline personality disorder. American Psyciatric Press, Washington, DC, S 93–10

Von der Topografie zum neuronalen Netzwerk

Martina Sutor

Inhaltsverzeichnis

3.1 Historischer Rückblick – 59

3.2 Anatomie – 60
3.2.1 Das limbische System – 60

3.3 Neuroplastizität – 66

3.4 BPS als Netzwerkstörung – 67

3.5 Neurochemie – 67
3.5.1 Endocannabinoide – 68
3.5.2 Immunsystem – 68

3.6 Genetik – 68

3.7 Bildgebende Verfahren – 69

3.8 Kognition und Emotion – 69
3.8.1 Emotionsforschung – 69
3.8.2 Gedächtnis – 71
3.8.3 Wahrnehmung – 72

3.9 Schlaf – 73

Literatur – 73

© Springer-Verlag GmbH Deutschland, ein Teil von Springer Nature 2022
M. Sutor (Hrsg.), *Die Dialektisch Behaviorale Therapie (DBT)*,
https://doi.org/10.1007/978-3-662-64627-4_3

Durch den Nachweis der tatsächlich vorhandenen unterschiedlichen Erregungsabläufe von Borderline-Patienten und Patienten mit Posttraumatischer Belastungsstörung zu einer Kontrollgruppe konnten bisher oft unverständliche Emotionen und Handlungsweisen erklärbar gemacht und Therapeuten und Patienten eine große Bürde abgenommen werden. Für Therapeuten bedeutet es, leichter verstehen und sich einfühlen zu können, für Patienten, nicht mehr als „verrückt" angesehen zu werden und ihre eigene Welt und die Ursachen für ihr Anderssein begreifen zu können.

Die Neurowissenschaften haben dadurch zu einem veränderten Verständnis von Menschen mit Persönlichkeitsstörungen geführt und dadurch die Stigmatisierung vermindert.

Die Messung neuronaler Korrelate psychotherapeutischer Effekte kann das Verständnis vertiefen, wie Psychotherapie wirkt und gibt Patienten und Therapeuten Hoffnung.

Ein kurzer Ausflug in die Genetik zeigt, dass die Entdeckung der Neuroplastizität und genetischer Vulnerabilität für psychiatrische Störungen eine große Bedeutung hat.

Es gibt nicht nur primär genetische Erkrankungen, sondern auch die sogenannte veränderte Genregulation, die vulnerabel für bestimmte Erkrankungen macht, wir sprechen von Vulnerabilitätsgenen.

Emotionales Erleben ist untrennbar mit endokrinen und autonomen Aktivitäten verbunden, gesteuert durch Zentren in Mandelkern (Amygdala), Hypothalamus und Hirnstamm.

Die Entstehung einer Emotion ist demnach ein multifaktorieller Prozess.

Es steht fest, dass Körperinformationen zum emotionalen Erleben beitragen und Gefühle an Mimik und Körperhaltung zu erkennen sind.

Ein- und Durchschlafstörungen kommen per se, aber auch oft als Komorbidität bei psychiatrischen Erkrankungen vor.

Genaue Diagnostik und Klärung der Ursache ist erforderlich, um wirksame therapeutische Maßnahmen zu setzen. Von Schlafhygiene, Verhaltenstherapie bis zu unterschiedlichen medikamentösen Therapien müssen Therapeut und Patient eine genaue Anamnese und auch genug Zeit für Rückmeldungen einplanen.

Schlafentzug wirkt sich neurobiologisch v. a. im Bereich der Amygdala aus, bewirkt ein verändertes Erregungsniveau, am nächsten Tag mit erhöhter Bereitschaft auf Aggressions- oder Angststimuli zu reagieren (Yoo et al. 2007). Schlaf ist notwendig für Gedächtnisleistung, Affektregulation und die Homöostase des gesamten Organismus.

- **Anatomische Grundlagen**

Während vor einigen Jahrzehnten die Anatomie und damit die genaue Kenntnis der Topografie im Vordergrund der Medizin stand, verschoben sich Interesse und Forschung immer mehr in den Bereich der physiologischen Vorgänge und funktionellen Zusammenhänge. Die größten Fortschritte findet man in der Neurobiologie, wo die Erklärung vieler Vorgänge vom Verständnis der Strukturen zum Denken in vielschichtigen (neuronalen) Netzwerkverbindungen führt. Für die Arbeit in der Borderline-Forschung sind vor allem die Bereiche des limbischen Systems mit all seinen Verbindungen wichtig, daher soll auch hier ein Blick auf die Anatomie dieser Gebiete geworfen werden.

Moderne Verfahren ermöglichen Untersuchungen zur Morphologie und Funktion des Gehirns. Hochauflösende anatomische Bildgebung ermöglicht die computerunterstützte Analyse morphologischer Hirnstrukturen.

Die Neurowissenschaften haben zu einem veränderten Verständnis von Menschen mit Persönlichkeitsstörungen geführt und dadurch die Stigmatisierung vermindert.

Die Messung neuronaler Korrelate psychotherapeutischer Effekte kann das Verständnis vertiefen, wie Psychotherapie wirkt und gibt Patienten und Therapeuten Hoffnung.

- **Gefühle – Emotionen – Motivation**

Gefühle zeigen uns die Bedürfnisse des Körpers, wie z. B. Hunger und Durst, Dysfunktionen wie Schmerz, Bedrohung, aber auch Wohlbefinden und Geborgenheit.

Soziale Gefühle sind Liebe, Dankbarkeit, Mitgefühl u. v. m.

Nach Damasio werden *Gefühle* von *internen Triggern* ausgelöst und führen oft instinktiv zu *Handlungen*.

Als Unterscheidung zum Begriff der *Emotion*, werden diese von *externen, sensorischen Reizen* getriggert und betreffen meist unsere Grundemotionen Angst, Wut, Trauer, Ekel, Freude und Überraschung. Gefühle und Emotionen überlappen sich ständig (Damasio und Carvhalo 2013).

Die Emotionsforschung der letzten Jahre bezieht sich immer mehr auf die Bedeutung von Emotionen im Erleben und Verhalten eines Menschen. Kognition und Emotion sind nicht nur durch die Verknüpfung des limbischen Systems, der präfrontalen Kortexabschnitte und anderer Gehirnareale belegt, sondern es bestehen auch Verbindungen zum peripheren Nervensystem mit allen seinen biochemischen und neuronalen Vorgängen.

Im Allgemeinen wird unter Gedächtnis die Fähigkeit verstanden, Erfahrungen zu speichern, zu reproduzieren und wiederzuerkennen. Wir verstehen darunter eine Summe von Leistungen, die gesamte erinnerte Erfahrung und den Abruf dieser Erfahrung: „Die meisten Kognitionspsychologen definieren Gedächtnis als aktiv wahrnehmendes kognitives System, das Informationen aufnimmt, enkodiert, modifiziert und wieder abruft" (Zimbardo 1995).

3.1 Historischer Rückblick

Die Idee, dass Nervengewebe wie eine Drüse funktionieren könnte, zieht sich vom Altertum bis ins 18. Jahrhundert, bis zur Erfindung des Lichtmikroskops, mit der die eigentliche Erforschung der Nervenzellen begann. Durch Färbemethoden konnten die Nervenzellen als Netzwerk dargestellt werden und die Neuronentheorie entstand. Luigi Galvani entdeckte die Erregbarkeit der Nerven und Muskelzellen, im 19. Jahrhundert entstand die Elektrophysiologie als eigene Wissenschaft, ergänzt durch die pharmakologische Forschung. Parallel dazu entstanden psychologische Verhaltensstudien. Ende des 18. Jahrhunderts versuchte der Neuroanatom Franz Joseph Gall[1], psychologische und biologische Konzepte zu vereinen. Er hatte die zentrale Idee, Schädelmerkmale mit Eigenschaften der Persönlichkeit in Verbindung zu bringen. Bestimmten Großhirnbereichen wurden konkrete Funktionen zugeordnet und äußere Schädelmerkmale mit Verhaltens- und Persönlichkeitsmerkmalen in Zusammenhang gesetzt. Im Rahmen von Untersuchungen bei Epilepsiepatienten gelang es Jackson (1884), zu zeigen, dass verschiedene motorische und sensorische Teile in unterschiedlichen Großhirnrindenanteilen lokalisiert sind. Diese Untersuchungen wurden Anfang des 20. Jahrhunderts von Carl Wernicke[2] und anderen fortgesetzt. Vor allem Wernickes Arbeiten zeigen den Zusammenhang zwischen Verhalten und Reaktion bestimmter Gehirnareale.

Die Forscher Michael Posner und Marcus Raichel untersuchten die Kodierung einzelner Wörter im Gehirn, je nachdem, ob Wörter gelesen oder gehört wurden (Raichel und Posner

---

1   Gall FJ (1758–1828) Deutscher Arzt und Neuroanatom, „Theorien zur Lokalisierung geistiger Funktionen", „Schädellehre bzw. Organologie"
2   Wernicke C (1848–1905) Deutscher Neurologe und Psychologe am Theodor Meynert-Institut in Wien, erstes Werk: „Der Symptomenkomplex der Aphasie", später Entwicklung des heute noch gültigen Modells für Sprachverarbeitung

1994). Sie fanden heraus, dass das Wernicke-Areal aktiv wird, wenn die Wörter gehört werden, werden sie jedoch gesehen, unterbleibt die Aktivierung dieses Zentrums. Visuelle Informationen werden vom okzipitalen Kortex direkt zum Broca-Areal geleitet. Daraus schlossen Posner und seine Kollegen, dass bei der Wahrnehmung von Worten verschiedene Gehirnbahnen und Codes benutzt werden, abhängig davon, ob Wörter optisch oder akustisch präsentiert werden. Nicht nur hier erfolgt eine getrennte Verarbeitung, zum Beispiel auch bloßes Nachdenken über die Bedeutung eines Wortes aktiviert eine spezielle Region im links-frontalen Kortex.

Ein beeindruckendes Beispiel für die kombinatorische Struktur geistiger Vorgänge ist das bewusste Erleben unseres Selbst. Es wird gezeigt, dass das Erleben unserer Person als einheitliches Wesen von den neuronalen Verbindungen abhängt, die unabhängig voneinander in beiden Großhirnhemisphären ablaufen.

Die für die Neurophysiologie der Borderline-Forschung wichtigsten Strukturen werden im folgenden Abschnitt kurz beschrieben.

3.2 Anatomie

3.2.1 Das limbische System

Wie bereits eingangs erwähnt, sind für die Erforschung der Borderline-Störung die Strukturen des limbischen Systems von großer Bedeutung. 1878 wurde von Broca[3] erstmals der *grand lobe limbique* als zusammengehörendes System, sozusagen als Übergangszone zwischen Neokortex und Hirnstamm, dargestellt. Von Papez (1937) wurden die Faserverbindungen als anatomisches Substrat für einen Erregungskreislauf dargestellt, die experimentellen Versuche von Klüver und Bucy unterstützen diese Theorie.

Das limbische System besteht aus phylogenetisch alten Vorderhirnanteilen, die sich um das Stammhirn legen und den Übergang zum Neokortex bilden. Es stellt ein weit verzweigtes, ausgedehntes System dar, das sich durch das gesamte Gehirn zieht.

Der Mandelkern (Nucleus Amygdalae, Amygdala)

Der Mandelkern setzt sich aus mehreren Anteilen zusammen, steht einerseits mit dem olfaktorischen System in Verbindung, wird andererseits mit seinen medialen und zentralen Anteilen dem limbischen System zugeordnet. Über die Striae terminales bestehen Verbindungen zum Thalamus, dem *Tor zum Bewusstsein*.

Der Nucleus lateralis wird als sensorischer Eingang gesehen, der afferente Informationen über alle Sinnesmodalitäten erhält. Die sensorische Information stammt einerseits aus den sensorischen Thalamuskernen, andererseits aus den primär sensorischen Gebieten der Großhirnrinde. Die Projektion von Thalamus zu Amygdala ist vor allem bei der Emotion Furcht wichtig, da auf diesem Weg eine wesentlich raschere Informationsvermittlung erfolgt. Läsionen in diesem Gebiet führen zu einer Unterbrechung der klassischen Furchtkonditionierung.

Der Nucleus centralis stellt den sensorischen Ausgang dar. Elektrische Reizung des Nucleus centralis ruft eine Steigerung des Herzschlags, des Blutdrucks und der Atmung hervor, ebenso wie es bei Furchtkonditionierung zu beobachten ist. Läsionen an dieser Stelle blockieren diese autonomen Reaktionen. Er spielt auch bei der Regulation des Wachheitsgrads und den begleitenden Symptomen, wie zum Beispiel Veränderung des Herzschlags, eine Rolle.

Der Nucleus basalis (Meynert) stellt die Verbindung zum präfrontalen Kortex dar. Output und Input der Amygdala werden an kortikale Strukturen rückgemeldet, um ein bewusstes emotionales Erleben möglich zu

---

[3] Broca PP (1824–1880) Französischer Neurologe, Hirn- und Sprachforschung, Untersuchungen über die motorische Aphasie (1861)

machen. In Tierversuchen ergaben Schädigungen des Mandelkerns verändertes Verhalten im Sinne von Zahmheit, Hypersexualität und geändertem Fressverhalten. Die bekanntesten Versuche dazu haben Klüver und Bucy gemacht, die diese Auswirkungen bei Affen beobachteten. Erst in den letzten Jahren konnte festgestellt werden, dass beim Klüver-Bucy-Syndrom nicht das gesamte limbische System, sondern nur ein Teil betroffen ist, hier vor allem der Mandelkern; Hippocampus, Corpora mamillaria und vordere Thalamuskerne sind offensichtlich mehr mit kognitiven Aufgaben betraut.

Läsionen der Amygdala oder lokale Infusionen von Anxiolytika blockieren die üblichen, angeborenen Reaktionen auf Angst auslösende Reize. Daraus schließt man, dass die Amygdala nicht nur für erlernte, sondern auch für angeborene, nicht konditionierte Furcht von Bedeutung ist. Eine elektrische Reizung des Mandelkerns ruft beim Menschen Gefühle von Furcht und unheilvollen Ahnungen hervor. Der Mandelkern ist auch von Bedeutung bei der Vermittlung appetenter Emotionen; hier gibt es tierexperimentelle Versuche bezüglich Essverhaltens. Eine weitere Funktion ist die sogenannte Ortskonditionierung (place conditioning), eine für die Anpassung an die Umgebung lebenswichtige Funktion.

Die für Borderline-Patienten typische Spannungskurve (siehe Emotionsregulation) wird auf sowohl strukturelle als auch funktionelle Störungen in fronto-limbischen Regelkreisen zurückgeführt (Schmahl et al. 2014). Infolge der Neuroplastizität des Gehirns scheint es jedoch möglich, durch Therapie und Training neue Bahnen zu formen und Veränderung zu bewirken, indem immer wieder die neuronalen Wege über den Nucleus basalis (Einleitung aktiven Copings) statt über den zentralen Kern (passive Furchtreaktion) genommen und so verstärkt wird (siehe Skills-Training/Trampelpfad).

Die **Hippocampus-Amygdala-Formation** ist für Speichern und Bewerten emotional relevanter Stimuli zuständig (emotionales Gedächtnis).

Als wichtigen Faktor in der Psychotherapie hat man erkannt, dass Musik einen modulierenden Einfluss auf die Amygdala hat (Blood et al. 1999), sie wirkt angstvermindernd und negativen Emotionen entgegen.

Gefühle – Emotionen – Motivation

> **Übersicht**
>
> Gefühle zeigen uns die Bedürfnisse des Körpers, wie z. B Hunger und Durst, Dysfunktionen wie Schmerz, Bedrohung, aber auch Wohlbefinden und Geborgenheit.
>
> Soziale Gefühle sind zum Beispiel Liebe, Dankbarkeit, Mitgefühl u. v. m.

Nach Damasio werden Gefühle von Triggern ausgelöst und führen instinktiv zu Handlungen.

Als Unterscheidung zum Begriff der Emotion, werden diese von externen, sensorischen Reizen getriggert und betreffen meist unsere Grundemotionen → Angst, Wut, Trauer, Ekel, Freude und Überraschung. Gefühle und Emotionen überlappen sich ständig (Damasio und Carvhalo 2013).

Das limbische System – die Hippocampus-Amygdala-Formation, das Belohnungssystem, Cingulum und Insula stehen hier im Zentrum.

- **Emotionales Gedächtnis**

Nach Le Doux (2000) ist das Motto der Furchtreaktion *„Handle erst, denke später"* der schnelle Weg vom Thalamus über den Mandelkern zur Reaktion.

> Bei Borderline- und Traumapatienten ist dieser Weg, meist von Kindheit an, tief eingegraben in neuronale Bahnen und löst später, auch wenn die Situation es nicht mehr erfordert, die Reaktionen von „damals"– *fight, flight* or *freeze* aus.

Furcht aufgrund direkter Gefahr läuft größtenteils über den Mandelkern, während bei der generalisierten Angststörung noch andere Strukturen, wie die Striae terminales mit dem Bed nucleus und Hippocampus einbezogen sind.

Der Bed nucleus der Striae terminales (BNST) stellt die direkte Verbindung zur Amygdala her und spielt eine zentrale Rolle (Dong et al. 2001a; Saggu and Lundy 2007; Prewitt und Herman 1998).

Läsionen und Dysfunktionen in diesem Areal sind eng verbunden mit Erkrankungen wie Anorexia nervosa, Angsterkrankung, Sucht und Schmerz, aber auch verändertem Sozialverhalten (Sullivan et al. 2004; Lee und Davis 1997).

Der Hippocampus

Der Hippocampus (Ammonshorn) hat die höchste Krampfbereitschaft des gesamten Gehirns. Er ist verantwortlich für psychomotorische Anfälle, Dämmerzustände, Absenzen, Entfremdungserlebnisse sowie Déjà-vus. Häufig stehen diese im Zusammenhang mit Geruchssensationen und anderen Auren. Dies kann experimentell durch Reizung, aber auch durch Erkrankung oder Verletzung dieses Gebiets hervorgerufen werden.

Er ist auch der wichtigste Teil im Rahmen der Gedächtnisfunktion, hat Einfluss auf den Arbeitsspeicher im Neokortex und auf das Erwerben und Speichern neuer Inhalte.

> Für das gesamte Gedächtnis – *encoding network* – spielen Hippocampus, Gyrus parahippocampalis und dorsolateraler präfrontaler Kortex zusammen.

Hippocampale Neuronen spielen eine große Rolle bei Leistungen des Kurzzeitgedächtnisses und der Raumorientierung. Bei Untersuchungen an Londoner Taxifahrern konnte gezeigt werden, dass bei Navigationsaufgaben der rechte Hippocampus hochaktiv ist, wobei es bei Taxifahrern mit langer Berufserfahrung zu einer Volumenvergrößerung des dorsalen Hippocampus, der für die räumliche Orientierung zuständig ist, kam (Marguire et al. 1997). Eine weitere Funktion des Hippocampus ist das episodische Gedächtnis. Somit ist der Hippocampus vor allem für schnelles Lernen zuständig, während er eine persistierende Funktion auf den Neokortex ausübt (Aggleton und Brown 1999).

■ **PTSD**
Für die Entwicklung einer PTSD besteht laut Zwillingsstudien und Studien an Überlebenden von Naturkatastrophen eine genetisch bedingte Vulnerabilität von über 30 % (Skelton et al. 2012).

Durch weiterfolgende Studien an Kindern mit früher Missbrauchserfahrung konnten epigenetische Veränderungen in der Promoter-Region der Gene im Hippocampus nachgewiesen werden und gezeigt werden, dass der Hippocampus bei der Entwicklung einer PTSD maßgeblich beteiligt ist (Labonte et al. 2012).

Im Hippocampus und Mandelkern befindet sich nicht nur das Zentrum der Gefühle, sondern auch das emotionale Gedächtnis. Die allgemeine Funktion des limbischen Systems besteht in der Bewertung dessen, was das Gehirn tut. Dies geschieht nach dem Grundprinzip Lust und Unlust. Gerhard Roth bezeichnet in diesem Sinn das Gedächtnis als das wichtigste Sinnesorgan.

> In Hochstress- oder Grenzsituationen, in denen ein rasches Reagieren das Überleben sichert, findet nicht der normale Weg der Erregungsleitung über präfrontalen Kortex und Hippocampus statt, sondern ein sogenannter Kurzschluss direkt vom Thalamus zum Mandelkern, der den Verstand umgeht und so eine sofortige adäquate Reaktion ermöglicht. Auf diese Weise kann Überleben gesichert werden.

Der präfrontale Kortex

Der Frontallappen umfasst ca. 40 % des Kortex und steht mit Kognition und Kontrolle im Zusammenhang, ebenso mit Kommunikation, Koordination und Bewegung.

Weitere Funktionen beinhalten den Willen, Arbeitsgedächtnis, Aufmerksamkeit, Antrieb, Urteilsvermögen und die *moral emotions* hängen mit frontalen Hemmmechanismen zusammen.

Degeneration dieser Areale im Rahmen schwerer organischer Störungen zeigen die bekannten Enthemmungsphänomene.

Der orbitale und mediale präfrontale Kortex ist für Hemm-Mechanismen und somit die Verhinderung übergriffiger Verhaltensmuster zuständig.

> **Wichtig**
> **Der PFC steht im Zusammenhang mit Aufmerksamkeit, Nachdenken, Entscheidung und Planung und gilt als Sitz der Persönlichkeit.** Die Zeit für die Entwicklung des PFC braucht bis zu 25 Jahre.

Der präfrontale Kortex ist bedeutend für das Überleben, es wird entschieden, welche Informationen frisch ins Gedächtnis oder Bewusstsein gerufen werden, welche abgespeichert und welche Muster dementsprechend aktiviert werden (Henson et al. 1999). Es bestehen Verbindungen zur temporalen Hirnrinde, wo – in der nicht dominanten Hemisphäre – autobiografische Erinnerungen gespeichert sind (Fletcher et al. 1995). Eine Funktion des präfrontalen Kortex ist auch das sogenannte *Hineindenken* in andere Menschen, im englischsprachigen Raum als *theory of mind* bezeichnet (Frith und Frith 1999).

> Das Frontalhirn ist auch an der Modulation und Induktion von Emotionen beteiligt, so spielt z. B. der ventromediale präfrontale Kortex eine wichtige Rolle bei der Depression, während Dysfunktion im anterioren Cingulum, der Insel, Amygdala und des ventromedialen präfrontalen Kortex mit Angsterleben im Zusammenhang steht.

Die Anschauung, dass bestimmte Gehirnareale für bestimmte Aufgaben zuständig sind, ist heute unumstritten. Bei Ausfall oder Zerstörung einer Region kann jedoch (teilweise) kompensiert und dadurch die ursprüngliche Lokalisation verändert werden, man spricht hier von *parallel processing*. In Vergleichsstudien depressiver Patienten und gesunder Probanden konnten z. B. bei der Patientengruppe mit Major Depression verminderte Volumina grauer Substanz bilateral im temporalen und frontalen Kortex sowie in Anteilen des limbischen Systems gezeigt werden (Kaufmann et al. 2001).

In Studien bei Patienten mit Posttraumatischer Belastungsstörung konnten durch verschiedene Untersuchungstechniken des *Neuro imaging* zerebrale Prozesse, die durch traumatische Erlebnisse hervorgerufen wurden, dargestellt werden. In PET-Studien zeigte sich eine Lateralisierung zwischen den Hirnhemisphären mit erhöhter rechtshirniger Aktivität, während die Patienten über das Trauma sprachen, Trauma-bezogene Bilder ansahen oder imaginierten. Eine Aktivierung in limbischen Strukturen ging mit erhöhter Aktivität des rechtsseitigen visuellen Kortex einher, begleitet von Flashbacks. Das linke Broca-Areal, verantwortlich für die verbale Encodierung von Erlebnissen, war gleichzeitig deaktiviert.

> Das oft erwähnte *namenlose Grauen*, der *sprachlose Terror*, der das Erleben intensivster Affekte als somatische Zustände widerspiegelt, konnte in diesen Studien anhand von PET-Befunden gezeigt werden (Rauch et al. 1996b).

Durch den Nachweis der tatsächlich vorhandenen unterschiedlichen Erregungsabläufe von Borderline-Patienten und Patienten mit Posttraumatischer Belastungsstörung zu einer Kontrollgruppe, konnten bisher oft unverständliche Emotionen und Handlungsweisen erklärbar gemacht und Therapeuten und Patienten eine große Bürde abgenommen werden.

> Für Therapeuten bedeutet es, leichter verstehen und sich einfühlen zu können, für Patienten, nicht mehr als verrückt angesehen zu werden und ihre eigene Welt und die Ursachen für ihr Anderssein begreifen zu können.

Allein diese Erkenntnis kann schon große Entlastung bedeuten, und viele Patientinnen zeigen reges Interesse an Gesprächen und Informationen über neurobiologische Forschungen. In der Dialektisch-Behavioralen Therapie wird im sogenannten *Teaching* mit Patienten darüber gesprochen, damit sie eine genaue Erklärung ihres Krankheitsbildes erhalten.

Es ist bekannt, dass traumatische Erfahrungen im Gehirn zu strukturellen Veränderungen führen können, ebenso zu Störungen der Emotion und Motivation, wie zum Beispiel Sucht, Angst und Depression. Die Umbauprozesse finden vor allem im Bereich der Amygdala, des Hippocampus und des frontalen Kortex statt. Im Bereich des Mandelkerns kommt es zu einer Überaktivität, im Bereich des Hippocampus zu strukturellen Veränderungen, im Bereich des frontalen Kortex und Gyrus cinguli zu Störungen, die eine Verminderung oder den Wegfall der hemmenden Funktion bewirken.

Wichtig zu erwähnen ist auch die Hypothalamus-Hypophysen-Nebennierenrinden-Achse, auf deren Weg die Kortisol- und Katecholaminausschüttung funktioniert. Man geht davon aus, dass bei Stress, also erhöhter Katecholaminausschüttung, bestimmte traumatische Ereignisse besonders tief ins Gedächtnis eingegraben werden. Eine Annahme dazu ist, dass die übermäßige Ausschüttung von Katecholaminen bestimmte Rezeptoren im Hippocampus aktiviert und Kortisol dort zu einer Schädigung führt. Bremner hat in Studien mit Kernspintomografie bei Patienten mit PTSD eine hippocampale Volumenreduktion festgestellt (Bremner et al. 1995). Die Hypothese dazu lautet, dass es im Rahmen eines Traumas durch Kortisol zu einer Hippocampus-Schädigung kommt, wodurch deklarative Gedächtnisinhalte das Trauma betreffend eingeschränkt sind. Es kommt zu einem übermäßig emotionalen, Amygdala-limbisch mediierten, Furchtgedächtnis. Dazu gibt es viele Tierversuche, aber wenige Studien am Menschen, da es dafür kaum prätraumatische Aussagen gibt.

Eine Studie an monozygoten Zwillingen, von denen jeweils einer traumatisiert (Vietnam) und einer ohne Traumatisierung war, ergab jedoch das interessante Ergebnis, dass zwar der traumatisierte Zwilling, wie erwartet, ein kleineres Hippocampusvolumen hatte, aber auch der nicht traumatisierte Zwilling ein kleineres Hippocampusvolumen aufwies, was nun die Frage offen lässt, ob denn ein primär kleineres Hippocampusvolumen für das Entstehen der PTSD ein prädisponierender Faktor wäre (Gilbertson et al. 2002).

Für den Bereich des frontalen Kortex gibt es eine Reihe von Tierversuchen, die die Bedeutung der Hemmfunktion für Angst zeigen. Bei Dysfunktion kommt es zur sogenannten **Amygdala-Angst,** die – wenig bis gar nicht gehemmt – nicht mehr kontrolliert werden kann. Der Gyrus cinguli steuert ebenso unser Verhalten, eine Volumenreduktion in diesem Bereich korreliert mit der Schwere der PTSD-Symptomatik.

Eine weitere Möglichkeit, über die Verarbeitung von Reizen Information zu erhalten, gibt das EEG. Es zeigen sich bei Patienten mit PTSD hochsignifikante Veränderungen bei Reizexposition im Sinne eines kognitiven Abschaltens bei emotionaler Überreaktion. Dieses Vermeidungsverhalten verhindert Konfrontation mit Traumainhalten und macht daher Angstbewältigung schwierig.

Zusammenfassend kann gesagt werden, dass es durch die traumatische Erfahrung über Lernprozesse zu einem verstärkten impliziten emotionalen Gedächtnis kommt und die bewusste Verarbeitung und Einordnung des Traumas dadurch gestört wird. Durch mangelnde Einordnung der Traumainhalte und dadurch fehlende aktive Reizverarbeitung (enge Verbindung des Frontalen Kortex-Hippocampus-Amygdala) ist die Löschung behindert.

Sowohl bei der Borderline-Störung als auch der PTSD gibt es Untergruppen, die unterschieden werden müssen. Die eine Gruppe von Patienten ist bei Trauma-Erinnerung erregt mit entsprechenden vegetativen Begleitsymptomen und zeigt ein dafür typisches Hirnaktivierungsmuster. Die andere zur Dissoziation neigende Gruppe reagiert unphysiologisch mit Distanzierung (*numbness*) und zeigt dementsprechend auch andere Aktivierungsmuster auf. Die Subgruppendifferenzierung kann durch Nachweis von Volumenveränderungen und Veränderungen im Metabolismus des präfrontalen Kortex belegt werden.

Der Forschungsbericht von Lieb und Schmahl (2003) an der Universitätsklinik Freiburg/Breisgau zeigt, dass sich bei Borderline-Patientinnen ein frontaler Hypermetabolismus vorfand, während in einer Studie von Soloff et al. (2003) ein frontaler Hypometabolismus auffällig war. Als Erklärung dafür stellte sich heraus, dass die Patientinnen in Freiburg hauptsächlich dem primär ängstlichen Typ angehörten, während Soloff vor allem mit Patienten vom impulsiv-aggressiven Typ arbeitete. All dieses Wissen ist notwendig, um entsprechende Skills und Strategien zur Stresstoleranz, Symptomreduktion und Emotionsregulation einsetzen zu können.

■ **Spiegelneurone**

Diese im ventralen prämotorischen Kortex und parietal befindlichen Neurone sind sowohl sensorisch als auch motorisch aktiv; zum Beispiel aktiviert nicht nur die Vorstellung, sondern auch die Beobachtung eines Bewegungsablaufes das motorische Netzwerk.

Frühes Bindungsverhalten, das Nachahmen der Mimik der primären Bezugsperson gehören ebenfalls in dieses Kapitel, ebenso das Modelllernen.

Die Nähe zur Inselregion erklärt die Gefühle, die mit Bewegung kombiniert sind.

Auch in der Psychotherapie macht man sich die Mechanismen des sogenannten *social brain* zu Nutze.

Spiegelneuronen spielen auch eine wichtige Rolle in der Neurorehabilitation, wo man versucht, Videotrainings auf der Basis des Spiegelneuronensystems zu Nutze zu machen (Hamzei und Grieshammer 2011).

Die Inselregion

Die Insula ist ein Teil der Großhirnrinde, der direkt mit dem Riechhirn verbunden ist.

Sie ist zuständig für die Verarbeitung von Schmerz-, Wärme-, Geruchswahrnehmungen, übernimmt Einflüsse aus dem emotionalen System und bewusstem Befinden aus dem Kortex.

Dadurch erkennen wir, wie wir uns im Moment fühlen, aber auch wie sich der andere fühlen könnte.

Das heißt, die Inselregion hat eine wichtige Integrationsfunktion zwischen Emotion, Sensorik und Bewusstsein. Die Economo-Neuronen, die es beim Menschen, aber auch Primaten, Meeressäugern und Elefanten gibt, sind für komplexes Sozialverhalten verantwortlich.

Störungen in dieser Region können unterschiedlichste Symptome wie z. B Antizipation von Schmerz, Angst bei chronischen Schmerzpatienten und Angstpatienten, *craving* bei Suchtkranken oder die bekannten BPS-Symptome auslösen (King-Casas et al. 2008).

Basalganglien

Das Corpus striatum, bestehend aus der Substantia nigra, dem Nucleus ruber, Nucleus caudatus und dem Putamen, zusammen mit dem pallidum und dem Nucleus subthalamicus, reguliert Muskeltonus, Sensomotorik und ist für das prozedurale Gedächtnis und Verhaltensanpassung wichtig.

Ein Teil davon, der **Nucleus accumbens**, ist von großer Bedeutung für das Belohnungssystem und stellt ein Netzwerk von Neuronen dar, das mit der Amygdala, dem Hippocampus und Hypothalamus sowie dem dopaminergen System in Verbindung steht.

Dopamin ist einer der wesentlichen Botenstoffe für die Aktivität der dort miteinander verbundenen Nervenzellen.

Das neurobiologische Modell der **Sensitivierung** scheint hier von Bedeutung zu sein. Durch den wiederholten Substanzkonsum kommt es zu Veränderungen der Nervenzellen im Nucleus accumbens. Bereits bei kleinsten Mengen der Substanz oder auch nur triggern kommt es zu einer konditionierten krankhaft erhöhten Aktivität des Belohnungssystems (craving).

Als Antagonisten findet man die Habenula, die sich hemmend auf die dopaminergen Neurone auswirken und bei Anhedonie, Hilflosigkeit und chronischem Stress eine wichtige Rolle spielen und somit auch bei der Depression maßgeblich sind.

Allerdings müssen wir auch beachten, dass das Belohnungssystem auch in Abhängigkeit und Sucht führen kann (Koepp et al. 1998).

- **Hirnstamm**

Im Hirnstamm sind die Kerngebiete für des Tegmentum (Belohnung/Nahrung), die Substantia nigra (Motorik), der Nucleus coeruleus (Antrieb), die serotonergen Neuronen und ein weiterer großer Teil der Hirnnervenkerne vorhanden (Formatio reticularis). Dazu gehören auch die Afferenzen und Efferenzen des Mittelhirns, der Brücke und Medulla oblongata, das periaquäduktale Grau mit dem Endorphinsystem.

3.3 Neuroplastizität

Bereits Platon sah den Sitz der Seele im Gehirn.

Bis in die Achtzigerjahre hielt man das Gehirn eines Erwachsenen für „fertig" und unveränderbar.

Heute weiß man, dass Dank der Neuroplastizität unseres Gehirns Formbarkeit und Veränderungen ein Leben lang möglich sind. Die neuronalen Verbindungen ermöglichen eine Zusammenarbeit der Nervenzellen unseres Gehirns.

Eine Art von Neuronen leitet Information über die Sinne weiter, die andere, weit umfangreichere ist für die reziproke Leitung – Rückkopplung – verantwortlich. Beide Systeme machen mit hemmenden und erregenden Funktionen die *Hirnfunktion* aus (Belforte et al. 2010).

> Unter Neuroplastizität versteht man die Fähigkeit des Gehirns, sensorische Informationen umzusetzen, Defizite auszugleichen und sich dadurch an die Umwelt anzupassen, Neues zu lernen und „umzudenken".

> Neurogenese bedeutet die Neubildung von Neuronen, die, soweit der heutigen Forschung bekannt ist, im Hippocampus (neurogene Reserve) und Bulbus olfactorius stattfindet.

Störungen in diesem Bereich, v. a. bekannt bei Demenz und chronischer Depression, führen zu fehlender Anpassung an neue oder komplexere Aufgaben und Problemen beim Erfassen neuer Inhalte (Kempermann 2008).

Die **Gliazellen** stellen das Stützgewebe dar und unterliegen ständiger Erneuerung. Sie sind jedoch auch für Abwehr, Hirnentwicklung, synaptische Plastizität und *pruning* wichtig. Sie transportieren Neurotransmitter zu Synapsen (Neurotransmission), bilden den Wachstumsfaktor und sind für die Blut-Hirnschranke wichtig.

Die Neurotransmitter wie z. B. Serotonin und Dopamin wurden von Arvid Carlsson entdeckt (Vikram et al. 2010). 1998 bekamen Robert F. Furchgott, Louis J. Ignarro und Ferid Murad den Nobelpreis der Medizin für die Entdeckung von Stickstoffmonoxid als Signalmolekül und seiner Funktion für die Modulation der Neurotransmission, 2000 erhielten Carlsson und Paul Greengard den Nobelpreis für die Entdeckung der Signalübertragung und Plastizität des Gehirns.

> Unter *Pruning* versteht man eine besondere Form der Synapseneliminierung, die zur Feinabstimmung der synaptischen Verbindungen führt. Dabei werden Verbindungen, die redundant oder nicht mehr funktional sind, abgebaut (Gazzaniga et al. 2009).

3.4 BPS als Netzwerkstörung

Forschungshypothesen sehen die Borderline-Persönlichkeitsstörung als präfrontal-limbische Netzwerkstörung.

Patientinnen zeigen während einer imaginierten Erinnerung an Gewalt oder Missbrauch vermehrte Durchblutung im anterioren Cingulum sowie in orbitofrontalen und dorsolateralen Abschnitten des präfrontalen Cortex, den für Affektregulation wichtigen Strukturen (Schmahl et al. 2004).

Gravierendere Befunde zeigten sich in mehreren Studien, wenn neben der Borderline-Persönlichkeitsstörung auch eine Posttraumatische Störung diagnostiziert wurde (Driessen et al. 2004).

Daraus könnte man schließen, dass Borderline-Probleme in einem mangelnden Zusammenspiel von präfrontalem Cortex und Amygdala liegen.

Auch New et al. (2007) berichteten über eine Studie mit Positronen-Emissions-Tomografie, mit impulsiven Borderline-Patientinnen, in der eine verminderte Korrelation zwischen dem Ruhemetabolismus im orbitofrontalen Kortex und dem in der Amygdala vorlag.

Hoffnung gibt die Studie von Schnell et al. (2007), die zeigt, dass Psychotherapie, im Besonderen die Dialektisch-Behaviorale Therapie, positiven Einfluss auf die gestörte präfronto-limbische Konnektivität hat.

3.5 Neurochemie

Neurochemische Untersuchungen zur Affektregulation bei BPS, betreffend die Hypothalamus-Hypophysen-Achse, das serotonerge und das oxytocinerge System, fanden erhöhte Kortisolspiegel im Speichel von BPS-Patienten im Alltag (Lieb et al. 2004b), allerdings reduzierte Kortisolantworten, ohne verminderte ACTH-Ausschüttung, unter Stress (Nater et al. 2010).

Studien zur zentralen serotonergen Funktion wiesen auf eine verminderte Reaktion hin (Coccaro et al. 1998; Herpertz et al. 1997).

Oxytocin war in den letzten Jahren zunehmend Gegenstand neurobiologischer Untersuchungen bei der Borderline-Persönlichkeitsstörung (Herpertz und Bertsch 2015). Es beeinflusst prosoziales Verhalten und hat stressreduzierende Wirkungen. Bertsch et al. (2013) fanden eine verminderte Serumkonzentration von Oxytocin, korrelierend mit dem Schweregrad früher Traumata.

Annahmen, dass eine Dysfunktion des endogenen Opioid-Systems mit

Selbstverletzungsverhalten zusammenhängt, zeigen Forschungsergebnisse von Stanley et al. (2010).

3.5.1 Endocannabinoide

> Die körpereigenen Endocannabinoide fungieren im Gehirn sozusagen als Notbremse, stellen eine Verbindung zwischen Immun- und Nervensystem dar und wirken stabilisierend.

■ **CAVE**
Cannabis enthält neben vielen anderen Wirkstoffen auch eine stark psychotrope Substanz, das Delta-9-Tetrahydrocannabinol, das der stabilisierenden Wirkung der Endocannabinoide entgegenwirkt, was erklärt, warum v. a. bei jungen Menschen mit vulnerablem dopaminergem System Psychosen ausgelöst werden können (Veen et al. 2004).

Langzeitgebrauch hat negative Auswirkungen – deutliche Volumenreduktion – auf Hippocampus und Amygdala (Yucel et al. 2008), dadurch kommt es zu reduzierter Gedächtnisleistung und vermehrter Anfälligkeit für Angst und Depression.

3.5.2 Immunsystem

Stress wird über die HNA- (Hypothalamus-Hypophysen-Nebennieren-)Achse moduliert.

Chronischer oder akuter schwerer Stress wirken sich negativ auf die Neuroplastizität aus und führt zu Störungen im präfrontalen Kortex und der Amygdala (Joëls und Baram 2009).

Geringer kurzfristiger Stress, wie z. B. Lampenfieber, kann jedoch für Motivation notwendig sein.

Chemische Signale (Interleukine, cortisol-releasing-Hormone, Stickstoffmonoxid) stellen die Kommunikation zwischen Immunsystem und Gehirn (v. a. Amygdala und Hippocampus her.

> **Wichtig**
> An dieser Stelle möchte ich, als persönliche Befürworterin eines sinnvollen Impfmanagements und somit zum Beispiel auch der Grippe-Impfung die Arbeit von Rosenkranz et al. (2003) erwähnen, die zeigt, dass Menschen, die der Impfung positiv gegenüberstehen, mehr Antikörper bilden als Menschen mit negativer Einstellung, die dann ein höheres Risiko haben, trotz Impfung an Grippe zu erkranken.
>
> An diesem Beispiel zeigt sich beeindruckend der Einfluss der Psyche auf unser Immunsystem.

3.6 Genetik

Ein kurzer Ausflug in die Genetik zeigt, dass die Entdeckung der Neuroplastizität und genetischer Vulnerabilität für psychiatrische Störungen eine große Bedeutung hat.

Es gibt nicht nur primär genetische Erkrankungen, sondern auch die sogenannte veränderte Genregulation, die vulnerabel für bestimmte Erkrankungen macht, wir sprechen von Vulnerabilitätsgenen.

Die ersten großen Studien begannen in den 70er-Jahren im Rahmen der Zwillingsforschung.

Heute spricht man von weltweiten Genomstudien, die über definierte Marker im Genom stattfinden.

> Als **Epigenetik** bezeichnet man den Zusammenhang zwischen Umwelt und Genen.

Diese Erkenntnis ist unter anderem wichtig in der Psychopharmakologie und der Entwicklung neuer Medikamente (Covington et al. 2009).

Vor allem für die Psychiatrie interessante Studien finden sich über Genetik und Verhalten (Holden 2008) und die Auswirkungen von Genetik auf Bindungsfähigkeit, Aggressivität, Neigung zu Angst, Sucht und vieles mehr.

» Was macht unsere Persönlichkeit aus?
   Was bedeuten „freie Entscheidung" und „freier Wille"?

3.7 Bildgebende Verfahren

Die in den letzten Jahren entwickelten Verfahren zur Darstellung von Gehirnstrukturen (z. B. Computertomografie CT, Positronenemissionstomografie PET, Magnetresonanztomografie MRT, fMRT (funktionelles MRT), EPI (Echo-planar-Imaging-Technik als Weiterentwicklung des MRT) und DWI (diffusionsgewichtete Bildgebung) sowie MRA (Magnetresonanzangiografie)haben der Hirnforschung große Fortschritte gebracht.

1994 kamen noch die DTI (diffusionsgewichtete Tensorbildgebung) und MRS (Magnetresonanzspektrografie) hinzu.

2003 gab es für die Magnetresonanzverfahren den Nobelpreis für Medizin. Dieser erging an den US-amerikanischen Chemiker Paul Lauterbur und den britischen Physiker Sir Peter Mansfield.

3.8 Kognition und Emotion

Seit Aristoteles gibt es Diskussionen, dass Kognition und Emotion in ihrer Interaktion verstanden werden müssen – von der vernunftbetonten griechischen Philosophie bis zur christlichen Dogmatik, in der Gefühle und Triebe als Sünde und Schwäche interpretiert wurden.

Piaget beschreibt in seiner Entwicklungspsychologie die geistige und emotionale Entwicklung eines Kindes als interdependente Prozesse, die parallel ablaufen.

Die Zuordnung von Emotionen aufgrund der Wahrnehmung von Erregungszuständen oder aufgrund von Handlungen bringt jedoch die Gefahr der Fehlattribuierung mit sich. Es ist möglich, dass Situationen mit unterschiedlicher Bedeutung zu ein und derselben Reaktion führen. Die Pulsfrequenz ist nach einer sportlichen Aktivität ebenso erhöht wie bei Angstreaktion, ebenso können Menschen aus Trauer, Wut, Freude oder Mitleid weinen.

Die Wahrnehmung von Menschen in einer Notsituation löst eine physiologische Erregung aus und initiiert hilfreiches Verhalten. Eine Hilfeleistung kann aufgrund kognitiver Bewertungen oder spontan ohne Überlegungen über die Angemessenheit des Eingreifens erfolgen. „Es ist jedoch unmöglich, die affektiven und kognitiven Variablen, die bei solchen impulsiven altruistischen Handlungen intervenieren, wissenschaftlich exakt zu untersuchen" (Zimbardo 1995).

3.8.1 Emotionsforschung

Kognition und Emotion sind nicht nur durch die Verknüpfung des limbischen Systems, der präfrontalen Kortexabschnitte und anderer Gehirnareale belegt, sondern es bestehen auch Verbindungen zum peripheren Nervensystem mit allen seinen biochemischen und neuronalen Vorgängen. Der amerikanische Neurologe Rodolfo Llinas von der Universität New York sieht das Bewusstsein in einer Interaktion zwischen Thalamus und Kortex; auch Gerhard Roth spricht vom thalamo-kortikalen System (Roth 2001). Es wurde ein alle thalamischen Kerne durchziehendes System von sogenannten Matrixzellen entdeckt. Diese zielen mit ihren Ausläufern großflächig in die oberen Schichten des Kortex. Ebenso wie die intralaminären Kerne können die Matrixzellen den allgemeinen Aktivitäts- und Bewusstseinszustand des Kortex regulieren.

> Bewusstsein entsteht dort, wo sich das kortikale und limbische System und damit Wahrnehmungen, Kognition und Gefühle verbinden und unser Handeln bestimmen. Siehe *wise mind*, Abschn. 6.5.

Emotionales Erleben ist untrennbar mit endokrinen und autonomen Aktivitäten verbunden, gesteuert durch Zentren in Mandelkern, Hypothalamus und Hirnstamm.

Die Entstehung einer Emotion ist demnach ein multifaktorieller Prozess.

Es steht fest, dass Körperinformationen zum emotionalen Erleben beitragen und Gefühle an Mimik und Körperhaltung zu erkennen sind.

Die traditionellen behavioralen Interventionstechniken der Verhaltenstherapie zielten ursprünglich auf die Beeinflussung der somatischen Aspekte, vor allem bei der Therapie von Ängsten, ab. Die typischen körperbezogenen Behandlungsformen waren Biofeedback, entspannungs-orientierte Therapiemethoden und Atemübungen. Therapiestudien zeigten jedoch, dass es im klinischen Bild nur zu geringen Veränderungen kommt, wenn diese Techniken isoliert angewendet werden (LeBouef und Lodge 1980; Woodward und Jones 1980).

Wie in den nachfolgenden Kapiteln mehrfach zur Sprache kommen wird, kann eine Überflutung durch Emotionen bzw. ungesteuerte Impulse großen Leidensdruck für den Patienten selbst sowie Probleme im sozialen Umfeld erzeugen. Daraus darf aber nicht geschlossen werden, dass es nicht enorm wichtig ist, achtsam mit Gefühlen und Impulsen umzugehen und diese zuzulassen. Sie sind dazu da, Gefahr zu signalisieren, zu schützen, uns Situationen richtig einschätzen zu lassen und ein soziales Leben zu ermöglichen. Die Unterscheidung zwischen Kognition, Emotion und den daraus folgenden Impulsen ist gerade bei Patienten mit Posttraumatischer Belastungsstörung und Patienten mit Borderline-Störung enorm wichtig, um einerseits eine emotionale Überschwemmung zu verhindern, andererseits aber durch Ausblenden oder Abspalten von Emotionen nicht die Persönlichkeit und Identität zu reduzieren oder zu verlieren.

Bei Patienten mit PTSD und Borderline-Symptomatik ist es zur Zeit der Traumatisierung, die ja oft in der frühen Kindheit stattfindet, notwendig, auf diesem Weg physisches und psychisches Überleben zu sichern. Dabei kann es dazu kommen, dass dieser Mechanismus chronifiziert wird, es bildet sich ein *Trampelpfad (siehe Skills-Training)*, der auch im späteren Leben, wenn die reale Gefahr nicht mehr vorhanden ist, bei ähnlichem Reiz immer wieder gegangen wird und sich der kognitiven Kontrolle entzieht.

> Der „Kurzschluss" oder „Trampelpfad"
> Bevor noch im präfrontalen Kortex die Gefahr als real oder nicht real erkannt wird, geht der Reiz vom Thalamus direkt zum Mandelkern und erzeugt dort ein unspezifisches Panikgefühl, das oft nicht zugeordnet werden kann. Dies aktiviert die weiterführenden Systeme, die auf die Reaktionen Flucht, Angriff oder Erstarrung hinzielen.

Darüber hinaus werden Systeme wie ARAS (aszendierendes retikuläres aktivierendes System = Formatio reticularis; ein im Hirnstamm diffus organisiertes Neuronennetzwerk mit Projektionen in den Kortex, zuständig für Arousal (Erregbarkeit, Wachheitsgrad), endokrines System und sensomotorisches System, aktiviert.

Die ◘ Abb. 3.1 zeigt die Unterschiede im Erregungsablauf (graue Pfeile) von Borderline-Patienten und Patienten mit PTSD zu Kontrollpersonen.

Von der Topografie zum neuronalen Netzwerk

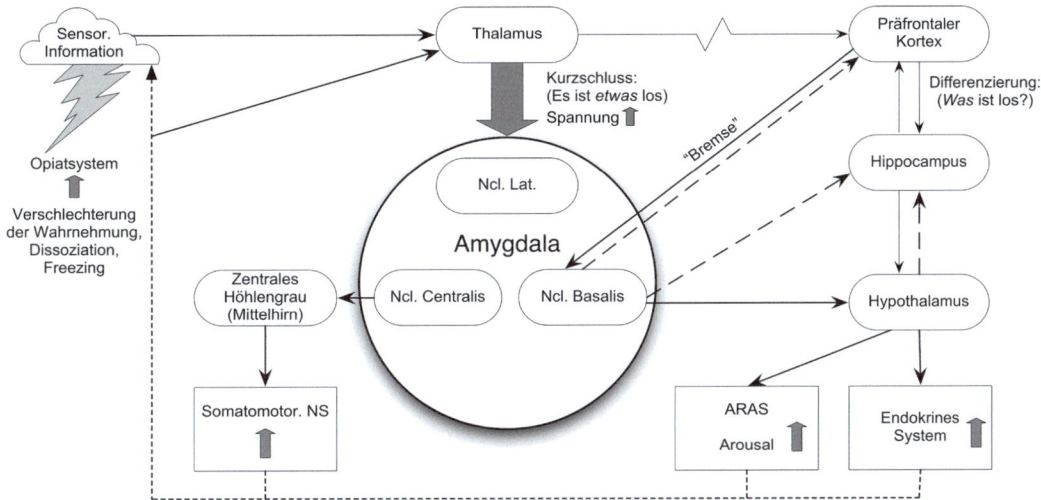

◘ Abb. 3.1 Regelkreis

▶ Wichtig
Neuropsychologische Studien haben gezeigt, dass der Erregungsablauf bei Patienten mit Borderline und Posttraumatischer Belastungsstörung, zum Beispiel beim Lesen aversiver Texte oder Anschauen entsprechender Bilder, wesentlich anders verläuft als bei einer entsprechenden Kontrollgruppe (Rauch et al. 1996a). Die Erregungskurve schießt rascher hoch, der Anstieg ist steil, das Maximum schnell erreicht.

Das Abfluten der Erregung ist deutlich langsamer, sodass der Zustand hoher Spannung oft sehr lange, über das auslösende Ereignis hinaus, erhalten bleibt.

Darauf wird im Abschnitt zu Stresstoleranz (Abschn. 6.5) näher eingegangen. Zur Behandlung der bei Borderline-Patienten und Patienten mit PTSD häufigen dissoziativen Symptomatik ist bei langandauernden dissoziativen Zuständen zur Unterbrechung dieser der Opiatantagonist Naltrexon geeignet (Schmahl und Bohus 2001; Schmahl et al. 1999).

3.8.2 Gedächtnis

Im Allgemeinen wird unter Gedächtnis die Fähigkeit verstanden, Erfahrungen zu speichern, zu reproduzieren und wiederzuerkennen.

Wir verstehen darunter eine Summe von Leistungen, die gesamte erinnerte Erfahrung und den Abruf dieser Erfahrung: „Die meisten Kognitionspsychologen definieren Gedächtnis als aktiv wahrnehmendes kognitives System, das Informationen aufnimmt, enkodiert, modifiziert und wieder abruft" (Zimbardo 1995).

Vieles wird in sogenannten *Schemata* gespeichert. Das bedeutet, dass viele Konstruktionen und Verzerrungen in der Erinnerung entstehen, weil neue Informationen aufgrund bereits existierender Erfahrungen und Bewertungen interpretiert und alle Details verwendet werden, um *schemakonform* denken, fühlen und handeln zu können.

Lernen wird durch eine Zusammenarbeit von Synapsen, Neurotransmittern wie Serotonin und Dopamin und Genen moduliert. In der Pädagogik weiß man, dass Kinder, die mit Freude lernen, bessere Ergebnisse erzielen und Überraschung, Abenteuer (Dopamin-gesteuert) ebenfalls dazu beitragen.

Psychotherapie, aber auch einfache menschliche Zuwendung sind hier wirksam, ebenso wie Antidepressiva, Antiepileptika und Antipsychotika (siehe Psychopharmakologie, ▶ Kap. 7).

3.8.3 Wahrnehmung

Wahrnehmungssysteme vermitteln, organisieren und interpretieren Informationen der Außenwelt. Die Wahrnehmung von Sinnesreizen läuft immer in folgenden drei Stufen ab:
– Physikalischer Reiz
– Ereignisfolge, die den Reiz in ein Signal aus Nervenimpulsen übersetzt
– Entsprechende Reaktion auf das Signal in Form einer Wahrnehmung oder inneren Repräsentation der Empfindung

Das Nervensystem entnimmt einem Impuls nur bestimmte Informationen, lässt andere weg und interpretiert die ausgewählten Informationen im Zusammenhang mit früheren Erfahrungen.

Beim Empfang elektromagnetischer Wellen unterschiedlicher Frequenzen nehmen wir Rot, Grün, Blau, Gelb oder andere Farben wahr. Beim Empfang von Druckwellen hören wir Worte oder Musik.

> Die Wahrnehmung unterscheidet sich wesentlich von den physikalischen Eigenschaften der Reize.

Ein weiteres Sinnesbeispiel ist das Empfangen unzähliger in Luft oder Wasser gelöster Substanzen, die bei uns als Geruch oder Geschmack ankommen. Wahrnehmung unterliegt dem Einfluss eines bestimmten Kontextes, das heißt: „Der räumliche und der zeitliche Kontext, innerhalb dessen Gegenstände erkannt werden, liefert eine bedeutende Informationsquelle für die Klassifikation. Hat man den Kontext einmal identifiziert, so hat man auch Erwartungen in Bezug auf Gegenstände." (Zimbardo 1995)

Wie wir Gegenstände wahrnehmen, klassifizieren und wie sich diese Wahrnehmung auswirkt, ist das Ergebnis eines Wahrnehmungsprozesses. All diese Dinge sind geistige Zusammenfassungen, in denen Sinnesreize mit den im Gehirn gespeicherten Erfahrungen kombiniert werden. Schemata, Erwartungen und bestimmte Wahrnehmungsmuster beeinflussen das Erkennen von Reizen, zusätzlich können diese aufgrund von Persönlichkeitseigenschaften und sozialer Beeinflussung verzerrt werden.

> **EyeCatcher**
>
> *Die alte Frage, ob ein fallender Baum nur dann ein Geräusch mache, wenn jemand da sei, der ihn fallen höre, muss also demnach mit ja beantwortet werden, da er eben nur Druckwellen erzeugt, das Geräusch erst durch die Anwesenheit, Wahrnehmung und Interpretation des Anwesenden als solches empfunden wird.*

Sinnesreize aus der Umgebung gelangen über spezialisierte Zellen in der Körperperipherie an das zentrale Nervensystem. Dort kennen wir vier Hauptfunktionen:
– *Perzeption* (Wahrnehmung) für Kontrolle der Bewegung und Funktion innerer Organe
– *Arousal* für die Kontrolle der Aufrechterhaltung des inneren Erregungszustandes
– *Sensation* (Assoziation der sensorischen Erregung und des bewussten Empfindens)
– *Viszerozeption* für die Wahrnehmung von Impulsen aus unserem Körperinneren

Anhand all dieser Signale werden die Körperfunktionen geregelt. Die essenziellen Körperfunktionen erreichen normalerweise nicht unser Bewusstsein. Für die Aufrechterhaltung eines gewissen inneren Erregungszustandes bzw. Wachheitsgrades ist ein Teil des Hirnstamms, die *Formatio reticularis,* zuständig.

Anatomisch gesehen ist die *Formatio reticularis* eine netzartige Anordnung aus grauer und weißer Substanz, die den Hirnstamm durchzieht. Hier werden Brechzentrum, Atemzentrum, Kreislauf- und Aktivitätszentrum geregelt.

Auch Motorik, Schlafverhalten und das endogene Schmerzsystem sind integriert, das sogenannte *gating,* die sensorische Reizverarbeitung findet ebenfalls im Zusammenhang mit dem cholinergen, dopaminergen, noradrenergen, adrendergen und serotonergen System, statt.

» Das Auge

Das Auge sagte eines Tages: „Ich sehe hinter diesen Tälern im blauen Dunst einen Berg. Ist er nicht wunderschön?"

Das Ohr lauschte und sagte nach einer Weile: „Wo ist ein Berg? Ich höre keinen."

Darauf sagte die Hand: „Ich versuche vergeblich ihn zu greifen. Ich finde keinen Berg."

Die Nase sagte: „Ich rieche nichts. Da ist kein Berg."

Da wandte sich das Auge in eine andere Richtung. Die anderen diskutierten weiter über diese merkwürdige Täuschung und kamen zu dem Schluss: „Mit dem Auge stimmt etwas nicht." (Gibran 1975)

3.9 Schlaf

> Schlaf ist ein neuronaler Prozess, der sich auf fast alle Gehirnfunktionen auswirkt (Walker 2009).

Ein- und Durchschlafstörungen kommen per se, aber auch oft als Komorbidität bei psychiatrischen Erkrankungen vor.

Genaue Diagnostik und Klärung der Ursache ist erforderlich, um wirksame therapeutische Maßnahmen zu setzen. Von Schlafhygiene, Verhaltenstherapie bis zu unterschiedlichen medikamentösen Therapien müssen Therapeut und Patient eine genaue Anamnese und auch genug Zeit für Rückmeldungen einplanen.

Schlafentzug wirkt sich neurobiologisch v. a. im Bereich der Amygdala aus, bewirkt ein verändertes Erregungsniveau am nächsten Tag mit erhöhter Bereitschaft, auf Aggressions- oder Angststimuli zu reagieren (Yoo et al. 2007). Schlaf ist notwendig für Gedächtnisleistung, Affektregulation und die Homöostase des gesamten Organismus. Im Tiefschlaf werden Gedächtnisinhalte gespeichert, d. h. ohne Tiefschlafphasen ist die Merkfähigkeit stark eingeschränkt.

Gerade bei psychischen Erkrankungen ist ein geregelter Schlaf- und Biorhythmus eine unbedingte Notwendigkeit.

Literatur

Aggleton JP, Brown MW (1999) Episodic memory, amnesia, and the hippocampal-anterior thalamic axis. Behav Brain Sci 22(3):425–44

Belforte JE, Zsiros V, Sklar ER et al (2010) Postnatal NMDA receptor ablation in cortolimbic interneurons confers schizophrenia-like phenotypes. Nat Neurosci 2010(13):76–83

Bertsch K, Gamer M, Schmidt B, Schmidinger I, Walther S, Kaestel T, Schnell K, Büchel C, Domes G, Herpertz SC (2013) Oxytocin an reduction of social threat hypersensitivity in women with Borderline personality disorder. Am J Psychiatr 170:1169–1177

Blood AJ, Zatorre R, Bermudez P, Evans A (1999) Emotional responses to pleasant and unpleasant music correlate with activity in paralimbic regions. Nat Neurosci 2:382–387. https://doi.org/10.1038/7299

Bremner JD, Randall P, Scott TM, Bronen RA, Seibyl JP, Southwick SM, Delaney RC, McCarthy G,

Charney DS, Innis RB (1995) MRI-based measurement of hippocampal volume in patients with combat-related posttraumatic stress disorder. Am J Psychiatry 152:973–981

Broca PP (1824–1880) Französischer Neurologe, Hirn- und Sprachforschung, Untersuchungen über die motorische Aphasie (1861)

Covington HE 3rd, Maze I, Lalant QC et al (2009) Antidepressant actions of histone deacetylase inhibitors. J Neurosci 29:11451–11460

Damasio A, Carvhalo GB (2013) The nature of feelings: evolutionary and neurobiological origins. Nat Rev Neurosci 14:143–152

Dong HW, Petrovich GD, Swanson LW (2001a) Topography of projections from amygdala to bed nuclei of the stria terminalis. Brain Res Brain Res Rev 38:192–246. Pub Med

Dong HW, Petrovich GD, Watts AG, Swanson LW (2001b) Basic organization of projections from the oval and fusiform nuclei of the bed nuclei of the stria terminalis in adult rat brain. J Comp Neurol 436:430–455. Pub med

Driessen M, Beblo T, Mertens M et al (2004) Posttraumatic stress disorder and fMRI activation patterns of traumatic memory in patients with borderline personality disorder. Biol Psychiatry 6:603–611

Fletcher PC, Happe F, Frith U et al (1995) Other minds in the brain: a functional imaging study of „theory of mind in story comprehension. Cognition 57:109–128

Frith CD, Frith U (1999) Interacting minds – a biological basis. Science 286:1692–1695

Gall FJ (1758–1828) Deutscher Arzt und Neuroanatom, „Theorien zur Lokalisierung geistiger Funktionen", „Schädellehre bzw. Organologie"

Gazzaniga M, Ivry RB, Mangun GR (2009) Cognitive Neuroscience: the biology of the mind. Norton, New York, S 553

Gibran K (1975) Der Narr. Lebensweisheiten in Parabeln. Walter Verlag, Zürich

Gilbertson M, Shenton M, Ciszewski A, Kasai K, Lasko N, Orr S, Pitman R (2002) Smaller hippocampal volume predicts pathologic vulnerability to psychological trauma. Nat Neurosci 5:1242–1247

Golgi C (1843–1926) Italienischer Arzt: Untersuchungen zur Silberfärbung von Neuronen

Henson RN, Shallice T, Dolan RJ (1999) Right prefrontal Cortex and episodic memory retrieval: a functional MRI test of monitoring hypothesis. Brain 122:1381

Herpertz SC, Bertsch K (2015) A new perspective on the pathophysiology of Borderline Personality Disorder: a model of the role of oxytocin. Am J Psychiatr 172(9):840–851

Holden C (2008) parsing the genetics of behavior. Science 322:892–895

Joëls M, Baram TZ (2009) The neuro-symphony of stress. Nat Rev Neurosci 10(6):459–466

Kaufmann C, Kupka E, Nickel T, Zobel A, Pütz B, Auer DP (2001) Grey matter deficits in major depressive episode are unrelated to neuroendocrinologic changes: a voxel-based morphometric analysis of 114 subjects. NeuroImage 13(6):1064

Kempermann G (2008) The neurogenetic reserve hypothesis. What is adult hippocampal neurogenesis good for? Trnds Neurosci 31:163–169

King-Casas B, Sharp C, Lomax-Bream L et al (2008) The rupture and repair of cooperation in borderline personality disorder. Science 2008(321):806–810

Koepp MJ, Gunn RN, Lawrence AD et al (1998) Evidence for striatal dopamine release during a video game. Nature 393:266–268

Labonte B, Sudermann M et al (2012) Genom-wide epigenetic regulation by early-life trauma. Arch Gen Psychiatry 69:722–731. n Sci 22:425–489

LeBouef A, Lodge J (1980) A comparison of frontalis EMG feedback training and progressive muscle relaxation in the treatment of chronic anxiety. Br J Psychiatry 137:279–228

Lee Y, Davis M (1997) Role of the hippocampus, the bed nucleus of the stria terminalis, and the amygdala in the excitatory effect of corticotropin-releasing hormone on the acoustic startle reflex. J Neurosci 17:6434–6446. Pub Med

Lieb K, Rexhausen JE, Kahl KG, Schweiger U, Philipsen A, Hellhammer DH, Bohus M (2004a) Increased diurnal salivary cortisol in women with borderline personality disorder. J Psychiatry Res 38(6):559–565

Lieb K, Zanarini MC, Schmahl C, Linehan MM, Bohus M (2004b) Borderline personality disorder. Lancet 364(9432):453–461

Nater UM, Bohus M, Abbruzzese E et al (2010) Increased psychological and attenuated cortisol and alpha-amylase responses to acute psychosocial stress in female patients with borderline personality disorder. Psychoneuroendocrinology 35(10):565–1572

New AS, Hazlett EA, Buchsbaum MS et al (2007) Amygdala-prefrontal disconnection in borderline personality disorder. Neuropsychopharmacology 32(7):1629–1640

Papez J (1937) A proposed mechanism of emotion. Arch Neurol Psychiatr 38:725–774

Prewitt CM, Herman JP (1998) Anatomical interactions between the central amygdaloid nucleus and the hypothalamic paraventricular nucleus of the rat: a dual tract-tracing analysis. J Chem Neuroanat 15:173–185. Pub Med

Raichel M, Posner M (1994) Images of mind. Freeman, New York ((deutsche Übersetzung in Vorbereitung). Spektrum Akademischer Verlag, Heidelberg)

Roth G (2001) Wie der Geist im Gehirn entsteht. Universitas 2:103–107

Saggu S, Lundy RF (2007) Forebrain neurons that project to the gustatory parabrachial nucleus in rat lack glutamic acid decarboxylase. Am J Phys Regul Integr Comp Phys 294:R52–R57. Pub Med

Schmahl C, Herpertz SC, Bertsch K et al (2014) Mechanisms of disturbed emotion processing and social interaction in borderline personality disorder: state of knowledge and research agenda of the German Clinical Research Unit. Borderline Pers Disord Emotion Dysregulat 1:12

Schmahl CG, Elzinga BM, Ebner UW et al (2004) Psychophysiological reactivity to traumatic and abandonment scripts in borderline personality and posttraumatic stress disorders: a preliminary report. Psychiatry Res 126(1):33–42

Schnell K, Dietrich T, Schnitker R, Daumann J, Herpertz SC (2007) Processing of autobiographical memory retrieval cues in borderline personality disorder. J Affect Disord 97:253–259

Skelton K, Ressler KJ et al (2012) PTSD and gene variants: new pathways and new thinking. Neuropharmacology 62:628–637

Soloff PH, Meltzer CC, Becker C, Greer PJ, Kelly TM et al (2003) Impulsivity and prefrontal hypometabolism in borderline personality disorder. Psychiatry Res 123:153–163

Stanley B, Sher L, Wilson S, Ekman R, Huang YY, Mann JJ (2010) Non-suicidal self-injurious behavior, endogenous opioids and monoamine neurotransmitters. J Affect Disord 124(1–2):134–140

Sullivan GM, Apergis J, Bush DE, Johnson LR, Hou M, Ledoux JE (2004) Lesions in the bed nucleus of the stria terminalis disrupt corticosterone and freezing responses elicited by a contextual but not by a specific cue-conditioned fear stimulus. Neuroscience 128:7–14. Pub Med

Veen ND, Selten JP, van der Tweel I et al (2004) Cannabis use and age of onset of schizophrenis. M J Psych 161:504–506. Am J Psychiatry 161(3):501–506. American Psychiatric Publishing, Inc.

Vikram K, Yeragani M, Tancer PC, Baker GB (2010) Arvid Carlsson, and the story of dopamine. Indian J Psychiatry 52(1):87–88. https://doi.org/10.4103/0019-5545.58907

Walker MP (2009) The role of sleep in cognition and emotion. Ann N Y Acad Sci 2009(1156):168–197

Wernicke C (1848–1905) Deutscher Neurologe und Psychologe am Theodor Meynert-Institut in Wien, erstes Werk: „Der Symptomenkomplex der Aphasie", später Entwicklung des heute noch gültigen Modells für Sprachverarbeitung

Woodward R, Jones RB (1980) Cognitive restructuring treatment: a controlled trial with anxious patients. Psychophysiology 23:247–253

Yoo SS, Gujar N, Hu P et al (2007) The human emotional brain without sleep – a prefrontal amygdala disconnect. Curr Biol 17:R877–R878

Yucel M, Solowji N, Respondek C et al (2008) Regional brain abnormalities associated with long term heavy cannabis use. Arch Gen Psychiatry 65:694–701

Zimbardo PG (1995) Psychologie, 6. Aufl. Springer, Berlin/Heidelberg/New York/Tokyo. (Original (1988), Psychology and Life, 12th edn. Inc. Scott, Foresman and Company, Glenview, Illinois, p 201, 313, 436)

Weiterführende Literatur

Cannon WB (1927) The James Lange theory of emotions: a critical examination and an alternative theory. Am J Psychiatry 39:106–124

Förstl H, Walther A (2012) Zelluläre Korrelate der Theory of Mind: Spiegelneurone, Von-Economo-Neurone, parvo- und magnozelluläre Neurone. In: Förstl H (Hrsg) Theory of mind. Springer, Berlin/Heidelberg. https://doi.org/10.1007/978-3-642-24916-

Häusser LF (2014) Empathie und Spiegelneurone. Ein Blick auf die gegenwärtige neuropsychologische Empathieforschung. Prax Kinderpsychol Kinderpsychiatr 61(5). https://doi.org/10.13109/prkk.2012.61.5.322

Herpertz S (2015) Ätiologie und Behandlung der Persönlichkeitsstörungen: Eine neurobiologische Perspektive. In: Voderholzer U, Hohagen F (Hrsg) Therapie psychischer Störungen. State of the Art, 10. Aufl. Urban & Fischer, München, S 338–347

Hilgetag CC (2002) „Hirnausfälle für alle!". Spektrum Wissenschaft 1:9–13. (Geist und Gehirn)

Jackson JH (1884) The Croonan lectures on evolution and dissolution of the nervous system. Br Med J 1:591–593. (660–663, 703–707)

Klüver H, Bucy P (1939) amerikanische Neurologen und Psychologen: Tierversuche an Affen, Temporallappenentfernung und Erforschung nachfolgender Verhaltensänderungen

Marguire EA, Gadian DG, Johnsrude IS et al (1997) Navigation related structural change in the hippocampi of taxi drivers. Proc Natl Acad Sci 17(18):7103–7110

Niedtfeld I, Schulze L, Kirsch P, Herpertz SC, Bohus M, Schmahl C (2010) Affect regulation and pain in borderline personality disorder: a possible link to the understanding of self-injury. Biol Psychiatry 68(4):383–391

Niedtfeld I, Kirsch P, Schulze L, Herpertz SC, Bohus M, Schmahl C (2012) Functional connectivity of pain-mediated affect regulation in Borderline personality disorder. PLoS One (Public Library of Science) 7(3):e33 293

Paret C, Kluetsch R, Zaehringer J, Ruf M, Demirakca T, Bohus M, Ende G, Schmahl C (2016) Alterations of amygdala-prefrontal connectivity with real-time fMRI neurofeedback in BPD patients. Soc Cogn Affect Neurosci 11(6):952–960. Published online 2016 Feb 1

Pitman RK (1996) A Symptom provocation study of posttraumatic stress disorder using positron emission tomography and script driven imagery. Arch Gen Psychiatry 53:380–387

Rauch SL, van der Kolk BA, Fisler RE, Alpert NM, Orr SP, Savage CR, Fischman AJ, Jenike MA, Pitman RK (1996a) A Symptom provocation study of posttraumatic stress disorder using positron emission tomography and script driven imagery. Arch Gen Psychiatry 53:380–387

Rauch SL, van der Kolk BA, Fisler RE, Alpert NM, Orr SP, Savage CR, Fischman AJ, Jenike MA, Pitma RK (1996b) A Symptom provocation study of posttraumatic stress disorder using positron emission tomography and script driven imagery. Arch Gen Psychiatry 53:380–387

Reisenzein R, Meyer W-U, Schutzwohl A (1995) James and the physical basis of emotion. A comment on Ellsworth. Psychol Rev 102:757–761

Roth G (1994) Das Gehirn und seine Wirklichkeit: kognitive Neurobiologie und ihre philosophischen Konsequenzen. Suhrkamp, Frankfurt/Main

Roth G (1997/1999) Fühlen, Denken, Handeln – wie das Gehirn unser Verhalten steuert. Suhrkamp, Frankfurt/Main

Roth M, Altmann T, Schönefeld V (2016) Einleitung: Definitionen, Modelle und Trainierbarkeit von Empathie. In: Roth M, Schönefeld V, Altmann T (Hrsg) Trainings- und Interventionsprogramme zur Förderung von Empathie. Springer, Berlin/Heidelberg. https://doi.org/10.1007/978-3-662-48199-8_1

Schmahl C, Herpertz SC (2013) Clinical promise of translational research in borderline personality disorder. In: Oldham JM, Skodol AE, Bender DS (Hrsg) Textbook of personality disorders, 2. Aufl. American Psychiatric Publishing, Washington, DC, S 489–510

Sun HS, Kennedy JP, Nestker EJ (2013) Epigenetics of the depressed brain: role of histone acetylation and methylation. Neuropsychopharmacology 38:124–137

Sutor-Sendera M (2013) Gedichte vom Leben und Sterben und dem Dazwischen. Eine schwarze, weiße und bunte Reise durch die Welt der Gefühle. ReDiRoma Verlag, Remscheid

Veen ND, Selten JP, van der Tweel I, Feller WG, Hoek HW, Kahn RS. Cannabis use and age at onset of schizophrenia. m J Psychiatry 161(3):501–6

Die Dialektisch-Behaviorale Therapie (DBT)

Martina Sutor

Inhaltsverzeichnis

4.1 Studien – 79
4.1.1 Patiententext – 81

4.2 Die biosoziale Theorie und das neuro-behaviorale Entstehungsmodell – 81

4.3 Psychoedukation – 83

4.4 Grundannahmen der Dialektisch-Behavioralen Therapie – 84

4.5 Beziehungsgestaltung in der DBT – 85

4.6 Die therapeutischen Grenzen – 86

4.7 Behandlungsfehler – 86

4.8 Das Therapiekonzept – 87

4.9 Das DBT-Gesamtkonzept – 88
4.9.1 Therapiestadien – 88
4.9.2 Ambulantes Setting – 89
4.9.3 (Teil-)Stationäres Setting – 92

4.10 Weitere Therapiekonzepte – 92
4.10.1 TFP – Transference Focused Therapy nach Kernberg – 92
4.10.2 Die Mentalisierungsbasierte Therapie – 92
4.10.3 Die Schematherapie – 93

Literatur – 93

© Springer-Verlag GmbH Deutschland, ein Teil von Springer Nature 2022
M. Sutor (Hrsg.), *Die Dialektisch Behaviorale Therapie (DBT)*,
https://doi.org/10.1007/978-3-662-64627-4_4

Mit der **Dialektisch-Behavioralen Therapie** liegt ein Konzept vor, das durch seine dynamisch hierarchisierende Behandlungsstruktur sowohl die notwendigen Hilfestellungen gibt als auch die wechselnden psychischen und sozialen Bedingungen von Betroffenen berücksichtigt. Um den Anforderungen einer störungsspezifischen Behandlung gerecht zu werden, werden sowohl neurobiologische, psychologische als auch soziale Faktoren für die Theorieentwicklung herangezogen. Die DBT beinhaltet eine Vielzahl von Strategien und Techniken aus verschiedenen Therapieschulen, die teilweise aus heterogenen Richtungen stammen, sowie fernöstliche Meditationstechniken.

Unabhängig von den unterschiedlichen Ansätzen ist eines sicher:

> **EyeCatcher**
>
> Erst wenn Patienten in der Beziehung zum Therapeuten Sicherheit und Geborgenheit finden, ist Stabilisierung möglich und wichtige Konflikte können in der Therapie aufgegriffen werden.

Der Therapeut sieht jeden dysfunktionalen Bewältigungsversuch als notwendigen Selbstschutz und validiert Situation und Verhalten, bevor er Veränderung und konfrontative Beziehungsarbeit erwartet.

Der Vorteil dieser störungsspezifischen Therapieansätze liegt in den strukturierten Behandlungskonzepten. Die Evaluation der Verfahren ergibt eine deutliche Reduktion des impulsiven, selbst- und fremdverletzenden sowie des suizidalen Verhaltens.

Unabhängig von den unterschiedlichen Ansätzen ist eines sicher:

- **Die Geschichte vom Wasserträger**

» Die Patientin steht in der Hölle, in einem tiefen schwarzen Loch, auf glühenden Kohlen. Sie schreit laut um Hilfe. Die Therapeutin sitzt hoch oben, am Rande des Ausgangs, den weiten blauen Himmel über sich. Sie läuft und holt Wasser, klettert mit dem Kübel ein Stück die dort hängende Leiter hinunter und schüttet kühlendes Wasser auf die brennenden Füße der Patientin. Nach kurzer Zeit schreit diese immer lauter um Hilfe, um Wasser. Warum helfen Sie mir nicht? Sehen Sie nicht, wie ich leide? Lässt Sie das total kalt? So helfen Sie mir doch, es tut so weh! Die Therapeutin holt Kübel um Kübel und klettert auf und ab, bis sie nicht mehr kann …

- **Wie hilft eine DBT-Therapeutin?**

» Ich kann Ihnen nur helfen, wenn Sie zu mir heraufkommen.

» Ich halte die Leiter, reiche Ihnen die Hand, und gemeinsam werden wir es schaffen!

Die Dialektisch-Behaviorale Therapie (DBT) wurde von Marsha M. Linehan (□ Abb. 4.1) ursprünglich für die ambulante Behandlung chronisch suizidaler Borderline-Patientinnen entwickelt. Die Überlegenheit der DBT gegenüber herkömmlichen und unspezifischen Behandlungsmethoden kann durch mehrere randomisierte und kontrollierte Studien belegt werden und gilt als das empirisch am besten gesicherte Konzept zur Behandlung der Borderline-Störung. M. M. Linehan und ihr Team veröffentlichten bereits 1991 erste Ergebnisse zum Wirksamkeitsnachweis (Linehan et al. 1991a), nach einem Jahr Behandlung konnten signifikante Unterschiede gegenüber einer Vergleichsgruppe hinsichtlich der Verringerung von Parasuizidalität, Ärger, der Häufigkeit von Rehospitalisierung, Verbesserung der sozialen Integration und Verringerung von Therapieabbrüchen nachgewiesen und in einer Zweijahreskatamnese bestätigt werden. Seither werden laufend Studien durchgeführt, die den Behandlungserfolg bestätigen.

Die Dialektisch-Behaviorale Therapie (DBT)

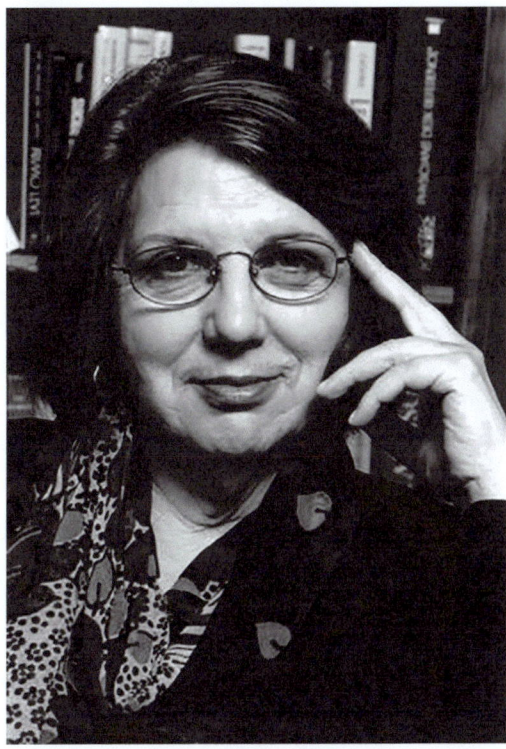

○ **Abb. 4.1** Marsha M. Linehan

Transfer: Damit dysfunktionale Verhaltensmuster auch im Alltag durch adäquate Kompetenzen ersetzt werden, gibt es die Telefonberatung in der DBT, Aufgaben zwischen den Therapieterminen und das Modul ACES (siehe ▶ Abschn. 12.2). Im Idealfall steht auch Sozialberatung zur Verfügung.

4.1 Studien

Für die DBT liegen die meisten randomisiert kontrollierten Untersuchungen vor. Diese Untersuchungen wurden überwiegend im ambulanten Setting mit einer *Treatment as usual*-Vergleichsgruppe durchgeführt und zeigten für die DBT-Gruppe bezüglich selbstverletzenden Verhaltens, Suizidalität, Impulsivität und sozialen Funktionsniveaus ein besseres Ergebnis als die Vergleichsgruppe (Linehan et al. 1991; Koons et al. 2001; van den Bosch et al. 2005). Weiterhin zeigte sich bei DBT eine deutliche Verminderung stationärer Behandlungstage (Linehan et al. 1991, Linehan et al. 2006; Turner 2000).

Soler et al. (2009) bewiesen auch die Wirksamkeit einer ausschließlichen Skills-Gruppe.

Weniger günstig waren die Daten zu subjektiv erlebter Depressivität, Hoffnungslosigkeit, Suizidfantasien und Lebensqualität.

Bessere Erfolge wird bei Berücksichtigung von komorbider Traumafolgestörung erzielt (siehe ▶ Abschn. 1.2) (Robins und Chapman 2004; Bohus et al. 2000; Bohus und Bathruff 2000a).

> **Wichtig**
> M. Linehan sieht die selbstdestruktive Impulsivität der Borderline-Patienten als das zentrale Symptom und Ausdruck einer spezifischen Problemlösungsstrategie, um das Unerträgliche in ihrem Leben aushaltbar zu machen.
> Die Emotionsregulationsstörung führt zu hoher Sensitivität gegenüber emotionalen Stimuli, heftige Reaktionen schon auf schwache Reize und lange anhaltender Spannung und Dysphorie.

Mit der Dialektisch-Behavioralen Therapie liegt ein richtungsweisendes Konzept vor, das durch seine dynamisch hierarchisierende Behandlungsstruktur sowohl die notwendigen professionellen Hilfestellungen als auch die wechselnden psychischen und sozialen Bedingungen von Betroffenen berücksichtigt, ohne die Orientierung im therapeutischen Prozess zu verlieren. Um den Anforderungen einer störungsspezifischen Behandlung gerecht zu werden, werden sowohl neurobiologische, psychologische als auch soziale Faktoren für die Theorieentwicklung herangezogen.

Die Dialektisch-Behaviorale Therapie beinhaltet eine Vielzahl von Strategien und Techniken aus verschiedenen Therapieschulen, die teilweise aus heterogenen Richtungen stammen, sowie fernöstliche Meditationstechniken. Die Wirksamkeit dieser meditativen Techniken konnte bereits 1994 von Kabat-Zinn nachgewiesen werden (Kabat-Zinn 1994). Ebenso zählen Kontingenz-Management, Expositionstraining, Problemlösung, kognitive Umstrukturierung und die Bereiche des Skills-Trainings zu den empirisch abgesicherten kognitiven und verhaltenstherapeutischen Standardtechniken. Neben dieser breiten Palette verhaltenstherapeutischer Behandlungsinterventionen bilden Elemente von humanistischen und körperorientierten Therapieformen, der Gestalttherapie, Hypnotherapie sowie Betrachtungsweisen und Übungen aus dem Zen-Buddhismus die Grundlagen der DBT.

Die verschiedenen Techniken und Behandlungsstrategien werden laufend unter Berücksichtigung der störungsspezifischen Anforderungen modifiziert und adaptiert. In diesem Sinne ist die DBT laut Linehan als eine Werkstatt (*factory*) zu sehen, die ständig bestrebt ist, neues Wissen in bestehende Methoden zu integrieren und diese weiterzuentwickeln. Sie versteht diese aber auch als ein Netzwerk, das sowohl im ambulanten als auch im stationären *Setting* für eine strukturierte Kooperation konzipiert ist.

Siehe auch ◘ Abb. 4.2: Aus Zitronen Limonade machen.

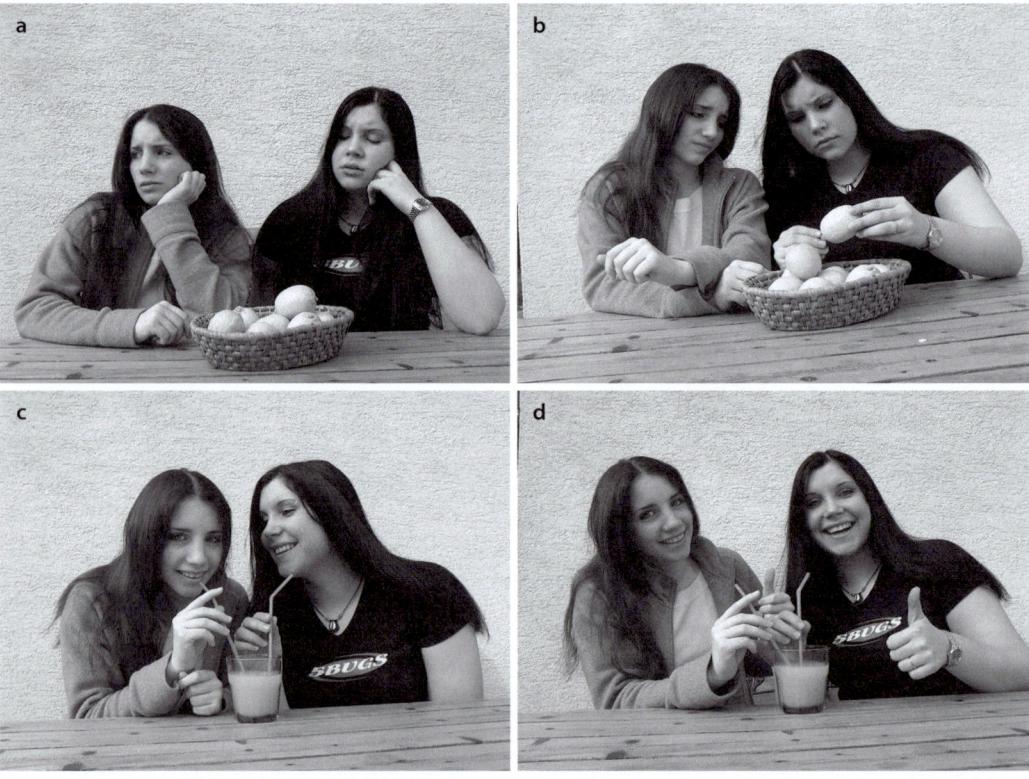

◘ **Abb. 4.2** Aus Zitronen Limonade machen (Linehan). M. Linehan beschreibt mit diesem Zitat ihre Methode, aus einzelnen traumatischen oder aversiven Erlebnissen, aber auch aus allem, was das Leben bietet, etwas Verwertbares und letzten Endes Positives zu machen

4.1.1 Patiententext

- **DBT und Skillserfahrungen**

» Meine Diagnosen – um mich in irgendeine Schublade zu pressen – sind so vielfältig wie meine Probleme, …
Borderline, komplexe Dissoziative Störung, paranoide Schizophrenie, Persönlichkeitsstörung nach Traumatisierung, usw.
Egal, was es auch sein mag, ich bin ein Mensch – ein Mensch mit vielen Problemen auf vielen Ebenen!
In mir und um mich herrscht Chaos.
Ich fühle mich oft getrieben, leer, höre Stimmen, das Wort Beziehung nimmt mir schon die Luft zum Atmen, geschweige denn die Vorstellung körperlicher Nähe.
Nach mehreren Suizidversuche habe ich gelernt, zu überleben und sogar gesellschaftlich zu funktionieren.
Ich lebe nach wie vor nicht gerne, aber ich tue es ohne Kompromisse – Selbstmord ist keine Lösung – wer weiß, was dann kommt …!
Wie mir das gelungen ist, „Ja" „zum (Über-)Leben zu sagen und mit den ganzen Schwierigkeiten umzugehen?"
Ich hatte eine Therapie.
DBT, die mir ganz viel Struktur und Halt geboten hat,
wo immer wer da war im Krisensituationen,
wo ich ein Werkzeug in die Hand bekam (Skillstraining), das Situationen aushaltbar macht,
wo es einen konkreten Stufenplan gab, von Kennenlernen, Stabilisieren, Probleme aufarbeiten und schlussendlich die Verabschiedungsphase und das Therapieende.
Skillstraining habe ich alle paar Jahre wiederholt.
Man kann sich nicht alles merken, wird betriebsblind und mit der Zeit braucht man andere Zugänge.
Half mir z. B früher Pfefferminzöl, sind es heute vor allem Atemübungen und Hirn-Flickflacks.
Auch musste ich lernen, das Skills die Situation nicht besser machen – dafür aber aushaltbar!
Ich lebe heute, immer wieder mit psychiatrischen Krankenhausaufenthalten dazwischen, in einen betreuten Wohngemeinschaft – das empfinde ich nicht als Versagen, sondern als für mich gut sorgen.
Und zugegeben, manchmal, ganz selten, macht das Leben auch Spaß – dank meiner erlernten Strategien.
Ich kann nur jedem Mut machen zum (nicht-perfekten) Leben und einem Start mit DBT und Skillstraining.
Julian (Patient)

4.2 Die biosoziale Theorie und das neuro-behaviorale Entstehungsmodell

Modelle über das Entstehen der Problembereiche helfen, diese zu verstehen und auf die Besonderheiten in der Interaktion mit Betroffenen aufmerksam zu machen. Das Entstehungsmodell Linehans beruht weitgehend auf der biosozialen Theorie von Millon (Linehan 1993b).
Linehan und Millon betonen, dass die Borderline-Störung die Folge einer dysfunktionalen Emotionsregulation in Kombination mit invalidierenden Umweltfaktoren und deren Interaktion ist. Für die Pathogenese der Störung ist nach dem ursprünglichen Konzept daher das Zusammenwirken zweier Faktoren bedeutsam:
- emotionale Vulnerabilität und
- ein nonvalidierendes Umfeld.

Millon betont auch die
- Biologische Konstante: hypersensitives Nervensystem
- Soziale Konstante: Unfähigkeit, die Emotionen gegenüber der Außenwelt zu modulieren

> Die emotionale Vulnerabilität ist genetisch, neurobiologisch und biografisch bedingt.

Es gibt empirisch gesicherte Daten, die Hinweis auf die genetisch bedingte emotionale Dysregulation geben. Auch die Fähigkeit zur Habituation und kognitiven Umstrukturierung scheint genetisch bedingt zu sein (Lykken et al. 1988), ebenso unterliegt die Entwicklung dissoziativer Symptome einer genetischen Teildetermination (Young und Flanagan 1998). Immerhin entwickeln zirka 60 % der Patientinnen mit einer Borderline-Störung eine ausgeprägte dissoziative Symptomatik.

Merkmale emotionaler Vulnerabilität
- Übersensible Reaktion auf emotionale Stimuli
- Extreme Gefühlsschwankungen in beide Richtungen
- Intensive und häufige Gefühle
- Lange anhaltende Gefühlszustände mit sehr langsamem Abflauen
- Keine Desensibilisierung möglich, sondern Sensitivierung bei wiederholten Reizen

Merkmale einer invalidierenden Umgebung
- Intoleranz gegenüber Äußerungen und Gefühlserlebnissen (deswegen weint man doch nicht)
- Unregelmäßige Bestärkung von Gefühlsausbrüchen (Trost, wenn ein Kind schreit, sobald es einem auf die Nerven geht, damit Ruhe ist)
- Gefühle als falsch, merkwürdig oder nicht angebracht bezeichnen
- Anweisen, mit Gefühlen alleine zurecht zu kommen (komm erst wieder, wenn du dich beruhigt hast.)
- Auf Gefühle zwar verbal reagieren, aber nicht zu helfen
- Die eigenen Gefühle auf andere zu projizieren (Wir gehen jetzt schlafen, ich bin müde …)

Weitere Risikofaktoren für die Entwicklung einer Störung sind psychosoziale Komponenten, hier hat vor allem das soziale Umfeld, welches auf adäquate emotionale Äußerungen eines Kindes dysfunktional reagiert, großen Einfluss.

In diesem sogenannten nonvalidierenden Umfeld hat ein Kind nie Chancen, die Bedeutung von Emotionen richtig kennenzulernen, weil die persönlichen Wahrnehmungen und Gefühle eines Kindes in diesem Umfeld als nicht stimmig rückgemeldet, zum Teil nicht wahrgenommen, trivialisiert, bestraft oder als unakzeptabel bewertet werden.

Es kommt vor, dass Bezugspersonen unangemessen, unberechenbar bzw. übermäßig stark auf Gefühlsäußerungen des Kindes reagieren oder diese negieren. Das Kind lernt daher nicht, eigene Erfahrungen und Gefühle adäquat zuzuordnen, zu benennen, Vertrauen in die eigenen emotionalen und kognitiven Erfahrungen zu entwickeln und diese als adäquate Reaktionen auf Ereignisse zu sehen.

Es entwickelt keine effektive Emotionsregulationsfähigkeit und lernt daher auch keine Fertigkeiten zur Emotionsregulation. Somit wird die Diskrepanz zwischen den persönlichen Erfahrungen und dem, was die Umwelt bestätigt, immer größer und adäquates emotionales Lernen wird verhindert. Stattdessen lernt das Kind, aktiv eigene Erfahrungen zu unterdrücken und Außenbestätigungen oder Außenwahrnehmungen zu übernehmen.

Die Sensibilität dieser Wahrnehmung wird derart perfektioniert, dass minimale Hinweise und Außenwahrnehmungen genügen, um diese zu übernehmen und darauf zu reagieren. → **Das Kind wird zum *Seismographen für die Gefühle* anderer Personen.**

Als weitere empirisch gesicherte psychosoziale Risikofaktoren für die Entwicklung einer Borderline-Störung gelten frühe Erfahrungen mit sexueller Gewalt, körperlicher Gewalt, Gewalterfahrung im Erwachsenenalter und Vernachlässigung durch primäre Bezugspersonen (Zanarini et al. 1997). Die Bedeutung fehlenden Schutzes und einer Sicherheit gebenden weiteren Bezugsperson, die Wahrnehmungen teilt und Emotionen adäquat bestätigt, wurde von Heffernen nachgewiesen (Heffernen und Cloitre 2000).

Die in vielen Fällen enge Beziehung zum Täter verhindert eine klare Abgrenzung zu diesem und fördert die Entstehung inkonsistenter und widersprüchlicher Schemata und Grundannahmen, die wiederum eine Störung der Emotionsmodulation auf kognitiver Ebene zur Folge haben.

Auf der kognitiven und emotionalen Ebene entwickelt sich eine der Posttraumatischen Belastungsstörung ähnliche Angststruktur. Durch den Verlust der Realitätswahrnehmung wird das Überlernen alter Erfahrungen verhindert. Die traumatischen Erfahrungen werden durch die Lernprozesse der Gegenwart nicht relativiert, sind löschungsresistent und können jederzeit durch externe oder interne Stimuli aktiviert werden. Die kognitive und emotionale Überprüfung, ob alte Erfahrungen in der Gegenwart noch gelten sowie eine Schemaanpassung an die Realität sind blockiert.

Aufgrund des Wissens, dass viele Patientinnen traumatische Erfahrungen in der frühen Kindheit erlitten haben, kann angenommen werden, dass die Fähigkeit des assoziativen Lernens durch die hohen Anspannungsphänomene und dissoziativen Phänomene erheblich beeinträchtigt wird (McEwen und Sapolsky 1995).

Als zusätzliche **Vulnerabilitätsfaktoren** gelten u. a. Schlafstörungen, Drogen- oder Alkoholabusus, Essstörungen, somatische Erkrankungen, Bewegungsmangel, Partnerschaftsprobleme, finanzielle Probleme und Wohnprobleme. Die Borderline-typischen Verhaltensmuster werden zunächst zur Reduzierung von aversiven Spannungszuständen sowie zur Beendigung aversiver Affekte eingesetzt und werden schließlich zum eigenständigen Problem (◘ Abb. 4.3).

Die Erweiterung des Wissens über die Zusammenhänge genetischer und neurobiologischer Aspekte, die Zusammenhänge von Lernprozessen dysfunktionaler Erlebens- und Verhaltensmuster, der Emotionsregulation, der Mechanismen Trauma-assoziierter Stimuli und Löschungsresistenz traumatischer Erinnerungen sowie der Automatisierung szenischer Erinnerungen und Trauma-Gedächtnis und der Symptomaktivierung unter Hochstress bewirkt, dass das Konzept laufend von vielen Arbeitsgruppen modifiziert und erweitert wird.

4.3 Psychoedukation

Das Modell der biosozialen Theorie ermöglicht Betroffenen – im Sinne der Psychoedukation – die Entstehung und die Aufrechterhaltung der Borderline-Störung zu verstehen. Oft hilft eine Skizze, um den Zusammenhang zwischen emotionaler Sensibilität, belastenden Umwelteinflüssen und den dysfunktionalen Verhaltensmustern besser verstehen zu können. Dadurch öffnet sich das Tor zur notwendigen Veränderung und Verbesserung der Symptomatik.

> Bei der Borderline-Störung haben wir zu einem hohen Prozentsatz die Erfahrung gemacht, dass die Mitteilung der Diagnose, z. B. nach Testung, eher eine Entlastung als eine erschreckende Nachricht darstellt → Endlich gibt es einen Grund für das Anders-Sein, für unerklärliche Gefühle und oftmals sogar die Annahme, „verrückt" zu sein.

Teufelskreis

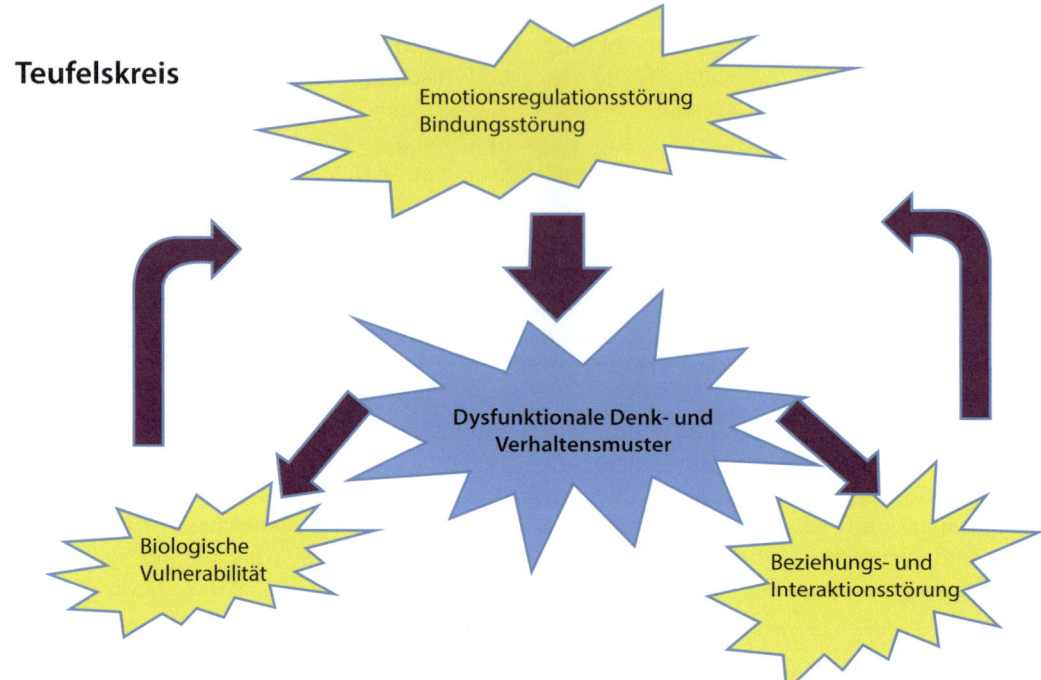

◾ **Abb. 4.3** Teufelskreis – Aufrechterhaltung der Störung

4.4 Grundannahmen der Dialektisch-Behavioralen Therapie

Ein Hauptanliegen der DBT ist die Therapie-*compliance*, wobei die von Linehan formulierten Grundannahmen eine bedeutende Rolle spielen. Sie zeigen die grundsätzliche Willensbereitschaft der Betroffenen, ihre Situation zu verändern, neue Wege zu gehen und zu versuchen, das Beste aus ihrer verheerenden Situation zu machen. Es wird versucht, Betroffenen rückzumelden, dass ihr Verhalten im subjektiven Kontext Sinn macht, dass aber auch anderes Verhalten möglich ist, d. h. im objektiven Kontext mehrere Möglichkeiten zur Verfügung stehen und dass es wichtig ist, die jeweiligen Auslöser, Schemata und Konsequenzen für Probleme herauszuarbeiten.

Die Grundannahmen in der DBT richten sich gegen bestehende Vorurteile und setzen ein bestimmtes Verhalten von Helfern voraus, nämlich, dass bei einem Stagnieren oder Abbrechen der Therapie die Schuld keinesfalls der Patientin, sondern unter Umständen dem therapeutischen Konzept, den fehlenden Ressourcen oder anderen Schwierigkeiten zuzuschreiben ist und dass es auch möglich sein kann, dass niemand Schuld hat und einfach zu akzeptieren ist, dass manche Dinge im Augenblick nicht möglich sind (*matter of fact*).

– Borderline-Patientinnen wollen sich ändern
– Borderline-Patientinnen haben im Allgemeinen ihre Probleme nicht selbst herbeigeführt, müssen sie aber selbst lösen
– Borderline-Patientinnen müssen sich stärker anstrengen, härter arbeiten und höher motiviert sein als andere. Das ist ungerecht!

Die Dialektisch-Behaviorale Therapie (DBT)

- Das Leben suizidaler Borderline-Patientinnen ist so, wie es ist, nicht auszuhalten und unerträglich
- Borderline-Patientinnen müssen im Allgemeinen in allen Lebensbereichen neues Verhalten lernen
- Borderline-Patientinnen können in der DBT nicht versagen
- Therapeutinnen, die mit Borderline-Patientinnen arbeiten, brauchen Unterstützung

4.5 Beziehungsgestaltung in der DBT

Ein zentrales Ziel der DBT ist es, eine effektive Durchführung der Therapie zu ermöglichen. An dieser Stelle sollen daher die Verhaltensweisen der Therapeuten in kritischem Licht gesehen werden. Die Grundvoraussetzung der therapeutischen Tätigkeit ist daher nicht nur die Fähigkeit, den Beruf nach bestem Wissen und Gewissen und unter Beachtung der Entwicklung der Erkenntnisse der Wissenschaft auszuüben (Bundesgesetzblatt für die Republik Österreich 1990), sondern auch Mitgefühl, Beständigkeit und Geduld zu haben.

Es ist aber auch erforderlich, Ungewissheit, Leid und Schmerz. sowie die hohe emotionale Belastung im Überlebenskampf der Betroffenen auszuhalten. In der DBT wird die Position eingenommen, dass Therapeutinnen die Wirkung ihres Verhaltens auf die jeweilige Patientin ständig beobachten und reflektieren und eine Atmosphäre schaffen, in der Patientinnen validiert werden.

Da die meisten Borderline-Patienten bereits negative Beziehungserfahrungen gemacht haben, besteht die Gefahr, dass diese in der therapeutischen Situation wiederholt werden.

In der DBT bleibt der Therapeut Coach und Unterstützer und versucht, diese Rolle beizubehalten. Er benennt auch eigene Emotionen und ist für den Patienten emotional spürbar. Die in anderen Therapien postulierte technische Neutralität wird in hochemotionalen Situationen als entwertend empfunden.

Viele Therapeuten machen Audio- oder Videoaufnahmen, die der Patientin zur Verfügung gestellt werden, um die Stunde nochmals zu hören/sehen und eventuelle Unklarheiten das nächste Mal zu besprechen.

Bordeline-Therapeuten müssen konstant und verlässlich sein. Der Einsamkeit vieler BPS-Patienten wird früh begegnet, indem der Therapeut evtl. Objekte aus der Praxis mitgibt, die oben erwähnten Aufnahmen und so die hilft, die Zeit der Trennung zu überbrücken.

Bohus schreibt (Bohus 2019) Der Unterschied zwischen Einsamkeit und Alleinsein liegt in der defizitären Wahrnehmung („es fehlt etwas").

Wenn wir das in der Therapie berücksichtigen, sind wir einer tragfähigen Beziehung einen großen Schritt näher.

> **Compassion**, Fürsorglichkeit, als etwas, das der Patient meist nie kennengelernt hat, steht hier im Vordergrund.

Der Therapeut bietet sich als Rollenmodell an und geht mit dem Patienten ein Arbeitsbündnis ein.

Die therapeutische Grundhaltung besteht dabei darin, Widersprüchlichkeiten zu akzeptieren, herauszuarbeiten und die dabei auftretende Spannung für den therapeutischen Prozess zu nutzen und zwar sowohl für die Gestaltung der Beziehung als auch für die Auswahl der jeweiligen therapeutischen Strategien und Ziele. Das Aufrechterhalten der Balance zwischen diesen widersprüchlichen Interaktionsmustern ist Voraussetzung für eine erfolgreiche Therapie. Dazu gehört in der DBT als Besonderheit, dass der Patient als Partner des Therapeuten angesehen wird.

> **Therapeut und Patient bilden ein Team, in dem sich der Therapeut als Coach versteht.**

Therapiegestaltung
- Die Therapeutin versteht sich als Coach
- Therapeutin und Patientin orientieren sich an einem übergeordneten Ziel
- Gemeinsam übernehmen sie die Verantwortung, dieses zu erreichen
- Die Therapeutin übernimmt dabei die Verantwortung für den Verlauf und das Ergebnis
- Interaktionen ermöglichen ein ausgewogenes Verhältnis von Veränderung und Akzeptanz in einem Nebeneinander von Kontrolle und Freiheit
- Metaphern, Parabeln, Geschichten und Analogien helfen bei der Vermittlung von Inhalten

4.6 Die therapeutischen Grenzen

Das Wahrnehmen und die Wahrung der eigenen therapeutischen Grenzen sind in der DBT sehr wichtig. Jeder Helfer hat individuelle, persönliche und professionelle Grenzen, die nicht überschritten werden dürfen und ist dahingehend zu schulen, dass er die zum Teil wechselnden subjektiven Grenzen einschätzen lernt und reflektieren kann, wenn sie überschritten werden. Im Gegensatz zu psychodynamisch orientierten Ansätzen, die intrapsychische Konflikte und deren Deutung als Bestandteil des therapeutischen Prozesses sehen, orientiert sich die DBT an dem Grundsatz, dass der Therapeut als Coach bei der Problembewältigung hilft.

Konflikte zwischen Therapeutin und Patientin werden daher nicht gedeutet, sondern angesprochen. Wenn man davon ausgeht, dass jeder Therapeut fehlbar ist und dass Patientinnen auf jeden Fall die Grenzen ihrer Therapeutin herausfinden, gilt auch hier der Grundsatz der Dialektik:

> **EyeCatcher**
>
> Akzeptiere, dass es unterschiedliche Meinungen gibt!
> Es ist wichtiger, andere Standpunkte anzuerkennen, als den eigenen zu verteidigen!

4.7 Behandlungsfehler

Nicht nur Betroffene, sondern auch Helfer können die Therapie gefährden. In der DBT zählen dazu jene Verhaltensweisen, die Patientinnen unnötigen Belastungen aussetzen bzw. einen Fortschritt erschweren.

- Therapiegefährdende Situationen
- Persönliche Belastungssituationen
- Unsicherheit betreffend eigene Fähigkeiten
- Angst, verklagt zu werden
- Angst vor einem möglichen Suizid
- Unrealistische Erwartungen und Ziele
- Ungleichgewicht in der Dialektik
- Ungleichgewicht von Veränderung und Akzeptanz
- Ungleichgewicht von Flexibilität und Stabilität
- Ungleichgewicht von Validierung und Forderung nach Veränderung
- Mangelnder Respekt
- Unprofessionelles Verhalten
- Nichteinhalten von Terminen
- Vergessen von Vereinbarungen und Informationen
- Abändern von Vereinbarungen ohne Rücksprache
- Herablassendes, sexistisches, bevormundendes Verhalten

Die DBT geht dabei von der Voraussetzung aus, dass fast jedes Fehlverhalten wieder in Ordnung gebracht werden kann. Die Art und Weise, wie dies geschieht, kann als hilfreiches und wirksames Modell dienen, dass Betroffene erkennen, wie sie mit eigenen Problemen in Beziehungen umgehen können. Dabei ist es wichtig, dass Helfer Fehler zugeben können und Betroffenen mit (radikaler) Offenheit begegnen.

4.8 Das Therapiekonzept

> **Die Theorie der DBT basiert auf wissenschaftlichen Grundlagen, Spiritualität und Dialektik.**

Gerade durch die Integration der dialektischen Prinzipien wurden Wege für das Verstehen der Borderline-Problematik und für die Entwicklung weiterer störungsspezifischer Therapiemethoden geöffnet. Linehan selbst verwendet den Begriff *dialektisch* zur Beschreibung ihrer Therapiemethode und beruft sich dabei auf ihre eigene intuitive Erfahrung mit schwer gestörten, chronisch suizidalen Patientinnen. Sie verwendet dafür eine Metapher, die sich wie ein roter Faden durch die Therapie zieht:

» „Die Patientin und ich stehen auf einer Wippe einander gegenüber; die Fläche der Wippe verbindet uns miteinander. Die Therapie ist wie das Auf und Ab der Wippe, bei dem die Patientin und ich ständig vor und zurück rutschen und versuchen, die Balance zu halten, um gemeinsam zur Mitte zu gelangen und sozusagen auf eine höhere Ebene klettern zu können. Dort beginnt derselbe Ablauf von vorne: Wir sind auf einer neuen Wippe und versuchen erneut, in die Mitte zu gelangen und auf die nächste Ebene aufzusteigen und so weiter. Während die Patientin auf der Wippe vor- und zurück rutscht, vom Ende in die Mitte und von der Mitte an das Ende, bewege ich mich ebenfalls, um die Balance zu halten." (Linehan 1996)

Die Enden der Wippe symbolisieren die für die Dialektik typische Terminologie:
These und **Antithese.** Das Erreichen der nächsten Ebene steht für die Integration bzw. **Synthese** dieser Gegensätze, die dort sofort wieder in These und Antithese gespalten werden.

> **Dialektik** ist eine hilfreiche Art, die Welt zu betrachten und Dinge zu sehen.

Borderline-Patientinnen sind nicht in der Lage, zu glauben, dass zwei Positionen gleichzeitig wahr sein können. Die Welt wird in Schwarz und Weiß aufgeteilt, es gibt keine Abstufungen und Grauzonen. Die Menschen darin können nur gute oder schlechte Eigenschaften haben, werden idealisiert oder entwertet und abgelehnt, es erscheint unmöglich, dass ein Mensch im Innersten gut sein kann, wenn er auch nur einen kleinen Fehler macht.

Bei Enttäuschung durch ursprünglich idealisierte Menschen kann es sein, dass die Beziehung sofort beendet wird; wenn ein Mensch einmal einen Fehler begangen hat, wird er immer fehlerhaft bleiben. Verstärkt wird diese Problematik durch einen starren Denkstil, der selbst die Vorstellung der Möglichkeit einer Veränderung verhindert. Viele Therapieabbrüche haben hier ihren Ursprung.

Linehan bezeichnet die borderlinetypischen Verhaltensweisen als **Scheitern an der Dialektik**. Dichotomes Denken und Spaltung werden in der Dialektik unter dem Blickwinkel These und Antithese gesehen, gekennzeichnet durch die augenblickliche Unfähigkeit, zu einer Synthese zu gelangen (◘ Abb. 4.4).

– So ist der Mensch entweder gut (These) oder böse (Antithese), er kann unmöglich beides sein (Synthese).

4.9 Das DBT-Gesamtkonzept

4.9.1 Therapiestadien

Dynamische Hierarchisierung der Ziele (◘ Abb. 4.5)

- Suizidales Krisenverhalten
- Verhaltensmuster, die die Durchführung der Therapie gefährden, drohender Therapieabbruch
- Schwere Krisen, dysfunktionale Verhaltensmuster und Verhaltenskontrolle (z. B. Selbstverletzung, Dissoziation, Impulsivität, akute psychotische Symptomatik, Krisen-Hopping ...)
- Verhalten, das den Therapiefortschritt beeinträchtigt.

Die DBT löst damit das Problem des Behandlungsfokus und der Behandlungsstruktur. Die Ziele unterliegen einer dynamischen Hierarchisierung, wann immer ein höher geordneter Problembereich (Behandlungsfokus) auftritt, muss dieser bearbeitet werden.

Genaue Verhaltensanalysen helfen, herauszufinden, welche Faktoren das Problemverhalten bedingen. Sie ermöglichen, zu bestimmen, welche Behandlungsstrategien und störungsspezifischen Interventionen eingesetzt werden, um eine Veränderung erzielen zu können und wie die dafür erforderliche Motivation sowie eine tragfähige therapeutische Beziehung erreicht werden kann. Auch die Vermittlung wichtiger Fertigkeiten zum Aufbau der Problemlösekompetenz (inklusive Überlebens-Skills), Verhaltensregulation und Emotionsregulation findet in dieser Phase statt (◘ Abb. 4.6).

Unabhängig von den Behandlungsphasen steht die dynamische Hierarchisierung an wichtigster Stelle.

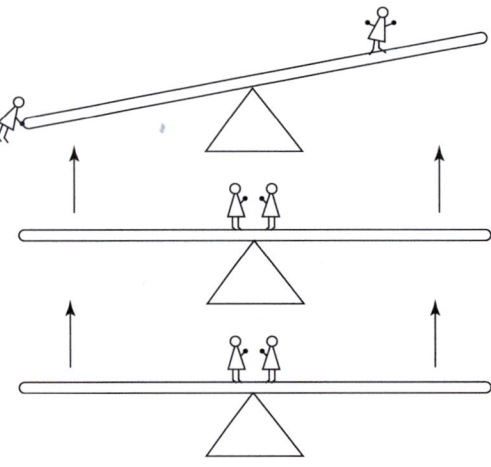

◘ Abb. 4.4 Balance

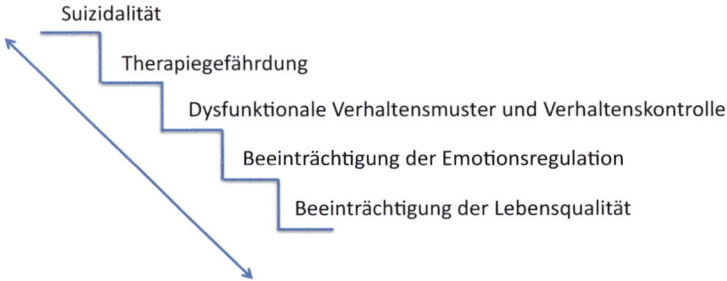

◘ Abb. 4.5 Dynamische Hierarchisierung

Die Dialektisch-Behaviorale Therapie (DBT)

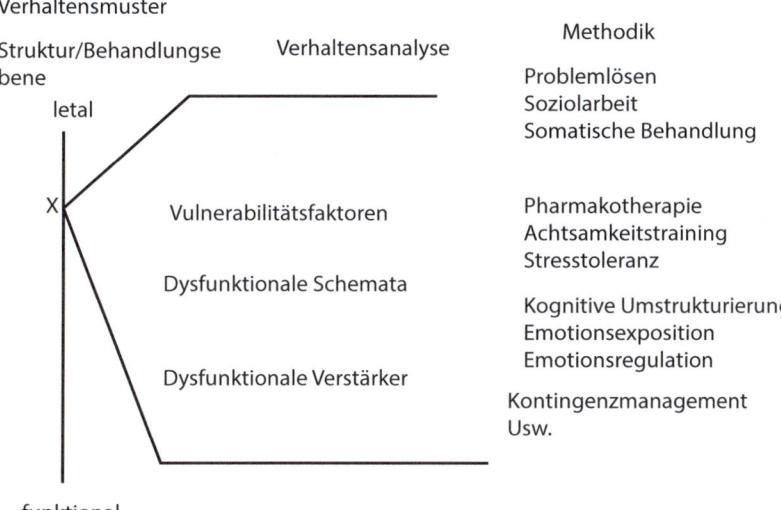

Abb. 4.6 Struktur-Methodik

4.9.2 Ambulantes Setting

- Einzeltherapie
- Telefonkontakte
- Ambulantes Skills-Training
- Supervisions- oder Intervisionsgruppe für Therapeuten

Dazu kommen als ergänzende Behandlungen, die, je nach Erfordernissen, die ambulante Einzeltherapie unterstützen:
- Pharmakotherapie
- Stationäre Behandlung
- Sozialtherapeutische Interventionen

Die ambulante Einzeltherapie steht im Mittelpunkt des Therapieangebotes und erstreckt sich in der Regel über einen Zeitraum von zwei Jahren mit jeweils ein bis zwei Wochenstunden. Die Einzeltherapie ist aufbauend und besteht aus mehreren Therapiephasen. Die Therapeutin orientiert sich an der Hierarchie problematischer Verhaltensmuster und löst gemeinsam mit der Patientin das Problem des Behandlungsfokus.

Stadium 0

Zum Aufgabenbereich von Stadium 0 zählt auch die genaue Analyse früherer Therapieabbrüche und die Erhebung früherer Suizidversuche, um diese im Sinne eines Frühwarnsystems rechtzeitig zu erkennen und gegebenenfalls gegensteuern zu können:

- **Vorbereitungsphase**
- Aufklärung
- Sozialpsychiatrische Maßnahmen (Wohnmöglichkeit, WG, Ressourcen)
- Informationsvermittlung, Orientierung, Motivation
- Zustimmung zur Behandlung, Commitment
- Vermittlung der wichtigsten Hochstress-Skills

Nach Abschluss der Diagnostik erfolgt die Information über die Charakteristika der Störung und die typischen Problembereiche. Im Allgemeinen wird dieses Gespräch als entlastend empfunden, und der erste Schritt zur Psychoedukation, die während der gesamten Therapie zum Tragen kommt, ist getan. Hier beginnt in der Regel die Vermittlung der Grundannahme:

> **EyeCatcher**
>
> **Betroffene haben ihre Probleme nicht selbst verursacht, müssen sie aber selbst lösen.**

Die Patienten müssen sich auf eine Therapie einlassen, die belastend ist und zunächst eine dynamisch hierarchisierte Behandlungsstruktur vorgibt. Diese ermöglicht eine Ausrichtung der jeweiligen therapeutischen Ziele und Strategien an die häufig wechselnden psychischen und sozialen Bedingungen der Betroffenen. Dabei wird darauf geachtet, dass die Orientierung im therapeutischen Prozess nicht verloren geht und die Therapieziele der ersten Phase eingehalten werden können. Die Patientin erhält Information über die Art und Dauer der Therapie sowie über die Festlegung der Rahmenbedingungen.

Für die Dauer der Therapie wird ein **Non-Suizidvertrag** geschlossen. In diesem wird zwischen Therapeuten und Patienten die Vereinbarung getroffen, dass der Patient während eines definierten Therapiezeitraums keinen Suizidversuch unternimmt. In der Regel gilt die Vereinbarung für ein Jahr, und die Fortsetzung der Behandlung wird vom erfolgreichen Verlauf der Therapie abhängig gemacht. Oft braucht es mehrere Anläufe, bis der Patient bereit ist, den Vertrag zu unterschreiben. Die Erfahrung zeigt, dass Borderline-Patienten vertragsfähig sind und das Versprechen ernst nehmen.

Alle Therapiestadien bestehen aus einer Vorbereitungsphase und der Therapiephase.

Vorbereitungsphase

Hier findet die Diagnostik statt, Methodik und Störungsbild wird erklärt (Psychoedukation), Therapieziele festgelegt und der Non-Suizidvertrag abgeschlossen (siehe ▶ Abschn. 5.3, Behandlungsvertrag).

Motivation, sich auf Neues und Veränderung einzulassen, ist ein wichtiges Thema.

- **Diagnostik**
- Klinische Symptome
- IPDE (DSM-5) → Bordeline-Kriterien
- SKID I (DSM-IV) und SKID-5-CV → Diagnostik von Komorbiditäten
- SBDI → Interview zu schwerwiegender Impuls-/Verhaltenskontrollstörung)
- Abklärung somatischer Erkrankungen

Die erste Therapiephase

Die erste Therapiephase dient der Stabilisierung der Patientin, im Zentrum stehen die Problembereiche, die in direktem Zusammenhang mit suizidalen und selbst- oder fremdverletzenden Verhaltensmustern sowie Verhaltensmustern, die die Psychotherapie erschweren, stehen, Verhalten, das die Lebensqualität beeinträchtigt sowie gehäufte stationäre Aufenthalte.

Gleichzeitig werden individuelle Therapieziele definiert, die Patienten mit Skills unterstützt und das Erlernen individueller funktionaler Strategien gefördert.

Das **Ziel** dieser Phase ist es, die emotionale Belastbarkeit zu erhöhen, Motivation zu verstärken, am Krisenverhalten zu arbeiten und Therapie- sowie Lebensziele zu setzen.

Hier erfolgt auch die genaue Analyse des letzten Suizidversuchs und Therapieabbruchs.

Zweite Therapiephase

Phase IIa befasst sich mit komorbiden psychischen Störungen.

Phase IIb behandelt Selbstkonzept, Emotionen und zwischenmenschliches Verhalten, um automatisierte dysfunktionale Muster zu verändern. Das Skills-Training hat hier einen hohen Stellenwert.

Therapieziele der zweiten Therapiephase:

In der zweiten Therapiephase werden Erlebens- und Verhaltensweisen, die in Zusammenhang mit dysfunktionalen Grundannahmen stehen, identifiziert und verändert.

Das primäre Ziel ist, emotionale Schlüsselprobleme und Trauma-spezifische Reize, die unkontrollierte frühere traumatische Erfahrungen aktivieren, zu beseitigen, zu kontrollieren und Emotionen sowie Spannungszustände zu regulieren. In den meisten Fällen ist es unmöglich, alle Schlüsselreize zu beseitigen, es ist daher notwendig, eine Verbesserung der Trauma-assoziierten Emotionsregulation zu erreichen.

Eine Stabilisierung auf der Verhaltens- und Beziehungsebene wird angestrebt, dabei ist damit zu rechnen, dass die therapeutische Arbeit durch aktuellen Täterkontakt erschwert und behindert werden kann. Immer wieder stellt sich heraus, dass Täter ihre Opfer erheblich bedrohen, erneut Vergewaltigungen stattfinden, alte Emotionen aktiviert werden und Patientinnen in einen Loyalitätskonflikt kommen. Bereits zu Beginn der Therapie sollte auf diese Phänomene hingewiesen werden, da diese Erlebnisse sehr schambesetzt sind und Patientinnen mit Angst und Panik reagieren können. Im Krisenfall ist es oft hilfreich, direkt nach Täterkontakten zu fragen und eventuell schon im Vorfeld Bewältigungsstrategien zu entwickeln.

Die Folgen traumatischer Erfahrungen zeigen sich auf neurophysiologischer, emotionaler, kognitiver Ebene sowie auf der Handlungsebene und werden anhand von Verhaltensmustern erklärt und bestimmt. Es gilt dabei nicht, traumatische Ereignisse wieder zu erinnern, sondern die Erfahrung zu machen, dass diese der Vergangenheit angehören und dass Trauma-assoziierte Stimuli in einen neuen Zusammenhang gebracht werden.

Dritte Therapiephase
Das Leben entfalten

Der Start in ein neues Leben wird vorbereitet, indem Ziele, Bedürfnisse und Werte besprochen bzw. in Erinnerung gebracht werden.

Expositionstherapie ist möglich, im Skills-Training wird an der sozialen Kompetenz gearbeitet.

Supervisionsgruppe

In Deutschland wird die SV-Gruppe auch als Konsultationsgruppe bzw. als *Consultingteam* bezeichnet.

Die Supervisionsgruppe ist ein wesentlicher Bestandteil der DBT. Therapeuten kommen regelmäßig zusammen und tragen Mitverantwortung für den Therapieverlauf. Auch hier gilt das dialektische Grundprinzip, es gibt kein Richtig oder Falsch, sondern die Gruppe hilft bei der Problemlösung. In der Regel werden Therapiesitzungen auf Video aufgezeichnet und in der Gruppe genau, jedoch nicht bewertend, besprochen. Dies erfordert Teamarbeit und die Bereitschaft, sich an Regeln und Vereinbarungen zu halten.

> Die Arbeit im Team, Supervision und gemeinsame Verantwortung aller Mitarbeiter für ihre Patienten sind wichtige Voraussetzungen, um einem Burnout vorzubeugen.

Telefonkontakt und SMS

Die telefonische Beratung ist ein wichtiger Bestandteil der DBT, damit die Patienten lernen, gezielt um effektive Hilfe zu bitten.

In der Regel verpflichtet sich der Therapeut, zur Lösung akuter Krisen, telefonisch erreichbar zu sein bzw. innerhalb eines definierten Zeitrahmens zurückzurufen, um Krisensituationen besser bewältigen zu können und erworbene Fertigkeiten auf alltägliche Situationen umzusetzen zu lernen.

Die Telefonberatung erfolgt nach bestimmten und vereinbarten Regeln und auch hier gilt es, die jeweils zur Verfügung stehende Kapazität einzuschätzen und frühzeitig reflektieren zu lernen, wenn diese überschritten wird.

Eine weitere Möglichkeit besteht darin, über SMS zu kommunizieren. Dies hat sich vor allem dann bewährt, wenn die Patientinnen nicht mehr in der Lage sind zu sprechen, sehr wohl aber noch das Handy bedienen können. Das Tippen der Wörter dient als Ablenkung und die Augenbewegungen führen zu einer Unterbrechung der kognitiv-emotionalen Einengung und zu einer Reduzierung des Stresspegels.

4.9.3 (Teil-)Stationäres Setting

Im stationären Setting haben Patienten und Therapeuten den Vorteil, dass Skills und Strategien sofort und vor Ort ausgeübt werden und, wenn notwendig, rasche Hilfe zur Stelle ist.

Nachteile sind die kürzere Zeitspanne, die zur Verfügung steht und die Möglichkeit, dass zu häufige Hospitalisierung Regression und Abhängigkeit fördert und sich negativ auf den Therapieerfolg auswirkt.

Es wird unterschieden zwischen Kurzzeitaufenthalten zur Krisenintervention und geplanten Aufenthalten von bis zu 3 Monaten Dauer und der Möglichkeit einer Wiederaufnahme.

4.10 Weitere Therapiekonzepte

4.10.1 TFP – Transference Focused Therapy nach Kernberg

Otto Kernberg (Kernberg 1998) prägte das psychoanalytische Verständnis der Borderline-Störung wesentlich.

Dieses ist geprägt durch die Objektbeziehungs-Theorien, die die intrapsychische Repräsentation von gefühlsmäßigen Beziehungen zu Bezugspersonen beschreiben.

Im Vordergrund des Therapieziels steht die Beziehungsfähigkeit des Patienten. Die therapeutische Beziehung soll den Patienten zeigen, dass Beziehung möglich ist und durch alle Ängste, Zweifel, Enttäuschungen, Streit sowie Fehlverhalten hindurch, hält. Dies soll auf spätere, andere Beziehungen des Patienten übertragen werden und diese dadurch möglich machen.

Um die Borderline-Störung von anderen psychischen Störungen abzugrenzen, steht für Kernberg in der **TFP** die Realitätsüberprüfung und Ich-Entwicklung im Vordergrund. Der Therapeut nimmt eine sogenannte neutrale Position ein, ist Beobachter, bewertet die emotionalen Kräfte oder Konflikte des Patienten nicht, sondern richtet sich nach dem realen Ich in der Therapiesituation. Die Übertragung des Patienten steht während der gesamten Therapie im Mittelpunkt.

Die Übertragungs-fokussierte Psychotherapie (TFP) ist eine gut strukturierte, in einem Manual festgehaltene, Therapieform, die auf die typischen Verhaltensmuster in der Beziehungsgestaltung von Borderline-Patientinnen eingeht und versucht, diese zu verändern (Strupp und Binder 1984).

4.10.2 Die Mentalisierungsbasierte Therapie

Die Mentalisierungsbasierte Therapie nach Fonagy (Fonagy et al. 2002) der BPS ist ein strukturiertes zeitlich begrenztes tiefenpsychologisch orientiertes Therapiekonzept, mit dem Ziel, die Mentalisierungsfähigkeit zu verbessern. Die zentrale Aufgabe ist die Förderung und die Stabilisierung der Mentalisierungsfähigkeit und die Fähigkeit, die Auswirkungen des eigenen Verhaltens auf andere Menschen zu erkennen, sich in andere hineinversetzen und mit anderen mitfühlen zu können.

Ziel ist die Aktivierung des Bindungssystems, das aufgrund einer frühen Bindungsstörung beeinträchtigt ist.

4.10.3 Die Schematherapie

Die Schematherapie nach Young (Young et al. 2008) basiert auf dem Konzept der begrenzten elterlichen Fürsorge, wobei der Therapeut bemüht ist, die Kernbedürfnisse des Patienten zu erkennen und bedingt zu erfüllen. In der stabilen therapeutischen Beziehung, in der der Therapeut die Gefahren der möglichen Auslösung seiner eigenen Schemata und Bewältigungsstile kennt, lernen Patienten, sich neu zu orientieren.

Basierend auf den Ergebnissen der Bindungsforschung geht auch die Schematherapie davon aus, dass sich in den ersten Lebensjahren grundlegende Beziehungserfahrungen als Schemata einprägen und als Coping-Mechanismen unterbewusst wirksam sind (Young et al. 2003; Berbalk und Young 2008; Roediger 2011; Zarbock 2014).

Frühe maladaptive Schemata bestehen aus impliziten Erinnerungen, Emotionen und Körperempfindungen, die situativ aktiviert werden und das Erleben und Verhalten mitbestimmen, ohne dass es uns bewusst ist.

Sie entwickeln sich, wenn die Grundbedürfnisse eines Kindes nicht hinreichend befriedigt werden.

Fight for survival bedeutet, dass sich überlebenswichtige Handlungsmuster entwickeln und unbewusst erhalten bleiben, auch in Lebensphasen, in denen sie nicht mehr benötigt werden.

Coping-Stile können über Jahrzehnte hinweg das Funktionsniveau von Menschen stabilisieren, jedoch wegen ihrer frühen Fixierung im weiteren Lebensverlauf dysfunktional werden und die Entwicklung von Persönlichkeitsstörungen, aber auch andere schwerwiegende psychische Störungen, zur Folge haben.

> Ziel der Schema-Therapie ist, die dysfunktionalen Bewältigungsversuche der Patienten zu hemmen, die ursprünglichen Bedürfnisse zu erkennen und realistische Lösungen im Hier und Jetzt zu finden (Roediger 2011).

Für Borderline-Patienten charakteristisch ist das Bestehen von zwei oder mehreren Schemata gleichzeitig, die einander meist widersprechen und so zu extremen Spannungszuständen führen können.

- **Emotionale Grundbedürfnisse nach Young**
- Sichere Bindungen zu anderen Menschen (Sicherheit, Stabilität, Zuwendung, akzeptiert werden)
- Autonomie, Kompetenz und Identitätsgefühl
- Freiheit, berechtigte Bedürfnisse und Emotionen auszudrücken
- Spontaneität und Spiel
- Realistische Grenzen und Kontrolle über sich selbst

- **Nach Grawe**
- Bindungsbedürfnis
- Selbstwerterhöhung
- Lustgewinn/Unlustvermeidung
- Kontrollbedürfnis

Der Vorteil aller störungsspezifischer Therapieansätze liegt in den strukturierten Behandlungskonzepten. Die Evaluation der Verfahren ergibt eine deutliche Reduktion des impulsiven, selbst- und fremdverletzenden sowie des suizidalen Verhaltens.

Literatur

Bateman A, Fonagy P (1999a) Effectiveness of partial hospitalization in the treatment of borderline personality disorder: a randomized controlled trial. Am J Psychiatry 156(10):1563

Bateman A, Fonagy P (1999b) The effectiveness of partial hospitalization in the treatment of border-

line personality disorder – a randomised controlled trial. Am J Psychiatr 158:1563–1569
Bateman A, Fonagy P (2006) Mentalization-based treatment for borderline personality disorder. A practical guide. Oxford University Press, Oxford
Bateman A, Fonagy P (2008) 8 years follow up of patients treated for borderline personality disorder: mentalization-based treatment versus treatment as usual. Am J Psychiatry 165:631–638
Bateman A, Fonagy P (2009) Randomized controlled trial of outpatient mentalization-based treatment versus structured clinical mangement for borderline personality disorder. Am J Psychiatry 166:1355–1364
Bateman AW, Fonagy P (2001) Treatment of borderline personality disorder with psychoanalytically oriented partial hospitalisation: an 18-month follow-up. Am J Psychiatr 156:36–42
Bateman AW, Fonagy P (2003) Health service utilisation costs for borderline personality disorder patients treated with psychoanalytically oriented partial hospitalisation versus general psychiatric care. Am J Psychiatr 160:169–171
Bateman AW, Fonagy P (2007) Psychotherapie der Borderline Persönlichkeitsstörung Ein mentalisierungsgestütztes Behandlungskonzept. Psychosozial Vlg, Gießen. Engl.: Bateman AW, Fonagy P (2004) Psychotherapy for Borderline Personality Disorder Mentalization-Based Treatment. University Press, Oxford
Berbalk HH, Young JE (2008) Schematherapie. In: Margraf J, Schneider S (Hrsg) Lehrbuch der Verhaltenstherapie, Bd 1, 3. Aufl. Springer, Heidelberg, S 646–668
Bohus M (2019) Borderline-Störung, 2. Aufl. Hogrefe, Göttingen
Bohus M, Bathruff H (2000a) Dialektisch-Behaviorale Therapie der Borderline-Störung im stationären Setting. Psychotherapie Dialog 4/2000:55–66
Bohus M, Haaf B, Stiglmayr C et al (2000a) Evaluation of inpatient dialectical-behavioral therapy for borderline personality disorder – a prospective study. Behav Res Ther 42:487–499
Bundesgesetzblatt für die Republik Österreich (1990) Psychotherapiegesetz (NR: GP XVII RV 1256 AB 389), S 146; BR: 3896, S 531
Clarkin JF, Yeomans FE, Kernberg OF (1999) Psychotherapy for borderline personality. Wiley, New York. [dt:(2001). Psychotherapie der Borderline-Persönlichkeit: Manual zur Transference-Focused Psychotherapy (TFP). Stuttgart: Schattauer]
Clarkin JF, Foelsch PA, Levy KN, Hull JW, Delaney JC, Kernberg OF (2001a) The development of a psychodynamic treatment for patients with borderline personality disorder: a preliminary study of behavioral change. J Personal Disord 15:487–495
Clarkin JF, Yeomans FE, Kernberg OF, Buchheim P, Dammann G (2001b) Psychotherapie der Borderline-Persönlichkeit. Manual zur psychodynamischen Therapie. Schattauer/Suhrkamp, Stuttgart/Frankfurt/Main, S 1569
Clarkin JF, Yeomans FE, Kernberg OF (2008) Psychotherapie der Borderline-Persönlichkeit: Manual zur Transference-Focused Psychotherapy (TFP, 2. Aufl. Schattauer, Stuttgart
Fonagy P et al (2002) Affektregulierung, Mentalisierung und die Entwicklung des Selbst. Klett-Cotta, Stuttgart
Freud S (1925) Die Verneinung. Gesammelte Werke, Bd 14, S 11–15. Studienausgabe 3:373–377
Gunia H, Huppertz M, Jürgen Friedrich J, Ehrenthal J (2000) Dialektisch-Behaviorale Therapie von Borderline-Persönlichkeitsstörungen in einem ambulanten Netzwerk. Verhaltenstherapie und Psychosoziale Praxis 4/2000. Herausgegeben von der Deutschen Gesellschaft für Verhaltenstherapie
Haaf B, Pohl U, Deusinger IM, Bohus M (2001) Untersuchungen zum Körperkonzept bei Patientinnen mit Borderline-Persönlichkeitsstörung. Examination of Body Concept on Female Patients with Borderline Personality Disorder. Georg Thieme Verlag, Stuttgart/New York. Psychother Psych Med 51(6):246–254. https://doi.org/10.1055/s-2001-14302
Heffernen K, Cloitre M (2000) A comparison of posttraumatic stress disorder with and without borderline personality disorder among women with a history of childhood sexual abuse – Etiological and clinical characteristics. J Nerv Ment Dis 188:589–595
Kabat-Zinn J (1994) Wherever you go there you are. Hyperion, New York
Kernberg OF (1975) Boderline conditions and pathological narcissism. Janson Aronson, Inc, New York
Kernberg OF (1998) Borderlinestörung und pathologischer Narzissmus, 10. Aufl. Suhrkamp, Berlin
Koons CR, Robins CJ, Tweed JL, Lynch TR, Gonzales AM, Morse JQ, Bishop GK, Butterfield MI, Bastian LA (2001) Efficacy of dialectical behavior therapy in women veterans with borderline personality disorder. Behav Ther 32:371–390
Linehan M (1993a) Cognitive behavioral treatment of borderline personality disorder. Guilford, New York. [dt. (1996). Dialektisch-Behaviorale Therapie der Borderline-Persönlichkeitsstörungen. München: CIP-Medien].
Linehan M (1993b) Skills training manual for treating borderline personality disorder. Guilford,

New York. [dt. (1996). Trainingsmanual zur Dialektisch-Behavioralen Therapie der Borderline-Persönlichkeitsstörungen. München: CIP-Medien].

Linehan MM (1996) Dialektisch-Behaviorale Therapie der Borderline-Persönlichkeitsstörung. CIP, München, S 23

Linehan MM, Heard HL (1993) Impact of treatment accessibility on clinical course of parasuicidal patients: In reply to R. E. Hoffmann. Arch Gen Psychiatry 50:157–158

Linehan MM, Armstrong HE, Suarez A, Allmon D, Heard HL (1991a) Cognitive-behavioral treatment of chronically parasuicidal borderline patients. Arch Gen Psychiatry 48:1060–1064

Linehan MM, Armstrong HE, Suarez A, Allmon D, Heard HL (1991b) Cognitive-behavioral treatment of chronically parasuicidal borderline patients. Arch Gen Psychiatry 48(12):1060–1064

Linehan MM, Tutek DA, Heard HL, Armstrong HE (1994) Interpersonal outcome of cognitive-behavioral treatment for chronically suicidal borderline patients. Am J Psychiatry 151:1771–1776

Linehan MM, Comtois KA, Murray AM, Brown MZ, Gallop RJ, Heard HL, Korslund KE, Tutek DA, Reynolds SK, Lindenboim N (2006) Two-year randomized controlled trial and follow-up of dialectical behavior therapy vs therapy by experts for suicidal behaviors and borderline personality disorder. Arch Gen Psychiatry 63(7):757–766

Lykken DT, McGue M et al (1988) Habituation of the skin conductance response to strong stimuli. A twin study. Psychophysiology 25(1):4–15

Mikulincer M, Shaver PR (2007) Attachment in adulthood: Structure, dynamics, and change. Guilford Press, New York. J Psychiatry 143:1603–1605

Schultz-Venrath U (2008) Mentalisierungsbasierte Psychotherapie (Mentalisation-Based Treatment – MBT) eine neue niederfrequente Psychotherapie für Borderline-Persönlichkeitsstörungen? In: Dreyer K-A, Schmidt MF (Hrsg) Niederfrequente psychoanalytische Psychotherapie. Klett-Cotta, Stuttgart

Soler J, Pascual JC, Tiana T, Cebria A, Barrachina J, Campins MJ, Gich I, Alvarez E, Perez V (2009) Dialectical behaviour therapy skills training compared to standard group therapy in borderline personality disorder: a 3 month randomised controlled clinical trial. Behav Res Ther 47(5):353–358

Soloff PH, George A, Nathan RS, Schulz PM, Sterba R (1934) Das Schicksal des Ich im therapeutischen Verfahren. Int Z Psychoanalyse 20:66–73

Stiglmayr C, Gunia H (2016) Dialektisch-Behaviorale Therapie (DBT) zur Behandlung der Borderline-Persönlichkeitsstörung, Ein Manual für die ambulante Therapie (therapeutische Praxis). Hogrefe, Göttingen

Strupp HH, Binder JL (1984) Psychotherapy in a new key: a guide to time-limited dynamic psychotherapy. Basic Books, New York

Turner RM (2000) Naturalistic evaluation of dialectical behavior therapy-oriented treatment for borderline personality disorder. Cogn Behav Pract 7(4):413–419

Van den Bosch LM, Koeter MW, Stijnen T, Verheul R, Van den Brink W (2005) Sustained efficacy of dialectical behaviour therapy for borderline personality disorder. Behav Res Ther 43(9):1231–1241

Wagner A, Linehan MM (1998) Dissociation. In: Follette V, Ruzek J, Abney F (Hrsg) A cognitive behavioral approach. Guilford Press, New York

Young J, Klosko J, Weishaar M (2005, 2008) Schematherapie. Ein praxisorientiertes Handbuch. Junfermann, Paderborn

Young JE, Flanagan C (1998) Schema-focused therapy for narcissistic patients. In: Ronningstam E (Hrsg) Disorders of narcissism: diagnostic, clinical, and empirical implications. American Psychiatric Press, Washington, DC, S 239–268

Young JE, Klosko JS (2005) Schema therapy. In: Oldham JM, Skodol AE, Bender DS (Hrsg) Textbook of personality disorders. American Psychiatric Publishing, Inc, Washington, DC, S 289–306

Young JE, Klosko JS, Weishaar ME (2003) Schema therapy: a practitioner's guide. Guilford, New York. [dt. (2005). Schematherapie – ein praxisorientiertes Handbuch. Paderborn: Junfermann].

Zanarini MC, Schlenger WE, Caddell JM, Fairbank JA (1997) Childhood factors associated with the development of borderline personality disorder. In: Zanarini MC (Hrsg) Role of sexual abuse in the etiology of borderline personality disorder. American Psychiatric Press, Washington/London, S 29–45

Zarbock G (2014) Die Axiome des schematherapeutischen Modells im Überblick. Verhaltenstherapie Verhaltensmedizin 35:202–207

Zetzel ER (1956) Current concepts of transference. Int J Psychoanal 37:369–376

Zetzel ER (1966) The analytic situation. In: Litman (Hrsg) Psychoanalysis in the Americas. International Universities Press, New York, S 86–106

Weiterführende Literatur

Arntz A, Genderen H (2010) Schematherapie bei Borderline-Persönlichkeitsstörung. Beltz, Arntz

Arntz A (2011) Mitteilung im Rahmen eines Vortrages. DBT-Netzwerktreffen, Bad Tölz

Bessel A, McFarlane AC, Weisaeth L (Hrsg) Traumatic stress. Grundlagen und Behandlungsansätze. Theorie, Praxis und Forschung zu posttraumatischem Stress sowie Traumatherapie. Junfermann, Paderborn, S 341–357

Bohus M (2002) Borderline-Störung. Hogrefe, Göttingen

Bohus M, Haaf B, Stiglmayr C et al (2000b) Evaluation of inpatient dialectical-behavioral therapy for borderline personality disorder – a prospective study. Behav Res Ther

Bohus M, Bathruff H (2000b) Dialektisch-BehavioraleTherapie der Borderline-Störung im stationären Setting. Psychotherapie Dialog 4/2000:55–66

Bohus M, Haaf B, Stiglmayr C, Pohl U, Böhme R, Linehan M (2000c) Evaluation of inpatient dialectical-behavioral therapy for borderline personality disorder – a prospective study. Behav Res Ther 38:875–887

Bohus M, Wolf-Arehult M (2012) Interaktives Skillstraining für Borderline-Patienten: Das Therapeutenmanual

Harrer M (2018) Hypnose und Achtsamkeit. Carl-Auer, Heidelberg

Herman JL, Perry C, van der Kolk BA (1989) Childhood trauma in borderline personality disorder. Am J Psychiatry 146:490–495. in borderline patients

Luoma J, Hayes SC, Walser RD (2009) ACT-Training. Handbuch der Acceptance & Commitment Therapie. Junfermann Verlag, Paderborn

Jacob G, Arntz A (2011) Schematherapie in der Praxis. Beltz, Landsberg

Jang K, Paris J, Zweig-Frank H, Livesley JK (1998) Twin study of dissociative experience. J Nerv Ment Dis 186:345–351. Junfermann, Paderborn

McEwen BS, Sapolsky RM (1995) Stress and cognitive function. Curr Opin Neurobiol 5:205–216

Perel JM (1986) Paradoxical effects of amitriptyline Arntz A. Maastrich University, The Netherlands

Robins CJ, Chapman AL (2004) Dialectical behavior therapy: current status, recent developments, and future directions. J Personal Disord 18:73–89

Roediger E (2009) Was ist Schematherapie. Eine Einführung in Grundlagen, Modell und Anwendung. Junfermann Verlag, Paderborn

Roediger E (2011) Praxis der Schematherapie.Lehrbuch zu Grundlagen, Modell und Anwendung. Schattauer, Stuttgart

Rohde-Dachser C (1989) Das Borderline-Syndrom, 4. Aufl. Huber, Bern

Rohde-Dachser C (1996) Psychoanalytische Therapie bei Borderline-Störungen. In: Senf W, Broda M (Hrsg) Praxis der Psychotherapie. Ein integratives Lehrbuch für Psychoanalyse und Verhaltenstherapie. Thieme, Stuttgart, S 297–301

Rohracher H (1965) Kleine Charakterkunde. Urban & Schwarzenberg, Wien

Rothbaum BO, Foa EB (2000) Emory university school of medicine. van der Kolk BA, Atlanta

Skinner BF (1953) Science and human behavior. Macmillan, London

Stevenson J, Meares R (1992) An outcome study of psychotherapy for patients with borderline personality disorder. Am J Psychiatry 149:358–362

Wengenroth M (2008) Das Leben annehmen – so hilft die Akzeptanz-Commitmenttherapie. Huber Verlag, Bern

Die DBT-Strategien und Methoden

Martina Sutor

Inhaltsverzeichnis

5.1 Dialektische Strategien – 98

5.2 Validierungsstrategien – 99

5.3 Weitere therapeutische Strategien und Methoden – 101
5.3.1 Verhaltens- und Kettenanalysen – 101
5.3.2 Kontingenzmanagement (Abb. 5.3) – 103
5.3.3 Fraktionieren – 104
5.3.4 Broken record – 104
5.3.5 Umgang mit drängenden Suizidgedanken – 105
5.3.6 Umgang mit therapiegefährdendem Verhalten – 105
5.3.7 Umgang mit Dissoziation – 105
5.3.8 Commitmentstrategien – 105

5.4 Attachment-Strategien – 106

Literatur – 106

© Springer-Verlag GmbH Deutschland, ein Teil von Springer Nature 2022
M. Sutor (Hrsg.), *Die Dialektisch Behaviorale Therapie (DBT)*,
https://doi.org/10.1007/978-3-662-64627-4_5

Auf der Grundlage der Dialektik und dem ständigen Wechselspiel zwischen Akzeptanz und Veränderung setzt die DBT Methoden wie Expositionsverfahren, kognitive Umstrukturierung, Problemlösetechniken, sowie die Kern-Strategien Problemlösung und Validierung und Techniken zur Vermittlung und Training von Skills ein. Wir unterscheiden:
— Dialektische Strategien
— Problemlösestrategien
— Validierungsstrategien
— Commitmentstrategien
— Krisenstrategien
— Attachmentstrategien

5.1 Dialektische Strategien

Als dialektische Strategie wird das Erreichen einer Balance von offensichtlichen oder verborgenen Widersprüchen bezeichnet. Diese können durch widersprüchliche Emotionen, Denk- und Verhaltensmuster sowie Wertvorstellungen im intrapsychischen oder zwischenmenschlichen Bereich hervorgerufen werden. Wie im Kapitel über die Problembereiche beschrieben wird, liegt die Hauptproblematik von Betroffenen in der anhaltenden Schwierigkeit, aversive Emotionen zu regulieren, in der hohen Sensitivität für negative emotionale Auslöser, in der heftigen lang andauernden emotionalen Intensität sowie in der Erfahrung einer enormen, scheinbar immerwährenden emotionalen Verletzbarkeit.

Durch das oft gleichzeitige Vorhandensein eines invalidierenden Umfeldes tendieren Betroffene, entweder sich selbst oder die Umwelt für auftretende Probleme verantwortlich zu machen oder zu bestrafen. Für eine erfolgreiche Therapie ist es notwendig, diese Verwundbarkeit zu verstehen. Ebenso ist es erforderlich, auf invalidierende Therapiesituationen und die emotionalen Reaktionen wie
— Wut auf den Therapeuten, weil er unsensibel ist
— Angst und Panik, weil er die Verwundbarkeit nicht versteht
— Scham wegen der erlebten Emotionen und Kognitionen
— Schuld wegen der eigenen Unfähigkeit

zu achten.

Das Dilemma in der Therapie wird dadurch verstärkt, dass sowohl der Versuch, die Situation und die Gefühle der Patientin zu verstehen, als auch der Versuch, nach Veränderungsmöglichkeiten zu suchen, von der Patientin als aversiv und neuerlich invalidierend erlebt werden können.

Für die Patientin bedeutet nämlich beides indirekt, dass sich die Situation entweder nie ändert, weil der Therapeut so reagiert wie er reagiert, oder, dass sich die Situation nur dann verändern lässt, wenn sich die Patientin noch mehr anstrengt und anpasst.

Wenn der Therapeut sagt: *Ich verstehe, dass Sie sich hilflos und unfähig fühlen*, versteht die Patientin: *Sie sind so hilflos und unfähig, sodass sich Ihre Situation nie ändern kann.* Sagt der Therapeut: *Im Moment sind Sie hilflos, doch Sie werden sehen, es wird besser werden*, bedeutet das: *Sie sind hilflos und unfähig und müssen sich nur anstrengen, damit es Ihnen besser geht.* Dazu kommt, dass Betroffene häufig in ernsthafte immerwährend erscheinende Krisenzustände geraten und oft keinen anderen Ausweg als dysfunktionale Verhaltensweisen, Parasuizid und Suizid sehen.

Die Aneinanderreihung dieser stressvollen, belastenden Ereignisse in einem oftmals schwierigen sozialen Milieu und ein Lebensstil, der nicht zulässt, sich von den einzelnen belastenden Ereignissen zu erholen, führen dazu, dass sich Betroffene ständig in einer Erschöpfungsphase befinden.

Diese ständigen Krisen – *Krisenhopping* – können eine Therapieplanung erheblich stören bzw. diese gar nicht zulassen.
— Das Eingehen auf immer wiederkehrende Krisen verleitet die Therapeutin, andauernd Schwierigkeiten zu analysieren, die geplanten Behandlungsstrategien zu unterbrechen und den Therapieplan umzuändern.

Die DBT widmet diesen Dilemmata und den damit verbundenen Defiziten große Aufmerksamkeit, um zu verhindern, dass Therapeuten durch die Überforderung zu unglaubwürdigen Helfern werden. Die DBT strebt daher eine dialektische Balance an, die ein Gleichgewicht zwischen Akzeptanz und Veränderung herstellen soll.

Validierungsstrategien und **Veränderungsstrategien** werden in der Therapie abwechselnd bzw. kombiniert eingesetzt. Die Dialektik hilft, dass Betroffene verstehen können, dass es immer mehr als eine Art gibt, Dinge und Situationen zu sehen und dass es unterschiedliche Einstellungen gibt. Sie zeigt auf, dass die Menschen oft einzigartige Fähigkeiten haben und dass es unterschiedliche Fähigkeiten gibt, Probleme zu lösen.

Die Dialektik sucht den Mittelweg (*middle path*) zwischen Akzeptanz und Veränderung.

5.2 Validierungsstrategien

> Validieren bedeutet, seinem Gegenüber zu vermitteln, dass seine subjektive Sicht der Dinge stimmig und daher nachvollziehbar ist.

Validierungsstrategien geben problematischen Verhaltensweisen Sinn. Reaktionsmuster, Emotionen und Gedanken gelten, auf das aktuelle Ereignis bezogen, als verständlich und nachvollziehbar, sie sind valide.

Die immer wieder auftretenden Schwierigkeiten werden in die therapeutische Grundhaltung und Beziehungsgestaltung miteinbezogen, die auf einer andauernden Validierung der Kognitionen, Emotionen und des Verhaltens der Patienten basieren, ohne die dabei aktivierten konträren Schemata außer Acht zu lassen.

Die Validierung des aktuellen Schemas *Ich bin unfähig und kann mich nicht wehren* erfolgt in der Betonung zum Beispiel der augenblicklichen beruflichen Situation … *ich verstehe, dass Sie in dieser Situation nicht Nein sagen, weil Sie Angst haben, Ihren Job zu verlieren, so sind Sie still und sagen nichts, um nichts zu riskieren …*

Dabei misst die DBT dem Entdecken und Fördern von Stärken große Bedeutung zu. DBT-Therapeutinnen behandeln Patientinnen – im Sinne einer radikalen Echtheit – respektvoll als Personen mit gleichem Status. Sie glauben an die Fähigkeiten zur Veränderung und helfen bei der Bewegung in Richtung Erhöhen der Lebensqualität und Erreichen eigener Lebensziele (Tab. 5.1 und 5.2).

Tab. 5.1 Validierungsstrategien 1

Die Validierungsstrategien (V) werden in sechs Stufen eingeteilt	
V1	Ungeteilte Aufmerksamkeit und Interesse sowie Akzeptanz aller Gedanken und Gefühle, die vom Patienten gebracht werden
V2	Intermodale Kommunikation (Antwort auf der gleichen Ebene): Kognition → Kognition, Emotion → Emotion Reflexion von Gefühlen, Gedanken und Verhaltensweisen des Patienten, z. B. durch kurze Zusammenfassung, eventuell Wiederholung eines Schlüsselwortes (Echoing)
V3	Crossmodale Kommunikation (Antwort auf unterschiedlicher Ebene): Kognition → Emotion, Emotion → Kognition *Mind reading*: Therapeut drückt Gefühle, Gedanken des Patienten aus, die dieser nicht oder nur teilweise ausdrückt (auch Handlungsimpulse, Mimik und Körperhaltung werden beachtet)

(Fortsetzung)

Tab. 5.1 Fortsetzung

Die Validierungsstrategien (V) werden in sechs Stufen eingeteilt	
V4	Validierung in Bezug auf die Biografie oder Pathologie des Patienten Vorteil: Patient wird entlastet (keine Schuldzuweisung) Cave: Pathologisieren könnte beleidigend wirken oder die Handlungskompetenz absprechen
V5	Validierung auf den gegenwärtigen subjektiven Kontext bezogen, die Handlung des Patienten wird damit als stimmig befunden Vorteil: Öffnung für Veränderung und neue Kompetenzen, Betonung der Selbstverantwortung Cave: Schuldzuweisung könnte mitschwingen
V6	Radikale Echtheit, generalisierende Kommunikation (Therapeut behandelt Patienten als Gleichgestellten)

Tab. 5.2 Validierungsstrategien

Validierungsstrategie	Mögliche Sätze
V1	P: *... da bin ich sehr wütend geworden ...* T widmet P seine ungeteilte Aufmerksamkeit, hört genau zu, achtet auf seine Körpersprache.
V2	P: *Ich fühle mich hier einfach ungerecht behandelt, das macht mich total wütend, das lass ich mir nicht mehr gefallen!* T: *Die ungerechte Behandlung macht Sie wütend.*
V3	Beispiel A: P: *Nie hört mir T. zu.* T: *Sie haben gedacht: Das lasse ich mir nicht mehr gefallen ...* (Kognitionen) Beispiel B: P: *Ich dachte nur noch, das kann doch nicht wahr sein, das muss ich mir nicht gefallen lassen.* (Kognitionen) T: *Sie waren offensichtlich sehr wütend.* (Gefühl)
V4	P: *Ich war extrem wütend und wollte sofort zuschlagen ...* T: *Ihre Gefühle schießen sehr schnell hoch und blockieren das Denken. Dieses Problem gehört zu den Symptomen der Borderline-Störung und machen ihre Reaktion verständlich.*
V5	P: *Ich war extrem wütend.* T: *Es ist klar, wenn Sie wieder als Außenseiter dastehen, dass Sie in Rage geraten, aber soll es so bleiben?*
V6	P: *Ich war extrem wütend ...* T: *Das wäre mir in dieser Situation genauso ergangen.*

5.3 Weitere therapeutische Strategien und Methoden

- Verhaltensanalysen
- Kettenanalysen
- Kontingenzmanagement
- Umgang mit drängenden Suizidgedanken
- Broken record
- Fraktionieren

> Dysfunktionales Verhalten von Betroffenen wird in der DBT als Lösungsversuch zur Regulation unerträglicher Spannungszustände und Linderung unerträglicher seelischer Schmerzen angesehen.

Die therapeutischen bzw. Problemlösungstechniken basieren auf genauen **Verhaltensanalysen** und **Kettenanalysen,** die bei der Suche nach der Problemdefinition und nach funktionalen Alternativlösungen helfen. Oft ist dies schwierig, da Betroffene nicht genau angeben können, worin genau das Problem liegt und was genau mit *„Mir geht es sehr schlecht, ich halte es nicht mehr aus!"* gemeint ist.

In einer genauen **Kettenanalyse** wird versucht, den Werdegang zu verfolgen und parallel dazu die Zusammenhänge des Problems zu erkennen.

Meist stellt sich heraus, dass nicht das Problem selbst, sondern die darauffolgenden fehlgeschlagenen Lösungsversuche eine Katastrophe heraufbeschworen haben und dass diese oft mit destabilisierenden Lebensumständen zusammenhängen (z. B. Existenzangst).

Schritt für Schritt werden die letzten Stunden und Teilbereiche durchleuchtet: *Was war davor?* bzw. *Was haben Sie dann gemacht?* So wird eine genaue Problemdefinition des Kernproblems, z. B. *Ich lasse mich zu lange ausnutzen, weil ich mich nicht traue Nein zu sagen*, möglich. Das Aufzeigen der destabilisierenden Umstände wie wenig Schlaf, wenige Sozialkontakte, unregelmäßiges Essen und Trinken, unverlässliche Medikamenteneinnahme u. a. m. wird besprochen. Nach der Problemdefinition wird nicht nur für das Kernproblem nach Lösungen gesucht, sondern es werden bei Bedarf Techniken des Skills-Trainings zu Hilfe genommen.

5.3.1 Verhaltens- und Kettenanalysen

Verhaltens- und Kettenanalysen sind im Rahmen der Einzeltherapie vorgesehen.

Die Einführung und Erklärung dazu machen wir auch oft in Skillsgruppen, wenn die entsprechenden Ressourcen nicht zur Verfügung stehen, was in Österreich doch leider aufgrund mangelnder DBT-Einzeltherapeuten notwendig ist – wie M. Linehan sagt, machen wir *aus Zitronen Limonade*.

Therapeut und Patient wählen ein zu analysierendes Ereignis aus und besprechen die einzelnen Kettenglieder:
- Beginn des Problems
- Mitte (aufeinander folgende Ereignisse)
- Ende (Konsequenzen)

Die einzelnen Kettenglieder werden auf ihre Funktionalität überprüft, um Möglichkeiten zu erkennen, wann und wie der dysfunktionale Handlungsablauf noch gestoppt werden hätte können. Dies ermöglicht die Entwicklung neuer Handlungskompetenz.

Das Ziel der Verhaltens- und Kettenanalyse (◘ Abb. 5.1) ist, das Problemverhalten zu
- erkennen,
- analysieren und
- verändern.

Zuerst wird das Problemverhalten genau beschrieben, dann die vorausgegangenen Ereignisse Schritt für Schritt durchleuchtet und schließlich die Konsequenzen des Verhaltens überprüft:

◘ **Abb. 5.1** Kettenanalyse

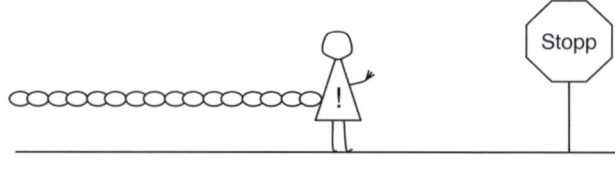

◘ **Abb. 5.2** Was hilft wann?

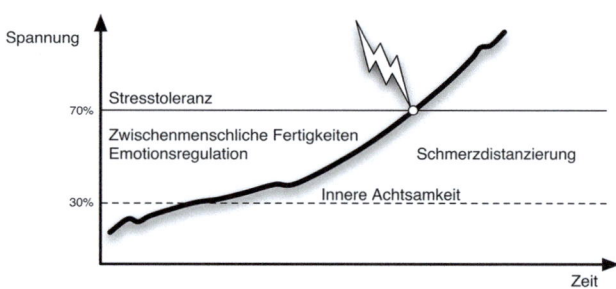

◘ **Tab. 5.3** Verhaltensanalyse

Beispiel für Kontingenzmanagement (horizontale, situative Verhaltensanalyse)		
Situation	*Dysfunktionale Bewertung und Grundannahme; Schemata*	*Reaktion auf die Situation*
Freundin will auch Zeit mit anderen verbringen, hat auch andere Freunde	Sie wird mich verlassen, wenn sie erkennt, dass andere besser sind.	Selbstschädigende Handlung; schneidet sich
	Allein kann ich nicht überleben, ich muss alles tun, um nicht verlassen zu werden.	*Kurzfristige Konsequenz* Spannung lässt nach (C -)
	versus Ich muss mich vor Abhängigkeit und Nähe schützen.	Freundin wendet sich vermehrt zu C +
	Unbewusste Gedanken Hilf mir! Allein kann ich nicht überleben. Ich bin klein, dumm, unwichtig. Ich bin es nicht wert, dass …	*Langfristige Konsequenz* Selbstschädigendes Verhalten wird verstärkt
	Gefühle Hilflosigkeit, Angst, Scham, Sehnsucht, Schuld	

Die DBT-Strategien und Methoden

- Was genau geschah? (Wann? Wo? Wer war noch beteiligt?)
- Was war knapp davor?
- Was macht besonders anfällig (Stress, Alkohol, Drogen, Medikamentenmissbrauch, intensive Gefühle, gestörtes Essen oder Schlafen, körperliche Erkrankung)?
- Welche Konsequenzen ergeben sich daraus? (Gedanken, Gefühle, Körperreaktionen, Reaktion der Umgebung)
- Welche Konsequenzen ergeben sich für andere?

Nach der Problemanalyse wird die Lösungsanalyse durchgeführt und nach Bewältigungsstrategien gesucht:
- Wo und wann hätten Sie anders handeln können?
- Welcher Skill wäre möglich gewesen?
- Was ist jetzt möglich zu tun?

Es ist sinnvoll, nicht nur Problemverhalten zu analysieren (◘ Abb. 5.2), sondern auch Situationen, die gut gelungen sind, im Sinne einer *positiven Verhaltensanalyse* genau anzuschauen:
- Wie haben Sie es geschafft?
- Welcher Skill hat geholfen?
- Es gibt immer mehrere Wege.
- Was können Sie noch probieren?
- Es ist schwer, unbekannte neue Wege zu gehen.

(Beispiel für eine positive VA)
Gedanke an Selbstschädigung →
- *Wie gelang es, die Durchführung zu verhindern?*
- *Was genau haben Sie getan?*
- *Geben Sie den verwendeten Skills einen Namen*

Dabei darf nicht vergessen werden, dass alte erprobte dysfunktionale Verhaltensweisen schnell zur Spannungsreduktion führen *(Trampelpfad)*. Hier ist es wichtig, wieder mithilfe der DBT-Strategien ein **Commitment zur Veränderung** zu erreichen (◘ Tab. 5.3).

5.3.2 Kontingenzmanagement (◘ Abb. 5.3)

Das Kontingenzmanagement orientiert sich an den von Skinner entwickelten psychologischen Lernmechanismen der operanten Konditionierung (Skinner 1953). Diese besagt, dass gezeigtes Verhalten anhand seiner Konsequenzen verändert werden kann. Konsequenzen, die eine Zunahme des Verhaltens induzieren, gelten als Verstärker, wobei positive Verstärker eine Zunahme der Häufigkeit eines Verhaltens durch Erhalt einer positiven Konsequenz zur Folge haben. Ein mächtiger Verstärker ist jedoch die sogenannte negative Verstärkung, die eine Zunahme des Verhaltens durch den Wegfall einer negativen Konsequenz erzielt. Der Wegfall der negativen Konsequenz bewirkt, dass immer wieder zu den Mitteln gegriffen wird, die helfen, aversive Zustände zu beseitigen. So setzen Betroffene destruktive Mittel ein, um aversive Spannungszustände zu unterbrechen. Die Reduktion der quälenden Spannungszustände ist daher in der Regel als negativer Verstärker zu sehen, der im Sinne einer instrumentellen Konditionierung wirkt, sodass selbstschädigendes Verhalten aufrechterhalten wird bzw. dessen Häufigkeit zunimmt.

Zuwendung und Aufmerksamkeit durch das besorgte Umfeld bei selbstschädigendem Verhalten sind positive Verstärker. Dabei ist zu berücksichtigen, dass die Erkenntnis, dass eine Konsequenz als Verstärker wirkt, nichts darüber aussagt, ob die Verstärkung beabsichtigt war oder nicht. Viele Konsequenzen steuern das Verhalten außerhalb der bewussten Wahrnehmung. Eine als subjektiv angenehm erlebte Konsequenz lässt nicht darauf schließen, dass diese beabsichtigt war. Die Zuwendung, die Betroffene nach einer Selbstverletzung erhalten, heißt nicht, dass sie sich deshalb absichtlich verletzten. Dennoch darf die Bedeutung dieser Problematik nicht unterschätzt werden. In der therapeutischen Interaktion, die eine Form der Ver-

Kontingenzmanagement
Verstärker = Konsequenz, die eine zukünftige Zunahme der Auftrittswahrscheinlichkeit eines Verhaltens erhöht

Positive Verstärkung C +
Zunahme der Auftrittswahrscheinlichkeit eines Verhaltens durch Darbietung einer positiven Konsequenz

Negative Verstärkung C −
Zunahme der Auftrittswahrscheinlichkeit eines Verhaltens durch Entfernung einer negativen Konsequenz

Bestrafung C −
Abnahme der Auftrittswahrscheinlichkeit eines Verhaltens durch Darbietung einer negativen Konsequenz

Löschung (Extinction) C +
Abnahme der Auftrittswahrscheinlichkeit eines Verhaltens durch Entfernung einer positiven Konsequenz

Abb. 5.3 Kontingenzmanagement

stärkung, Löschung oder Bestrafung darstellt, liegt die Ursache für eine gefährdete therapeutische Beziehung häufig in der Tatsache, dass Lob und Zuwendung mit positiver Verstärkung gleichgesetzt werden. Dabei wird außer Acht gelassen, dass Lob und Zuwendung nicht unbedingt als positive Verstärker für eine therapeutische Beziehungsgestaltung herangezogen werden können und Konsequenzen nur dann verstärkend wirken, wenn sie im subjektiven Kontext schemakonform sind. So kann es sein, dass ein Lob nicht Stolz, sondern Scham bewirkt, weil die Grundannahme lautet: *Ich bin unfähig und dumm.* Es ist daher wichtig, Lob gezielt und situationsbezogen einzusetzen.

In der Therapie werden diese Zusammenhänge in genauen Verhaltensanalysen besprochen, und es wird nach adäquaten, möglichen Mitteln gesucht, dies zu verändern, Reaktionen bewusst einzusetzen, zu steuern und zielorientiert zu handeln. Auch hier wird wieder Skills-Training eingesetzt, wenn Fertigkeiten fehlen.

> Jedes Verhalten macht im gegenwärtigen Kontext Sinn! Die wertschätzende therapeutische Beziehung hilft bei der Veränderung und fördert funktionales Verhalten!

5.3.3 Fraktionieren

Diese Technik wird angewendet, wenn die Patientin aufgeben will. Die Trainerin unterteilt die Ziele der Patientin in Anteile: z. B. Pat. möchte die Therapie beenden:

Trainer T: *– Ein Anteil von Ihnen möchte gehen, ein anderer Anteil möchte jedoch bleiben, sonst wären Sie ja nicht hier.*

Der Anteil, der gehen will, wird validiert, der andere, der gerne bleiben und etwas Neues ausprobieren möchte, wird gestärkt.

5.3.4 Broken record

Wiederholen von Fragen, Ansichten, Intentionen, wie bei einem Kratzer auf der Schallplatte:

T: *– Wir haben vereinbart, dass Sie täglich eine Achtsamkeitsübung machen.*

Patient P: *– Ich wollte, aber …*

T: *– Das verstehe ich und wir werden gemeinsam nach einer Lösung suchen, denn wir haben vereinbart, dass …*

P: *– Es fällt mir so schwer …*

T: *– Deshalb sind Sie ja hier, damit ich Ihnen helfen kann die Schwierigkeiten zu über-*

winden; dazu gehört auch, so wie wir vereinbart haben, dass Sie täglich üben.

5.3.5 Umgang mit drängenden Suizidgedanken

Die DBT sieht Suizidgedanken als sogenannte dysfunktionale Problemlöseversuche, eine Möglichkeit, durch Vorstellungskraft das Hier und Jetzt zu ertragen (mentaler Escape-Mechanismus).

Diese Strategien werden mit der Zeit konditioniert und können sich, auch als bedrohlich empfundene Gedanken und imperative Stimmen, selbständig machen. Sie werden als ich-dyston empfunden.

In der Therapie soll der Patient lernen, die Zusammenhänge, Auslöser und belastenden Situationen zu erkennen und diese als Warnung zu sehen, dass etwas verändert werden muss (Bohus 2019; Stiglmayr und Gunia 2017).

> Der Patient lernt, Suizidgedanken und die zugehörigen Handlungsimpulse zu unterscheiden und alternative Lösungen zu suchen.

5.3.6 Umgang mit therapiegefährdendem Verhalten

Dieses Thema betrifft Therapeuten ebenso wie Klienten.

Zuspätkommen, Vergessen von Terminen, Substanzgebrauch vor der Stunde, nicht besprochener Abbruch, Nicht-Einhalten von Vereinbarungen, keine Hausübungen sind Beispiele für therapiegefährdendes Verhalten seitens der Patienten.

Der Therapeut wird hier mit Verhaltensanalysen, Bedingungsanalysen, Kontingenz und Lösungsvorschlägen eingreifen.

Aber auch Therapeutenverhalten, das den Patienten gegenüber nicht respektvoll, unzuverlässig oder unprofessionell ist, kann zum Therapieabbruch führen.

5.3.7 Umgang mit Dissoziation

Dissoziation verhindert emotionales Lernen und steht dem Therapieerfolg im Weg.

Wirksame antidissoziative Skills können helfen (siehe ▶ Kap. 6).

5.3.8 Commitmentstrategien

■ **Advocatus diaboli**

Wenn der Patient schon fast überzeugt ist, z. B. kurz davor, einen Non-Suizidvertrag zu unterschreiben, sucht der Trainer Argumente, die gegen die Zustimmung sprechen. Die Patientin erhält dadurch das Gefühl der Wahlmöglichkeit und kann ihrerseits dann Argumente für eine Zustimmung einbringen – dadurch bestärkt sie sich sozusagen selbst in ihrer Entscheidung.

■ **Fuß in der Tür**

Fuß in der Tür heißt, dass die Trainerin zuerst eine ganz leichte Übung verlangt und so ermöglicht, dass auch schwierigere angenommen werden.

T: – *Das Ausfüllen der Verhaltensanalyse macht noch Schwierigkeiten?*

P: – *Ja, ich kann meine Gedanken und Gefühle nicht ordnen.*

T: – *Würde es helfen, wenn wir einfach nur reden?* P: *Ich weiß nicht ...*

T: – *Da haben Sie Recht, das würde uns nicht weiterbringen. Was halten Sie davon, wenn wir die nächsten Verhaltensanalysen gemeinsam machen, bis Sie ganz sicher sind und danach machen Sie daheim weiter ...*

- **Tür im Gesicht**

Tür im Gesicht heißt, dass die Trainerin sehr viel verlangt, einhakt, validiert und so ermöglicht, dass eine Vereinbarung zustande kommt.

T: – *Ich könnte mir vorstellen, dass Sie täglich mindestens 5× üben.*

P: – *Das schaffe ich nie!*

T: – *So oft üben zu müssen, macht ziemlichen Druck, das verstehe ich.*

   Was könnten Sie schaffen?

P: – *1–2× täglich wäre schon möglich.*

T: – *Gut, dann vereinbaren wir jetzt, dass Sie täglich 2× Ihre Übungen machen, ok?*

- **Pro und Contra**

Es werden alle Vor- und Nachteile geprüft, meist Listen erstellt, bevor eine Entscheidung getroffen und die Zustimmung gegeben wird.

- **Cheerleading**

Die Patientin wird ermutigt und kleinste Fortschritte werden verstärkt. Die Trainerin vermittelt das Vertrauen in die Kompetenz der Patientin.

- **Cheerleading to the team**

Betonung der gemeinsamen Verantwortung: Trainer und Patient sind ein Team.

5.4 Attachment-Strategien

Siehe auch ▶ Kap. 8:
- Hohe Therapiefrequenz zu Beginn der Therapie
- Ansprechen des Butterfly-Problems (häufiger Therapeutenwechsel)
- Vereinbarte Telefonkontakte
- Eventuell Einbeziehen der Familie und des Freundeskreises durch
- regelmäßige Treffen und Besprechen des Behandlungskonzeptes (Edukation)
- In Notfällen aktive Kontaktaufnahme durch den Therapeuten und/oder Suche nach dem Patienten
- Teamwork und Supervision

Literatur

Bohus M (2019) Borderline-Störung, 2. Aufl. Göttingen, Hogrefe

Stiglmayr C, Gunia H (2017) Dialektisch-Behaviorale Therapie (DBT) zur Behandlung der Borderline-Persönlichkeitsstörung: Ein Manual für die ambulante Therapie. Hogrefe, Göttingen

Skinner BF (1953) Science and human behavior. Macmillan, London

Skills-Training

Martina Sutor

Inhaltsverzeichnis

6.1 Methodik und Ziele – 108

6.2 Was sind Skills? – 110

6.3 Spannung und Spannungsmessung – 112

6.4 Was verstehen wir unter einer Skills-Kette? – 113

6.5 Die Skills-Gruppe – 114
6.5.1 Struktur – 114
6.5.2 Dauer und Aufbau – 115
6.5.3 Behandlungsvertrag und Rahmenbedingungen – 116
6.5.4 Trainer – 116
6.5.5 Erfahren und Üben – 118
6.5.6 Time-out – 120
6.5.7 Weitere Gestaltungshilfen – 120
6.5.8 Strukturierte Gruppensitzungen – 120
6.5.9 Module des Skills-Trainings – 123
6.5.10 Achtsamkeit – 123
6.5.11 Stresstoleranz – 132
6.5.12 Emotionsregulation – 141
6.5.13 Beschreibung von Gefühlen – 154
6.5.14 Beispiele für Skills – 169
6.5.15 Zwischenmenschliche Skills – 171
6.5.16 Selbstwert – 178
6.5.17 Körperorientierte Skills-Arbeit – 179

Elektronisches Zusatzmaterial – 186

Literatur – 186

Ergänzende Information Die elektronische Version dieses Kapitels enthält Zusatzmaterial, auf das über folgenden Link zugegriffen werden kann [https://doi.org/10.1007/978-3-662-64627-4_6].

© Springer-Verlag GmbH Deutschland, ein Teil von Springer Nature 2022
M. Sutor (Hrsg.), *Die Dialektisch Behaviorale Therapie (DBT)*,
https://doi.org/10.1007/978-3-662-64627-4_6

Das Skills-Training ist im Konzept der Dialektisch-Behavioralen Therapie von Marsha M. Linehan ein wichtiger Baustein und von wesentlicher Bedeutung für das gesamte Therapiekonzept. Im Grundkonzept der DBT wird es, parallel zu den psychotherapeutischen Einzelsitzungen, in Form eines Gruppentrainings als eigenständiges Behandlungsmodul angeboten.

M. Linehan spricht von „*aus Zitronen Limonade machen*", und genau das müssen wir in Ländern bzw. Gegenden tun, wo die Ressourcen für DBT in Skills-Training nicht so reichhaltig sind wie es im ursprünglichen Konzept vorgesehen ist. Auch die Aussage Linehans, die wir in einem Vortrag gehört haben „*tun, was möglich ist*", hat uns in Österreich dazu motiviert, bei nicht ausreichend vorhandenen DBT-Einzeltherapeuten und Kliniken einen Weg zu gehen, möglichst viel umzusetzen und möglichst vielen KollegInnen und PatientInnen den Zugang zur DBT zu ermöglichen.

Einige Dinge, die hier zu lesen sind, entsprechen nicht immer der Standard-DBT, wie sie in Deutschland üblich ist, sondern zeigen die Möglichkeiten, auch mit wenig Ressourcen möglichst viel zu vermitteln und erreichen.

In diesem Sinne arbeiten wir manchmal auch mit allen therapeutischen Schulen, Kliniken und Nicht-DBT-Einzeltherapeuten zusammen, um den Zugang zur DBT und manchmal auch isoliert zum Skills-Training zu verbreiten und haben dabei viel positives Feed-back erhalten, sowohl von Therapeuten- als auch Patientenseite.

> Die Praxis hat gezeigt, dass störungsspezifische Skills auch in viele andere Behandlungskonzepte integriert werden können.

Die Erarbeitung und Erprobung konstruktiver Strategien im Umgang mit Spannungs-, Stress- und Belastungssituationen gilt als nachhaltige Ressource, Skills machen den Alltag lebbar und können das Netzwerk für eine weiterführende Traumatherapie darstellen.

Das Skills-Training im Konzept der Dialektisch-Behavioralen Therapie ist ein wichtiger Baustein und von wesentlicher Bedeutung für das Therapiekonzept. Im Grundkonzept der DBT wird es, parallel zu den psychotherapeutischen Einzelsitzungen, in Form eines Gruppentrainings als eigenständiges Behandlungsmodul angeboten. Erarbeitung, Vertiefung und Umsetzung störungsspezifischer Skills finden ihren Platz nicht nur im Schulen übergreifenden psychotherapeutischen Kontext, sondern auch in anderen klinischen und ambulanten Settings, mit dem Ziel, Patienten zu unterstützen. Die Erarbeitung und Erprobung konstruktiver Strategien im Umgang mit Spannungs-, Stress- und Belastungssituationen gilt als nachhaltige Ressource bei der komplexen Therapieplanung. Das Konzept der dynamischen Hierarchisierung setzt dort an, wo Hilfe am dringendsten gebraucht wird, um zu überleben, funktionale Strategien in Krisensituationen bereit zu haben, bei Konflikten, Frustrationen, Kränkungen und bei emotionaler Dekompensation.

6.1 Methodik und Ziele

Die DBT besteht aus einer zeitgleichen Anwendung von Einzel- und Gruppentherapie, zu der als Basis das *Skills-Training* gehört, welches ressourcenaktivierend und kompetenzfördernd wirkt. (Bohus 2002; Trautmann 2004).

Die praktischen Aspekte des Skills-Trainings zielen darauf ab, schulen- und methodenübergreifend Patienten zu unterstützen, indem es hilft,
− funktionale Skills kennenzulernen,
− vorhandene Fertigkeiten zu erkennen und zu benennen,

Skills-Training

- theoretisches Wissen (*teaching*) über Inhalte und Zusammenhänge zu erlangen,
- praktische Übungsmöglichkeiten im Einzel- und/oder Gruppensetting zu ermöglichen,
- einen Erfahrungsaustausch und Rückmeldungen zu erfahren und
- die allmähliche Integration bis zur automatischen Anwendung zu fördern,
- Selbstinstruktion zu erlernen.

> Jedes erwünschte Verhalten, egal ob es bereits vorhanden ist und angewendet oder neu erlernt wird, gilt als *Skill*, dessen Festigung durch eine rasche, genaue und spezifische Rückmeldung gefördert wird.

Gut ausgebildete Trainer fühlen sich auch in schwierigen Situationen sicher und helfen Patienten aus der Krise.

Der Einsatz von Metaphern und Geschichten zieht sich dabei wie ein roter Faden durch alle Bereiche.

In ihrem Buch Metaphern, Geschichten und Symbole in der Traumatherapie geben Priebe et al. (2013) Beispiele für Metaphern und dazugehörige theoretische Erklärungen. Als Beispiel dürfen wir hier den Beginn der Metapher vom Wasserball anführen – eine wunderbare Erklärung für Patienten zum Thema *Vermeidung* und *Verdrängung*.

Anleitung:

Ich möchte Sie bitten, sich einmal einen Wasserball vorzustellen, d. h. so einen Ball, der mit Luft aufgeblasen ist, mit dem man am Strand spielen kann. Wenn Sie sich vorstellen, so einen Ball im Wasser mit ihren Händen einmal unter die Wasseroberfläche zu drücken, vielleicht haben Sie das sogar schon einmal probiert, was passiert, wenn Sie die Hände wegnehmen und nicht mehr drücken? …

> Es ergibt sich eine ständige Balance zwischen Veränderungs- und Validierungsstrategien, die einerseits die Patientinnen ermutigen, Neues auszuprobieren, andererseits vermitteln, dass die subjektive Sicht des Verhaltens stimmig und nachvollziehbar ist.

Es gehört viel Mut dazu, Neues auszuprobieren, und dies ist oft schambesetzt. Validierungsstrategien geben problematischen Verhaltensweisen Sinn und öffnen den Weg für Veränderungen.

In der praktischen Arbeit und im Dialog hat sich zu Beginn eines Trainings folgende Geschichte bewährt, um Patientinnen zu zeigen, dass trotz Einsatz von Skills oft anfangs kaum Veränderungen wahrgenommen werden oder sie sich in manchen Fällen sogar schlechter als vorher fühlen, weil sie immer wieder denselben Fehler machen.

» **Autobiografie in fünf Kapiteln**
Ich gehe die Straße entlang.
Im Bürgersteig ist ein tiefes Loch.
Ich falle hinein.
Ich bin verloren … bin hilflos.
Es ist nicht meine Schuld,
dort hineingefallen zu sein.
Ich brauche sehr lange, um den Weg nach draußen zu finden.
Ich gehe die Straße entlang.
Im Bürgersteig ist ein tiefes Loch.
Ich tue so, als ob ich es nicht bemerken würde.
Ich falle wieder hinein.
Ich kann nicht verstehen, warum ich schon wieder dort hineingefallen bin.
Es ist meine Schuld.
Es dauert immer noch sehr lange,
um den Weg nach draußen zu finden.
Ich gehe dieselbe Straße entlang.
Im Bürgersteig ist ein tiefes Loch
Ich bemerke es.
Trotzdem falle ich hinein.
Das Hineinfallen ist eine vertraute Gewohnheit. Meine Augen sind jetzt offen. Ich weiß, wo ich mich befinde.
Ich bin dafür verantwortlich und
ich finde den Weg nach draußen sofort.

Ich gehe dieselbe Straße entlang.
Im Bürgersteig ist ein tiefes Loch.
Ich weiche aus und falle nicht mehr hinein.
Ich wähle eine andere Straße.
(Autobiography in five short chapters by Portia Nelson, 1980)

Diese Geschichte ermutigt, und allmählich wird durch das Trainieren neuer Skills sowie das neu angelegte Repertoire eine Brücke zu neuen Erfahrungen gebaut, die zur Verbesserung der Symptomatik führt und die Interaktion mit der Umwelt verändert.

Die häufigste Metapher, die M. Linehan verwendet, ist die der **WIPPE**:

Therapeut und Patient halten auf dieser Wippe Balance, z. B. zwischen Akzeptanz und Veränderung.

Die folgenden Kapitel liefern grundlegende Informationen über das Skills-Training.

> **EyeCatcher**
>
> Das Skills-Training kann als Baustein dort eingesetzt werden, wo es gilt, Betroffenen einen Weg aus dem Chaos zu zeigen. Linehan selbst bezeichnet das Skills-Training als
> „Ton, aus dem Einzeltherapeut und Patient eine Figur modellieren können".

Das Skills-Training soll helfen,
- eigenes Denken, Fühlen und Verhalten zu verstehen,
- dysfunktionales Verhalten zu verändern,
- neue Skills zu erwerben und zu trainieren,
- zu überleben,
- die Lebensqualität zu verbessern und
- Ressourcen zu aktivieren.

▶ Das Ziel ist das Erreichen von Kontrolle und Handlungskompetenz.

6.2 Was sind Skills?

Angenommen, Sie haben eine Panne, Ihr Auto steckt fest. Dazu ist es dunkel, es regnet, Sie frieren und sind allein. Was tun Sie? Denken Sie darüber nach, an welcher Stelle und aufgrund welch widriger Umstände Sie in diese Situation geraten sind? Oder überlegen Sie, was Sie brauchen, um wieder weiterfahren zu können und wie Sie Hilfe bekommen?

Die Bewältigung des täglichen Lebens setzt ständig Skills (Fertigkeiten) voraus, die im Einzelnen nicht mehr bewusst sind und zusammenhängend ablaufen. Darunter werden Leistungen verstanden, die neu erlernt und durch stetiges Üben verbessert werden können, wie zum Beispiel das Erlernen einer Sprache, Ankleiden, Werkzeuge verwenden, Kopfrechnen, Schreiben, Auto fahren, Jonglieren, Tanzen. Die neu zu erlernenden Tätigkeiten entziehen sich mit zunehmendem Können immer mehr der bewussten Ausführung, bis sie schließlich automatisch eingesetzt werden.

Es gibt verschiedene Möglichkeiten der Anwendung:
- Handlungsbezogene (behaviorale) Skills: *Was kann ich tun?* (Ausführung)
- Gedankenbezogene (kognitive) Skills: *Wie kann ich meine Gedanken ändern?* (Steuerung)
- Sinnesbezogene (sensorische) Skills: *Welcher Sinnesreiz (Sehen/Hören/Fühlen/Riechen/Schmecken) hilft?*
- Körperbezogene (physiologische) Skills: *Wie kann ich mich bewegen statt zu erstarren?* (motorische Umsetzung)
- Sensomotorische Skills: Koordination und gezielte Bewegungen
- Zwischenmenschliche Skills: Interaktionsfertigkeiten von Personen

Jeder Mensch hat ein unterschiedliches Repertoire an Skills, das in spezifischen Situationen dazu beiträgt, die eigenen Ziele zu verwirklichen. Wie in den vorangegangenen

Kapiteln bereits ausführlich beschrieben worden ist, gibt es Störungen, die es erschweren, adäquat und effektiv auf Situationen zu reagieren. Im Repertoire der Betroffenen befinden sich oft keine verfügbaren Skills, die das Erreichen angestrebter Ziele und Handlungskompetenz gewährleisten.

Auf das Beispiel mit der Autopanne bezogen, ist es möglich, dass sie
— vor Wut auf das Auto einschlagen,
— davonlaufen oder
— starr sitzen bleiben und nichts tun können ...
— Oder?
— Sie telefonieren um Hilfe.
— Sie tun, was möglich ist ...

Menschen mit einer Emotionsregulationsstörung setzen oft dysfunktionale Vorgehensweisen ein.

Linehan versteht diese Verhaltensmerkmale als eine Folge von emotionaler Dysregulation und fehlgeleiteter Strategien zur Bewältigung. Durch die großen Defizite müssen Borderline-Patientinnen daher nicht nur neues Verhalten lernen, um aus dem Teufelskreis der Selbstschädigung herauszukommen, sondern auch ihre Gedanken und Gefühle verstehen und neu ordnen lernen.

❯ Borderline-Patienten brauchen funktionale Skills, um Handlungskompetenz zu erlangen.

Eine Betroffene bemerkt:

» Ich habe endlich erfahren, wie ich mir selbst helfen kann und ich komme gerne zum Training, weil ich dann erlebe, dass sich auch andere anstrengen müssen, um sich selbst helfen zu können. (Patientin)

Dysfunktionales Verhalten wird oft eingesetzt, weil noch keine funktionalen Skills zur Verfügung stehen. Patienten brauchen sehr viel Mut, hier aktiv eine Veränderung anzustreben.

> Oft haben Patienten unter Hochstress Schwierigkeiten, wirkungsvolle Skills zu finden. Sie erleben diesen Zustand unterschiedlich, und es ist von Bedeutung, welchen Skill sie unter welcher Bedingung anwenden.

Es ist daher erforderlich, dass Patienten herausfinden, welcher *Kanal* unter welchen Bedingungen *offen* ist, und herausarbeiten, welche Skills dann zur Verfügung stehen. Es ist nicht sinnvoll, Skills zu erarbeiten, die in bestimmten Situationen nur bedingt oder gar nicht funktionieren können. Wenn z. B. kaltes Duschen hilft, muss überlegt werden, in welchen Situationen dieser Skill eingesetzt werden kann und in welchen nicht bzw. ein alternativer Skill gefunden werden muss.

❯ Jedes funktionale Verhalten ist ein Skill!

■ Beispiele für
— Handlungsbezogene Skills
  – Etwas tun
  – Sich ablenken
  – Aufräumen
  – Kochen
  – Chatten
  – Joggen
  – Schwimmen
  – Ein Instrument spielen
— Gedankenbezogene Skills
  – Sudoku
  – Rätsel lösen
  – Suchbilder
  – Schach spielen
  – Lesen
  – Tangram spielen
— Sinnesbezogene Skills
  – Kalt duschen
  – Eiswürfel zerdrücken
  – Musik hören
  – Körperempfindungen bewusst einsetzen

◘ Tab. 6.1	Skills-Zugangskanäle
Handlungsbezogene (behaviorale)	gedankenbezogene (kognitive)
Sinnesbezogene (sensorische)	körperbezogene (physiologische)

- Körperbezogene Skills (siehe auch unter Körpertherapie)
  - Sport
  - Der unsichtbare Stuhl
  - Krafttraining
  - Atemübungen

Durch das Sammeln erfolgreich eingesetzter Skills, deren Anwendungsmöglichkeiten und der Zuordnung zu einem bestimmten Zugangskanal, bekommt der Patient einen Einblick in seine bereits vorhandenen funktionalen Skills (◘ Tab. 6.1).

6.3 Spannung und Spannungsmessung

Der Begriff **Spannung** gibt den jeweiligen aktuellen Zustand, in dem sich Patientinnen befinden, wieder. Die Beschreibung des Spannungszustandes wird zur gemeinsamen Sprache bzw. Ausdrucksform, die hilft, den jeweiligen emotionalen Zustand ausdrücken zu können. Den Patientinnen wird anhand einer Symbolik vermittelt, dass es unterschiedliche Spannungszustände gibt und der Einsatz bestimmter Skills nur abhängig vom Spannungszustand sinnvoll ist.

Eine Möglichkeit ist, den Spannungszustand mittels eines Zahlenwertes auf einer Skala von 0 bis 100 einzuordnen. 30 ist entspannt, der Wert um 40 auf der Spannungskurve wird z. B. als leichter Spannungszustand bezeichnet, der Wert zwischen 70 und 100 bedeutet, dass die Kontrolle über Gedanken und Gefühle verloren geht und in diesem Feld ein Punkt erreicht wird, der keinen Handlungsspielraum mehr zulässt und bedeutet, dass Fremdhilfe geholt und angenommen werden muss. In diesem Bereich befindet sich der sogenannte *point of no return*.

> Die Einschätzung des jeweiligen Spannungszustandes ist subjektiv!

■ **Beispiele zur Spannungsmessung**
> Um Patienten in der differenzierten Spannungswahrnehmung zu schulen, ist es erforderlich, die körperlichen Veränderungen und Impulse bewusst wahrzunehmen.

Mithilfe von Protokollen werden die Patienten bei der Spannungswahrnehmung unterstützt. Sie tragen dreimal täglich den subjektiv empfundenen Wert ein und beobachten Veränderungen wie z. B.:
- Erhöhte Atemfrequenz
- Zittern
- Verspannte Muskulatur
- Innerer Rückzug
- Entfremdung
- Unruhe …

Wo und wie werden Veränderungen wahrgenommen? (◘ Tab. 6.2)

Durch das Bewusstmachen der unterschiedlichen Spannungszustände und der damit verbundenen Veränderungen erfahren die Patienten, dass jeder Spannungszustand andere Skills erfordert. Die Vermittlung neuer Skills ist nicht in jedem Zustand möglich, auch der richtige Einsatz bedarf einer Schulung und sehr viel Unterstützung.

Die Spannungskurve (◘ Abb. 6.1) erklärt, welche Module wann einsetzbar sind.

Es wird nicht nur nach verschiedenen Skills, sondern auch nach individuellen Möglichkeiten gesucht, Spannung zu reduzieren. Den Patientinnen werden dadurch mehrere Wege eröffnet.

> Unterschiedliche Skills und Skills-Ketten für unterschiedliche Situationen und Spannungszustände müssen erarbeitet werden.

Skills-Training

Tab. 6.2 Spannungswahrnehmung

Wochentag	Spannungswahrnehmung – Einschätzung	Körperliche Veränderungen/ Impulse	Gedanken	Gefühle	Verhalten	Wodurch konnte ich etwas verändern? Skills
Montag						
Dienstag						
Mittwoch						
Donnerstag						
Freitag						
Samstag						
Sonntag						

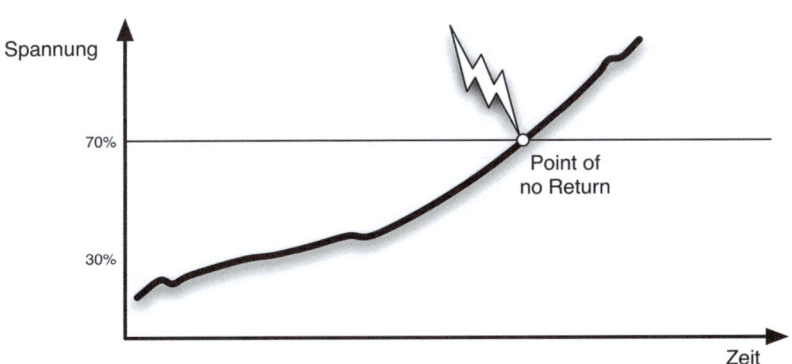

Abb. 6.1 Spannungskurve

6.4 Was verstehen wir unter einer Skills-Kette?

Eine Skills-Kette ist eine Abfolge von mehreren verschiedenen Skills, die zur Spannungsreduktion führen (◘ Abb. 6.2). Es ist sinnvoll, unterschiedliche Skills-Ketten zu erarbeiten, die Skills aufzuschreiben und zu üben.

Jeder Patient muss für sich herausfinden, welche Skills ihm bei hoher Spannung helfen, denn ein zu schwach wirksamer Skill kann das Gegenteil bewirken oder durch Unwirksamkeit Enttäuschung und Frustration hervorrufen. So wird die Skills-Kette z. B. bei Wut anders aussehen als bei Enttäuschung oder nicht zuzuordnender Spannung.

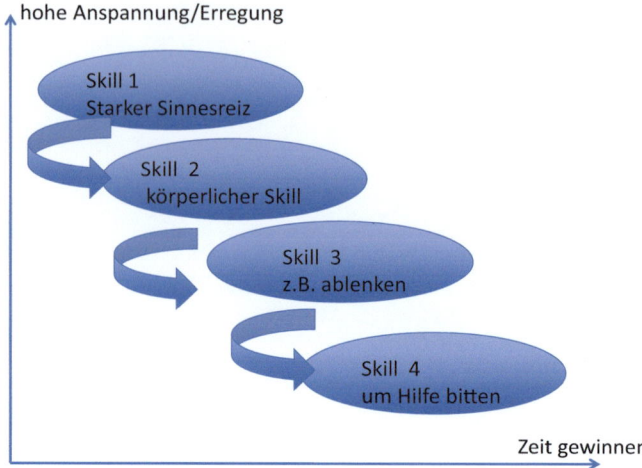

● Abb. 6.2 Skills-Kette

Der Spannungszustand flacht bei Borderline-Patienten nur langsam ab, und die Skills-Kette darf nicht vorzeitig unterbrochen werden, da scheinbar geringe Auslöser die Spannung wieder hochschießen lassen.

Im klinischen Setting benötigen die Patienten viel Unterstützung, da die neu erlernten Skills noch nicht internalisiert sind und der Drang, sich mit dysfunktionalem Verhalten Erleichterung zu schaffen, immer wieder steigt.

> Ziel ist es, auf eine funktionale Ebene zu gelangen, auf der Skills als Ressource zur Verfügung stehen und automatisch eingesetzt werden.

6.5 Die Skills-Gruppe

6.5.1 Struktur

EyeCatcher

Die Skills-Gruppe versteht sich als Lerngruppe mit bestimmten Regeln, die helfen, auch in der Gruppensituation Borderline-typische Verhaltensweisen zu steuern und den Betroffenen ein Werkzeug zur Stabilisierung zur Verfügung zu stellen.

Die auf jeden Fall stattfindende dynamische Interaktion zwischen den Gruppenmitgliedern erhöht die Wahrscheinlichkeit, dass problematische Themen berührt werden. Ist dies der Fall, muss nach zur Verfügung stehenden Mitteln und Hilfestellungen gesucht werden.

Es wird empfohlen, individuelle Probleme und Krisen nicht in der Gruppe, sondern, wenn möglich, an den Einzeltherapeuten weiterzuleiten oder außerhalb des Gruppengeschehens zu besprechen.

> Die Gruppe ermöglicht eine korrigierende emotionale Erfahrung, die Realität kann überprüft und die Überprüfung durch andere Gruppenmitglieder bestätigt oder korrigiert werden, denn „wahr ist, was noch durch mindestens einen zweiten Menschen bestätigt wird".

Das heißt, dass **Realitätsüberprüfung** und **Peergroup-Gefühl** für die Teilnehmer eine wesentliche Unterstützung darstellen.

Es hat sich bewährt, mit der Erklärung der Spannungskurve und dem Modul Achtsamkeit zu beginnen. Das Modell der Spannungskurve ist der erste Schritt zu einem Peergroup-Gefühl, und die Achtsam-

keit als zentrales Modul zieht sich durch alle Teilbereiche.
Was hilft?

> » ... wird es immer noch so oft gefährlich? Ich merke es nicht. Ich merke es ganz selten, und zwar immer dann, wenn ich alleine bin! Wie, wann, wo wird es gefährlich? Wann beginne ich abzuheben, ohne dass ich es merke? Wann komme ich ins Schwitzen? Wo muss ich sensibler und achtsamer werden? Ich vertraue Ihnen und der Gruppe, hier sitzen Sumpfexperten. Ich brauche eine Taschenlampe, um herauszufinden. Wenn die nicht gut ist, dann etwas anderes ... heute war ich bis 6 Uhr früh im „bordie-chatroom", das war sehr gut und interessant; hilfreich. Ich habe dort mein Fertigkeitenwissen unter die Leute gebracht! Hoffentlich hilft's! Es geht dort sehr fair zu ... (Mailauszug, Julian 2001)

Für die Trainerin ist es oft schwierig, einzuschätzen, ob einer Teilnehmerin Skills fehlen, ob sie emotional gehemmt ist oder durch die Umgebung daran gehindert wird, diese anzuwenden.

> Die Kompetenz von Betroffenen wird oft über- oder unterschätzt, da ihr Reaktionsmuster vom Ausmaß der emotionalen Erregung abhängt.

Oft geht es darum, herauszufinden, welche Möglichkeiten, Gewohnheiten, Interessen und Lebensumstände von Betroffenen genutzt werden können. Diese verwenden häufig bereits funktionale Skills, ohne es zu wissen. Diese Handlungsmöglichkeiten, auch wenn sie nur ansatzweise entwickelt sind, sollten verstärkt, benannt und nutzbar gemacht werden.

6.5.2 Dauer und Aufbau

Bei den Vorüberlegungen, eine Skills-Gruppe zu organisieren und vorzubereiten, muss meist ein Mittelweg zwischen den vorhandenen Möglichkeiten und der therapeutischen Idealvorstellung gefunden werden.

Ambulante Skills-Arbeit
(◘ Tab. 6.3)

Stationäre Skills-Arbeit
Das Training im stationären Setting unterscheidet sich vom ambulanten Setting durch
— die kürzere Dauer (abhängig von der Dauer des Aufenthalts),
— die Vermittlung neuer Skills, die parallel zum Training auf der Station geübt werden (Internalisierungschance) und
— ein multiprofessionales Therapeutenteam, das die Patienten über den gesam-

◘ Tab. 6.3 Struktur einer ambulanten Skills-Gruppe

Gruppengröße	maximal 8 Teilnehmer
Beginn und Dauer	Wenn möglich 2–3 × je 4 Monate
Vereinbarungen	Non-Suizid-Vertrag Gruppenregeln Time-out-Vereinbarungen
Frequenz	1 × pro Woche/2 Einheiten
Leitung	Trainer (Leiter und Co-Trainer)
Modalität	Offene/geschlossene/halboffene Gruppe
Ablauf	Vermittlung in Modulen

ten Therapiezeitraum begleitet und an Ort und Stelle individuelle Unterstützung geben kann (Erfahrungswert).

Die Vermittlung aller Bereiche (Module) ist aufgrund der variierenden Aufenthaltsdauer im Rahmen der Regelpsychiatrie oder psychiatrischer Reha nur selten möglich, daher ist es erforderlich, Teilinhalte auszuwählen und an die jeweiligen Erfordernisse (symptomorientiert) anzupassen. Das Modul Achtsamkeit sollte auf jeden Fall seinen Platz finden, da Achtsamkeitsbasierte Interventionen helfen, die Balance zwischen Akzeptanz und Veränderung zu fördern und auch nach dem stationären Aufenthalt gut in den Alltag integriert werden können.

Therapiestationen, die die Patienten 3 Monate und mit der Möglichkeit, nach einem Jahr wiederzukommen, haben, können das Programm entsprechend optimal nützen (◘ Tab. 6.4).

In der DBT-ACES wird ein neues Modell der Nachbetreuung vorgestellt

Mindestens genauso wichtig wie Achtsamkeit ist das Erlernen von Stresstoleranz-Skills, da die funktionale Spannungsreduktion der erste Schritt zur Reduktion des selbstschädigenden und suizidalen Verhaltens ist und den Patienten die Wiederteilnahme am Alltag und die kognitive Aufnahme der anderen Module ermöglicht. In der Wiedereingliederung im Leben draußen verhindern gut internalisierte Stresstoleranz-Skills mögliche Rückfälle und können so die Hospitalisierungshäufigkeit verringern.

Im zusätzlich erforderlichen Einzelgespräch ist es möglich, auf die individuellen Bedürfnisse und Probleme der Betroffenen einzugehen. Der gezielte Einsatz oft nur einiger funktionaler Skills kann nicht nur helfen, Krisen zu überleben, sondern gibt auch Hoffnung.

6.5.3 Behandlungsvertrag und Rahmenbedingungen

Es hat sich gezeigt, dass der Abschluss eines Behandlungsvertrags oder einer schriftlichen Vereinbarung sinnvoll ist. Dieser gibt Sicherheit, denn er enthält die Rahmenbedingungen und Gruppenregeln. Im ambulanten Bereich hat sich der *Non-Suizidvertrag* bewährt, dieser gehört zu den Standards in der Behandlung von Borderline-Patienten.

Manchmal ist es erforderlich, gesonderte Vereinbarungen schriftlich festzuhalten (◘ Tab. 6.5 und 6.6).

6.5.4 Trainer

❯ Gruppen werden in der Regel von zwei Trainern geführt, wobei einer die Rolle der Leitung und der andere die des Co-Trainers übernimmt.

— Die **Aufgabe des Gruppenleiters** besteht darin, auf den Aufbau, Ablauf und die Einhaltung der Struktur zu achten sowie die inhaltliche Vermittlung neuer Skills zu übernehmen. Er plant, gestaltet und

◘ **Tab. 6.4** Struktur stationäre Skills-Gruppe

Gruppengröße	Maximal 8 Teilnehmer
Beginn und Dauer	Richtet sich nach dem stationären Aufenthalt
Vereinbarungen	Gruppenregeln Time-out-Vereinbarungen
Frequenz	2 × pro Woche/1 Einheit
Leitung	Trainer (Leiter und Co-Trainer)
Modalität	Offene Gruppe
Ablauf	Vermittlung nach Schwerpunkten Achtsamkeitsbasiert

Tab. 6.5 Behandlungsvertrag Rahmenbedingungen

Das Skills-Training ist eine … Monate dauernde, … (wöchentlich) … stattfindende Lerngruppe. Die Teilnahme an dieser Gruppe erfordert von Ihnen:

1. Anwesenheit:
   Eine regelmäßige Teilnahme wird aus zwei Gründen empfohlen: Wenn Sie nicht anwesend sind, können Sie nicht von der Therapie profitieren. Wenn Sie nicht anwesend sind, können Sie die anderen Gruppenteilnehmer nicht bei deren Problembearbeitung unterstützen. Wenn jemand dreimal hintereinander fehlt (unabhängig davon, ob vorher abgesagt wurde oder nicht), kann er an dieser Gruppe nicht weiter teilnehmen (die Teilnahme zu einem anderen Zeitpunkt und in einer anderen Gruppe muss besprochen werden).

2. Die Teilnahme an der Gruppe unter Einfluss von ärztlich nicht-verordneten substanzgebundenen Drogen ist nicht möglich (Time-out für diese Sitzung).

3. Pünktlichkeit:
   Bitte kommen Sie pünktlich, wir werden immer zur vereinbarten Zeit beginnen, auch wenn noch nicht alle TeilnehmerInnen anwesend sind.

4. Hausaufgaben:
   Diese sind ein wesentlicher Bestandteil. Während der Sitzung erhalten Sie Informationen und lernen Strategien zur Problembewältigung. Ihre Erfahrungen bei der Anwendung sind wichtig, um diese in der Gruppe zu besprechen, erweitern und ergänzen zu können.

5. Sollte einer Gruppenteilnehmerin die Suizidabsicht oder -gefährdung einer anderen Teilnehmerin bekannt sein, so ist diese verpflichtet, dies umgehend einer Trainerin zu melden.

6. Paare können nicht gemeinsam an derselben Gruppe teilnehmen.

7. Alle Teilnehmerinnen unterliegen der Schweigepflicht. Sämtliche Informationen, die Rückschlüsse auf die Identität eines Gruppenmitglieds zulassen (Namen, Daten etc.) dürfen nicht nach außen getragen werden.

8. Sie verpflichten sich, während der Dauer des Trainingsprogramms keinen Suizidversuch zu unternehmen, sondern bei akuten Problemen Hilfe zu suchen und anzunehmen.

Ich bin mit diesen Rahmenbedingungen einverstanden _____

Tab. 6.6 Behandlungsvertrag (Ergänzung)

1. Ich, _____, verpflichte mich für den Fall, dass Selbstverletzungs- und Selbstmordgedanken auftreten oder ich den Drang verspüre, mich zu verletzen oder zu töten, dies nicht weiter zu verfolgen und nicht in die Tat umzusetzen.

2. In solchen oder ähnlichen Krisensituationen verpflichte ich mich, die für diese Fälle besprochenen Skills einzusetzen (z. B. Notfallkoffer).

3. Ich verpflichte mich, wenn nach dem Einsatz von Skills weiterhin Selbstverletzungs- beziehungsweise Selbstmordabsichten bestehen, Kontakt mit _____, _____, _____, _____ (mindestens vier Möglichkeiten) aufzunehmen.

koordiniert die Sitzungen. Der Leiter achtet auf die Gruppe als Ganzes.
— Der **Co-Trainer** übernimmt die Aufgabe des Zeitmanagements *(Hüter der Zeit)* und der dialektischen Balance *(Hüter der Dialektik)* und achtet auf individuelle Bedürfnisse und auf Spannungen. Wenn es notwendig ist, übernimmt er die Position des Gegengewichts – das kann je nach Situation entweder ein Gruppenteilnehmer oder der Gruppenleiter sein. Wenn Spannungen auftreten, verbalisiert der Co-Trainer diese und leitet die Suche nach Hilfestellung ein: *Ich merke, dass Sie im Augenblick sehr unter Spannung stehen. Was hilft? Was können wir jetzt tun, damit die Spannung weniger wird?*

Entscheidet sich ein Patient, *Time-out* zu nehmen und die Gruppe kurz zu verlassen, so ist vereinbart, dass er nach einer bestimmten Zeit zurückkommt (evtl. zehn Minuten), wenn er es geschafft hat, mithilfe von Skills seine Situation in den Griff zu bekommen. Wenn nicht, geht auch der Co-Therapeut hinaus und bietet Hilfestellung an.

Die Funktionen der Leitung und Co-Leitung werden mit Beginn einer neuen Gruppe gewechselt, um einer Rollenfixierung entgegenzuwirken und einem Burn-out vorzubeugen.
— Der Leiter bekommt oft die Rolle des Strengen und der Co-Leiter die Rolle des verständnisvollen und empathischen Guten zugeordnet. Manchmal ist es sinnvoll, die Rollenverteilung in *good guy* und *bad guy* strategisch zu nützen. Dies sollte jedoch ständig bewusst sein und reflektiert werden.
— Zusagen müssen genau überlegt werden, z. B. Erreichbarkeit (Telefonkontakte, SMS, Mail … Ansprechbarkeit der Trainerinnen zwischen den Sitzungen, Grenzen, mögliche Hilfestellungen.
— Termine müssen genau überlegt sein. Das ist besonders in den Monaten mit Feiertagen wichtig, damit die Kontinuität der Gruppe gewährleistet ist und die Gruppe nicht wegen zu geringer Teilnahme abgesagt werden muss.
— Die Gründe für Absagen sind zu vereinbaren. Wichtig ist es, festzuhalten, wie viele Gruppenteilnehmerinnen mindestens anwesend sein müssen, damit die Gruppe stattfindet.

6.5.5 Erfahren und Üben

Um sicherzugehen, dass Informationen im Gedächtnis behalten werden, ist es zweckmäßig, diese so oft wie möglich zu wiederholen. Fertigkeiten sollten so häufig wie möglich beim Namen genannt werden, sie werden dadurch schneller und besser gelernt und allmählich integriert. Ziel ist es, Experte zu werden und Skills einzusetzen, ohne bewusst darüber nachzudenken.

Manchmal kann es vorkommen, dass scheinbar einfache Skills plötzlich Schwierigkeiten machen, weil deren Abläufe bewusst gemacht und in Teilschritte gliedert werden oder andere spezifische Anwendungsmöglichkeiten erfordern.

❱ Das Umlernen von eintrainierten und automatisch ablaufenden Leistungen ist schwierig und erfordert Geduld.

▪ **Metapher**
» Es war einmal ein Tausendfüßler, der lebte glücklich und zufrieden auf seiner Wiese. Er krabbelte hierhin und er krabbelte dahin, flink bewegte er seine unzähligen kleinen Füßchen über die Erde, ohne darüber nachzudenken.
   Bis er eines Tages die Spinne traf. „Hallo Freund", sprach die Spinne, „wie machst du das bloß mit deinen vielen Beinchen, dass du dir nicht darauf trittst?"
   Sprach es und war verschwunden.
   Der Tausendfüßler blieb stehen, dachte nach, er wollte sich den Ablauf bewusst machen und durchführen.
   Doch wie schwierig war die Durchführung, er hob Beinchen für Beinchen,

Skills-Training

versuchte sie zu koordinieren. Wie schwierig war auf einmal alles geworden, er trat sich selbst auf die Füße und kam kaum voran. Der Tausendfüßler musste neu laufen lernen ...

Üben ist entscheidend für den Erfolg und die allmähliche Integration von Skills. Um Einprägen zu fördern, werden Rituale eingeführt, wie z. B. zu Beginn jeder Sitzung die Übungssituationen der letzten Zeit zu besprechen.

> Jeder Skill muss in neutralen Situationen geübt werden. Ausgenommen davon sind Stresstoleranz-Skills, diese können nur besprochen und getestet werden, müssen aber vom Patienten dann angewendet werden, wenn die Hochstress-Situation auftritt.

– **Die Feuerwehr übt NICHT, wenn es brennt**

Die Feuerwehr trainiert und übt zuerst alle Handgriffe OHNE Feuer! Hier wird wieder darauf hingewiesen, dass in der Anfangsphase die Anwendung von Skills in belastenden Situationen NICHT immer hilft (◘ Abb. 6.3).

> Ohne Wiederholen kein Behalten! Weniger ist hilfreicher! Experte werden! Üben! Üben! Üben!

■ Hausübungen – das Üben ohne Trainer

Als Hausübungen werden die Aufgaben verstanden, die außerhalb der Trainingsstunden alleine zu machen sind. Hier kommt der Grundsatz *Die Feuerwehr übt, wenn es nicht brennt* zur Anwendung. Die Patienten werden ermutigt, die speziellen Techniken und Fertigkeiten, die während des Einzel- oder Gruppentrainings gelernt worden sind, zu trainieren, auch wenn sich dadurch die quälende Symptomatik **noch** nicht verändern lässt.

■ Zeiten kritischer Phasen

Patientinnen kommen manchmal im Zustand der Hochspannung zur Gruppenstunde, oder es tauchen Spannungen während dieser auf. Es hat sich als hilfreich erwiesen, dem Problemverhalten so wenig wie möglich Aufmerksamkeit zu schenken und den Fokus in diesem Fall auf wirksame Skills zu richten.

Die Gefahr der gegenseitigen „Ansteckung" und einer Eskalation ist sehr groß, schnell einschießende Affekte können eine nicht zu steuernde Gruppendynamik bewirken. Oft genügt eine Validierung, die zeigt, dass das Problem erkannt wurde. Die Gruppe kann dann zum Übungsfeld werden, wo das aktuelle Problemverhalten gleichsam stellvertretend herangezogen wird, mit dem Ziel, Schwierigkeiten, unter Anwendung möglicher Skills, zu lösen.

Was hilft? Dieser Satz leitet die Suche nach der Lösung ein. Die Trainerin muss den Überblick behalten und das Problemverhalten
– definieren,
– eventuell validieren,
– Bewältigungsstrategien anbieten und
– wenn möglich, diese gemeinsam mit allen Teilnehmerinnen suchen.

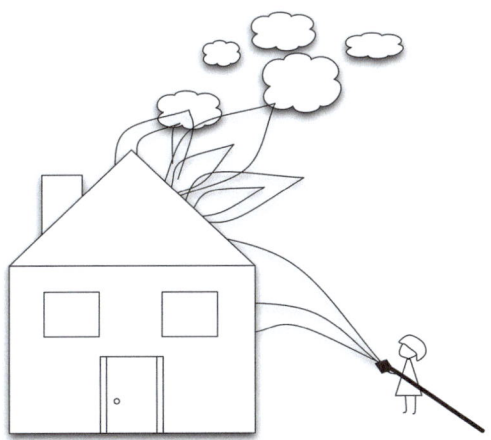

◘ Abb. 6.3 Die Feuerwehr übt nicht, wenn es brennt!

6.5.6 Time-out

- **Time-out als Verlassen der Trainingssituation** aus eigener Initiative zur Spannungsregulation, wenn es nicht möglich ist, am Gruppengeschehen teilzunehmen – entweder alleine oder in Begleitung (Co-Trainer).
- **Time-out als mögliche Konsequenz** unmittelbar nach einer problematischen Situation, wie z. B. Aussetzen während einer suizidalen Krise, nach Selbstverletzungen, therapiegefährdendem Verhalten oder bei fehlender Therapiemotivation. Dies ist auch inhaltlich sinnvoll, da unmittelbar nach einer Selbstverletzung besonders schlechte Lernbedingungen für funktionale Methoden zur Spannungsreduktion vorherrschen.

Wie schon erwähnt wurde, fällt es Patientinnen nicht leicht, neue Skills anzuwenden und/oder regelmäßig am Skills-Training teilzunehmen. Hier hat es sich bewährt, Strategien aus der DBT einzusetzen, um ein *Commitment* zu erreichen. Siehe ▶ Abschn. 4.9.

6.5.7 Weitere Gestaltungshilfen

- Modellverhalten durch Therapeutinnen und andere Gruppenteilnehmer, aber auch durch Geschichten und Metaphern
- Anschauungsmaterial, das hilft, Inhalte und Prozesse zu erklären sowie Patientinnen zu motivieren
- Behandlungsvertrag mit klaren Vereinbarungen und Regeln
- Einsatz von Verhaltensanalysen und Kettenanalysen (vgl. ▶ Abschn. 6.4)
- Spannungskurve
- Wochenprotokolle
- Strukturierung von Gruppensitzungen

> Mut, Kraft und Ausdauer werden benötigt, um ein angestrebtes Ziel zu erreichen.

Als Metapher wird der sogenannte *Trampelpfad* eingeführt (◘ Abb. 6.4): Niemand hält dauernd starke Spannung aus. Jeder würde versuchen, sich möglichst schnell und effizient zu helfen. Daher ist es verständlich, dass man Mittel einsetzt, die sich bewähren, oft ist das Selbstschädigung. Dieser Weg ist gewohnt, eingeübt und automatisiert und daher zum breiten und bequemen Trampelpfad geworden. Es ist sicher schwer, einen anderen Weg zu gehen, um mithilfe funktionaler Skills die Spannung zu reduzieren. Dieser Weg gleicht einem engen, schmalen Pfad mit vielen Hindernissen.

Es ist wichtig, Patientinnen zu ermutigen, neue Wege zu gehen. Ebenso muss erklärt werden, dass der erste Schritt zur Veränderung das Erkennen alter Muster ist und an welchem Punkt man im Begriff ist, wieder den alten Trampelpfad zu gehen. Mit bestimmten Sätzen kann die Wichtigkeit des Erkennens alter Muster hervorgehoben werden.

Wochenprotokolle

Im Wochenprotokoll werden täglich bestimmte, vorher definierte Beobachtungen eingetragen, z. B. (◘ Tab. 6.7):
- Stimmungsbarometer
- Spannungsbarometer
- Einsatz von Skills

6.5.8 Strukturierte Gruppensitzungen

Zu Beginn der Gruppenstunde werden meist Achtsamkeitsübungen durchgeführt.

Wahrnehmungen, die an Bewertungen, Interpretationen und Antizipationen geknüpft sind, die katastrophisieren, verzerren, unpassend oder irrational sind, wer-

Skills-Training

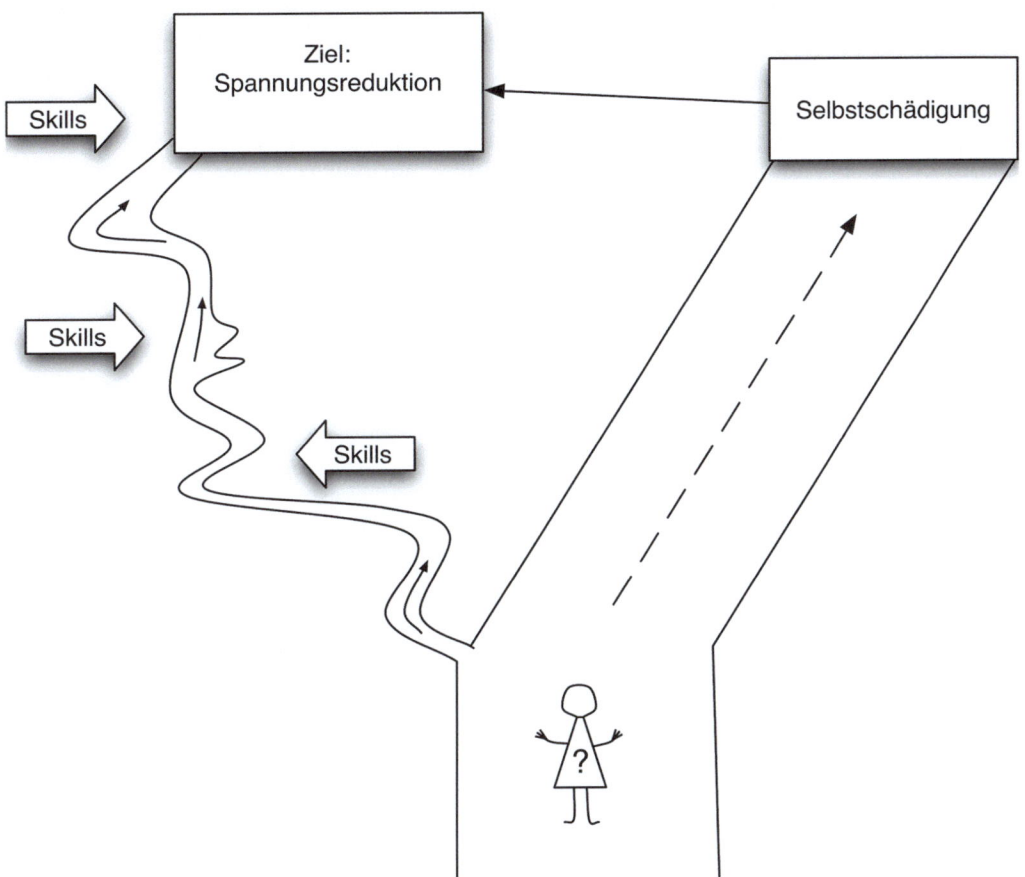

◘ Abb. 6.4 Trampelpfad

◘ Tab. 6.7 Wochenprotokoll – Stimmungsbarometer				
	Ich fühle mich heute:	**Spannung 30 bis 70**	**Point of no return?**	**Was hat geholfen? Skill**
Montag				
Dienstag				
Mittwoch				
Donnerstag				
Freitag				
Samstag				
Sonntag				

den bewertungsfrei beschrieben, um kognitive Prozesse, Blockierungen und Fixierungen zu unterbrechen.

Die Gruppe bietet Gelegenheit zum gegenseitigen Erfahrungsaustausch bezüglich des Einsatzes und der Wirksamkeit von Skills (◘ Abb. 6.5). Rückmeldungen helfen, Übungen auszuwählen, Erfahrungen umzusetzen sowie Wünsche, Ziele und Möglichkeiten zu diskutieren. Anschließend wird die Hausübung besprochen, jeder Patient berichtet anhand seines Wochenprotokolls, was er genau seit der letzten Gruppensitzung geübt hat. Die meiste Zeit wird der Erarbeitung neuer Inhalte gewidmet. Gegen Ende formuliert jeder Teilnehmer gemeinsam mit der Trainerin die Hausübung, um diese auf die individuellen Bedürfnisse abzustimmen. Die Beendigung der Gruppenstunde erfolgt ritualisiert. Die wesentlichen

Aus dem Protokoll: Thema: Ernährung	
Therapeut	So, wer möchte beginnen?
A (männlich)	In Zeiten, wo es mir schlecht geht, halte ich mich nicht dran. Ich habe bemerkt, dass mich Essen beruhigt, wenn ich gestresst bin.
B (weiblich)	Ich kann nur essen, wenn ich weiß, dass ich aufs Klosett kann.
C (weiblich)	Ich hab probiert, vernünftiger zu essen. Teils hab ich Skills angewendet, hab mich abgelenkt, teils nicht. Kommt auf die Situation an.
D (männlich)	Zum Teil hab ich umgesetzt, was wir besprochen haben. Ich habe bewusst geschaut, was ich esse. Es ist schwierig mit dem Ritual, aber es hat Spaß gemacht.
E (weiblich)	Ich war sehr unter Druck, Tochter hat einen Unfall gehabt, ich hätte eine Menge Skills gebraucht.
F (weiblich)	Ich habe diesmal wirklich geübt, das tiefe bewusste Atmen beruhigt, früher hat mich Herzklopfen immer beunruhigt, jetzt kann ich etwas tun.
G (weiblich)	Ich bin schon die ganze Zeit am Überlegen, ich weiß echt nicht, was ich sagen soll. Ich habe eine Chilischote gekaut, es hat geholfen.
Therapeut	Das ist prima! Was kann noch helfen?
H (weiblich)	Mir hilft kalt duschen.
A (männlich)	Ich wasche mein Gesicht kalt ab oder höre ganz laut Musik. Doch wenn ich eine Sache mache, geht die zweite nicht.
C (weiblich)	Es ist alles so schlimm, mir ist heiß, …
A (männlich)	… dann tu was …
G (weiblich)	und was …
Therapeut	Was könnte jetzt helfen?
Skillsanweisung: Die Gruppe verlässt den Raum und jeder macht für sich folgende Übung: Beim Ein- und Ausatmen Schritte zählen und je nach Tempo tiefer oder flacher Atmen, mehrere Schritte bei gleicher Atemlänge machen …	

◘ Abb. 6.5 Protokoll Ernährung (Auszug)

Skills-Training

Schritte werden noch einmal zusammengefasst, und den Abschluss bildet ein Entspannungs- oder Konzentrationsritual.
— Ritual am Stundenbeginn (z. B. Achtsamkeitsübung)
— Besprechen der Erfahrungen und Hausübungen
— Besprechen der neuen Ziele
— Übungsteil
— Besprechen der neuen Hausübung
— Ritual zur Beendigung, z. B. Was habe ich heute Neues ausprobiert? Entspannungs- oder Konzentrationsübung

Die wirksamste Struktur zeigt sich in der konsequenten ritualisierten Abfolge der Gruppensitzungen. In den Feedbackrunden äußern sich viele Teilnehmerinnen positiv zu der von außen auferlegten Struktur.

Die Sitzung beginnt pünktlich, auch wenn noch nicht alle Gruppenmitglieder anwesend sind. Es erfolgt keine Unterbrechung, wenn Teilnehmer zu spät kommen, dadurch wird eine zeitliche Stabilität erreicht. Agitierte Patientinnen, Patienten mit einem hohen Spannungslevel oder in Panik, haben jederzeit die Möglichkeit, den Gruppenraum zu verlassen, *Time-out* zu nehmen, um zu einem für sie möglichen Zeitpunkt wieder teilzunehmen. Auch klare eindeutige Hilfestellungen durch Skills in der Gruppensituation und die Konzentration auf das Hier und Jetzt sind erforderlich, um Probleme zu bewältigen.

In manchen Gruppen, abhängig von der Psychopathologie und Heftigkeit der Symptome der Teilnehmer, versuchen wir auch, zusätzlich zur positiven VA, das **Genusstraining** einzuführen: siehe auch ▶ Abschn. 6.5.12 Emotionsregulation.

6.5.9 Module des Skills-Trainings

Die Vermittlung der Skills-Arbeit erfolgt in einem Modulsystem und gliedert sich in fünf Module
— Innere Achtsamkeit
— Emotionsregulation
— Stresstoleranz
— Zwischenmenschliche Skills
— Selbstwert

Manche Skillstrainer ziehen 4. und 5. Modul zusammen und belassen es, wie ursprünglich, bei 4 Modulen.

6.5.10 Achtsamkeit

> Ziel der Achtsamkeit ist die nichtbewertende Wahrnehmung sowie das Erreichen vermehrter Kontrolle und Stabilität. Dieses Modul ist die Basis für das gesamte Skills-Training.

Achtsamkeit ist ein möglicher Weg, um die oft nicht übereinstimmenden Anteile von Verstand und Gefühl ins Gleichgewicht zu bringen und so zu steuern, dass der Zustand von intuitivem Verstehen und Wissen erreicht wird (◘ Abb. 6.6).

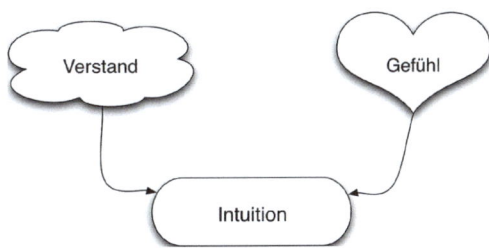

◘ Abb. 6.6   Intuition

Im Erleben unserer Wirklichkeit werden wir sowohl vom Verstand als auch vom Gefühl geleitet. Unser Handeln resultiert nicht allein aus rein kognitiven Entscheidungen, sondern weist starke emotionale Komponenten auf, die die Wertigkeit und Bedeutung beeinflussen und verändern können. Die verschiedenen Gefühlsqualitäten interagieren miteinander, oft meint der Verstand, etwas anderes zu erkennen als das momentan wahrgenommene Gefühl.

Das intuitive Wissen vermittelt zwischen Gefühl und Verstand und eröffnet somit einen neuen Weg der Erkenntnis und Stimmigkeit. Das Zusammentreffen und die Überschneidung von Verstand und Gefühl, die wir hier als Intuition bezeichnen, wird von Linehan *wise mind* genannt.

Menschen mit Emotionsregulationsstörung haben das Gefühl für Intuition verloren, sie können ihre Gedanken und ihre Gefühle nicht immer zuordnen (◘ Abb. 6.7). Dies vermittelt ihnen den Eindruck, keine Kontrolle zu haben.

- *Was hilft?*
- Besinnen auf den Augenblick
- Benennen des Gedankens in diesem Augenblick
- Benennen des Gefühls in diesem Augenblick
- Wahrnehmen ohne zu bewerten
- Distanzierung (Schritt zurück)

> **Die Skills dieses Moduls beruhen weitgehend auf den Praktiken des Zen.**

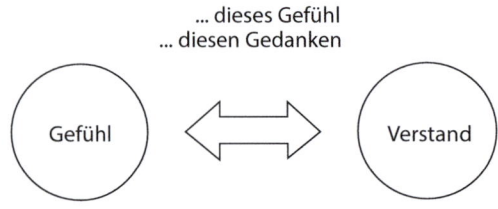

◘ **Abb. 6.7** Gefühls- und Gedankenkontrolle

ZEN

Zen ist eine fernöstliche Meditationsmethode, in der es konkret auch um das alltägliche Leben geht. Man braucht Geduld und Ausdauer, um diesen Weg gehen zu können, aber man sollte ihn nicht als exotische Alternative hinter Klostermauern abtun.

Zen ist ein lebenslanges Studium, das ganze Leben wird zur Übung, nicht nur die Minuten oder Stunden, die man meditierend auf dem Kissen sitzt. Der Zen-Übungsweg ist dazu bestimmt, ein angenehmes Leben zu ermöglichen, da nur Menschen, die sich wohl fühlen, in der Lage sind, im Hier und Jetzt zu leben und nicht in Träume zu flüchten, um dem Leben zu entrinnen.

> **Aufgabe des Zen ist es, den Menschen aus seinen Träumen in die Realität zurückzuholen (◘ Abb. 6.8).**

Somit sind Zen-Übungen eine Vorstufe für Übungen, die dann in verstärkter Form unter Zuhilfenahme anderer Techniken in der Therapie im Umgang mit *Flashbacks* und dissoziativen Zuständen eingesetzt werden.

Wie an anderer Stelle schon dargestellt, gilt es in der Therapie, Überzeugungen, Einstellungen, Denkmuster und Handlungsabläufe zu verändern, das heißt, von alten Konditionierungen im Bereich des Denkens und Fühlens sowie von Verhaltensmustern wegzukommen, die uns in Angst einengen und Fehlhandlungen und -schlüsse bewirken. Ein weiteres Ziel der Zen-Meditation ist es, von diesen Konditionierungen wegzukommen.

- *Angst und Zen*

Falsche Angst entsteht nach der Auffassung des Zen dadurch, dass wir unseren Verstand missbrauchen. Wir erleben nicht nur die natürliche Angst vor realer Gefahr, wie Tiere das tun, wenn sie bedroht werden, sondern erzeugen in Gedankenkreisen und Vor-

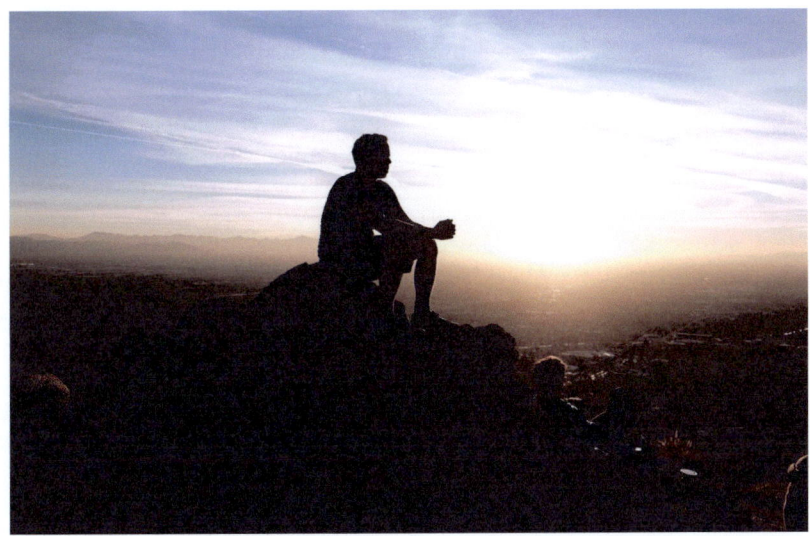

◘ Abb. 6.8 Zen

stellungen Fehleinschätzungen, die zu angsterfülltem Leben führen können. Diese *falsche* Angst verhindert adäquates, sinnvolles Handeln und erzeugt ein Wertesystem, in dem Menschen und Ereignisse bewertet und eingestuft werden. Manche geben ihr Leben für diese Einschätzungen und vergeblichen Gedanken.

- **Metapher**
» Ein Mann saß auf dem Dach seines Hauses, weil eine Flutwelle sein Dorf umspülte. Das Wasser war schon bis zum Dach gestiegen, als eine Rettungsmannschaft in einem Ruderboot daherkam. Sie versuchten mühsam, zu ihm zu gelangen und riefen ihm dann zu: „Komm, steig ins Boot!" Er antwortete: „Nein, nein, Gott wird mich retten!" Das Wasser stieg höher und höher, und er kletterte höher und höher aufs Dach. Obwohl die Wellen hochschlugen, gelang es einem anderen Boot, sich bis zu ihm durchzuarbeiten. Auch diese Mannschaft bat ihn, ins Boot zu steigen und sich retten zu lassen. Aber er sagte wieder: „Nein, Gott wird mich retten. Ich bete, Gott wird mich retten."
Schließlich schaute nur noch sein Kopf aus dem Wasser. Da kam ein Hubschrauber geflogen. Er blieb über ihm in der Luft stehen, und man rief ihm zu: „Komm, das ist deine letzte Chance, steig ein!" Aber er sagte immer noch: „Nein, nein, nein, Gott wird mich retten."

Schließlich stieg ihm das Wasser über den Kopf und er ertrank. Als er in den Himmel kam, beklagte er sich bei Gott: „Gott, warum hast du mich nicht gerettet?" Und Gott sagte: „Das habe ich doch getan. Ich habe dir zwei Ruderboote und einen Hubschrauber geschickt." (Beck 2000)

- **Anteile des Selbst**

Im Zen werden, wie in vielen Therapierichtungen auch, verschiedene Anteile des Selbst angenommen.

Es gibt das **denkende Selbst**, das **emotionale Selbst** und das **funktionale Selbst**, das handelt. Alle zusammen ergeben unser **beschreibbares Selbst**.

Im Zen gibt es dann noch einen anderen Aspekt, das **beobachtende Selbst.** Es kann nicht in Kategorien eingeordnet und nicht beschrieben werden. Beim Üben beobachten wir unser beschreibbares Selbst oder machen es uns bewusst.

Übt man jedoch lange Zeit, tritt immer mehr das beobachtende Selbst in den Vordergrund. Im Zen spricht man „vom Leben, das sich selbst lebt: hören, sehen, fühlen, riechen, schmecken, denken. Das ist Liebe oder Mitgefühl. Nicht: *Ich bin es,* sondern *Du bist es.*"

> „Wer ist da?", fragt Gott.
> „Ich bin es."
> „Geh weg", sagt Gott.
> Etwas später …
> „Wer ist da?", fragt Gott.
> „Du bist es."
> „Tritt ein", antwortet Gott.

- **Metapher: Gefangene der Angst**
> Ein alter König wünschte sich, dass der klügste seiner Untertanen zu seinem ersten Minister ernannt würde. Als die Wahl schließlich auf drei Männer gefallen war, stellte er sie auf eine schwere Probe: Er sperrte sie in einen Raum seines Palastes und brachte ein raffiniertes Schloss an der Türe an. Den Kandidaten wurde gesagt, dass der erste, dem es gelänge, die Tür zu öffnen, das hohe Amt erhalten würde.
> Zwei von ihnen versuchten, durch komplizierte mathematische Formeln herauszufinden, wie die Kombination des Schlosses lautete. Der Dritte saß eine Weile auf seinem Stuhl und ging dann, ohne eine Zeile aufgeschrieben zu haben, zur Tür und drückte den Griff herunter und die Tür öffnete sich. Sie war die ganze Zeit unversperrt gewesen (Beck 2000).

All diese Gedanken und Erfahrungen sind eine wertvolle Hilfe, von der reinen Technik der einzelnen Übungen bis zu der Erkenntnis, dass für viele Patienten Ziel und Heilung, im Sinne eines lebenswerten angenehmen Lebens, trotz ihres Anders-Seins und Anders-Fühlens, in der Spiritualität liegen können (Zitat nach M. Linehan).

Achtsamkeit in der Gruppentherapie

Die Kontrolle über Gedanken, Gefühle und Impulse setzt voraus, dass sie bewusst erlebt und zugeordnet werden können und erfordert die Schulung der reinen (bewertungsfreien) Wahrnehmung und die Fokussierung auf den Augenblick.

Das Ziel der Achtsamkeitsübungen ist, die Wahrnehmung zu schulen, die Objektivität zu vergrößern, den Zusammenhang zwischen Kognitionen und Gefühlen zu verdeutlichen und in weiterer Folge die Dichotomie des Denkens in *gut* oder *schlecht* steuern zu lernen. Im Trainingsprogramm wird das wertfreie Beschreiben von Dingen, Personen und Situationen mittels der sogenannten Was-Fertigkeiten und Wie-Fertigkeiten erreicht.

Was-Fertigkeiten
Was tue ich?
— Wahrnehmen
— Beschreiben
— Teilnehmen

Wahrnehmen bedeutet die reine Aufnahme sensorischer Informationen, bedeutet aber auch, sich Situationen, Dingen, Gedanken und Gefühlen zuzuwenden, diese einfach wahrzunehmen, ohne zu flüchten und ohne sie festzuhalten.

Beschreiben bedeutet die Verbalisierung der von den Sinnesorganen gesammelten Daten. Es ist ein wesentlicher Schritt in Richtung Selbstkontrolle, Kommunikation nach außen und damit zur Möglichkeit, mit anderen Menschen Wahrnehmung zu vergleichen und zu überprüfen.

Geben Sie dem, was Sie gesehen/gehört/ gefühlt/geschmeckt/gerochen haben, Worte!

Teilnehmen bedeutet, voll bei einer Sache zu sein und sich nicht ablenken zu lassen. Ich kann nur dann etwas tun, wenn ich wirklich dabei bin. Das bedeutet, eins werden mit der Tätigkeit, versinken im Tun, ohne nachzugrübeln.

Stoppen Sie alles andere, werden Sie eins mit dem, was Sie tun!

Es geht nicht darum, etwas zu erreichen, sondern einfach im Augenblick zu sein, um all das zu tun, was zu tun ist – und wirklich nur das!

> **Wie-Fertigkeiten**
> **Wie tue ich es?**
> — Nicht bewertend
> — Konzentriert
> — Wirkungsvoll

Das Ziel des **Nicht-Bewertens** ist, die verzerrte Wahrnehmung anhand von realitätsbezogener und überprüfbarer Wahrnehmung sachlich und neutral wiederzugeben, die Dinge so zu beschreiben, wie sie wirklich sind und zu hören, wie sie möglicherweise von anderen beschrieben werden.

Konzentriert sein bedeutet, sich nicht ablenken zu lassen, weder durch Gedanken und Sorgen noch durch Grübeln. Patienten fällt das sehr schwer, sie werden sehr oft abgelenkt, nicht nur von außen, sondern sehr oft von eigenen Gedanken und durch Grübeln, daher ist es wichtig, sie zu unterstützen, damit sie bei der Sache bleiben können. So ist das Bemerken einer Ablenkung oder Bewertung bereits als Fortschritt zu sehen und darauf aufmerksam zu machen, wie es bemerkt wurde.

Stopp, wie haben Sie bemerkt, dass Sie bewertet haben? Super, dass Sie es bemerkt haben, das ermöglicht, einen neuen Weg zu gehen!

▶ Dieser **Schritt zurück** bedeutet Distanzierung von einer Situation, einem Problem und kann in Krisensituationen die erste Möglichkeit sein, nicht „auszurasten" oder überflutet zu werden.

Wirkungsvoll bedeutet, das zu tun, was möglich ist und den Sinn und die Verwirklichungsmöglichkeit einer Handlung zu überprüfen.

Durch die bewusste Wahrnehmung und die bewertungsfreie Verknüpfung mit Sprache können Sinnesreize und emotionale Reaktionen im Hier und Jetzt verankert und eigene Sinneswahrnehmungen bestätigt werden. Zu den verschiedenen Themenbereichen und als Hilfestellung bei der Anwendung werden Texte oder Geschichten herangezogen:

— *Setzen Sie sich bequem, aber aufmerksam und konzentriert hin. Nehmen Sie einfach alles wahr, was sich in diesem Raum befindet. Beobachten und beschreiben Sie, was Sie wahrnehmen. Nehmen Sie wahr, was Sie sehen. Finden Sie Worte. Nehmen Sie einfach nur wahr. Bewerten Sie nicht, was Sie sehen. Sagen Sie eventuell: Ich sehe ein Bild oder eine grüne Pflanze. Wenn Sie etwas bewerten, etwa mit den Worten: Ich sehe eine hässliche Vase, nehmen Sie zur Kenntnis, dass Sie bewerten und beginnen Sie noch einmal.*

— *Hören Sie auf alle Geräusche dieses Raumes, wenn möglich, schließen Sie dabei die Augen. Hören Sie bewusst hin und geben Sie den Geräuschen einen Namen. Bewerten Sie nicht. Hören Sie genau hin, was Sie wirklich hören.*

— *Fangen Sie damit an, dass Sie die Aufmerksamkeit auf Ihren Atem richten. Atmen Sie ruhig und gleichmäßig. Beginnen Sie, langsam tiefer als gewöhnlich zu atmen. Lenken Sie nun Ihre Aufmerksamkeit auf die Körperhaltung. Nehmen Sie diese bewusst wahr. Nehmen Sie wahr, wie Sie sitzen (stehen, liegen, gehen). Nehmen Sie wahr und bewerten Sie nicht. Beginnen Sie nun, sich aufzurichten. Heben Sie den Kopf und entspannen Sie den Nacken und die Schulter. Geben Sie die Schultern zurück. Atmen Sie tief aus und ein. Entspannen Sie Ihr*

Gesicht und beginnen Sie jetzt, leicht zu lächeln. Nehmen Sie wahr, was sich verändert.

Ebenso muss die Unterscheidung von Gedanken, Gefühlen und Impulsen geübt werden, z. B. in der sogenannten **Fließbandübung** (◘ Abb. 6.9), in der im entspannten Zustand das Gedankenziehen-Lassen geübt wird, das heißt, einfach alles vorüber ziehen zu lassen, was in den Sinn kommt, und dann zu versuchen, wie in Schachteln am Fließband, Ordnung in all das, was einströmt, zu bringen. Gedanken, Gefühle, und Impulse kommen in eine jeweils eigene imaginäre Schachtel. Es ist oft eine ganz neue Erkenntnis, wie schwierig es ist, Gedanken von Gefühlen zu trennen und auch eine wichtige Vorübung für das Modul der Emotionsregulation. Dazu ist es aber notwendig, in nicht belastenden Situationen zu üben, denn wie schon in der Einleitung erwähnt, ist ein Feuerwehrtraining bei einem Großbrand auch nicht möglich.

Beispiel: Ich bekomme in der U-Bahn Panik, weil mich alle rempeln und böse anschauen.

» Bewertungsfrei beschrieben:
  Ich sehe in der U-Bahn dicht nebeneinanderstehende Menschen, die einander fallweise berühren und in diese oder jene Richtung rennen und es eilig haben.
  Ich nehme es zur Kenntnis und bewerte nicht:
  Mein Mund ist trocken von einem Medikament, das ich nicht absetzen soll. Ich nehme es zur Kenntnis und bewerte es nicht.
  Am Stephansplatz füllt sich die U-Bahn. Es ist stickig, aber ... Ich nehme es zur Kenntnis und bewerte es nicht.
  Bus fahren ist für mich ein Gewaltakt. Man wird hin und her geschleudert. Es ist schwer, aber ... Ich nehme es zur Kenntnis und bewerte es nicht. (Patientin 2001)

Ebenso werden Übungsblätter in den Gruppenstunden verwendet, aber auch als Hausübung mitgegeben. Teilnehmerinnen

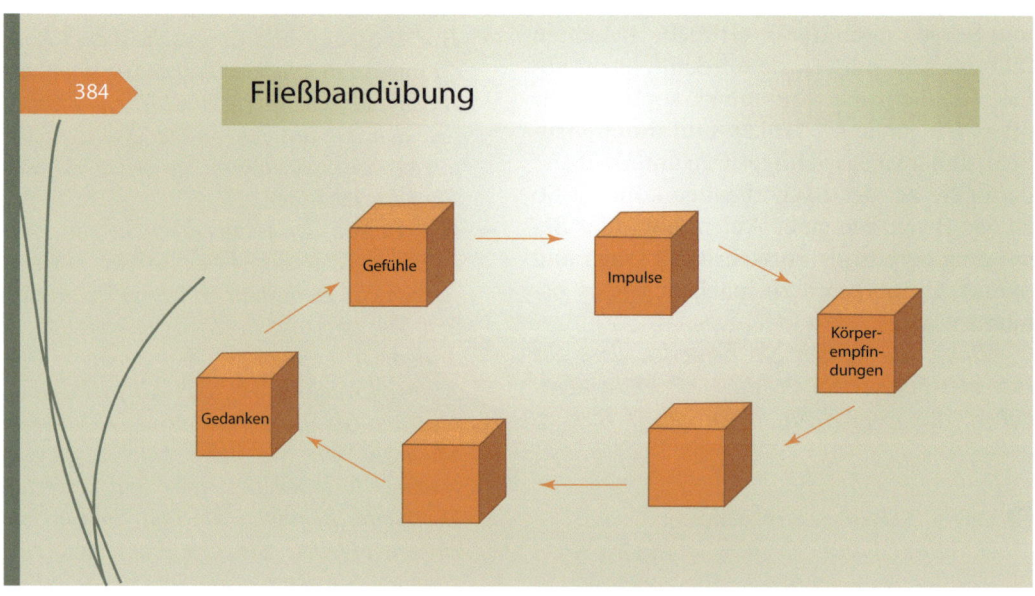

◘ **Abb. 6.9** Fließbandübung

zeigen bei der Durchführung der Hausübung oft Humor, wie folgendes Beispiel zeigt:

» **Aufmerksamkeitsübung**

Letzten Dienstag war ich fest entschlossen, kommende Woche meine von der Leiterin der Skills-Trainingsgruppe aufgetragene Aufmerksamkeitsübung zu machen, ohne dabei bis auf den letzten Augenblick zu warten. In der Gruppe hatte ich ausgemacht, ich würde dies beim Kochen tun. Einfach aufmerksam, bewusst sein, Eindrücke beobachten, Gerüche wahrnehmen und all das, ohne es zu bewerten. Also los geht's:

Dienstag: Wir haben kalt gegessen. (Wie hätte ich da mein Kochen beschreiben sollen?)

Mittwoch: Wir haben Pizza bestellt. (?)

Donnerstag: Da es mir nicht gut ging, hat mich mein Mann überrascht und gekocht. (?)

Freitag: Mein Mann und ich kochten gemeinsam. Ich versuchte, es bewusst zu tun, aber es half nichts. Ich brachte es nicht fertig, die Übung richtig zu machen.

Samstag: Ich erwache, ich laufe in die Küche und rieche Spaghettisoße.

Ich muss doch üben! Ich versuche es mit einer Ersatzübung. Ich versuche, bewusst Gerüche wahrzunehmen, dies war meine vorletzte Chance.

Ich achte auf meine Atmung …

Plötzlich sagt mein Mann: Warum schnaufst du so?

Ich sagte: Bitte störe mich nicht, ich mache gerade meine Aufmerksamkeitsübung und da muss ich bewusster atmen.

Jedenfalls war diese damit beendet.

Nun sitze ich hier, versuche die Ereignisse der letzten Woche aufzuschreiben. Es fällt mir schwer, da die Tastatur hängt.

Ich brauche eine neue Tastatur.

Ich nehme es zur Kenntnis und bewerte es nicht. (Patientin 2001)

Wie schon zu Beginn dieses Kapitels festgestellt worden ist, heißt es üben, üben, üben, sowohl in der Gruppe als auch mithilfe der Hausaufgaben, um Experte zu werden. Immer wieder ist zu betonen, dass diese Übungen regelmäßig gemacht werden sollen, ohne Höchstspannung und Eskalation. Als hilfreich hat es sich erwiesen, immer wieder den momentanen Spannungszustand anhand der vereinbarten Spannungskurve zu hinterfragen.

> **Übungsbeispiel: Achtsames Zähneputzen**
> **JETZT mache, denke, fühle, rieche, schmecke, höre … ich!**
> — Betrachten Sie bewusst die Form und Farbe der Zahnbürste
> — Nehmen Sie den Geruch der Zahnpasta bewusst wahr
> — Schmecken Sie bewusst den Geschmack der Zahnpasta im Mund
> — Spüren Sie bewusst den Druck, den die Zahnbürste ausübt
> — Hören Sie bewusst auf das Geräusch, das durch die Borsten an den Zähnen verursacht wird
> — Beachten Sie bewusst den Bewegungsablauf
> — Nehmen Sie bewusst wahr, wie und wo wir stehen
> — Fühlen Sie bewusst den Boden unter Ihren Füßen …

■ **Enttäuschung**

Oft kommen Patientinnen enttäuscht in die Gruppe, *nichts hat geklappt*! Hier liegt es an den Therapeutinnen, genau und geschickt solange zu fragen und zu validieren, bis erkannt wird, warum nichts geklappt hat. Die Patientin wird gelobt, dass sie nicht aufgegeben hat.

Außerdem wird darauf hingewiesen, wie wichtig es ist, zu erkennen, wo die Schwierigkeiten liegen. In vielen Fällen wurde einfach der Spannungszustand nicht hinterfragt und der

Versuch gemacht, im Zustand von Hochstress Achtsamkeitsübungen zu machen. Wie entlastend ist es dann für Patientinnen, zu hören, dass es nicht an ihnen und ihrer Unfähigkeit liegt, sondern dass bei einem hohen Spannungszustand Achtsamkeitsübungen nicht mehr zielführend sind, weil die Kognition weitgehend beeinträchtigt oder ausgeschaltet ist!

- **Hoffnung**

Das Modul der Achtsamkeit stößt am Beginn des Skills-Trainings oft auf Widerstand und Unmut. Es ist nicht immer leicht, motiviert zu trainieren und unspektakuläre, anfangs oft auch nicht einsichtige, Übungen zu machen. Das konzentrierte Wahrnehmen und bewertungsfreie Beschreiben ist oft sehr schwierig und muss lange geübt werden. Dennoch ist dieses Modul enorm wichtig und Grundlage für alle anderen Module.

Beispiele von Achtsamkeitsübungen nach Sinneskanälen (◘ Abb. 6.10)

- Sehen
  - Wahrnehmen und beschreiben von Bildern, Gegenständen, Fotos, Personen, Zimmer, Postkarten usw.
  - Gegenstände aus dem Alltag
  - Gegenstände im Gruppenraum
  - Mnemotechnische Spiele
  - Memory-Spiele
  - Konzentrationsspiele (Suchbilder, Jo-Jo, Mikado)
  - Kinderspiele: Ich seh', ich seh', was du nicht siehst: Eine Person wählt einen Gegenstand aus und beschreibt ihn, die anderen müssen erraten, was es ist.
  - Nach genauer Anweisung zeichnen: Jeder Patient hat ein Blatt Papier und zeichnet nach Anweisung der anderen.

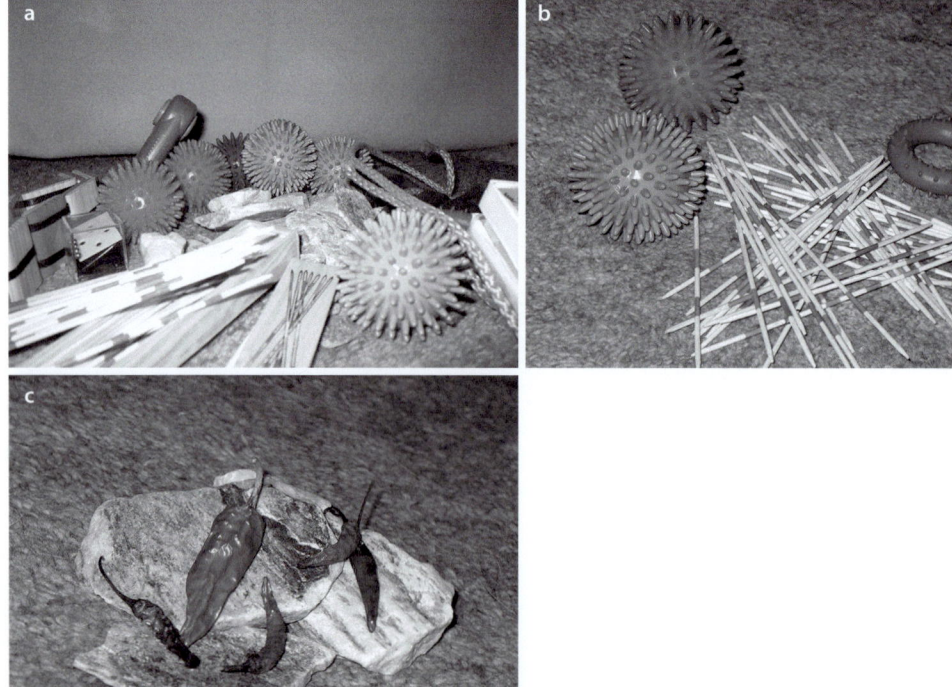

◘ Abb. 6.10 Material

Ein Patient beginnt und beschreibt sein Tun, der nächste setzt fort, zum Schluss werden die Zeichnungen verglichen.

- **Hören**
- Wahrnehmen und Beschreiben von Geräuschen und Musikbeispielen
- Wahrnehmen von Rhythmen
- Erzeugen von Geräuschen
- Hörpuzzle: Mehrere kleine, gleich aussehende Dosen werden paarweise gleich mit verschiedenen Gegenständen, wie z. B. Reis, Bohnen, kleinen Steinen, gefüllt. Jeder Patient darf zwei schütteln, wenn er sie als gleich erkennt, darf er nachprüfen, sie behalten und weiterspielen. Wenn die Zuordnung falsch ist, muss er den Behälter zurückstellen und der nächste Spieler kommt an die Reihe.

- **Spüren**
- Gegenstände ertasten, wahrnehmen und beschreiben
- Aus einem Tastsack Gegenstände ertasten, erkennen und beschreiben
- Spüren des Körperkontaktes mit dem Sessel, dem Boden, der Rückenlehne
- Spüren von Körperempfindungen, Steine fühlen
- Mit den Füßen tasten, wahrnehmen und beschreiben (evtl. ins Freie gehen und bloßfüßig den Boden spüren: Gras, Beton, Steine, Gitter …)
- Igelball abrollen (Unterarme sind besonders empfindlich)

- **Schmecken und Riechen**
- Geruchsproben wahrnehmen und beschreiben (z. B. verschiedene Parfüms, aber auch unangenehme Gerüche)
- Geschmacksproben zusammenstellen (süß, salzig, bitter, sauer)

- **Atemübungen**
- Tief und bewusst in den Bauch atmen und den Atem beobachten
- Ein- und Ausatmen und bis 10 zählen, bei jeder Ablenkung wieder bei 1 beginnen
- Im Freien abwechselnd langsam oder rasch gehen und zählen, wie viele Schritte sowohl beim Ein- als auch beim Ausatmen möglich sind, dann das Tempo variieren und beobachten, wie viele Schritte maximal bzw. minimal bei einem Atemzug möglich sind

- **Körperübungen (siehe auch ▶ Abschn. 6.5.17)**
- Wahrnehmen des eigenen Körpers
- Körperhaltung
- Bodenkontaktübungen
- Theraband-Übungen
- Gleichgewichtsübungen
- Seilziehen und die Reaktion, sowohl die eigene als auch die des anderen beobachten und beschreiben
- Work-out zur rhythmischen Musik, durcheinander gehen, ohne einander zu berühren
- Rhythmische Tänze (Es hat sich gezeigt, dass Tänze wie Flamenco und Stepptanz sich besonders gut im Sinne der Körperwahrnehmung, Koordination, Erdung und Konzentration auswirken)
- In Zusammenarbeit mit einer Körpertherapeutin und einer Therapeutin für Integrative Bewegungstherapie werden immer neue körperbezogene Skills entwickelt und erprobt

Übungen zur Achtsamkeit sollen zu Beginn jeder Stunde ihren Platz finden und die zentralen Elemente der Achtsamkeit sollen zu Beginn jedes Moduls kurz wiederholt werden, um so allmählich die Fähigkeit zur Selbstreflexion der eigenen emotionalen Reaktionen zu fördern und durch kontinuierliches und konsequentes Üben die Bereitschaft zur Akzeptanz der Realität zu entwickeln.

> Durch regelmäßiges Üben wird allmählich eine achtsame Grundhaltung erreicht. Das Ziel ist es, achtsam leben zu lernen.

6.5.11 Stresstoleranz

> Die Skills, die die Patienten im Modul Stresstoleranz lernen, stellen das Sicherheitsnetz für Krisenbewältigung dar.

Es gilt, möglichst rasch Spannung zu reduzieren, um in Hochstress-Situationen selbstschädigende Handlungen zu verhindern. In solchen Situationen ist es wichtig, dass sowohl Skills zur Verfügung stehen, als auch die Bereitschaft, Hilfe anzunehmen bzw. um Hilfe zu bitten, vorhanden ist.

Die Basis für Stresstoleranz ist die *radikale Akzeptanz* (◘ Abb. 6.11), das heißt, Wege zu finden, um unangenehme Ereignisse und Gefühle zu ertragen, wenn sich die Situation nicht verändern lässt. In einem Zustand, in dem gar nichts mehr hilft, keine Auswege mehr möglich erscheinen und kämpfen aussichtslos ist, bleibt nur übrig, die Situation zu akzeptieren, wie sie im Moment ist.

EyeCatcher

Es ist, wie es ist – die Situation lässt sich durch Wunschdenken nicht verändern.

Akzeptieren bedeutet NICHT gutheißen!

> Stresstoleranz – Skills dafür sind da, um im Moment Überleben zu sichern.

- Radikale Akzeptanz
- Entscheidung für einen neuen Weg
- Innere Bereitschaft

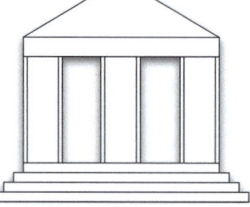

◘ Abb. 6.11 Entscheidung für einen neuen Weg

Sie sollen eine kurze Zeitspanne überbrücken, um zu ermöglichen, danach neue Gedanken zu fassen und nach neuen, anderen Wegen zu suchen.

> … ich habe es nicht geschafft, einen Skill anzuwenden, ich habe es nicht geschafft! Alles um mich ist leer. Ich lande immer wieder in der schwarzen Farbe. Es bedeutet für mich Kummer, Angst, Trauer, Sein oder Nicht-Sein, damit meine ich sterben oder leben. Ich bin nicht lebensfähig und irgendwann geht die Kraft aus. Ich möchte aufgeben. Ich will nicht mehr verletzt werden. Es tut so weh, wirklich sehr weh. Ich weiß einfach nicht mehr, wie es weitergehen soll. Ich habe so große Angst! (Patientin)

In diesem Modul erläutern wir nochmals die **Spannungskurve** und üben ausführlich das Wahrnehmen der eigenen inneren Spannung und teilen einander in Zahlen mit, auf welchem Spannungsniveau wir uns gerade befinden. Oft ist es einfacher zu sagen: *Ich bin auf siebzig,* und zu wissen, dass Trainerin und alle anderen in der Gruppe wissen, was gemeint ist, als in Worten zu schildern, wie schlecht oder angespannt man sich fühlt (◘ Tab. 6.8).

◘ Tab. 6.8 Caption

Fixpunkte, anhand derer wir uns verständigen	
Dreißig	Ich bin angenehm entspannt (Borderline-Patienten haben eine höhere Grundspannung als Kontrollpersonen, daher kommt eine Spannung von unter 30 so gut wie nie vor).
Siebzig	Ich bin so angespannt, dass denken gerade eben noch möglich ist.
Über siebzig bis …	Die Kognition lässt aus, ich beginne von Gefühlen überschwemmt zu werden (point of no return).

Je nach Spannungszustand werden die entsprechenden Skills ausgewählt, gesammelt, zusammengefasst und in eine Hierarchie eingeordnet.

> Unter Umständen, wenn noch keine anderen Skills zur Verfügung stehen, muss man zugestehen, dass sogar Selbstverletzung zwar dysfunktional ist, aber möglicherweise dadurch noch Schlimmeres, nämlich Suizid, verhindert werden kann.

Es ist wichtig, alte Muster zu validieren: Gut, dass Sie noch etwas anderes gefunden haben als sich umzubringen, aber wie können wir zu einem Skill kommen, der unter Umständen auch hilft und nicht selbstschädigend ist?

Dieses Thema löst oft heftige Diskussionen aus, und es ist in den Augen der Patienten oft nicht einfach, die Grenze zwischen Selbstverletzung und Stresstoleranz-Skill zu ziehen.

Hier soll man am besten gar nicht versuchen, „sich aus der Affäre zu ziehen", sondern mit Offenheit zugeben, dass es manchmal – möglicherweise – nicht anders geht. An dieser Stelle sollten die Trainerinnen betonen, wie wichtig es ist, möglichst viel und intensiv zu üben, wenn noch nicht *Feuer am Dach* ist, damit im Notfall Stresstoleranz-Skills zur Verfügung stehen, die auch helfen können und schrittweise von der Selbstverletzung wegführen.

▶ **Mittel, die langfristig schaden, sind KEINE Stresstoleranzskills!**

EyeCatcher

Es ist dabei wichtig, zu unterscheiden, dass es Selbstverletzer gibt, die die Handlung zur Spannungsreduktion einsetzen, aber auch solche, die daraus einen Lustgewinn, einen sogenannten *Kick*, ziehen. Darunter finden wir auch die *daily cutters*. Letztere sind oft noch viel schwieriger von ihren Verhaltensmustern abzubringen.

Bei der Suche nach rasch und intensiv wirksamen Skills werden alle fünf Sinne eingesetzt (sensorische Ebene).

Bei der Körperarbeit (motorische Ebene, Atemübungen wird versucht, falls es vom Spannungszustand her noch möglich ist, den Augenblick zu verändern.

Time-out: Manchmal ist es auch sinnvoll, die Situation bzw. den Ort, an dem sie sich gerade befinden, zu verlassen. Die Distanz ermöglicht es, in einen anderen emotionalen Zustand zu kommen und Abstand zu gewinnen.

▶ **Skill: Realitätsüberprüfung**
  Es ist wichtig, im Hier und Jetzt zu bleiben und die Realität mithilfe der fünf Sinne zu überprüfen.

Realitätsüberprüfung

Um im Zustand der Emotionsüberflutung in der Gegenwart bleiben zu können, wird der Begriff Realitätsüberprüfung (◨ Abb. 6.12)

Realitätsüberprüfung

Sprechen Sie mit jemandem über das, was sie sehen, hören, spüren, riechen ....

Ich sehe ...
  Ich höre ...
    Ich spüre ...
      Ich rieche ...
        Ich heiße ...
          Ich wohne ...
            Ich bin ... Jahre alt
  JETZT!!!!!!

◨ **Abb. 6.12** Realitätsüberprüfung (Sendera/Sutor 2020)

eingeführt. Beispiel für eine mögliche Übung:
- Sinnesüberprüfung: Was sehe, höre, spüre, rieche, schmecke ich? Beschreiben, benennen und zuordnen des Wahrgenommenen ohne zu bewerten
- Stellen Sie sich vor den Spiegel – Wie alt sind Sie? Welches Jahr haben wir? Können Sie sich in Ihrem jetzigen Alter wehren? Ist die Bedrohung jetzt und hier real?
- Wenn möglich, Austausch mit anderen Personen

Stresstoleranz-Skills-Liste – Beispiele

- Einteilung nach sensorischen Reizen
- **Fühlen** (Abb. 6.13): Igelball abrollen, Eiswürfel in den Händen fest drücken, den Nacken oder die Unterarme kühlen, quer über einen Besen gehen und langsam die Füße (barfuß) abrollen, eiskalt duschen.
- Achtung! Nie heiße Duschen empfehlen!!! Diese wirken zwar auch, können aber infolge gestörten Temperatur-

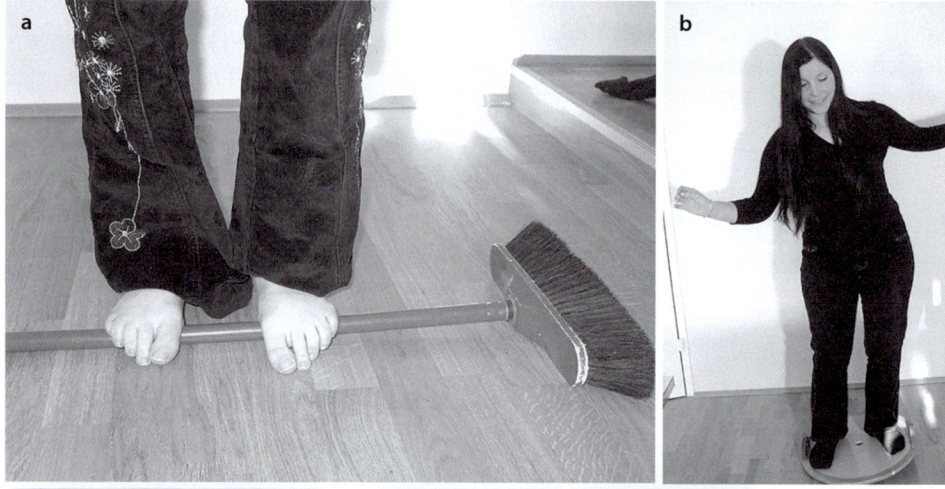

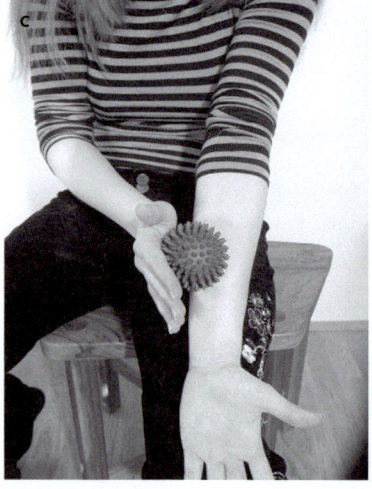

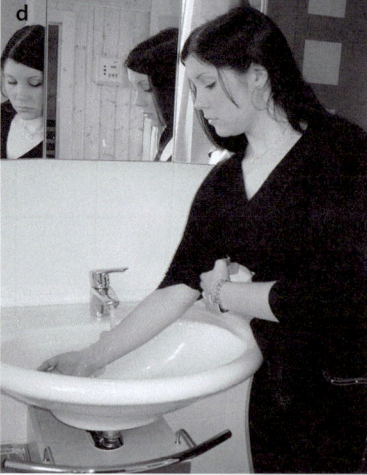

Abb. 6.13 a Besen b Balance c Igelball d Eiswasser

empfindens bei dissoziativen Zuständen zu Verbrühungen führen.

> **! Cave**
> Allgemein beliebte Entspannungsmaßnahmen wie Schaumbäder, Kerzenlicht u. a. können Borderline-Patienten zur Dekompensation bringen, wenn sie zum falschen Zeitpunkt und bei zu hoher Spannung angewendet werden.

- **Riechen:** Chinaöl, Menthol, Wintergrün und andere scharfe Gerüche bei Hochstress, angenehme Gerüche bei niedriger Spannung bewusst wahrnehmen.
- Cave Ammoniak! (Lebergift)
- **Hören:** lauter, plötzlicher Knall (beispielsweise lautes In-die-Hände-Klatschen des Therapeuten), laute rhythmische Musik.
- **Schmecken:** Chilischoten sind sehr beliebt, da sie in getrocknetem Zustand einfach und griffbereit in der Handtasche verstaut und unauffällig verwendet werden können, aber auch andere scharfe Sachen, wie zum Beispiel japanische Minze oder Ingwer.
- **Sehen:** rasche Augenbewegungen sind oft das letzte Mittel, Dissoziation zu vermeiden oder zu beenden (zum Beispiel Finger verfolgen, Metronom, Jump-and-Run-Spiele im Computer; die Augen sollten dabei immer leicht über die Horizontale gehoben sein).

- **Einteilung nach Ebenen**
- Motorische Ebene
    - Arbeit an der Körperhaltung ist wichtig, ebenso das Erkennen des Zusammenspiels zwischen Körperhaltung und Emotion.
    - Atemübungen sind, abhängig vom Spannungszustand, möglich, ideal können Kombinationen von Atemübung und Bewegung sein.
    - Sport und Bewegung ist einer der Haupt-Skills, hier steht Joggen an erster Stelle der Beliebtheit, Auspowern kann die Spannung rasch und anhaltend senken.
    - Theraband-Übungen (Einsatz von Muskelkraft)
- Kognitive Ebene
    - Unter *Hirn-Flickflacks* verstehen wir rasche kognitive Leistungen, wie zum Beispiel schnell in Siebenerschritten rückwärts zählen, Ratespiele; auch hier ist eine Kombination mit Bewegung ideal, zum Beispiel zusätzliches Werfen eines oder mehrerer Bälle bzw. jonglieren.
    - Phantasieübungen, wie das Aufsuchen eines sicheren Ortes, sollten nur im Beisein des Therapeuten gemacht werden, sie gelten als Standardübungen in der Trauma-Therapie. Eine andere Möglichkeit ist das Schaffen sogenannter innerer Helfer, Konzentration auf den Augenblick, ihn mit allen Sinnen wahrnehmen, auch im Sinne maximaler Achtsamkeit.
    - Pro und Contra: Nicht nur kurzfristige Ziele, sondern auch langfristige Ziele fokussieren (Tab. 6.9).
- Handlungsebene

Tab. 6.9 Pro und Contra

Was spricht dafür, dass ich mich selbst verletze?	Was spricht dagegen, dass ich mich selbst verletze?
Kurzfristig	Kurzfristig
Langfristig	Langfristig
Was hilft noch:	

Um das Setzen von Aktivitäten im Notfall parat zu haben, werden in der Gruppe und zum Teil als Hausübung entsprechende Listen mit möglichen Handlungsabläufen und Skills erstellt. Diese reichen vom Telefonieren mit Freunden über Hausarbeit bis zum Holzhacken. Unter mentalem Kurzurlaub (*Time-out*) werden gedankliche oder tatsächliche Pausen von einigen Minuten bis zu einigen Tagen, falls die Möglichkeit besteht, verstanden.

Notfallkoffer

Der **Notfallkoffer** (◘ Abb. 6.14) ist eine Zusammenstellung von Notfalltelefonnummern, Adressen, Aktivitäten und Skills, hierarchisch geordnet und für jede Patientin individuell erstellt. Die darin enthaltenen Skills sollten erprobt und ausreichend geübt worden und möglichst für jede Situation durchdacht sein. Natürlich wird der Koffer nicht von Anfang an gut gefüllt zur Verfügung stehen, sondern muss erst durch Erfahrung immer neuer Situationen und Mittel entstehen.

Bezüglich der Telefonliste ist es wichtig, dass an erster Stelle Freunde, Verwandte oder Nachbarn stehen und dass die Erreichbarkeit des Therapeuten und Skills-Trainers (persönliche Grenzen) besprochen wird, sodass die Patientin sich völlig sicher ist, in welchen (Krisen-)Situationen sie anrufen darf, wann und wie der Therapeut erreichbar ist und in welchem Zeitrahmen eventuell zurückgerufen wird (Telefonkontakt). Vereinbart wird ebenfalls, dass die angebotene Hilfe angenommen werden muss. Für Akutkrisen müssen auf jeden Fall die Nummern und Adressen von Notfalleinrichtungen zur Verfügung stehen, zum Beispiel des nächstgelegenen Krankenhauses oder der nächsten Notfallambulanz.

Leichtes Lächeln

Leichtes Lächeln (◘ Abb. 6.15) ist eine Übung, die zeigen soll, dass über Mimik und Körperhaltung die momentane Emotion oder Stimmung beeinflusst werden kann. Es zeigt, dass bei Imagination einer schlimmen Situation das zugehörige Gefühl nicht gehalten werden kann, wenn man sich aufrichtet und lächelt, eventuell kombiniert mit Bauchatmung. Diese Übung gibt das Gefühl der Kontrolle über sich selbst.

Umgang mit Dissoziation

> Bei der Ätiologie dissoziativer Symptomatik sind neben genetischen Komponenten und Persönlichkeitsvariablen vor allem Missbrauchsereignisse von Bedeutung. Faktoren wie Missbrauch, Bindungsverhalten und die Qualität des familiären Umfeldes sind eng miteinander verbunden. Früher wurde sehr auf den Faktor sexueller Missbrauch fokussiert, jedoch muss auch den Faktoren Vernachlässigung und emotionaler Missbrauch deutlich mehr Rechnung getragen werden. Neurobiologisch zeigt sich bei Dissoziation eine Überaktivierung medial-präfrontaler Hirnregionen und eine Amygdala-Unteraktivierung (Priebe et al. 2013).

Persönlicher Notfallkoffer

Meine 4 effektivsten Skills

Meine 4 wichtigsten Telefonnummern

◘ **Abb. 6.14** Notfallkoffer

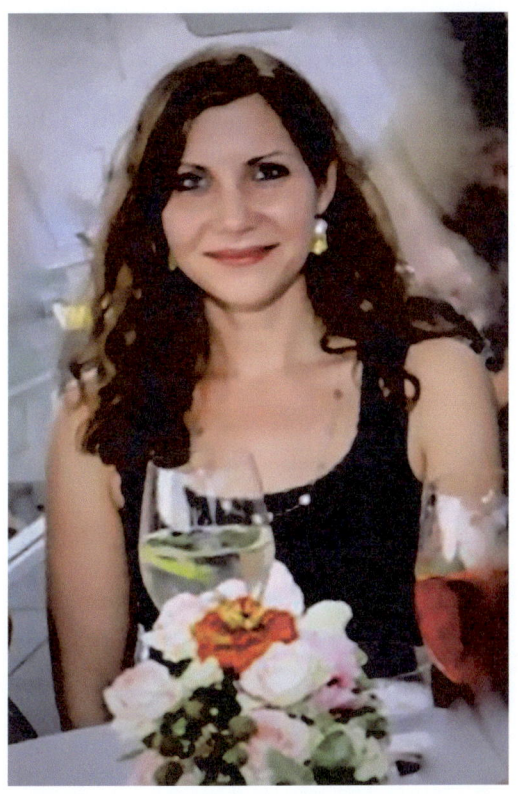

◘ Abb. 6.15   Leichtes Lächeln

Die Symptome Dissoziation und Schmerz spielen in der Therapie der BPS und der PTSD eine große Rolle (◘ Abb. 6.16).

> Der Erfolg der Therapie hängt u. a. vom Ausmaß der Dissoziation ab, da diese das emotionale Lernen blockiert.

Dissoziation, Angst, innere Anspannung und Übererregbarkeit
— verhindern Lernerfahrungen
— beeinträchtigen die Verknüpfung alter Erfahrungen mit neuen Erlebnissen (kontextabhängiges Lernen)

Während der Dissoziation werden das Herz-Kreislaufsystem und die Atmung „heruntergefahren", die Motorik kann nicht mehr kontrolliert werden und die Schmerzwahrnehmung ist vermindert. Gleichzeitig werden auch unangenehme – aversive – Emotionen abgespalten.

Bei Tieren kennen wir den Totstellreflex, aber auch Kinder, die sich in einer Gewaltsituation nicht wehren können, schützen ihre

- **Dissoziation ist ein mentaler Vorgang, die Unterbrechung erfolgt durch starke Reize oder gut trainierte/automatisierte Handlungen,**

  - *Unterbrechung durch Sinnesreize:*
  - Geruch/Geschmack (scharfe Reize)
  - Fingerpressen
  - Schmerz (Igelball, Gummiband, Steinchen im Schuh, fester Griff im Nacken, in die Nase zwicken)
  - Musik (laute, klare Rhythmen), Pfeifen, Schreien
  - Augen rasch bewegen
  - Steuerung der Wahrnehmung nach außen:
  - Gleichgewichtsübungen/Balancieren
  - *Soziales Netzwerk ausbauen bzw. stabilisieren*
  - Strukturierter Tagesablauf
  - Zwischenmenschliche Skills:

◘ Abb. 6.16   Dissoziation – mentaler Vorgang

Seele auf diese Weise. Gerade in einer Traumatherapie lösen diverse Trigger diese Schutzmechanismen aus, auch wenn sie im Hier und Jetzt nicht mehr gebraucht werden.

Dissoziative Zustände können kurzfristig Erleichterung bringen, sind aber oft auch mit der Angst vor Kontrollverlust verbunden.

Antidissoziative Skills

Antidissoziative Skills werden im Modul Stresstoleranz vermittelt. Die Patienten müssen lernen, *Vorboten* wahrzunehmen und rechtzeitig gegenzusteuern.

Vorbeugend:
— Steinchen im Schuh
— Stachelbälle-, bänder-, ringe
— Balanceübungen (Wackelbrett, Teetassen …)
— Koordinationsübungen (Fingertippen, Achter)

Im Anfall:
— Lautes Klatschen, laute Töne, scharfe Gerüche
— Schmerzreize (z. B. unter dem Schlüsselbein, Nasenfalte)
— **Augenbewegungen**

> ❗ **CAVE**
> Bei Berührungen muss man damit rechnen, dass der Patient extrem reagieren kann

Das bedeutet, dass vorerst daran gearbeitet werden muss, dass die Symptome nicht die Therapie behindern oder durch eine Verschlimmerung der Situation, ohne die Sicherheit, damit umgehen zu können, Patient und Therapie gefährdet werden könnten. Die Phänomene, mit denen wir es in der Therapie am häufigsten zu tun haben, sind *Flashbacks, Intrusionen, Derealisation, Depersonalisation* und *Amnesien.* Siehe ▶ Kap. 2.

Beim Zustand der Depersonalisation kann es dazu kommen, dass sich der Betroffene fremd, abgetrennt von seiner gewohnten Umgebung und sich selbst fühlt; im Zustand der Derealisation verändern sich räumliche Umgebung und zeitliche Zusammenhänge, sodass der Betroffene sich in bekannter Umgebung fremd, unter Umständen aber auch in fremder Umgebung bekannt fühlt.

Für den Umgang mit den dabei auftretenden Symptomen wurde folgendes Vorgehen erfahrungsgemäß als wirkungsvoll gefunden:
1. Trigger-Identifizierung durch Kettenanalyse
2. Patientenedukation durch Aufklärung, Führen eines Ereignis-Protokolls sowie Anleitung zur Selbstbeobachtung mit dem Ziel einer Trigger-Reduktion
3. Umgang mit Spannung, Reduktion von dissoziativen Zuständen
4. Skills

Beispiele für Skills

— Im Sinne starker Reize wie bei der Stresstoleranz – Chili, starke Kältereize, Kneifen im Bereich des Schlüsselbeines, Nasenrückens

Körperorientierte Skills z. B. Kick-Boxen, Flamenco, Stepptanz, Kampfsport
— Koordinationsübungen und Gleichgewichtsübungen:
  – Bewegungen werden unter der Kontrolle des Zentralnervensystems durchgeführt. Dabei ist es wichtig, die Übungen ständig zu variieren und Zusatzaufgaben einzubauen.
  – Übungsmöglichkeiten: Beispiele:
    – Rechte Hand/Bein und linke Hand/Bein führen unterschiedliche Bewegungen durch – im Einbeinstand wird der Unterschenkel des ge-

hobenen Beins im Uhrzeigersinn gekreist. Dabei schreibt der seitengleiche Arm eine imaginäre Zahl in die Luft – mit dem Blick der Zahl folgen
- Die Finger der Hände werden, mit dem Zeigefinger beginnend (danach in umgekehrter Reihenfolge), nacheinander kurz zum Daumen geführt und berühren diesen
- Hand-Augen-Koordination (schreiben, zeichnen mit der nicht dominanten Hand), Zeichnen einer imaginären, liegenden/stehenden Acht mit dem Daumen eines ausgestreckten Arms, der Kopf bleibt fixiert, nur die Augen folgen dem Daumen
- Beinkreisen gegen den Uhrzeigersinn und mit der Hand eine Zahl schreiben
- Füße überkreuzen und Balance halten
- Einbeinstand
- Zehen- und Fersenstand
- Mit kleinen Schritten durch den Raum gehen, einen Fuß vom Fußballen zur Ferse hin abrollen, den anderen Fuß von der Ferse zum Fußballen hin abrollen
- Gehen auf einer Linie/über ein Seil, dazu einen Ball werfen
- Durch Symbole kommunizieren
- Von der Standwaage die Arme in kleinen, schnellen Bewegungen neben dem Körper hin und her schwingen

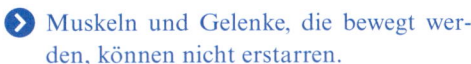 Muskeln und Gelenke, die bewegt werden, können nicht erstarren.

Im Extremfall kann es zum sogenannten **Freezing** kommen (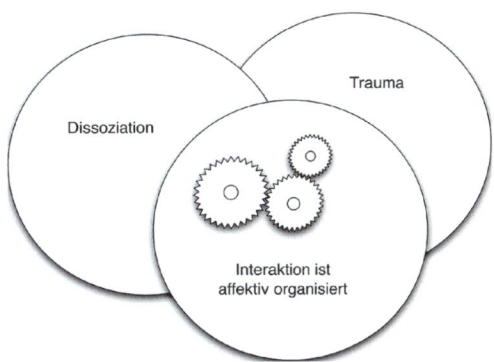 Abb. 6.17). Dabei kann es passieren, dass der Patient oft über längere Zeit regungslos dasitzt oder -liegt, willkürliche Bewegungen fehlen, ebenso normale Reaktionen auf Licht, Geräusche oder Berührung, während Atmung, Muskel-

Abb. 6.17 Umgang mit Dissoziation

tonus und Augenbewegungen zeigen, dass der Patient nicht bewusstlos ist.

Dissoziative Krampfanfälle

Dissoziative Krampfanfälle sehen epileptischen Anfällen zwar ähnlich, führen aber kaum zu schweren Verletzungen, Zungenbiss oder Inkontinenz.

Im Zustand des *Freezings* gibt es die Möglichkeit, den Patienten durch gezielte Augenbewegungen aus der Dissoziation herauszuführen, indem man ihn ersucht, mit den Augen dem Finger des Therapeuten zu folgen.

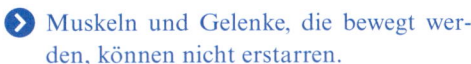 Rasche Augenbewegungen können Dissoziation auflösen.

Patienten können auch lernen, wenn sie bemerken, dass sie zu dissoziieren beginnen, gegenzusteuern und durch entsprechende Augenbewegungen selbst herauszukommen. Ist dies nicht möglich, so kann durch starke Sinnes- und Schmerzreize der Zustand unterbrochen werden. Medikamentös steht hier Naloxon zur Verfügung (siehe ▶ Kap. 7), ein Opiatantagonist, der dissoziative Zustände unterbrechen kann.

Vorbeugend versuchen Therapeuten, durch Balanceübungen während belastender Gespräche zu verhindern, dass Patienten wegdissoziieren (z. B. Stehen auf Tassen, Wippen oder Ähnlichem).

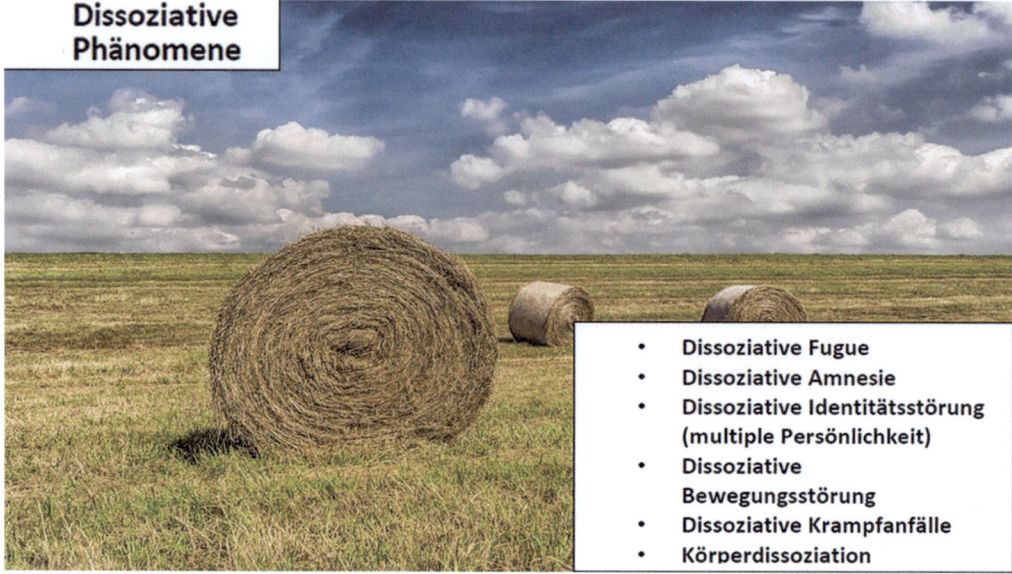

Abb. 6.18 Dissoziative Phänomene

Im Rahmen der PTBS kommt es oftmals zu dem Gefühl, das traumatische Ereignis wieder zu erleben, zu dissoziativen Flashback-Episoden, Intrusionen oder auch zur Unfähigkeit, Trauma-Inhalte zu erinnern (Amnesie) sowie dem Gefühl der Entfremdung von anderen und sich selbst. Die Behandlung dieser Symptome vor Beginn einer Trauma-Therapie verbessert die Erfolgschancen dieser deutlich (Abb. 6.18).

Differenzialdiagnostisch muss vor allem bei Patienten mit komorbider Suchtproblematik bei Auftreten dieser Symptome auch an Entzugserscheinungen gedacht werden, vor allem bei Benzodiazepin-Abusus.

Dissoziation und Somatisierung als Trauma-Folge

- Dissoziation kann als akuter Coping-Mechanismus und Bewältigungsversuch traumatischer Erlebnisse, mit Versagen der Integration der Affekte, angesehen werden.
- Somatisierung entsteht durch die das Trauma begleitende somatische Aktivierung der Vorgänge, die während der Dissoziation verloren gingen.
- (siehe ▶ Kap. 9)

> Übungsmöglichkeit zur Gegensteuerung bei Dissoziation: geführte Exposition

Diese darf erst durchgeführt werden, wenn die Gruppe bereits längere Zeit besteht, die Stresstoleranz-Skills gut beherrscht werden und die Trainerinnen alle Gruppenmitglieder und deren Umgebung sowie das jeweilige Sicherheitsnetz gut kennen.
- Vorzeigen einer kurzen Videosequenz oder Vorlesen eines Textbeispiels mit traumatischem Inhalt.
- Kurzfristiges Stoppen der Präsentation durch zum Beispiel lautes Klatschen oder Fingerschnippen.

Skills-Training

- Abfragen der Spannung und Realitätsüberprüfung.
- Einsatz erforderlicher Skills (Augenbewegungen, Sinnes- und Schmerzreize).
- Sollte eine Teilnehmerin dissoziieren, wird entweder von den Trainerinnen oder auch von den anderen Gruppenmitgliedern dies sofort bemerkt und unterbrochen.
- Wichtig ist es, den Auslöser und Zeitpunkt rechtzeitig wahrzunehmen, um gegensteuern zu können.

> Stresstoleranz-Skills ermöglichen das Wiedererlangen von Handlungskompetenz.

Anti-craving-Skills: siehe ▶ Kap. 8.

6.5.12 Emotionsregulation

Übersicht

Definition: Emotionen sind automatisierte und erlernte Reaktionen auf innere und äußere Reize oder Informationen.
  Sie bewirken einen Handlungsimpuls, der zu einer Handlung drängt und bestimmtes Verhalten bewirkt.

Die erste emotionale Reaktion auf einen Trigger aktiviert das primäre emotionale Netz.
  Durch automatisch aktivierte Gedanken und sogenannte Mythen (siehe dort) entstehen kognitive Brücken, die das sekundäre emotionale Netz aktivieren (nach Bohus und Wolf 2009), siehe auch Schemata) Dieses bezieht sich aber auf Vergangenes und macht die folgenden Handlungen oftmals inadäquat.

■ **Metapher**
» Till Eulenspiegel wandert über das Mittelgebirge, ein Fremder begleitet ihn. Sie wandern schweigend bergauf und bergab. Das Wetter ist schön und die Sonne scheint warm. Plötzlich beginnt Till Eulenspiegel zu weinen und zu klagen. Der Fremde fragt, was los sei. „Oh", antwortet Till „die Sonne scheint und wir sind im Mittelgebirge!" Der Fremde wundert sich und die beiden wandern weiter. Plötzlich beginnt es zu stürmen und zu regnen, sodass man kaum die Hand vor Augen sieht. Till freut sich, beginnt zu lachen und zu singen. Der Fremde wundert sich wieder und fragt: „Till, was ist los? Wenn die Sonne scheint, weinst du, und wenn es stürmt, springst du wie toll umher." Till antwortet: „Wenn im Mittelgebirge die Sonne scheint, weiß ich, dass es bald wieder regnen wird. Daher muss ich weinen, wenn die Sonne scheint."

Die Störung der Emotionsregulation ist ein zentrales Problem, gekennzeichnet durch:
- Emotionale Labilität
- Extreme Intensität der Gefühle
- Schnell hochschießende Affekte, die nur langsam abfluten

Dazu kommt noch, dass viele Betroffene von Kindheit an gelernt haben, Gefühlen zu misstrauen, in invalidierenden Umfeldern aufgewachsen sind und ihre Gefühle nicht zeigen durften.
  Das Modul Emotionsregulation orientiert sich an der Erkenntnis, dass Emotionen physiologische Erregungszustände sind und zu den Grundformen des Erlebens zählen.
  Emotionen sind ein unmittelbar aktiviertes und adaptiertes Steuersystem, das über Umweltereignisse und Wohlbefinden informiert und durch spezifische Handlungstendenzen auf diese Ereignisse reagiert (Greenberg 2000). Im Alltag verstehen wir darunter Gefühle und Stimmungen, die unser Verhalten beeinflussen, wobei Stimmungen längere Zeit, weit über das Gefühl hinaus, anhalten können, oft keinen unmittelbaren Bezug zu einem Ereignis haben,

jedoch sowohl unsere Emotionen als auch unsere Kognitionen beeinflussen können und umgekehrt.

Emotionen sind nicht willkürlich kontrollierbar, aber sie sind durch mehrere Faktoren auslösbar und veränderbar, zum Beispiel:
- Äußere Faktoren (Situationen)
- Innere Faktoren (Gedanken, Erinnerungen, Vorstellung von Ereignissen …)
- Veränderung des Gesundheitszustands
- Hormonelle Faktoren u. v. m.

Das Besondere an menschlichen Emotionen ist die Verknüpfung mit Ideen, Werten und Bewertungen sowie die Fähigkeit, sich Emotionen bewusst zu machen und durch Sprache ausdrücken zu können.

> Emotion und Kognition spielen automatisch bei der Bildung von *Bedeutungen* zusammen und organisieren und steuern zielgerichtetes Handeln.

Bei Borderline-Patientinnen steht oft perfektes Funktionieren im Vordergrund und die dahinterstehenden Gefühle werden verdeckt, sind schwer erkennbar und nicht immer spürbar. Andererseits können diese mit einer Heftigkeit auftreten, die zu einer emotionalen Ausblutung führt (Kreismann und Straus 2000), sodass Betroffene von vornherein gar nichts mit Gefühlen zu tun haben wollen, panische Angst davor haben, verschiedenste Abwehrformen entwickeln oder nur chronische Leere empfinden.

» Ich fühle mich wie eine überdrehte Feder, kaputt und tot, obwohl sie sich noch immer bewegt, meine Seele ist tot.

Zeit meines Lebens bin ich in der Hölle der Selbst-Ich-Ablehnung gefangen, gebe es auf, dagegen anzugehen, weil ich keine Chance habe. Kurze überschaubare Alltagshandlungen, damit finde ich mich wieder mal ab. Gar nix wird besser.

Wenn ich versuche, es mir einfach gut gehen zu lassen, tappe ich im Nichts. Ja, der Frühling steht vor dem Fenster, das Vogelgezwitscher, schön, aber sobald ich Menschen begegne, löse ich mich in nichts auf, Sprachlosigkeit, Leere im Kopf, … und der Hass auf meine Familie, weil sie mich dazu gemacht hat. Selbst als ich körperlich schwer krank war, kamen nur Vorwürfe, kein Wunder, dass nichts von mir übrig ist, trotzdem soll ich leben?

Meine Schwester lacht viel. Viel zu spät bin ich neidisch geworden und hasse sie insgeheim. Als Kind hatte ich sie angehimmelt, doch ich erinnere mich nur an Verneinungen meiner Person, alle haben ihr eigenes Süppchen gekocht, ich, die Schwächste, blieb über. Es geht nicht um konkrete Erinnerungen und Situationen, die schwächen mich nur, sonst nichts, übrig bleibt ein dumpfes Gefühl ganz tief drinnen.

Das Schlimmste aber ist, dass sie jetzt scheißfreundlich sind, und ich kann gar nichts damit anfangen, zu tief eingebrannt die Vergangenheit, die Tatsache, dass ich zu nichts mehr fähig bin, als mein Leben abzusitzen. Mit M. und T. wird mir das bewusst, denn lebendig bin ich nur für Momente, in denen ich in ihre Welt eintauche. Zu sehen, wie andere ihr Leben genießen oder einfach nur leben mit Menschen, weil sie sich ein Selbstwertgefühl erhalten konnten, das Begegnung erst möglich macht.

Immer wieder stehe ich im Raum und versuche, mich zu sammeln. Es gelingt nicht. Ich flüchte zu M., nur um dann wieder wegzulaufen, weil seine gute Laune und meine Traurigkeit nicht zusammenpassen. Man bemerkt dich kaum, hat er nicht böse gemeint, doch es trifft den Punkt, an dem ich daran erinnert werde, dass ich nur dabei sein kann.

Wie soll ich das ertragen, kann nicht lesen, kann nicht malen, kann nicht denken oder sprechen. Ich habe nur Sehnsucht nach Lachen. Ich weiß, dass niemand etwas rückgängig machen kann, mich niemand vor mir selber schützen kann, aber ich kann es auch nicht, verdammt nochmal. Irgendein Impuls, ein Wetterumschwung, Verdauungsprobleme oder einfach gar nix und schon bin ich in diesem Loch. Ich kann nicht mit Menschen und nicht ohne und finde keine Mitte. Wieder mal unter meinem Kreuz zusammengebrochen.

Es ist jetzt nicht mehr vorrangig, Angst vor dem Zusammensein mit M., jetzt ist es Ratlosigkeit und Verzweiflung, weil wir zusammen sein wollen und ich nur gelähmt bin. (Christine 2005)

Das Modul der Emotionsregulation ist ein sehr wichtiger Bestandteil des Skills-Trainings.

Oft ist es schwierig, Teilnehmerinnen zur Mitarbeit zu motivieren, weil die Angst vor Gefühlen unüberwindbar erscheint. Um Scheu und Angst zu nehmen, ist es erforderlich, zu Beginn dieses Moduls möglichst viele theoretische Informationen zu geben, physiologische Funktionen zu erklären und viele Beispiele vorerst theoretisch zu besprechen. Es wird erklärt (◘ Abb. 6.19), wie wichtig es ist, Gefühlen Beachtung zu schenken, um:

◘ **Abb. 6.19** Modell zur Entstehung von Emotionen

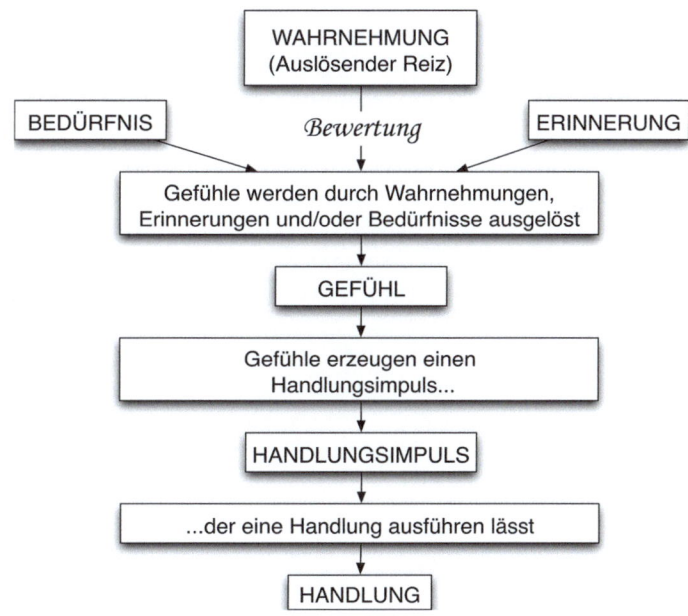

- sie verstehen und zuordnen zu können und
- sie dort regulieren zu können, wo sie überwältigend sind.

Der bewusste Umgang mit Gefühlen

Der bewusste Umgang mit Gefühlen erfordert sowohl die theoretische Auseinandersetzung als auch Geduld und Übung bei der Umsetzung. In der Gruppe werden Situationen und die darauffolgenden Reaktionen und Zusammenhänge besprochen, verschiedene Gefühle gesammelt, beschrieben und ihre Funktion diskutiert, sowie eigene Beispiele (◘ Tab. 6.10).

Danach wird erklärt, dass Gefühle weder positiv noch negativ sind. Sie entstehen, ausgelöst durch sensorische oder innere Trigger und werden von unseren Bewertungen, Erfahrungen und Erinnerungen beeinflusst.

- Gefühle sind, wie sie sind und können durch Wunschdenken nicht verändert werden.
- Unsere Arbeit setzt dort an, wo Gefühle Impulse auslösen, die wiederum zu einer Handlung führen.
- Denn genau da können wir eingreifen, Stopp sagen und die Kontrolle wiedergewinnen.
- **Zwischen Impuls und Handlung haben wir die Chance, zu entscheiden:**
  Will ich dem Impuls folgen oder will ich entgegengesetzt handeln?

Wofür sind Gefühle gut?
- Sie helfen bei der Verarbeitung von Informationen
- Sie lösen einen Handlungsimpuls aus
- Sie warnen vor Gefahr
- Sie helfen überleben!

Der vielleicht wichtigste Merksatz im gesamten Skills-Training ist: Ich bin nicht mein Gefühl (◘ Abb. 6.20).

> **EyeCatcher**
>
> Das bedeutet: Ich habe die Kontrolle über meine Handlungen und kann entscheiden, ob ich dem Impuls, den das momentane Gefühl erzeugt, nachgebe (◘ Abb. 6.21).

Wichtig ist die Erkenntnis, dass man – im Rahmen einer *Gefühlsüberflutung* (◘ Abb. 6.22) – nicht selbst das *Gefühl* ist, sondern man ein *Gefühl* hat. Das bedeutet, dass wir unsere Handlungen selbst entscheiden können und nicht einem Impuls folgen müssen.

Primär- und Sekundärgefühle

Es ist wichtig, zwischen Primär- und Sekundärgefühl zu unterscheiden, „das Gefühl hinter dem Gefühl" zu identifizieren und zu benennen (◘ Abb. 6.23), so kann z. B. das Gespräch mit dem Chef Angst vor Tadel auslösen, verbunden mit Schuldgefühlen, weil eine erforder-

◘ Tab. 6.10 Angenehme und unangenehme Gefühle

Welche Gefühle gibt es?	
„Positive bewertete", angenehme, appetente, Gefühle	„Negativ bewertete", unangenehme, aversive, Gefühle
Bedürfnisbefriedigung vorhanden	Verlust oder Fehlen von Bedürfnisbefriedigung; Verletzung durch die Umwelt
Freude, Glück, Begeisterung, Liebe, Stolz, Vertrauen …	Angst, Ärger, Wut, Trauer, Scham, Schuld, Neid, Eifersucht, Ekel …

Skills-Training

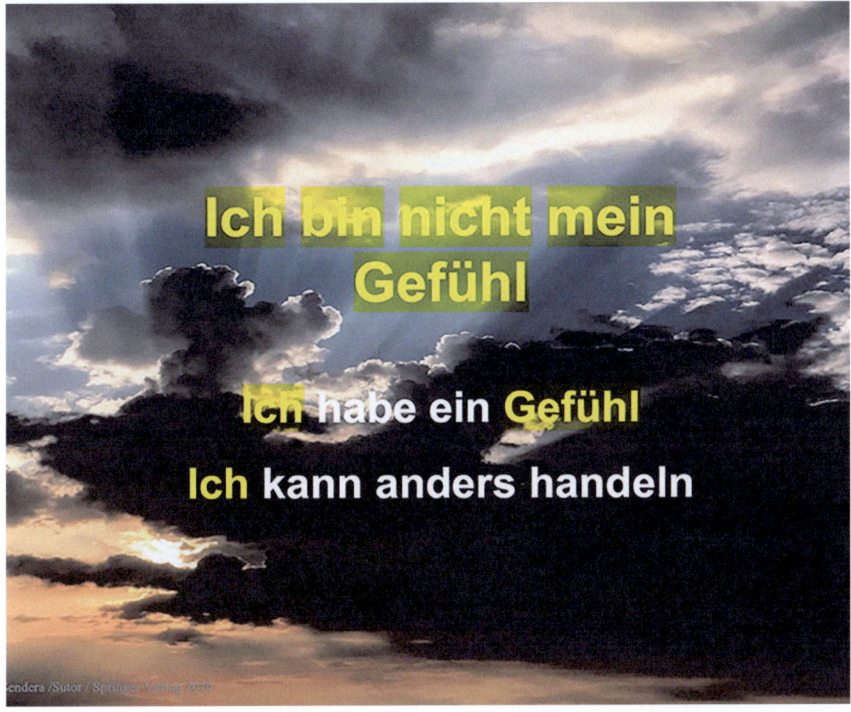

Abb. 6.20 Ich bin nicht mein Gefühl

➢ Distanz schaffen (innerlich einen Schritt zurückgehen)

➢ Die Situation beschreiben (von außen betrachten)

➢ Erkennen und Benennen des Gefühls

➢ Erkennen und Benennen des Handlungsimpulses

➢ Bewusst machen: *Ich bin nicht mein Gefühl, ich kann anders handeln*

➢ *Dem Impuls entgegengesetzt handeln*, falls dieser selbstschädigend oder dysfunktional ist

Abb. 6.21 STOPP sagen

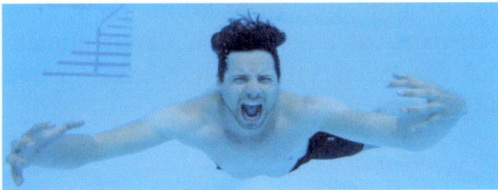

Abb. 6.22 Emotionsüberflutung

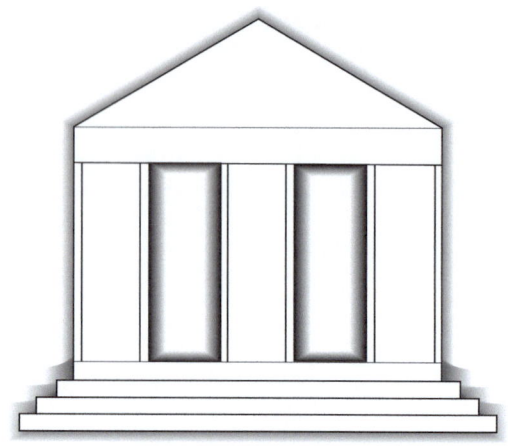

Abb. 6.23 Gefühle decodieren

liche Arbeit noch nicht gemacht wurde; das dahinter liegende Schema: *Ich bin unfähig* aktiviert jedoch Schamgefühl. Bei der Identifikation ist es erforderlich, diese Schemata zu hinterfragen, damit allmählich das Primärgefühl Scham erkannt und angenommen werden kann.

> **Wichtig**
> Primärgefühle passen immer zur jeweiligen Situation, während Sekundärgefühle erst durch Grundannahmen, sogenannte kognitive Brücken, ausgelöst werden.
> Die Arbeit mit Primärgefühlen ist schwierig, oft mit Flashbacks und der Möglichkeit emotionaler Krisen verbunden

Es ist in Ordnung, dass ich Gefühle habe, aber sie sind nicht ich und ich bin nicht sie, ich muss dem Handlungsimpuls nicht folgen, ich habe auch eine andere Möglichkeit, zu entscheiden und zu handeln.

Ein weiterer ganz wichtiger Begriff ist die ***radikale Akzeptanz***, ein Skill aus dem Modul Stresstoleranz, der bedeutet, eine Situation oder Emotion, die man nicht ändern kann, annehmen zu lernen und nicht „gegen Windmühlen zu kämpfen".

Beispiel: Nicht akzeptierter Schmerz wird erst zu Leid, wenn die Emotion und die entsprechende Bewertung dazu kommen.

> **Cave**
> **Akzeptieren bedeutet NICHT gutheißen.**

Die radikale Akzeptanz einer unabänderlichen Situation stellt den Ausgangspunkt für neue mögliche Wege dar und öffnet das Tor zur Veränderung.

Sie wird als langfristiger Stresstoleranzskill gesehen.

Ein wichtiger Skill ist hier „Vorsicht Falle" (Bohus und Wolf 2009), mit dem die Patienten lernen, zu erkennen und zu unterscheiden, ob sie die Gefühle der Vergangenheit aktiviert haben oder in der Gegenwart sind.

Achtsamkeit für angenehme Gefühle – Selbstfürsorge

Eine weitere Möglichkeit ist das Bewusstmachen und Aufsuchen positiver Gefühle und Ereignisse. Das ist nicht so einfach, wie es für andere Menschen vielleicht klingen mag, da viele Betroffene die unerschütterliche Annahme haben, dass sie es nicht verdienen, dass es ihnen gut geht.

- *Beispiel: Erbsen/Bohnenübung*

Wir geben eine Handvoll Bohnen am Morgen z. B. in die linke Hosentasche, bei jeder noch so kleinen positiven Erfahrung, Geste oder Begegnung wandert eine Bohne in die rechte Tasche ... Sie werden staunen, wie viele Bohnen gewandert sind, auch an Tagen, die man sonst als komplett negativ bewerten würde.

Wichtig ist in diesem Zusammenhang das Vermindern der emotionalen Verwundbarkeit durch Selbstfürsorge:
— Behandlung von Schlafstörungen
— Ausreichende Behandlung körperlicher Erkrankungsimpulse
— Ausgewogene Ernährung
— Ausreichendes Trinken
— Suchtmittelabstinenz
— Einnehmen verordneter Medikamente
— Tagesstruktur
— Selbstdisziplin

ABC GESUND (Bohus und Wolf 2009)

A angenehme Gefühle sammeln

B Bauen von Verantwortung (soziale Verantwortung übernehmen gibt das Gefühl, dazu zu gehören, wichtig zu sein)

C Chaos vorbeugen (Planung)

G Gymnastik, Bewegung

E Essen und trinken, gesund und ausreichend, nicht übermäßig

S Schlafhygiene einhalten

UN Untersuchungen, Behandlung von Erkrankungen, verordnete Medikamente regelmäßig einnehmen

D Drogen, nicht verordnete Medikamente und Alkohol vermeiden

Diese Dinge mögen für viele Menschen selbstverständlich sein, Borderline-Patientinnen müssen oft hart daran arbeiten.

Möglichkeiten der Emotionsregulation

- **Veränderung von Reiz-Exposition**

Typisch für Borderline-Patienten ist das immer wiederkehrende Aufsuchen traumatisierender Situationen im Sinne ungeschützten Exponierens. Hier ist Exposition unter therapeutischer Anleitung die einzig sinnvolle Möglichkeit, bei gleichzeitiger Vermeidung, sich allein neuerlichen Stimuli oder auch realer Gefahr auszusetzen. Entstehen Vermeidungen durch Fehlinterpretation oder -bewertung, entwickelt der Patient sogenannte dysfunktionale Handlungsmuster. Priorität in der Einzeltherapie hat die Arbeit am Vermeidungsverhalten bei Angst, Schuld- und Schamgefühlen.

- **Veränderung der Bewertung**

Das Erkennen von Gefühlen und die Veränderung der Bewertung setzt die bewusste Wahrnehmung und Beschreibung von Gefühlen sowie das Verstehen von Zusammenhängen voraus. Viele Betroffene sind sich in der Gefühlswahrnehmung unsicher und können körperliche Empfindungen und Reaktionen nicht richtig zuordnen. So werden Empfindungen wie Herzrasen, Brechreiz, Druck im Magen oder Schmerzen im Bewegungsapparat entweder gar nicht erst Gefühlen zugeordnet oder in der Gefühlszuordnung fehlinterpretiert. Es ist daher wichtig, das Verständnis für den Zusammenhang von Kognitionen und Bewertungen sowie das Verständnis, dass Gefühle sich in körperlicher Form ausdrücken können, zu fördern. An der Veränderung der Bewertung wird in der Gruppe hauptsächlich anhand von Beispielen und konkreten Lebenssituationen, die die Teilnehmer selbst mitbringen, gearbeitet.

Handlungsimpuls

Wenn sich die Patientinnen über das Gefühl im Klaren sind, wird der Handlungsimpuls erfragt, besprochen und überlegt, ob es kurz- oder langfristig sinnvoll ist, diesem zu folgen oder nicht. Wichtig ist es für die Patienten, zu erkennen, dass sie die Freiheit haben, zu entscheiden, welchen Weg sie gehen wollen. Es muss klar werden, dass es in Ordnung ist, Gefühle zu haben, auch aversive Gefühle wie Hass, Wut usw. (◘ Abb. 6.24), aber auch, dass es wichtig ist, sie richtig zu erkennen und die Wahl zu treffen, wie man mit den entstehenden Handlungsimpulsen umgehen möchte und kann.

Bei sehr starken Emotionen

Wenn die Spannung über 70 steigt, müssen Stresstoleranz-/Krisenskills eingesetzt werden. Die Emotionen kommen und gehen wellenförmig, machen Sie einen Schritt zurück und beobachten Sie ihre Reaktion, ihre Gedanken, Impulse … erinnern sie sich an den Skill „ich bin nicht mein Gefühl".

Erst denken, dann reagieren!

In der Gruppe werden verschiedene Gefühle und der dazugehörige Handlungsimpuls besprochen, im Rollenspiel dargestellt und die damit verbundenen körperlichen Veränderungen erklärt und nachempfunden. Betroffene haben oft Schwierigkeiten, eigene Gefühle richtig zuzuordnen (◘ Tab. 6.11 und 6.12).

Es wird auch der emotionale Ausdruck der Mimik besprochen und geübt (◘ Abb. 6.25).

Dafür überlegen wir meist einige Beispiele und fordern die Patientinnen auf, selbst welche zu finden und einzubringen.

Funktionale und dysfunktionale Handlungen

Jedes Gefühl löst einen Handlungsimpuls (◘ Abb. 6.26) aus, dieser muss jedoch nicht zwingend ausgeführt werden, sondern es kann überprüft werden, welche Handlung funktional und welche dysfunktional ist. Wichtig ist die Erkenntnis, dass es mehrere Entscheidungs- und Lösungsmöglichkeiten

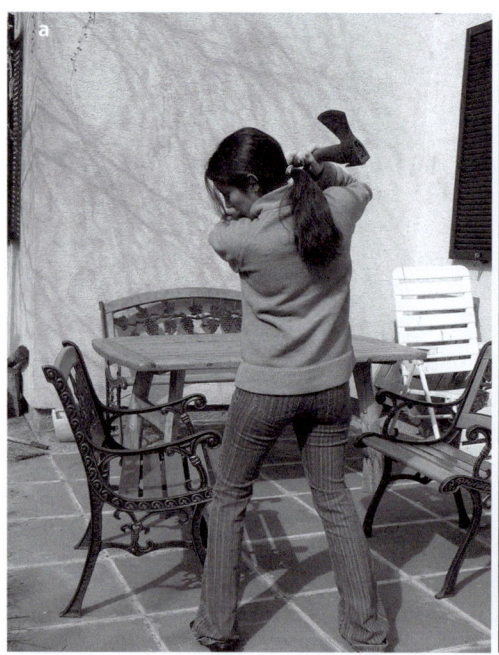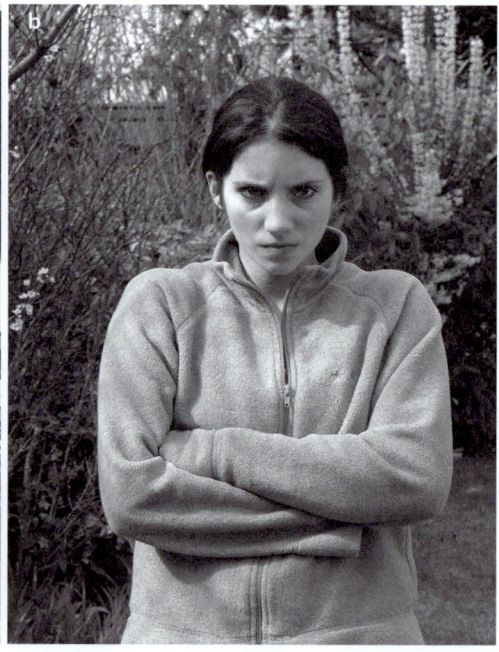

◘ Abb. 6.24 a Wut-Handlungsimpuls b Wut

Tab. 6.11 Handlungsimpuls

Gefühl	Handlungsimpuls
Angst	Fliehen
Ärger, Zorn, Wut	Angreifen, Zuschlagen, Zerstören
Scham	Bedecken, Verstecken
Schuld	Sühne, wieder gut machen
Ekel	Ausspeien
Trauer	Sich zurückziehen
Liebe	Umarmen
Freude	Lachen, Springen

Tab. 6.12 Erkennen von Gefühlen

Situation	Wann? Was? Wo? Mit wem? (Wer?)
Gedanken Vermutungen Bewertungen	
Körperwahrnehmung Körperliche Veränderungen Körperliche Reaktionen und Empfindungen	Was und wo spüre ich etwas?
Körpersprache Körperhaltung Mimik Gestik	
Handlungsimpuls	Was möchte ich tun oder sagen?
Handlung	Was habe ich getan oder gesagt?
Gefühl	

Mit dem Skill *Held des Alltags* überlegen wir, wie eine andere, vom Patienten geschätzte, vielleicht auch bewunderte Person, reagieren würde, machen einen Schritt zurück und gewinnen Zeit und Distanz.

Kontingenzmanagement

Die unmittelbare Konsequenz auf ein bestimmtes Verhalten bewirkt, dass dieses aufrechterhalten wird. Es gibt:
— Positive Konsequenzen
— Negative Konsequenzen
— Wegfall von positiven Konsequenzen
— Erleichterung (Wegfall von unangenehmen und schmerzhaften Zuständen)

Menschen orientieren sich oft an kurzfristigen Konsequenzen, die schnell helfen, ohne zu überprüfen, dass langfristig negative Konsequenzen die Folge sein können (Tab. 6.13).

Das emotionale Zusammenspiel

Wie wir schon erwähnt haben, werden Emotionen durch bestimmte *Trigger* ausgelöst, die sowohl körperliche Reaktionen, bestimmte Gedanken und Handlungsimpulse als auch automatische Gedanken bzw. emotionale Schemata aktivieren.

Manchmal werden reale aktuelle Geschehnisse von früheren emotionalen Empfindungen und vergangenem Erleben überlappt und die aktivierten Schemata passen nicht zur realen Situation. Fragen wie:
— *Welche automatischen Gedanken sind aktiviert?*
— *Was ist der Unterschied zu früher?*
— *Was hat sich geändert?*
— *Wie bewerte ich die Situation heute?*
— *Welche Handlungsmöglichkeiten habe ich heute?*

gibt. Beispiele aus dem Alltag helfen, die kurzfristigen und langfristigen Konsequenzen von Handlungen zu überprüfen und nach Lösungsmöglichkeiten zu suchen.

helfen, die aktuelle Situation einer **Realitätsüberprüfung** zu unterziehen, alte Grundüberzeugungen zu revidieren und Handlungskompetenz zu erlangen.

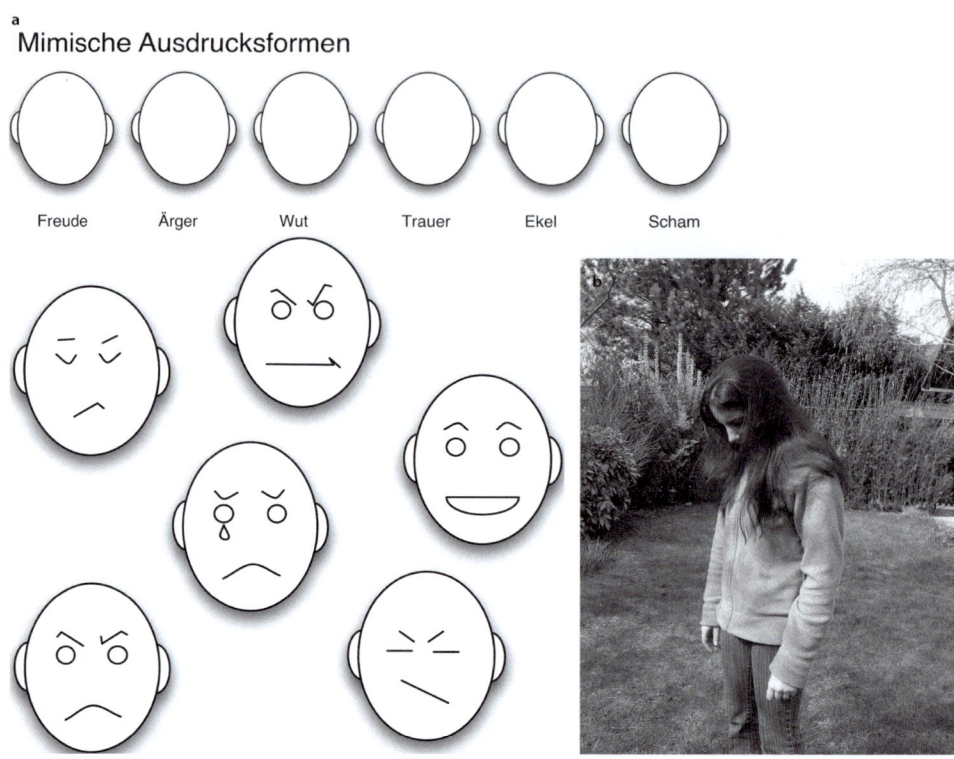

Abb. 6.25 a Mimische Ausdrucksformen b Trauer

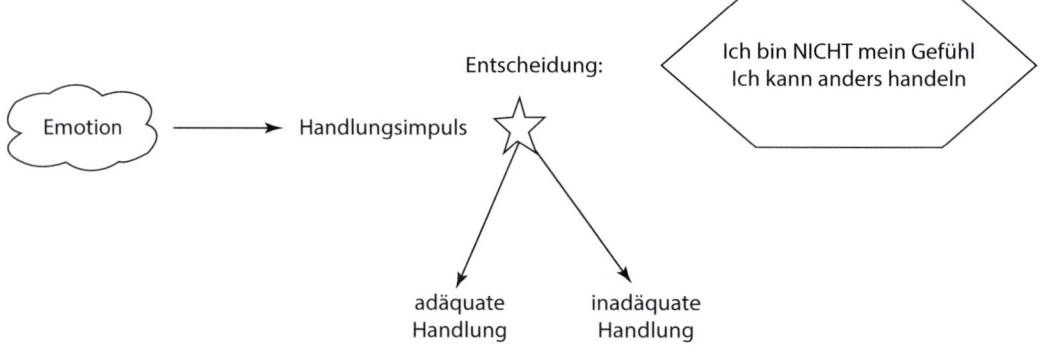

Abb. 6.26 Handlungsimpuls oder Handlungsdrang

Zugehörige Skills
- Stopp sagen
- Distanz schaffen (innerlich einen Schritt zurückgehen)
- Die Situation beschreiben (von außen betrachten)
- Erkennen und Benennen des Gefühls
- Erkennen und Benennen des Handlungsimpulses
- Bewusst machen von: Ich bin nicht mein Gefühl, ich kann anders handeln

Tab. 6.13 Handlungskonsequenzen

Beispiele aus dem Alltag	Gefühl	Handlungsmöglichkeit (Impuls)	Konsequenzen überlegen
Der Chef ist ungerecht	Wut	Chef anschreien, Türe zuknallen und wegrennen	Dem Impuls nachgeben bringt kurzfristig Erleichterung, heißt aber unter Umständen, langfristig eine Kündigung zu riskieren und die Existenz zu gefährden (Gefährdung der Lebensqualität)
Streit mit dem Partner	Kränkung, Verletzung	Sich wehren, schreien, toben Wunsch, den Partner auch zu verletzen	Kurzfristig: Erleichterung, Genugtuung Langfristig: Beziehungsgefährdung
Kaufrausch, evtl. mit Stehlen verbunden (High-risk-Verhalten)	Frustration, Ärger, hohe Anspannung	Übermäßiges Kaufen, evtl. Stehlen von teilweise unnötigen Sachen	Kurzfristig: Befriedigung Langfristig: Gefährdung der Lebensqualität durch Existenzgefährdung (Schulden, Vorstrafe)

— Dem Impuls entgegengesetzt handeln, falls dieser selbstschädigend oder dysfunktional ist
— Bewusst die Entscheidung treffen, anders (funktional) zu handeln

Gefühle regulieren bzw. abschwächen

— Entgegengesetztes Handeln
— Mit dem Körper gegensteuern (entgegengesetzte Körperhaltung und Mimik)
— Einen Gegengedanken einsetzen

Beispiele siehe ◘ Tab. 6.14, 6.15, 6.16 und 6.17:

Soziale Informationen adäquat entschlüsseln lernen

Wenn wir mit anderen Menschen in Kontakt treten, werden auf beiden Seiten Emotionen ausgelöst. Fehlinterpretationen von Verhalten, Mimik und Worten führen zu Missverständnis und Reaktionen, die sich hochschaukeln.

— Wenn möglich, soll der „Andere" (Interaktionspartner) ein eigenes Arbeitsblatt ausfüllen.
— Vergleichen Sie die Ergebnisse (◘ Tab. 6.18).

Den Sorgendruck verringern
— Benennen der aktuellen Sorge
— Überprüfen der Fakten
— Überprüfen der Interpretationen
— Einschätzen der Wahrscheinlichkeit, dass die befürchtete Situation eintritt
— Suchen nach alternativen Interpretationen

Umgang mit dysfunktionalen Mythen

Zu Beginn ist es wichtig, den Patientinnen zu erklären, dass Erleben und Verhalten weitgehend von unseren Gedanken, Überzeugungen und Bewertungen beeinflusst werden. Dysfunktionale Überzeugungen sind das Ergebnis lang andauernder Erfahrungen mit Eltern, Geschwistern und Peergroups, werden zum Schutz entwickelt, damit die Diskrepanz zwischen eigenem Erleben und der Bewertung durch andere ausgeglichen, emotionale Konflikte vermieden und ein seelisches Gleichgewicht hergestellt

Tab. 6.14 Entgegengesetztes Handeln

Beispiele für entgegengesetztes Handeln Gefühl	Impuls	Dem Impuls entgegengesetztes Handeln
Angst vor …	Fliehen	Angst auslösende Situation aufsuchen, sich stellen
Wut auf …	Angriff, beleidigen	Freundlich auf … zugehen
Scham	Verdecken, verkriechen	Sich zeigen
Traurigkeit	Zurückziehen	Hinaus gehen, aktiv werden

Tab. 6.15 Scham

Handlungsimpuls und dysfunktionale Gedanken	Sich verstecken Ich bin nichts wert Wenn die anderen merken, wie ich wirklich bin, werden sie mich auslachen
Körperreaktion	Erröten Vermeiden von Blickkontakt Verschränken der Arme Senken des Kopfes
Entgegengesetztes Handeln	Offen auftreten Sich zeigen Entgegentreten
Entgegengesetzte Körperhaltung	Blickkontakt halten Körper aufrichten Hände in die Hüfte stemmen Kopf heben Leichtes Lächeln
Gegengedanke	Ich fühle mich sicher Ich setze mich durch Ich habe solche Situationen schon öfter geschafft

Tab. 6.16 Angst

Handlungsimpuls und dysfunktionale Gedanken	Flucht Ich werde verletzt Ich verliere die Kontrolle Ich werde sterben
Körperreaktion	Beschleunigung von Puls und Herzfrequenz und Atmung Muskelverkrampfung
Entgegengesetztes Handeln	In der Situation bleiben In manchen Fällen: Immer wieder Orte aufsuchen, die Angst machen, um mehr Kompetenz und Sicherheit zu erlangen
Entgegengesetzte Körperhaltung	Körper aufrichten Fäuste ballen Tief atmen Eventuell starke Sinnesreize einsetzen, um die Dissoziation aufzulösen
Gegengedanke	Realität überprüfen: Was sehe, höre, spüre … ich jetzt! Keine Vermutungen Ich schaffe es Ich bin sicher

Tab. 6.17 Wut

Handlungsimpuls und dysfunktionale Gedanken	Zerstören Verletzen Schreien Ich werde ungerecht behandelt Das ist unfair
Körperreaktion	Aktiviertes Herz-Kreislaufsystem Muskelanspannung Ballen der Fäuste Heben der Schultern Zusammenpressen des Kiefers
Entgegengesetztes Handeln	Freundlich sein Etwas Versöhnliches sagen Time-out nehmen Zurückziehen
Entgegengesetzte Körperhaltung	Lockern der Kiefermuskulatur Senken der Schultern Ruhig atmen Lächeln
Gegengedanke	An Situationen denken, in der die Person, auf die sie im Augenblick wütend sind, angenehme Gefühle ausgelöst hat

Tab. 6.18 Arbeitsblatt

Ich	Beim Anderen
Was nehme ich bei mir wahr?	Was nehme ich beim anderen wahr?
Mimik:	Mimik:
Körpersprache:	Körpersprache:
Sonstiges:	Sonstiges:
Mein Gefühl:	Mögliches (angenommenes) Gefühl:
Mein vermeintliches Verhalten: Mein sichtbares Verhalten:	Reaktion auf mein sichtbares Verhalten:

wird. Diese Überzeugungen beeinflussen in der Gegenwart unser Denken, Fühlen und Handeln und scheinen stimmig zu sein, sodass das Gefühl passt. Diese Überzeugungen gilt es zu identifizieren und zu überprüfen:
— Diese Mythen werden schriftlich vorgelesen und diskutiert, Skills-Trainerinnen bringen Beispiele, Teilnehmerinnen bringen eigene Überzeugungen ein.
— Gemeinsam wird versucht, Gegengedanken zu formulieren, sogenannte Mythen in Frage zu stellen, zu überprüfen und andere Sichtweisen zu überlegen.
— Der Gegengedanke wird schriftlich formuliert und wird als Skill eingesetzt.

— Wichtig ist die Feststellung, dass dieser Gegengedanke noch keine Überzeugung sein kann. Der erste Erfolg stellt sich ein, wenn die Patientin zwar denkt, dass ihre Überzeugung richtig ist, aber doch sehen und akzeptieren kann, dass es auch anders sein kann und dass andere Menschen anders denken oder empfinden.
— Hier hilft die Strategie *Fuß in der Tür*, ein kleiner Erfolg kann vielleicht das Tor zur Veränderung öffnen.

- **Beispiele für Mythen**
— Es gibt immer nur eine richtige Weise, zu fühlen.

Gegengedanke: *Es kann mehrere Meinungen und Wege geben, die Dinge zu sehen.*
— Unangenehme Gefühle sind verboten und schlecht.

Gegengedanke: *Unangenehme Gefühle sagen mir, was mit mir los ist und dürfen zugelassen werden. Ich habe die Wahl, wie ich damit umgehe.*
— Schmerzen müssen übergangen werden, weinen darf man nicht.

■ **Tab. 6.19** Gefühle

Angst	Missgunst	Scham
Traurigkeit	Schuld	Neid
Ekel	Liebe	Leere
Sehnsucht	Ärger, Wut, Hass	
Freude		

Gegengedanke: *Ich bin wichtig, achte auf meine Gesundheit und nehme mich selbst ernst.*
— Wenn ich Nein sage, werde ich verlassen.

Gegengedanke: *Ich darf Nein sagen und kann die Reaktion des anderen aushalten.*

— Wenn ich Gefühle habe, verliere ich die Kontrolle.

Gegengedanke: Ich kann meine Gefühle erkennen, benennen und kontrollieren (■ Tab. 6.19).

Diskriminationstraining (■ Abb. 6.27)

Begriff aus der Verhaltenstherapie für das Erlernen von Unterschieden bezüglich Wahrnehmungen und Reaktionen für die bisher eine unangemessene Verallgemeinerung (z. B. *„Alle Männer sind gewalttätig"*) benutzt wurde.

Ziel ist also eine **Wahrnehmungsdifferenzierung** und **Verhaltensdifferenzierung, also** das gegenteilige Phänomen der Reizgeneralisierung.

▪▪ **Beispiele:**
— Schlüsselreize, die zu Aggressionsdurchbrüchen oder Vermeidungsverhalten führen, differenzierter sehen
— Im Lerntraining bei impulsiven Patienten Unterscheidung zwischen wichtigen und unwichtigen Reizen
— In der Traumatherapie soll der Betroffene lernen zwischen der aktuellen Situation, der Bedeutung des aktuellen Reizes und der traumatischen durchlebten Situation zu unterscheiden (Wahrnehmung der Unterschiede zwischen damals und heute, mit dem Ziel der sich dadurch verändernden emotionalen Reaktion), vgl. Realitätsüberprüfung

Arbeit an Gefühlen in der Skills-Gruppe

In diesem Abschnitt erfolgt auszugsweise eine Darstellung, welche Gefühle in der Gruppe besprochen und wie diese erspürt werden. Die Gruppenteilnehmer haben die Möglichkeit, ihre Probleme und Wahrnehmungen in eigene Worte zu fassen (■ Tab. 6.20).

6.5.13 Beschreibung von Gefühlen

ANGST
▪ **Angst ist nicht gleich Angst**

Fast alle Menschen kennen das Gefühl der Angst (■ Abb. 6.28). Sinnvolle Angst, die uns vor Gefahren warnt und bewahren kann, nennen wir Realangst. Diese entsteht durch unmittelbare Bedrohung.

Angst kann auch durch Erinnerung an bedrohliche Situationen oder Vorstellung solcher entstehen oder als kollektive Angst.

Von Furcht sprechen wir dann, wenn es für die Angst ein konkretes Objekt gibt, das gedanklich zugeordnet werden kann, also kein reines Gefühl mehr vorhanden ist. Archaische Ängste werden über Generationen weitergegeben, warnen uns allerdings auch manchmal vor Gefahren, die der

Skills-Training

Diskriminationstraining

Begriff aus der Verhaltenstherapie für das Erlernen von Unterschieden bezüglich Wahrnehmungen und Reaktionen, für die bisher eine unangemessene Verallgemeinerung *(z. B. alle Manner sind gewalttätig)* benutzt wurde.

Ziel ist also eine **Wahrnehmungsdifferenzierung** und **Verhaltensdifferenzierung**, also das gegenteilige Phänomen der **Reizgeneralisierung.**

Beispiele:
- Schlüsselreize, die zu Aggressionsdurchbrüchen, oder Vermeidungsverhalten führen, differenzierter sehen
- Im Lerntraining bei impulsiven Patienten Unterscheidung zwischen wichtigen und unwichtigen Reizen
- In der Traumatherapie soll der Betroffene lernen zwischen der aktuellen Situation, der Bedeutung des aktuellen Reizes und der traumatischen durchlebten Situation zu unterscheiden (Wahrnehmung der Unterschiede zwischen damals und heute, mit dem Ziel der sich dadurch verändernden emotionalen Reaktion). siehe Realitätsüberprüfung

Abb. 6.27 Diskriminationstraining

Tab. 6.20 Wochenprotokoll – Gefühle

Tag	Ereignis	Gefühl	Impuls	Handlung funktional/dysfunktional
Mo				
Di				
Mi				
Do				
Fr				
Sa				
So				

heutigen Realität nicht immer entsprechen (z. B. Dunkelangst).

Die Reaktionen auf Angst sind *fight, flight* or *freeze.*

Bei großer Angst kann es zu hoher Anspannung und Dissoziation kommen, Verlust zur Realität, Verzerrung der Wahrnehmung und Trauma-assoziierte Gefühlen.

In der DBT lernen die Patienten zwischen im Hier und Jetzt befindlichen Auslösern (Realangst) und früher relevanten Auslösern (Flashbacks, Intrusionen als Trigger) zu unterscheiden. Realitätsüberprüfung, Triggeranalyse, aber auch Atemübungen oder körpernahe Skills, z. B aus dem Kampfsport oder Selbstverteidigung werden eingesetzt (siehe ▶ Abschn. 6.5.17).

Bei Dissoziation greifen wir zu Stresstoleranzskills, wie starken sensorischen Reizen.

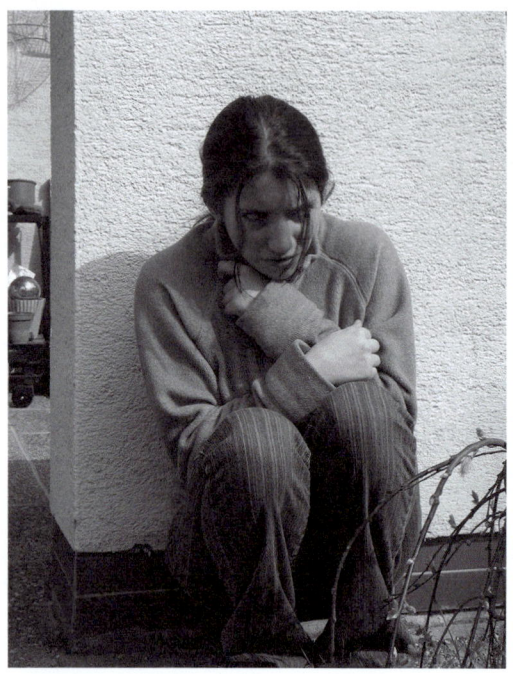

 Abb. 6.28 Angst

Was aber ist mit der Angst, für die es keine Worte gibt, die namenlose Angst, deren Ursache wir nicht kennen, die wir nicht benennen können, die uns plötzlich überfällt, die einfach da ist. Wir kennen kein Mittel, um ihr zu entfliehen. Versuche, anderen Menschen zu erklären, was passiert und wie Betroffene fühlen, scheitern nur allzu oft und stoßen auf Unverständnis. Manche Patientinnen versuchen sich auszudrücken, um der namenlosen Angst ein Bild zu geben. Jede Betroffene weiß, was gemeint ist, jede hat wohl auch ihr eigenes Bild dazu.

> Ich falle in ein schwarzes Loch, nur Finsternis um mich, keiner da … Es ist die Einsamkeit, nichts um mich herum, ich kann niemanden sehen, hören oder fühlen, ich werde nicht gesehen, gehört oder gespürt …
>
> Es ist Panik, ich will rennen, weiß aber, dass der Weg nicht herausführt.
>
> Es ist, wie von Glaswänden eingeschlossen zu sein, kein Kontakt nach außen.

High noon, totale Stille, nichts … (Patientin).

Viele dieser namen- und sprachlosen Ängste gehen auf beängstigende und schmerzhafte Ereignisse zurück, die in einer Zeit erfolgten, als Betroffene noch nicht sprechen konnten, als es für die Angst und das Grauen noch keine Sprache gab.

Menschen mit frühen Traumata, Missbrauchs- oder Gewalterfahrungen, aber auch mit emotionalen Defiziten durch Verlassen- oder Im-Stich-Gelassen-werden, behalten dieses Gefühl in sich – und ohne ihr Zutun oder Wissen kann es durch äußere oder innere Einflüsse später wieder aktiviert werden (*Flashbacks*).

Wenn wir uns an ein Ereignis in unserer Vergangenheit erinnern, können wir darüber erzählen, können es mit Worten beschreiben, es ist dem Bewusstsein zugänglich.

Flashbacks sind ebenfalls Erinnerungen, aber auf einer anderen Ebene. Über neuronale Kurzschlüsse werden andere Gehirnareale, wie zum Beispiel Hippocampus und Amygdala aktiviert, und zur Erinnerung kommt ein emotionales Wiedererleben (siehe ▶ Abschn. 2.9). Die Betroffenen *denken* nicht nur an ein Erlebnis, sondern empfinden die gleiche Angst, den gleichen Ekel, die gleiche Hilflosigkeit … wie damals; sie *erleben* es wieder und wieder, ein Leben lang, ohne zu wissen, wann es passiert oder wie oder warum. Worte haben sie keine dafür, ebenso wenig, wie der Säugling, das Kleinkind damals Worte dafür hatte.

In vielen therapeutischen Schulen wird das Modell der frühkindlichen Traumatisierung als einzige pathogene Ursache beschrieben. Mit der Entwicklung neuer Therapiekonzepte wird jedoch immer mehr die Möglichkeit postuliert, dass Traumata in jedem Lebensalter entstehen können. Manche Patienten erfahren auch durch Lebensumstände und akute Ereignisse, leider manchmal auch durch Übergriffe im Rahmen einer Therapie, eine **Retraumatisierung**, es kommt zum Wiederaufleben unbewusster, verdrängter Anteile.

> Doch unabhängig von der Art, wie Angst und Panik entstehen, ist es in unserem Therapiekonzept wichtig, dass diese Gefühle da sind, *hier* und *jetzt* da sind und *hier* und *jetzt* behandelt werden müssen.

Oft ist es schon heilsam, wenn in der Gruppe erkannt wird, dass es auch andere Menschen gibt, die ähnlich fühlen, die verstehen können, und dass man nicht alleine ist. Unser Ziel ist es, die Angst zu erkennen, die Vielfalt an Möglichkeiten, in der sie sich ausdrücken kann, zum Beispiel auch in somatischen Beschwerden. Die Angst zu kennen, sie zu benennen, das heißt Worte zu finden, um sie zu beschreiben, und schließlich zu lernen, damit umzugehen, um so die erlernten Skills in das alltägliche Leben einfließen zu lassen und ihm eine neue angstfreie oder -arme Qualität zu geben, helfen in der realen Welt zu leben.

SCHAM

Scham (Abb. 6.29) hat die Funktion, Intimität zu schützen. Ein Kind, das ab dem vierten Lebensjahr lernt, seine Grenzen zu erkennen, die eigene Sphäre zu schützen und Bloßstellung mit Rückzug zu beantworten, hat eine wichtige Lektion für sein ganzes Leben begriffen. Eltern, die die Intimsphäre ihres Kindes nicht respektieren, setzen ihr Kind schutzlos späteren Übergriffen und Grenzverletzungen aus. Scham ist ebenso wie Schuld ein soziales Gefühl.

Während Schuld und Sühne Öffentlichkeit brauchen, treibt uns Scham zum Rückzug, zum Verkriechen. Welchen Sinn hat Scham in der sozialen Struktur? Sie bringt uns dazu, die Stellung in der Gruppe zu bewahren, uns nicht zu exponieren und somit den Schutz der Sozialstruktur zu erhalten. Sich über die Peergroup hinaus zu erheben, bedeutet, sich zu exponieren, anders zu sein und erfordert oft großen Mut.

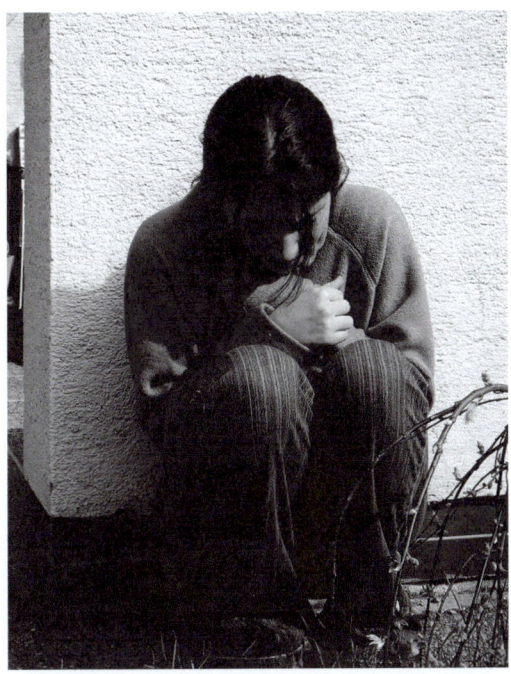

Abb. 6.29 Scham

Auch Lob, das uns über andere erhebt, kann Schamgefühl erzeugen. Wer ist noch nie bei einem Kompliment errötet und wäre am liebsten im Erdboden versunken? Wie können wir in der Therapiesituation reagieren, wenn Schamgefühle auftreten?
— Wir achten auf die Körperhaltung und versuchen, sie dahingehend zu ändern, dass wir aufrecht und erhobenen Hauptes dasitzen oder stehen.
— Wir überprüfen die Realität – ist das Gefühl der Situation adäquat?
— Wir versuchen, das Gefühl umzudeuten, indem wir uns selbst aufwerten oder die anderen (Gegner) kleiner machen.

Therapeutisch ist hier die Arbeit in der Gruppe besonders wertvoll, die zwischenmenschlichen Skills können wertvolle Erfahrungen bringen.

Aber auch Skills wie entgegengesetzt denken und handeln sowie Körperhaltung verändern können helfen.

In der Einzeltherapie hat der Therapeut die sensible Aufgabe, zwischen notwendigen Grenzen einerseits sowie Vertrautheit und Nähe andererseits zu balancieren. Scham und Schuld gehen oft miteinander einher, im Sinne von *„Wenn ich mehr wert wäre, würde der Andere meine Grenzen achten"*. Der Begriff Scham enthält somit auch das Gefühl der Wertlosigkeit, die Patienten glauben, nicht dazuzugehören und ausgegrenzt zu sein.

In Skills-Gruppen entsteht oft ein *Bordie-Gefühl*, im Sinne einer Peergroup-Situation, welches die Patienten anfangs sehr stützen kann, da es vermittelt, endlich dazuzugehören und verstanden zu werden. Doch müssen die Gruppenleiter darauf achten, dass daraus nicht die Annahme entsteht, mit anderen Menschen nicht umgehen und Beziehungen pflegen zu können.

Sekundärgefühle zu Scham können Wut oder Hass sein und der Wunsch nach Rache an den Menschen, von denen man gedemütigt oder ausgegrenzt wurde. Ist dies nicht möglich, werden Schwächere das Ziel (*„nach unten treten"*).

SCHULD

Schuld ist ein evolutionsgeschichtlich entstandenes Gefühl, das eine soziale Funktion zu erfüllen hat, eine Form von Rechtfertigung – Wiedergutmachung – Gewissensbildung als Unterwerfung unter gesellschaftliche Regeln. Totalitäre Systeme, gesellschaftliche, aber auch familiäre Strukturen mit starren Regeln bedienen sich des Gefühls Schuld, um Menschen gefügig zu machen. Wir fühlen uns aber auch schuldig, wenn wir gegen ein inneres Ver- oder Gebot verstoßen. Der Handlungsimpuls zu Schuld ist Sühne.

Sühne ist ein öffentliches Wiedergutmachen nach den vorgegebenen Regeln einer Gruppe, um wieder in die Gemeinschaft aufgenommen zu werden. Borderline-Patienten leiden häufig unter quälenden Schuldgefühlen, wobei die Entscheidung *gut* oder *böse* nicht durch das Gefühl selbst, sondern erst durch die **Bewertung** fällt. Der Patient bewertet eine Übertretung seines eigenen inneren Gesetzes und macht sich selbst dadurch verantwortlich.

Die Schuldzuweisung an Missbrauchsopfer ist leider auch in unserer Zeit noch ein großes und viel zu häufiges Problem. Gesellschaft, Gerichte, oft auch die eigene Familie sucht und findet Schuld beim Opfer, sei es, um bewusst den Täter zu schützen, irregeleitet durch alte internalisierte Floskeln wie *„Selbst schuld, hätte sie sich anders verhalten, gekleidet"*, etc.

> Daher haben wir in der Therapie häufig zuallererst damit zu tun, der Patientin ganz klar zu zeigen, dass die Schuld niemals beim Opfer liegt.

Auch Ausdrücke wie phantasierter Missbrauch sollten längst einer Vergangenheit angehören, in der man Traumata und posttraumatische Symptome kaum erforscht hatte.

Schuld und Scham werden von M. Linehan als **Borderline-Grundgefühle** bezeichnet. In der Emotionsarbeit führt ein großer Teil der Analysen zu diesen Primärgefühlen hin, und die Patienten erleben mit Staunen, wie oft sie diese Gefühle wahrnehmen. Die Unterscheidung fällt am leichtesten, wenn wir den Handlungsimpuls anschauen. Schuld und Unrechtsbewusstsein dienen zwar dem sozialen Zusammenleben, bei übertriebenen und rigiden Erziehungsmaßnahmen oder Vernachlässigung des gesunden Rechtsempfindens des Kindes werden sich jedoch später überall dort Schuldgefühle entwickeln, wo den Gesetzen einer Autorität widersprochen wird, egal ob die Handlung bzw. der Impuls sinnvoll und adäquat sind oder nicht. Wir sprechen auch von sogenannter irrationaler Schuld, wenn jemand Schuldgefühle entwickelt für Ereignisse, über die er eigentlich keine Kontrolle hatte. Hier ist eine genaue Unterscheidung und Realitätsüberprüfung notwendig.

KRÄNKUNG

> Kränkungen sind ein direkter Angriff auf den Selbstwert und haben eine vernichtende Wirkung auf die Persönlichkeit. Kränkung entsteht, wenn unsere Erwartungen an die Anderen nicht erfüllt werden und sind Reaktionen auf Ereignisse, die als Entwertung erlebt werden.

Dazu zählen Kritik, Zurückweisungen, Ablehnung, Ausschluss, Nichtbeachtung oder nicht erfüllte Erwartungen. Als Reaktion auf Kränkungen entstehen Gefühle von Enttäuschung, Wut, Verachtung und Rache, doch dahinter verbergen sich oft Gefühle wie Schmerz, Angst, Scham, Schuld und Verbitterung.

Je geringer der Selbstwert ist, desto schneller wird eine Kränkungsreaktion ausgelöst. Die niedrige Frustrationstoleranz und die leichte Kränkbarkeit aktivieren dysfunktionale Gedanken- und Verhaltensmuster und aversive Spannungszustände. Als Sekundärgefühl kann sowohl Wut als auch Scham entstehen.

> In der Kränkungssituation wird die Wahrnehmung durch die aktivierten dysfunktionalen Annahmen verzerrt und eine angemessene Reaktion blockiert.

Cave: Im Skills-Training ist es wichtig, dass Trainer und Co-Trainer die Balance einhalten (siehe ▶ Abschn. 6.5.4). Wie schon erwähnt, reagieren Patienten sehr sensibel auf Ungerechtigkeiten, Nichtbeachtung oder Kritik, sie reagieren gekränkt und in weiterer Folge wütend, ziehen sich zurück, dissoziieren oder resignieren.

> Die validierende Grundhaltung und die Möglichkeit, in der Gruppensituation Skills anzuwenden oder Time-out zu nehmen, zeigen einen Weg aus dem Dilemma und ermöglichen neue Beziehungserfahrungen.

EKEL

Ein der Angst nahes Gefühl ist Ekel (◘ Abb. 6.30) – ein wichtiger Schutz vor meist körperlichen Übergriffen durch andere Menschen. Ein kleines Kind, das sich mit Ekel verzogenem Gesicht abwendet, wenn es liebevolle Erwachsene abküssen wollen, signalisiert bereits früh *Stopp*. Später dient dieses Gefühl auch der Regelung zwischenmenschlicher Beziehungen und spielt in der Gestaltung sexueller Beziehungen eine große Rolle, wo Körpersignale Zuneigung oder Ablehnung ausdrücken können, oft ohne, dass das jeweilige Gefühl erklärbar oder logisch erscheint. *Jemanden riechen können* ist ein wichtiges Signal, es werden Anteile unseres Gehirns angesprochen, die dem Bewusstsein kaum zugänglich sind.

Ekel hat reale Auslöser, meist Situationen oder Dinge, die als schmutzig, stinkend, „ekelhaft" von den meisten Menschen so empfunden werden.

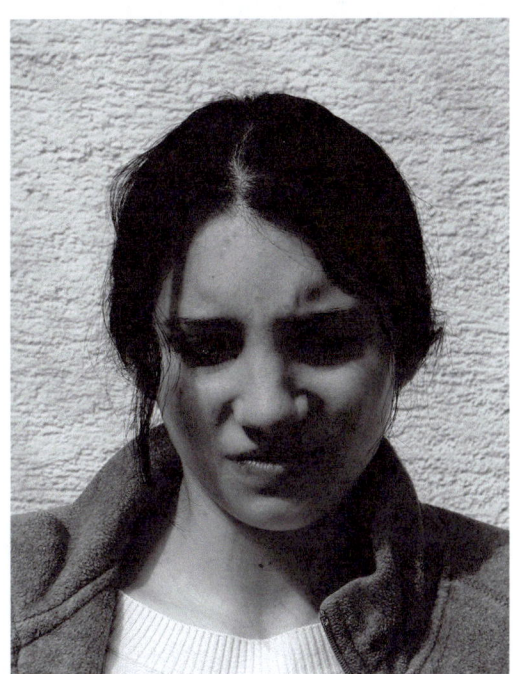

◘ Abb. 6.30 Ekel

Individueller Ekel betrifft eine Person, ist oft als Traumaerinnerung gespeichert und kann auch zu Ekel vor dem eigenen Körper führen.

Dieser Ekel kann zu Zwangshandlungen wie ständigem Waschen, Putzen führen oder zu Essstörungen mit Erbrechen und Verweigerung.

Ekel ist aber auch ein Gefühl, das gerade Borderline-Patienten gut bekannt ist, vor allem nach sexuellem Missbrauch. Flashbacks, quälende, unerklärbare Gefühlsaufwallungen können Beziehungen behindern, zerstören oder unmöglich machen.

In einer Therapie, in der eine gute und vertrauensvolle Basis besteht, kann diesen Gefühlen und den daraus resultierenden Verhaltensmustern in der Trauma-Arbeit auf den Grund gegangen werden. Die Skills-Trainer sollen hier das Werkzeug zur Verfügung stellen, welches die Patienten brauchen, um sich in der Einzeltherapie auf Trauma-Arbeit einlassen zu können.

Die Wertschätzung der eigenen Person und Grenzen können in den Modulen *Zwischenmenschliche Skills* und *Selbstwert* Platz finden.

Mit Ekel verbunden ist die VERACHTUNG

Man kann sich selbst verachten, was häufig bei Patienten nach Missbrauchserfahrungen der Fall ist, oder andere, die nicht den eigenen Vorstellungen von Moral, Stärke oder auch Aussehen entsprechen.

Menschen, die man verachtet, können eigentlich nichts richtig machen. Der Handlungsimpuls ist Vernichtung oder Vermeidung, bei Selbstverachtung geht der Bogen von Selbstverletzung bis zur Selbstvernichtung.

(Skills: siehe ▶ Abschn. 6.5.16 Modul Selbstwert, InSEL-Skills)

LEERE

Fast von jedem Patienten wird spontan das Gefühl Leere angesprochen. Gleichzeitig wird meistens resignierend gemeint, dass ohnehin niemand verstehen könne, wie dieses Gefühl sei. Leere (◘ Abb. 6.31) ist ein derart typisches Borderline-Gefühl, dass es als Kriterium in den DSM-IV aufgenommen wurde. Trotzdem ist es für Betroffene fast unmöglich, es zu beschreiben und für Nicht-Betroffene unmöglich, es zu verstehen.

Daher möchten wir unsere Patienten sprechen lassen, die versuchen, auszudrücken, was in ihnen vorgeht und durch welche Hölle sie manchmal gehen.

> Leere ist ein Gefühlszustand, von dem man nur schwer wegkommt. Es passiert oft nach intensiven zwischenmenschlichen Kontakten, zum Beispiel Partys, wo man sich irre gut unterhalten hat, da wacht man dann am nächsten Morgen auf und fühlt sich leer. Alles wäre super, wenn ein Gefühl wirklich da, fassbar wäre, aber nix is' da. Oft kommt es mir vor, dass ich Geist bin, der sich erinnert an Gefühle, aber nimmer lebt. Es ist nur so ein Beigeschmack von Gefühlen da. Zum Beispiel Depression würde passen, Angst, Einsamkeit, nur diese Gefühle sind intensive Gefühle, und das ist in diesem Zustand nicht, weil man einfach leer ist. Das dazu passende Bild für mich ist ein leeres gebrauchtes Bierglas, das übel riecht und Gebrauchsspuren picken am Glas. Leere erzeugt bei mir recht großes Unbehagen. (Patientin)
>
> Müüüüüüüüühsame Therapie, anschließend Kopfschmerzen. Ich muss über einiges nachdenken. Manchmal komme ich mir vor, als würde ich in der Badewanne sitzen und man lässt das Wasser raus und am Schluss, mit dem letzten Tropfen *plopp* werde ich auch weggesaugt. (Patientin)

LEERE

Die Seele matt
Das Hirn ist leer
Der Körper satt

Macht doch was
Macht mich froh
Macht doch Spaß

Gebt mir Gefühl
Gebt mir Hunger
Gebt mir viel

Gedanken für mich
Gefühle für dich
Hunger nach mehr

nur nicht LEER

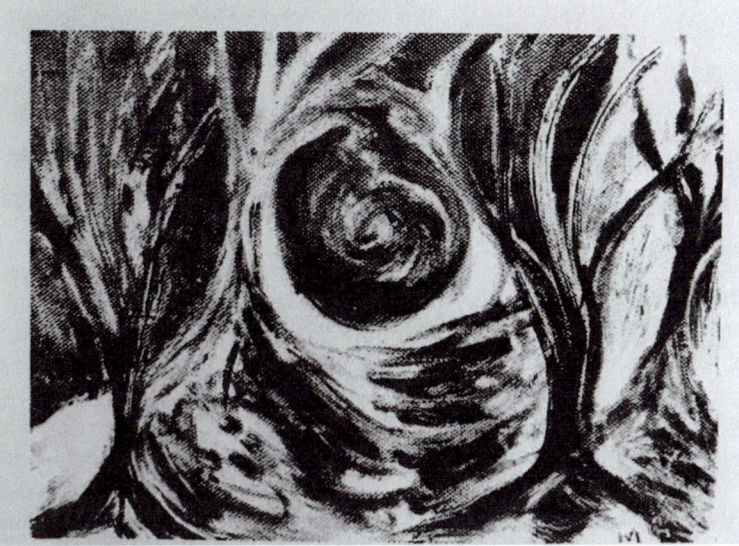

Abb. 6.31 Leere (aus Sutor-Sendera 2017). Gedichte vom Leben und Sterben und dem Dazwischen

- Die Vorstellung, alleine zu sein, ohne von einer wichtigen Bezugsperson wahrgenommen zu werden, löst rasch ein tiefgreifendes Gefühl von Einsamkeit, sozialer Isolation und abgrundtiefer Verlassenheit aus – Linehan bezeichnet Patienten, die dem ausgeliefert sind, als „Patients out of hell".
- Der Versuch, Bindung mit den Therapeuten herzustellen, ist also in aller Regel die wichtigste motivationale Komponente, wobei es oft zu massiver Abhängigkeit bis zu Stalking kommen kann.
- Der Versuch der Therapeuten, dies abzuwehren, ist oft Abgrenzung und Verschanzung hinter ihrer Therapeuten-

> rolle. „Technische Neutralität" wird eingefordert. Wir können davon ausgehen, dass Borderline-Patientinnen ein extrem feines Gespür für Authentizität und Rollenspiele haben und *Seismographen der Gefühle* (M. Linehan) sind. Rückzug aus der Beziehung seitens des Therapeuten wird meist erkannt, bevor es dem Therapeuten selbst bewusst wird. Die Folge ist eine Aggravierung des Verhaltens.

ÄRGER – WUT – HASS

Die Gefühle Wut, Ärger und Hass sind in der Psychotherapie wichtig, treten aber oft erst spät im Verlauf der Therapie auf, da Aggression erst möglich ist, wenn die Angst überwunden ist oder zumindest nachgelassen hat. Aufkeimender Ärger zeigt sich oft erst in Mimik und Gestik, bevor das Gefühl als solches wahrgenommen wird. Ist eine Lösung im Gespräch nicht möglich, entstehen Wut und aggressive Impulse.

Wie wir auch am Beispiel der Traurigkeit sehen werden, ist es, um die richtigen therapeutischen Impulse setzen zu können, besonders hier von großer Wichtigkeit, das ursprüngliche – zugrunde liegende – Gefühl zu erkennen. Wut richtet sich gegen eine bestimmte Handlung einer Person und führt zu einer sofortigen Reaktion. Ist sie erfolgreich, klingt das Gefühl ab.

Kommt es zu immer wiederkehrenden, als feindselig empfundenen Handlungen einer bestimmten Person und es besteht keine Möglichkeit zur Abreaktion, entsteht Hass.

Hass (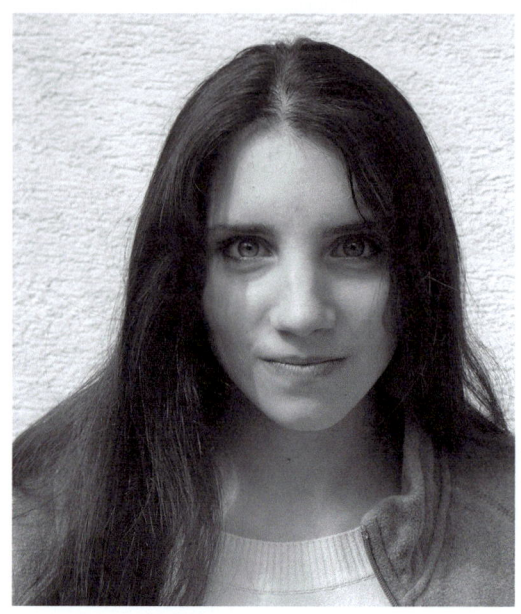 Abb. 6.32) ist gegen einen bestimmten Menschen gerichtet, bezieht sich auf eine bestimmte Beziehung. Bei abhängigen Menschen, denen es nicht möglich ist, aversive Gefühle auszudrücken und auszuleben, können sehr intensive Hassgefühle entstehen, da die Abhängigkeit jedes Abreagieren unmöglich macht. Bei kleinen Kindern, die zum Überleben die elterliche

Abb. 6.32 Hass

Liebe und auch ihre eigenen Liebesgefühle brauchen, entstehen aus dieser Ambivalenz heraus oft schwerwiegende psychische, somatische und psychosomatische Symptome.

» Hass ist das Gefühl des Unterlegenen, der entweder zu schwach ist, um den übermächtigen Gegner zu besiegen, oder ihn zu sehr liebt, um ihm wehtun zu können.

» Wut ist ein total arges Gefühl, ich denke jedes Mal, es zerreißt mich, wenn ich es nicht rauslasse. Es kocht und brodelt in einem. Und es ist verdammt egal, wer wie dann kommt, nett freundlich, auch aggressiv, ... es ist wie der Reiz, niesen zu müssen. (Patient)

Überheblichkeit, das Gefühl, was Besseres zu sein: Man kommt sich da so irre stark vor, so unverletzlich, genieße ich dieses Machtgefühl voll, endlich fühlt man sich mal wie ein Halbgott und nicht wie ein kleines Würstchen. Um dieses Gefühl aber zu bekommen, muss man mit dem Teufel einen Pakt eingehen und aushalten, dass man, wenn man das haben will, als ein unfairer Kotzbrocken gesehen wird. Was einen selbst in ein schweres Dilemma stürzt, denn wer will das schon … und man hat dann nur die zwei Möglichkeiten, entweder noch überheblicher zu werden, damit die Mauer nicht einbricht, oder sich das bewusst zu machen und mit Sicherheit in Schuldgefühlen, Trauer und dergleichen zu fallen (die aber zu 99,9 % sowieso kommen) … (Patientin)

- **Umgang mit Ärger, Wut, Zorn im Skills-Training**
- Distanzierung: Beschreiben der Situation anhand von Tatsachen ohne Vermutungen
- Akzeptanz und Toleranz
- Ablenkung: Steuerung der Wahrnehmung nach außen
- Dem Gefühl entgegengesetzt handeln und denken. Zugehen auf den Anderen, leichtes Lächeln, Körperhaltung verändern
- Stresstoleranz-Skills
- Gedankenstopp: Grübeln vermeiden
- Handlungsimpuls überprüfen und, falls dieser dysfunktional ist, entgegengesetzt handeln
- Theraband und andere Kraft-Übungen zu Ablenkung und Abreaktion, bis die Situation deeskaliert
- Körperübungen und Sport (Joggen, Trampolinspringen)

! Cave
Ausagieren kann zu Kontrollverlust führen!

NEID und MISSGUNST

Ich will haben, was du hast. Ich will den Besitz, das Glück, das Leben des anderen. Kleinkinder nehmen sich, wenn es in ihrer Macht steht, was sie haben wollen. Erst wenn es nicht gelingt, in den Besitz des begehrten Objektes zu kommen, entsteht Neid. Sofort bekommt es dann zu hören: *Man ist nicht neidisch, man muss teilen, neidische Kinder sind böse.* Die Unterdrückung des Gefühls wird oft schon sehr früh verlangt, spätestens im Vorschulalter, bei Geschwisterkindern oft noch viel früher. Die Wahrnehmung der eigenen Wünsche und Bedürfnisse wird dadurch blockiert und im späteren Leben der bewusste Umgang damit verhindert.

Ein zum Neid unterschiedliches Gefühl ist Missgunst. Hier will man nicht nur, was dem anderen gehört, sondern vergönnt ihm auch seinen Besitz, sein Glück etc. nicht und will zerstören, was man nicht haben kann. Wenn wir einen Unterschied zwischen Neid und Missgunst machen, bzw. die Bewertung beider Gefühle überdenken, kommt die Gruppe eventuell doch zu dem Schluss, dass Neid ein durchaus „legitimes", natürliches und aus dem sozialen Kontext heraus entstandenes Gefühl ist. Die Bewertung durch wichtige Bezugspersonen sowie durch die Gesellschaft und schließlich durch unseren eigenen inneren Richter macht *böse* Kinder oder *böse* Erwachsene daraus.

Borderline-Patienten neigen dazu, ihre eigenen aversiven Gefühle zu bewerten und sich dafür selbst zu bestrafen oder zu hassen. Die Erkenntnis, dass auch aversive Emotionen sein dürfen und ihren Platz haben, ist mitunter völlig neu und kann nur in kleinen Schritten gewonnen und angenommen werden.

- ■■ **Umgang mit Neid und Missgunst im Skills-Training**
- Gefühl dekodieren → wahrnehmen, benennen
- Akzeptanz und leichtes Lächeln als Stresstoleranzskill
- Gefühl validieren (Ich darf auch solche Gefühle haben und bin deshalb kein schlechter Mensch)
- Ich bin nicht mein Gefühl
- Realitätsüberprüfung (z. B. altersadäquat?)
- dem Gefühl entgegengesetzt handeln
- dem Gefühl entgegengesetzt denken
- Handlungsimpuls überprüfen und, falls dieser dysfunktional ist, entgegengesetzt handeln

TRAUER

Trauer (◧ Abb. 6.33) ist ein Gefühl, das oft von anderen vorgeschobenen Gefühlen überlagert wird. Verlust kann in bestimmten bedrohlichen Situationen genauso Angst wie Traurigkeit hervorrufen, ebenso können Schuld, Wut, Aggression als Ersatzgefühle fungieren. Diese nicht zugelassene Trauer kann in eine Depression münden. Traurigkeit ist auch eng verbunden mit Hilflosigkeit, dem Gefühl, nichts mehr tun zu können, loslassen zu müssen.

Ein endgültiger Verlust führt zu Trauer.

Die Phasen bis dahin sind Verleugnung, Wut, Nicht-wahr-haben-Wollen, Niedergeschlagenheit und bei gelungener Trauerarbeit schließlich Akzeptanz.

Körperlich empfindet man oft Erschöpfung, nicht nachvollziehbare Müdigkeit, Schmerzen, was noch mehr zum Rückzug führt.

Die entsprechenden Skills sind auch hier, nach erreichter Akzeptanz, entgegengesetztes Handeln und Denken und Arbeit an der Körperhaltung sowie Achtsamkeit.

Trauerarbeit ist ein wichtiger Begriff in der Psychotherapie, das Zulassen von Traurigkeit ein wichtiger Schritt zur Heilung.

> Voraussetzung, um Trauerarbeit leisten zu können, ist Akzeptanz, das Sich-Fügen in eine Situation, die man nicht ändern kann, Abschied nehmen von Menschen, die man verloren hat oder verlassen musste, aber auch von Vorhaben, die man nicht verwirklichen konnte, oder Träumen, die sich nicht erfüllt haben (Kast 1982).

- **Wann wird aus Trauer Depression?**

Die American Psychiatric Assoziation (APA) bestimmt in den USA, ab wann bei Symptomen wie Traurigkeit, Appetitverlust, Konzentrationsschwierigkeiten, Energielosigkeit, die Diagnose *Depression* gestellt wird. Nach der geltenden Regel hat der Trauernde zwei Monate Zeit zu Trauern, danach gilt er als depressiv. Der Entwurf für den neuen Diagnosekatalog sieht vor, dass der Trauernde in den USA bereits nach zwei Wochen zum Kranken wird. Psychotherapeutin Verena Kast ist empört:

> » Das finde ich eine absolute Unverschämtheit, denn es geht ganz am Leben vorbei und ist unmenschlich. Die Fristsetzung hängt damit zusammen, dass wir wollen, dass die Menschen ganz schnell wieder funktionieren." (Kast 1982)

In der Borderline-Therapie ist es ein weiter Weg bis zum Gefühl der Trauer. Oft bedarf es intensiver und langer Einzeltherapie, um Dinge, die ein Leben lang verschüttet, verdrängt, abgespalten, verleugnet waren, sehen und in einem weiteren Schritt akzeptieren zu können.

> » Traurigkeit tut verdammt weh, glaube immer das geht nieeeeeeee wieder weg! Spüre es mit jeder Faser meines Körpers. Ist voll intensiv, und man ist dem völlig

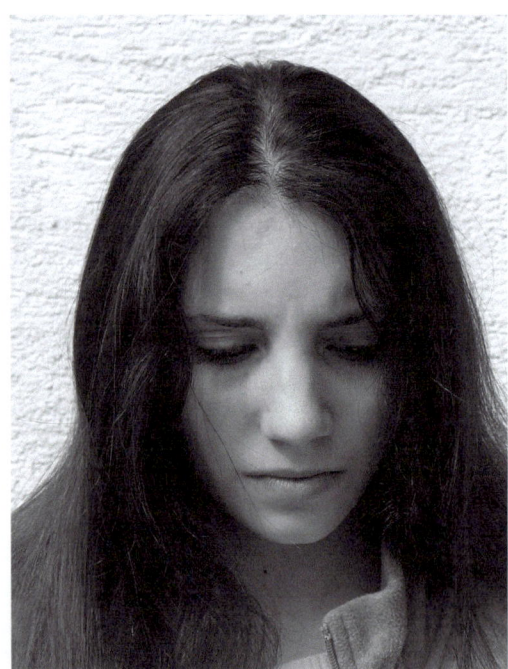

◧ Abb. 6.33 Traurigkeit

ausgeliefert. Wenn es noch nicht überhandgenommen hat, kann man es überspielen, aber weg bekommt man es durch nix. In besseren Zeiten lässt es sich verdrängen, aber es wartet in einer Ecke, und ist jeder Zeit bereit, den Tag zu verderben. Eigentlich kommt Traurigkeit ja nur von falschen Hoffnungen. Aber selbst das Wissen nützt nix, im Gegenteil, das macht echt traurig! Ich für mich kann Traurigkeit von Selbstmitleid nicht unterscheiden. Zum Beispiel, wenn ich traurig bin, weil ein Mensch, den ich liebte, verstorben ist, ist das doch egoistisch, das ist so, der Lauf der Dinge, ich bin doch da nur traurig, weil der Mensch nimmer für mich da ist, oder? (Patientin)

Ich hab beschlossen, mit meinen Antidepressiva aufzuhören, denn ich glaube, sie machen mich gleichgültig. Mehr hab ich jetzt eigentlich nicht zu sagen, es ist alles langweilig und gleichförmig und SO geht's NICHT! Und siehe da ... da kommt Wut und Kampfgeist und Tränen und das ist genau das, was ich jetzt will! (Patient)

Von meiner inneren Traurigkeit – echt schwerste Arbeit, zu diesem Thema Sprache zu finden ... vielleicht finde ich ja noch die Worte zu dem Gefühl ... Ich hab Erinnerungen, die machen mich traurig, ... ich bin traurig, weil ich das bin, möchte getröstet werden – weil ich das nicht zulassen kann, werde ich noch trauriger, dadurch noch einsamer und es kommt die Angst, weil Sie (Th.) lesen können wie in einem offenen Buch. Das tut gut, das macht Angst, das verwirrt, das lässt keine Worte finden. Traurigkeit sitzt bei der Herzgegend und angrenzend zur Magengegend. Ist dunkel und schwer. Aber doch zu leicht, um fest am Boden zu bleiben. Die Traurigkeit macht Tränen, die ich nicht weinen kann, die sammeln sich alle beim Kehlkopf, sitzen da fest, lassen mich verstummen und fast ersticken. Traurigkeit lähmt das Gehirn, keine Gedanken können mehr flüssig durchlaufen, dadurch entsteht ein Druck, der sich bei den Augen manifestiert, die dann leicht brennen, aber zu wenig, um erlösende Tränen hervorzurufen, dadurch werden die Augen starr. Mein ganzer Körper ist mittlerweile nur noch ein Bleiklumpen ..., weil ich ... (nix mehr da, was wollt ich sagen?). Ich bin müde, möchte schlafen, brauche Wärme, Schutz, bin zu schwach, um zu schreien. Um das zu können, müsste ich zumindest 10 % Wut besitzen und was soll ich mit dem Schreien, der Inhalt ist doch nicht mehr da, abgespeichert unter „top-geheim" mit Losungswort, mit Selbstverletzungsklausel versehen. Doch jetzt würde ich gern schreien, ich bin in mir verloren, bitte Hilfe, ich ertrinke in Traurigkeit, weil es keine undichte Stelle gibt, wo ich raus kann. Ich werde explodieren – sterben, wenn ich es weiter zulasse! Was, eigentlich bin ich gar nicht traurig, das ist etwas anderes, ein anderes Gefühl ... Ich weiß NICHT ... (Patient)

EINSAMKEIT

Einsamkeit wird ebenfalls zu den Grundgefühlen von Borderline-Patienten gezählt.

Wir sind soziale Wesen, und entwicklungsgeschichtlich half das Miteinander, in der feindlichen Umwelt zu überleben. Auch heute sind Kinder noch von Erwachsenen abhängig, und unsere sozialen Fähigkeiten und Kompetenzen fördern und regulieren unsere sozialen Beziehungen.

Borderline-Betroffene haben Probleme mit der sozialen Zugehörigkeit: *„Ich bin anders. Niemand versteht mich. Ich gehöre nicht dazu"*. Diese Annahmen verstärken das Gefühl der Einsamkeit, des Ausgeschlossen-Seins und der Verlassenheit. Die unstillbare Sehnsucht, verbunden mit dem Wunsch, *endlich dazuzugehören, sich geborgen zu fühlen und daheim zu sein*, ist auch durch das reale Zusammensein mit anderen und in Gruppen nicht zu lindern. Beziehungsangebote von anderen werden oft nicht bzw. verzerrt wahrgenommen.

- **Umgang mit Einsamkeit (◘ Abb. 6.34)**

Handlungsimpuls: impulsive und übertriebene Kontaktsuche, manchmal auch nur phantasiert oder virtuell.

Entgegengesetztes Handeln:
— Alleinsein aushalten lernen
— Beziehungen pflegen
— Übernahme von Verantwortung für andere, soziale Aufgaben übernehmen
— Soziale Informationen adäquat entschlüsseln lernen
— Achtsamkeitsübungen
— Spiritualität

HILFLOSIGKEIT und OHNMACHT

Ich kann absolut nichts tun. Ich bin total hilflos. Ich bin allein und verlassen.

Als Hilflosigkeit und Ohnmacht bezeichnen wir den emotionalen Zustand, der entsteht, wenn sehr starke Gefühle einen drängenden Handlungsimpuls erzeugen, der nicht umgesetzt oder aufgelöst werden kann.

Somit ist Ohnmacht das Sekundärgefühl, das einem starken Primärgefühl folgen kann.

Körperlich kann man innere Unruhe, Spannungsanstieg, aber auch starke Erschöpfung spüren, vor allem, wenn dieser Zustand länger andauert.

- **Umgang mit Hilflosigkeit/Ohnmacht**
— Situation annehmen (Akzeptanz)
— Sich seiner Handlungsfähigkeit bewusst werden → entgegengesetzt handeln und denken, aufrichten, die Atmung kontrollieren
— Erkennen des primären Gefühls und, je nach Möglichkeit, danach handeln oder es zu akzeptieren lernen

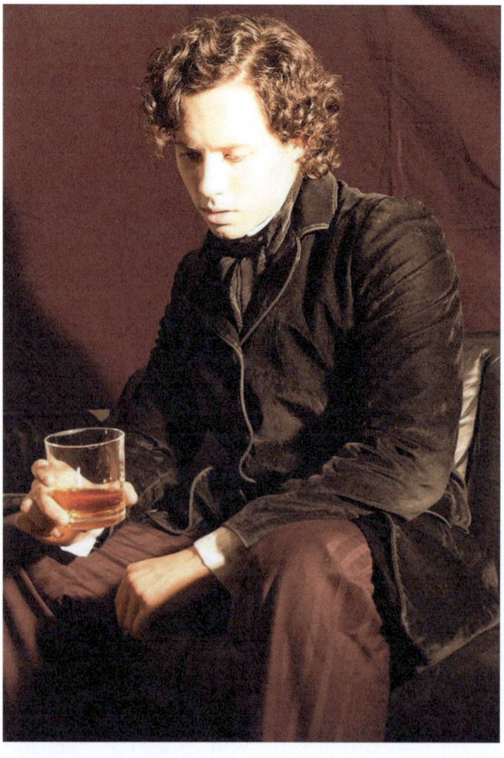

STOLZ

Stolz ist einerseits ein Gefühl, das uns nach außen gehen lässt, man möchte Bewunderung, Aufmerksamkeit, andererseits kann man auch im Inneren auf sich selbst oder andere, nahestehende Personen, stolz sein.

Gerade Patienten mit einer BPS denken oft, sie hätten nicht verdienst, auf sich stolz zu sein und bewerten dieses Gefühl negativ und erleben sofort das Gefühl der Scham, und die sonst entstehende Leichtigkeit und Hochstimmung kann gar nicht erst entstehen. Es wird hier daran gearbeitet, zu erkennen, *Wann, worauf darf ich stolz sein? Verdiene ich Anerkennung? Wie kann ich Stolz zulassen? Wann könnte es zu viel sein?*

LIEBE

Im Griechischen unterscheidet man vorab schon zwischen der selbstlosen, aufopfernden Zuwendung, der *Agape*, und *Eros*, einem Gefühl des Begehrens und der Leidenschaft. Wir kennen den Begriff der Mutterliebe. Verhaltensforscher sprechen

◘ Abb. 6.34 Einsamkeit

von Instinkt und bezeichnen den Mutterinstinkt als den stärksten überhaupt, in der Priorität noch über den Überlebensinstinkt gereiht, und machen so aus einem der schönsten und innigsten Gefühle eine biologische Notwendigkeit. Wer kennt nicht auch die Sehnsucht nach Geborgenheit, nach einer Schulter zum Anlehnen, und wie viel nehmen wir oft auf uns, im Glauben, ohne diese Schulter nicht stehen zu können. Kinder, die ihre Eltern lieben, tun dies oft aus einer Abhängigkeitssituation heraus, ohne unterscheiden und entscheiden zu können, wie ihre Gefühle wirklich aussehen. Pubertäre Ablösungskämpfe lassen uns das nur allzu oft spüren. Wenn wir all diese Empfindungen unter dem Begriff Liebe vereinen wollen, so können wir doch sehen, wie wichtig es oft sein kann, genauer hinzuspüren und nach dem Grundgefühl zu fragen. Verwechslungen können oft schlimme Folgen haben, wie viel Leid kann in dieser Sprachverwirrung entstehen!

Der Handlungsimpuls zu Liebe ist wohl der Wunsch nach Bindung. Dieser ist gerade für BPS-Patienten mit großer Ambivalenz verbunden (vgl. konträre Schemata).

Auch in Partnerbeziehungen ist es wichtig, sich seiner primären Gefühle bewusst zu sein und nicht aus anderen Motiven, wie etwa Angst vor Einsamkeit, vor Verlassen werden, ein Leben in Abhängigkeit und Resignation zu verbringen.

Die Angst vor Nähe und Abhängigkeit einerseits, vor dem Verlassen werden andererseits, sind typische Borderline-Grundschemata. Beziehung und Emotionen aktivieren sofort zwei widersprüchliche Schemata, und der Therapeut steht vor dem Dilemma, dass die Arbeit an einem Schema in dem Moment, wo sie erfolgreich ist, das andere verstärkt und umgekehrt. Hier liegt es an der Erfahrung und Sensibilität des Therapeuten, die richtige Balance zu finden – ein Hochseilakt, mit Skills als Sicherheitsnetz.

Wenn man in einer Runde von Borderline-Patienten nach Beispielen für Emotionen fragt, werden fast ausschließlich unangenehme bis vernichtende Gefühle genannt. Erst auf dezidiertes Nachfragen tauchen auch angenehme Gefühle auf, wobei versucht wird, zu lernen bzw. zu üben, angenehme Gefühle verstärkt wahrzunehmen und sich ihrer bewusster zu werden.

LUST

Lust ist zu Beginn oft ein Tabuthema und schambesetzt und kann erst in einer guten therapeutischen Beziehung thematisiert werden. Gerade bei BPS- und Traumapatientinnen kann Lust mit Gewalt oder Angst assoziiert sein und es ist wichtig, dass der Therapeut sich dessen bewusst ist und dieses Thema unter Umständen auch anspricht.

Die Arten und Auslöser von Lust sind nicht nur sexuell geprägt, z. B. auch suchterzeugende Substanzen, Risikoverhalten kann zu extremer Lust führen, die nach Wiederholung und Steigerung drängt.

Verhinderung der Handlung kann zu Wut, Ärger, langfristig zu depressiver Verstimmung führen.

Wenn die Ausführung des Impulses der Lust zu negativen Konsequenzen führt, ist es wichtig,
– die Trigger zu vermeiden oder zu kontrollieren,
– sich abzulenken (siehe Stresstoleranz),
– langfristige Ziele zu setzen.

SEHNSUCHT

Sehnsucht ist die Brücke zwischen Realität und Phantasie (Abb. 6.35**).**

Sie zeigt uns, wo unsere Wünsche und Träume zu Hause sind, weist uns den Weg, wie wir dorthin kommen können. Sehnsucht und Liebe sind wohl die häufigsten in Literatur, Musik und bildender Kunst dargestellten Gefühle. Sehnsucht kann die Triebfeder sein, mit Mut und Vertrauen an seine Wünsche heranzugehen, eine Spannung zwischen

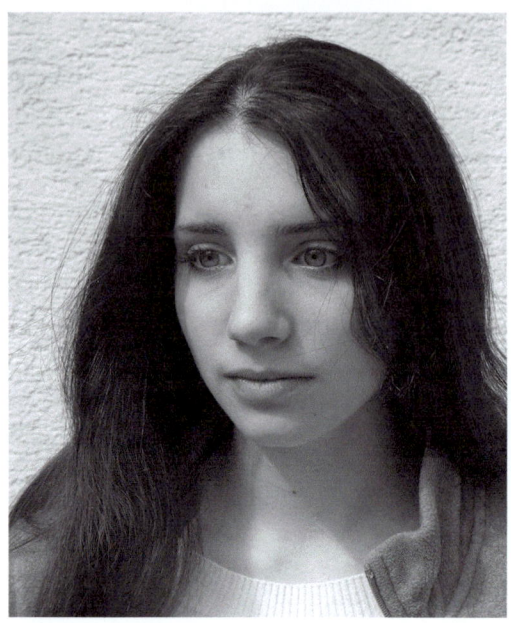

◘ Abb. 6.35 Sehnsucht

dem tatsächlichen Leben und dem ersehnten Ziel, sie kann uns kreativ und stark machen, aber ebenso kann sie in Schmerz, Frustration und Verzweiflung münden, wenn das Ziel unerreichbar scheint, die Erfüllung unmöglich. Wie viele Menschen resignieren im Kampf gegen Windmühlen, die Folgen sind Selbstaufgabe und Depression, entstanden aus der Erkenntnis, Verlorenes nicht wiedergewinnen zu können oder Ersehntes erst gar nicht erleben zu dürfen.

Ein Kind, das Geborgenheit und selbstlose Liebe nie erleben durfte, wird sich ein Leben lang danach sehnen, ohne genau zu wissen, wonach. Wie ist es wohl, sich geborgen zu fühlen, wie fühlt es sich an, bedingungslos angenommen zu werden, wie fühlt sich Liebe an? Wie kann man dieses Gefühl erkennen, das man sich so sehr wünscht, wenn man ihm begegnet?

> Es ist leicht, sich nach Bekanntem zu sehnen, ein konkretes Ziel zu haben, aber unvergleichbar schwieriger, eine ziellose unbestimmte Sehnsucht zu fühlen und an ihrer Erfüllung zu arbeiten.

Manche Menschen haben das Glück, in späteren Beziehungen diese Erfüllung zu finden, die meisten aber müssen hart daran arbeiten, erst dafür bereit zu werden, sie erkennen zu können, wenn sie schon direkt vor ihnen liegt. Aufgabe des Therapeuten kann hier sein, Resignation zu verhindern, Mut zu machen und bei der Suche einfach nur dabei zu sein. Diese Erfahrung von Kontinuität und Solidarität alleine kann schon heilsam sein und den Betroffenen die Chance geben, an die Erfüllung ihrer Sehnsucht zu glauben.

» Ich habe Sehnsucht
nach Weite, nach Ferne, nach Neuem,
ich habe Sehnsucht nach Ehrlichkeit, nach all den Lügen,
ich habe Sehnsucht nach Wahrheit in der Verwirrung,
ich habe Sehnsucht nach Gerechtigkeit in all der Anpassung,
ich habe Sehnsucht nach Geborgenheit, die ich nie kannte,
ich habe Sehnsucht nach Sicherheit, die ich nie hatte,
ich habe Sehnsucht nach Freiheit, ohne Angst zu verlieren,
ich habe Sehnsucht nach Berührung, vor der ich mich fürchte,
ich habe Sehnsucht nach Nähe, ohne Angst zu ersticken,
ich habe Sehnsucht nach Leben, das ich nicht kenne,
ich habe Sehnsucht nach dir, die ich nicht kenne. (Patientin)

EIFERSUCHT

In zwischenmenschlichen Beziehungen fühlt sich der Betroffene entweder ausgeschlossen oder hat das Gefühl, dass ihm etwas/jemand, das/der ihm gehört, weggenommen wird. Eifersucht ist quälend, mit Unsicherheit und oft mit Kontrollzwang verbunden und kann sekundär zu Wut, Hass, aber auch Hilflosigkeit und Scham führen.

Auch hier ist Realitätsüberprüfung wichtig. Verlustängste sind Thema der Einzeltherapie.

Als Skills können auch hier entgegengesetztes Denken und Handeln erlernt werden.

FREUDE

Freude hat keinen zielgerichteten Handlungsimpuls, man befindet sich im Hier und Jetzt, ist offen für Andere, aktiv und „strahlt".

Um so weit zu kommen, mit einer Gruppe von Borderline-Patienten über angenehme und erfreuliche Gefühle wie Freude (◘ Abb. 6.36), Glück, Zufriedenheit sprechen zu können, braucht es viel Vorarbeit (◘ Tab. 6.21). Oft werden Glücksgefühle gar nicht wahrgenommen oder sogleich mit Schuldgefühlen verbunden. Die feste Überzeugung *Ich habe Glück und Freude nicht verdient* ist oft tief verwurzelt.

◘ **Tab. 6.21** Gruppensitzung Emotionsregulation, Beispiel 1

1.	Ritual am Stundenbeginn (Achtsamkeitsübung)
2.	Spannungsabfrage
3.	Besprechen der letzten Hausübung
4.	Theorieblock: Einführung Emotionsregulation Gefühle sammeln (Welche Gefühle kennen wir?); Arbeitsmittel (AM): Flipchart Zusammenhang mit dem Handlungsimpuls herstellen (Welchen Impuls lösen Gefühle aus?) Jeder Teilnehmer wählt ein Gefühl aus dem gesammelten Bereich Zusammenhang zwischen Handlungsimpuls und ausgeführter Handlung herstellen. AM: Arbeitsblatt
5.	Übungsblock: Beispiele sammeln
6.	Hausübung: Wochenprotokoll Situation – Gefühl – Impuls – Handlung (funktional blau hervorheben, dysfunktional rot hervorheben)
7.	Ritual zur Beendigung Leichtes Lächeln

» Freude ist ein Zustand, den ich gar nicht mag und fast nicht aushalte, den spüre ich auch in der Herzgegend, es zieht sich so kurz zusammen, bin voll aufgedreht, fast (?) schon manisch – ist oft so arg, dass ich glaub', den Boden unter den Füßen zu verlieren, ich mir nur-nervend vorkomme, und von mir selber Kopfschmerzen bekommen könnte. Diese Art von Freude ist aber zu 99,9 % von anderen Menschen abhängig. Eines ist aber sicher, nach so was kommt immer ein tiefes Tief – Leere (Patientin)

6.5.14 Beispiele für Skills

– Achtsam sein für angenehme Gefühle, z. B. Erbsenübung (◘ Abb. 6.37).
– Als Hausübung wird ein Protokoll oder Tagebuch geführt, in dem jedes, auch

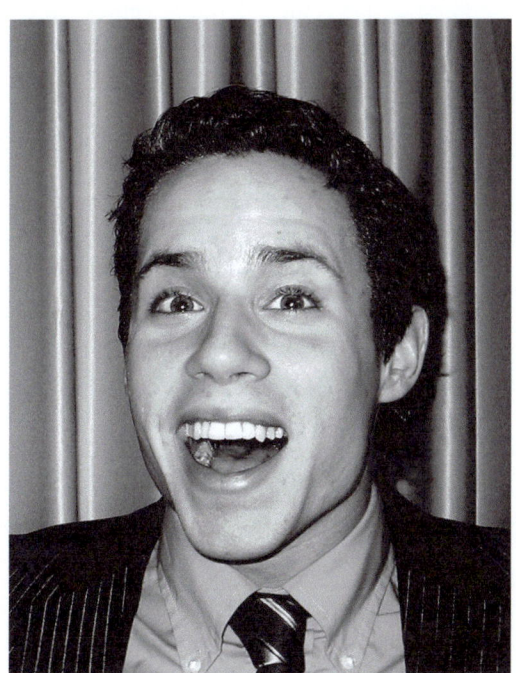

◘ Abb. 6.36 Freude

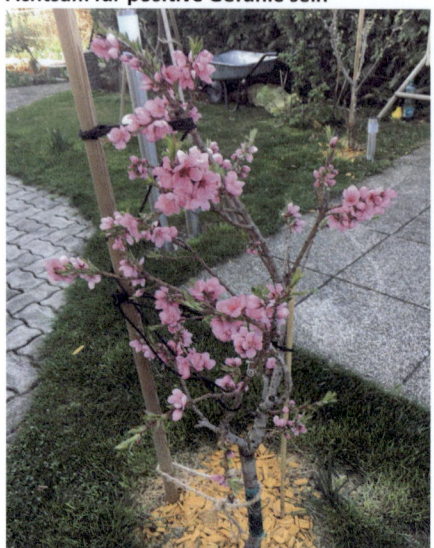

Achtsam für positive Gefühle sein

- Aktivitäten, die positive Erfahrungen ermöglichen
- Achtsam sein für positive Erfahrungen
- Erlebnisse und Gedanken,
- die Freude hervorrufen, fördern
- Tagebuch für positive Gefühle und Erlebnisse
- Erbsen/Bohnen- Übung!

Abb. 6.37 Achtsam für neue Gefühle sein

noch so kurzes oder flüchtiges positives Gefühl benannt und beschrieben wird. Oftmals wird dadurch erst klar, dass es doch viel mehr schöne Momente gibt, als es bewusst wahrgenommen wird.
— Eine weitere Möglichkeit ist das Anlegen einer Liste angenehmer Tätigkeiten, die immer wieder erweitert und ergänzt wird. Die Patientinnen werden angehalten, möglichst oft solche Dinge zu tun oder Situationen aufzusuchen und in kleinen Schritten so weit zu kommen, dass positive und angenehme Gefühle und Tätigkeiten immer häufiger werden.
— Ein zweiter Schritt heißt *Emotionales Leid loslassen* (Abb. 6.38). Das bedeutet: Stopp mit sinnlosem Grübeln, Gefühle beobachten, einordnen und akzeptieren zu lernen, um sie irgendwann loslassen zu können.
— In einem weiteren, schwierigen Schritt ist es notwendig, zu lernen, diese positiven Gefühle annehmen zu können. Dies kann Thema in der Einzeltherapie sein, unterstützend wird in der Skills-Gruppe an den sogenannten dysfunktionalen Mythen gearbeitet.

■ **Skill: Perspektive wechseln**

Das gewohnte Umfeld nehmen wir meist nicht mehr bewusst wahr.

Wenn wir allerdings die gewohnte Perspektive ändern, werden sich völlig neue Sichtweisen ergeben:
— Versuchen Sie, Ihre Umgebung aus der Perspektive eines Kindes, eines alten Menschen, eines Behinderten oder z. B. aus der Sicht eines Malers oder Regisseurs zu sehen.
— Versuchen Sie, den Blickwinkel zu ändern.
— Üben Sie, Tätigkeiten anders oder verkehrt herum zu machen (z. B. mit der anderen Hand essen, schreiben …)

■ **Genusstraining (Abb. 6.39)**

Emotionale Verletzlichkeit verringern

- SELBSTFÜRSORGE:
- Ausreichend Schlaf
- regelmäßiges und gesundes Essen
- Medikamente nehmen
- Biorhythmus beachten
- Bewegung, sich Gutes tun ...

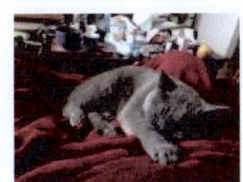

Abb. 6.38 Emotionale Verletzlichkeit verringern

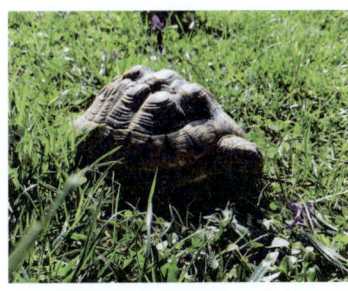

o Gönne dir den Genuss
o Schule deine Sinne
o Genieße wenig, doch bewusst
o Überlasse den Genuss nicht dem Zufall
o *(Mach täglich etwas!)*
o Genieße kleine Dinge des Alltags
o Genuss braucht Zeit

Abb. 6.39 Genusstraining

6.5.15 Zwischenmenschliche Skills

Das Ziel dieses Moduls ist die Vermittlung von Skills und Strategien, die es ermöglichen, mit interpersonellen Konflikten umzugehen, ohne die Beziehung (Abb. 6.40) zu gefährden und ohne die Selbstachtung zu verlieren.

Patienten mit BPS können emotionale Gesichtsausdrücke besser und schneller interpretieren als Vergleichspersonen (Domes et al. 2008; Lyncg et al. 2006) Nach einer Studie von Domes et al. (2008) sieht es so aus als würde neutrale Mimik eher als feindselig interpretiert werden, vor allem von Patienten mit früher Traumatisierung. Diese inadäquate Interpretation kann, in Zusammenhang mit einer Impulskontrollstörung, zu aggressiven Ausbrüchen führen.

Im Gegensatz zur Sensitivität für andere haben Patienten mit BPS Schwierigkeiten, ihre Wirkung auf Mitmenschen richtig einzuschätzen und sind dann verwundert oder verletzt über die Reaktion ihres Gegenübers.

Viele BPS-Patienten engen dadurch ihren Freundeskreis auf andere „Bordies" ein und suchen diese in klinischen oder therapeutischen Bereichen.

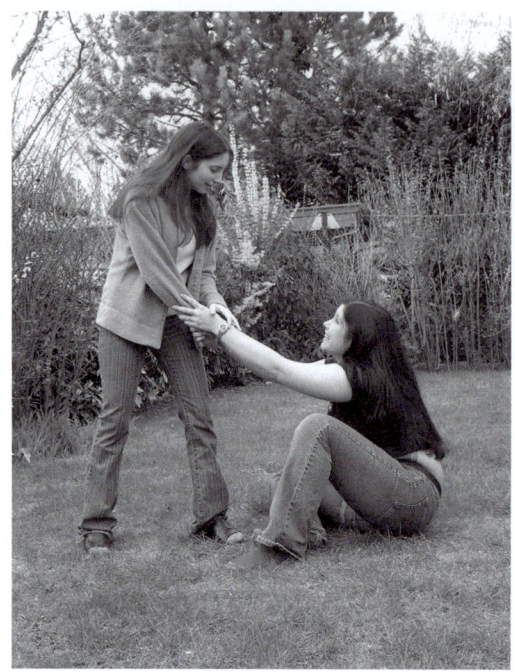

◧ Abb. 6.40 Beziehung

Bei der Auswahl der Skills und den methodischen Überlegungen sind die sozialen Defizite, die soziale Gehemmtheit, die dysfunktionalen Schemata (Mythen) und die emotionale Verletzlichkeit der Betroffenen mit einzubeziehen. Das Modul soll die Möglichkeit schaffen, auch bei höherem Spannungslevel folgende Ziele zu erreichen:
– Bestehen können auf eigenen Wünschen, Zielen und Meinungen
– Steuerung der Intensität der Reaktion (Impulskontrolle)
– Schulung der verbalen und nonverbalen Kommunikation
– Erhöhung der Kompetenz

▪ **Rollenspiele sind hier meist das Mittel der Wahl**

In den meisten Fällen verfügen Borderline-Patienten über scheinbar gute Kompetenzen und funktionieren im Berufsleben auf einem hohen Niveau, vor allem dann, wenn der Beruf strukturiert und unterstützend ist. Schwierig wird es im emotionalen Bereich – ein Beruf mit starkem Konkurrenzdenken oder ein kritischer Vorgesetzter können heftigen, unkontrollierten Zorn und Überempfindlichkeit gegenüber Abweisung auslösen (Kreismann und Straus 2000). Ebenso schwierig können sich Beziehungen mit nahestehenden Menschen gestalten.

Die starken Emotionen im Beziehungsverhalten werden gesteuert durch:
– die Angst, sowohl vor dem Alleinsein als auch zu großer Nähe,
– die verzweifelte Anstrengung, wirkliches oder gefühlsmäßiges Alleinsein zu verhindern,
– die große Sehnsucht, verstanden und geliebt zu werden,
– die lebenslange Anstrengung nach einer erfüllten Partnerbeziehung,
– den Mangel an Vertrauen und Selbstvertrauen und
– den Wechsel von Idealisierung und Entwertung anderer und der eigenen Person (Gneist 1997).

Für Borderline-Patienten stellen die Beziehungsfähigkeit beziehungsweise die gehäuften Beziehungsabbrüche ein zentrales Problem dar. Häufige Konflikte und Spannungen ziehen sich wie ein roter Faden durch ihr gesamtes Leben. Oft sind die Schwierigkeiten mit Störungen der Kommunikation verbunden (Rahn 2001).

Borderline-Patientinnen sind oft nicht in der Lage, bei Meinungsverschiedenheiten und Auseinandersetzungen die Kontrolle über die eigene Formulierung zu bewahren und auf die Argumente des jeweils anderen einzugehen. Es kommt zur massiven Konfrontation und zu ausschließlich emotions- und befindlichkeitsgesteuerten Reaktionen. Die Stimmungsschwankungen treten unvorhersehbar und explosiv auf. Die unkontrollierten Zornesausbrüche treffen die Menschen, die sie am meisten lieben.

> Da gibt es Phasen ungetrübten Zusammenseins, beglückender Ergänzung und fraglosen Aufeinander-eingespielt-Seins. Doch kann auch solche Wut entfesselt werden, dass durch ein Wort alles zerstört wird ... Ja, sogar aus dem Nichts heraus kann ein Streit entstehen, in dem beide Partner sich so verletzen, dass sie mit Verlassen drohen. (Gneist 1997)

Das Wissen um die Möglichkeiten und deren Anwendung scheitert manchmal an divergierenden Emotionen oder Impulsdurchbrüchen, dysfunktionalen Gedanken und Einstellungen, sogenannten Mythen und schnell aktivierten Schemata. Auch der rasche Wechsel von angenehmen und unangenehmen Zuständen und die hohe Grundspannung in Gegenwart von anderen Menschen beeinträchtigen interpersonelle Kontakte.

Andere Faktoren, die es manchmal unmöglich machen, kompetent und effektiv zu handeln, sind der Mangel an funktionalen Skills, Unentschlossenheit, aber auch das soziale Umfeld und schwierige Lebensbedingungen. Ein wichtiges Ziel (◘ Abb. 6.41) ist daher bei der Überwindung von Konflikten „das Erlernen von angemessenen Kommunikationsstilen, die ausgeübte Kontrolle, die Formulierung des eigenen Standpunktes und die Fähigkeit, auf die Argumente des jeweils anderen einzugehen" (Rahn 2001). Das bedeutet, dass der Schwerpunkt der zwischenmenschlichen Skills bei der Verbesserung der sozialen Kompetenz unter emotionaler Belastung liegt.

— **Die wesentlichen Strategien der zwischenmenschlichen Skills werden zuerst in der Theorie, dann im Rollenspiel vermittelt.**

Die Rollenspiele erhalten den Stellenwert eines kontrollierten Expositionstrainings

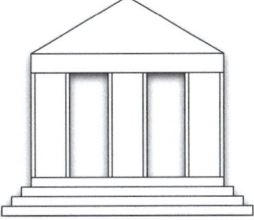

- Umsetzen von Zielen
- Beziehungen zu knüpfen und zu pflegen
- Die Selbstachtung zu wahren

◘ **Abb. 6.41** Beziehung – Ziele

werden detailliert und in kleinen Schritten erklärt und geübt. Die dabei auftretenden problematischen Verhaltensmuster können dadurch, dass sie aktiviert werden, gestoppt, analysiert und verändert werden. Die Teilnehmerinnen können im geschützten Rahmen lernen, mit ihren Ängsten umzugehen und die Realität zu überprüfen. Die Teilnehmerinnen werden ermutigt, zu ihren Grenzen zu stehen und sich entsprechend ihrer Fähigkeiten zu verhalten. Das Konzept stützt sich auf drei Bereiche:

Umsetzung von Zielen
Welches Ergebnis wünsche ich?
    Beachtung der Beziehung:
    Wie soll sich die andere Person fühlen?
    Welche Gefühle soll sie zu mir haben?
    Wahrung der Selbstachtung:
    Wie möchte ich mich selbst fühlen?

Hier hilft die **Beziehungskurve**, die jeweilige Gesamtsituation einstufen zu lernen. So kann es sein, dass in unterschiedlichen Situationen jeweils ein anderer Bereich von Bedeutung ist. In der folgenden Kurve hat zum Beispiel die Beziehung Priorität (◘ Abb. 6.42).

■ **Wie ist die Situation?**
Die wertfreie Beschreibung von Tatsachen (Wer? Wo? Wann? Was? Warum?) hilft,

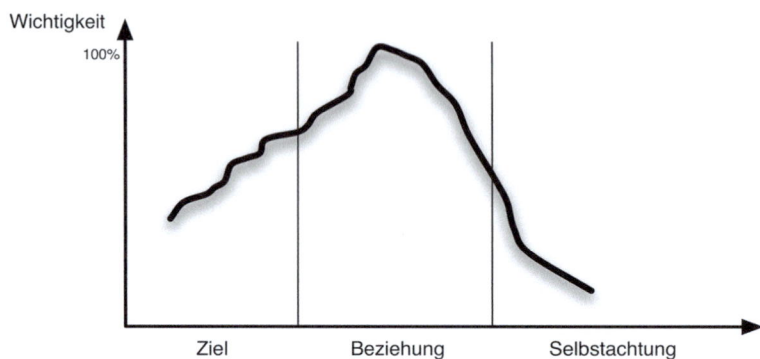

Abb. 6.42 Beziehungskurve

Distanz zu schaffen und Einzelheiten und Überforderungssituationen klarer erkennen zu können.

- **Was ist mein Ziel?**

Was soll erreicht werden und was wird benötigt, um das Ziel erreichen zu können? Die meisten Basisfertigkeiten, die im ersten Bereich angeboten werden, stammen aus dem Sozialen Kompetenztraining (Pfingsten und Hinsch 1991), dazu gehören:
— Auf Kritik reagieren
— Eigene Gedanken, Wünsche und Bedürfnisse ausdrücken können
— Forderungen stellen können
— Komplimente machen und darauf reagieren
— Kompromisse schließen können
— Kontakte anknüpfen bzw. Gespräche beginnen und führen können
— Nein- bzw. Ja-sagen können
— Erfreuliche und unerfreuliche Gefühle ausdrücken können
— Selbstsicherheit ausdrücken können
— Sich entschuldigen
— Um einen Gefallen bitten
— Unerwünschte Kontakte beenden
— Widersprechen

Anders als bei den herkömmlichen Verfahren zur Förderung der sozialen Kompetenz werden die Übungen in relativ kleine Schritte unterteilt und ständig hinsichtlich der emotionalen Belastung und der sogenannten störenden Gedanken überprüft.

- **Wie wichtig ist mir die Beziehung?** (Abb. 6.43)

Die kompetente Bewältigung von Situationen erfordert Skills, die auch die Fähigkeit der Impulskontrolle beinhalten:
— Aufmerksamkeit schenken können
— Blickkontakt halten
— Den anderen wertschätzen
— Fairness zu anderen
— Freundlich sein
— Körpersprache beachten
— Tolerant sein (Gefühle und Wünsche des Anderen anerkennen)
— Validieren

- **Wie wichtig ist mir meine Selbstachtung?**

Das Selbstvertrauen und die Bereitschaft, sich emotional schwierigen Situationen zu stellen, setzt Selbstachtung voraus:
— Beachten von kognitiven und emotionalen Mythen
— Eigene Werte beachten
— Fairness zu sich selbst

Beziehungsdiagramm

Was will ich erreichen ? → ZIEL
Wie soll meine Beziehung zu dem anderen anschließend aussehen ? →
BEZIEHUNG
Wie soll ich mich anschließend fühlen? → SELBSTACHTUNG

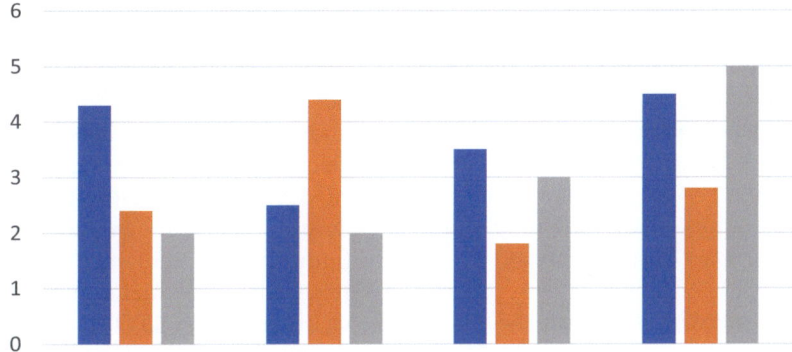

Abb. 6.43 Beziehungsdiagramm

- Keine Rechtfertigung
- Selbst-Verbalisation beachten
- Äußere Umstände (Krankheiten, Arbeitslosigkeit, finanzielle Sorgen …)
- Dysfunktionale Gedanken und Überzeugungen (Mythen)
- Mangel an verbalen und nonverbalen Skills (Lerndefizite)
- Übermächtige unkontrollierbare Gefühle
- Unsichere oder aggressive Verhaltensmuster

Im Skills-Training werden Themen, die zur emotionalen Überforderung im sozialen Bereich führen, besprochen.

> **Um die Gesamtsituation besser einstufen zu können, helfen folgende Fragen**
> Wie ist die Situation? (Beschreibung von Tatsachen)
>   Was ist mein Ziel?
>   Wie wichtig ist mir die Beziehung?
>   Wie wichtig ist mir meine Selbstachtung?

Übungsbeispiele

- **Erfahrung von dependenten und selbstschädigenden Verhaltensmustern**
  a. A und B stehen einander gegenüber und halten Blickkontakt. A macht sich zunehmend kleiner, B baut sich immer größer auf.
      Achten auf Körperhaltung, aufkommende Gefühle und Handlungsimpulse
      Besprechung in der Gruppe
  b. A und B stehen einander gegenüber. Sie halten zu Beginn Blickkontakt und achten auf ihre Körperhaltung. Es wird ein Handlungsrahmen ausgesucht.
      A erhält den Auftrag, 10 Forderungen an B zu stellen. B erhält den Auftrag, verbal auf diese Forderungen einzugehen.

Die Forderungen sollen immer massiver und unverschämter werden, bis die Trainerin abbricht.
      Nach dem Rollenspiel wird wieder auf die Körperhaltung und die Körper-

empfindung geachtet. A und B sollen nachempfinden, was sich verändert hat und ob und wann sie die Veränderung bemerkt haben. In den meisten Fällen werden die Körperempfindungen und die veränderte Körperhaltung erst nach Beendigung des Rollenspiels wahrgenommen (Abb. 6.44).

Auf die Frage: Wie lange hätten Sie es noch ausgehalten und was hätten Sie dann gemacht? wird häufig wie folgt geantwortet:
- Ich wäre ausgebrochen. (Aggression)
- Ich hätte mich selbst verletzt. (Autoaggression)
- Ich halte es aus und bekomme dann Magenschmerzen (Somatisierung)

Anschließend werden folgende Möglichkeiten besprochen:
- Was hätte ich machen können?
- Was kann ich ändern?
- Was soll ich sagen?
- Wie soll ich es sagen?
- Wo ist meine Grenze?

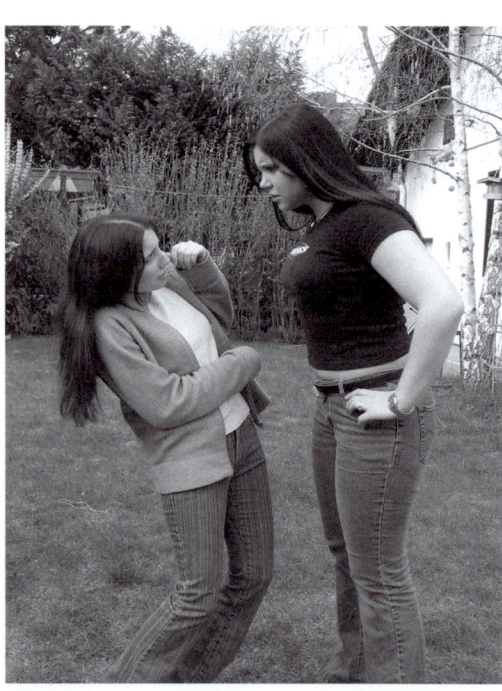

Abb. 6.44 Zwischenmenschliche Skills-Übung

Nach jeder Übung werden die Körperempfindungen überprüft, die Gedanken verbalisiert und überprüft, welche Übung schwer oder leicht fällt.

Erlernen von Steuerungsmöglichkeiten

a. Bei jeder Wandseite des Raumes stehen zwei Teilnehmerinnen (A und B) einander gegenüber. A bleibt stehen und die andere geht bis zu einer vorher klar bezeichneten und sichtbaren Grenze von ca. 1,5 m (evtl. Kreidestrich) auf die andere zu. A erhält den Auftrag, auf Empfindungen zu achten, die ihr signalisieren, dass sie nicht möchte, dass B weitergeht, und STOPP zu sagen und mit der ausgestreckten Hand Stopp zu signalisieren. Wenn der Stopp noch nicht gelingen sollte, hilft die Grenze, dort muss A auf jeden Fall stehen bleiben.
b. Die Geschwindigkeit variieren
c. Die Grenze aufheben

oder

d. Frei im Raum bewegen (evtl. mit rhythmischer Musik) ohne einander zu berühren, eventuell mit Blickkontakt
e. Wie bei d., nur jetzt einen oder mehrere Igelbälle weiterreichen

Situative Rollenspiele

Wir haben versucht, hier einige Übungsbeispiele zusammenzustellen, von ganz einfachen Übungen, die sowohl in der Einzeltherapie als auch in der Skills-Gruppe gemacht werden können, bis zu komplexeren Situations- und Rollenspielen in der Gruppe. Diese beinhalten Szenen aus dem Alltag, und es werden verbale und nonverbale Ausdrucksmöglichkeiten geübt, zum Beispiel:
- Nachspielen von Alltagssituationen (Dienstgespräche, Familiendiskussionen, Umtausch einer beschädigten Ware …)

Mehrere Teilnehmer spielen abwechselnd mit Priorität auf das Ziel die Beziehung

oder die Selbstachtung, die Gruppe beobachtet und gibt Feedback.
– Blickkontaktübungen

A und B blicken einander, ohne zu sprechen, in die Augen (genaue Zeitvorgabe mit einer Minute beginnen, dann steigern).

Identifizieren dysfunktionaler Gedanken (Mythen) und Beispiele für förderliche Aussagen im zwischenmenschlichen Bereich

Nicht unterschätzt werden darf der Einfluss der ungünstigen Einstellungen und Mythen (im Abschn. „Umgang mit Gefühlen" besprochen). In der Gruppe ist oft nur die Erarbeitung eines sogenannten konstruierten Gegengedankens möglich. Damit auch dieser zur Überzeugung werden kann, ist Einzeltherapie erforderlich, in der es auch möglich ist, die Borderline-typischen Schemata zu bearbeiten. Diese werden anhand eines Übungsblatts diskutiert und gemeinsam sogenannte förderliche Aussagen, positive Verstärker, gesucht, aufgelistet und immer wieder angesprochen.

Dysfunktionale Gedanken (Mythen)

– Wenn ich nicht alles allein schaffe, bin ich wirklich unfähig.
– Die anderen denken, ich bin unfähig und dumm.
– Um etwas zu bitten ist aufdringlich, unmöglich und bedeutet, dass ich schwach bin.
– Ich kann das nicht und mache es sicher falsch.
– Ich mache mich lächerlich.
– Sie/Er mag mich nicht.
– Ich bin es nicht wert, ich bin ein schlechter Mensch.
– Wenn ich meine Beziehung retten will, muss ich auf alle Wünsche und Bedürfnisse meines Partners eingehen.
– Bevor ich eine Bitte ausspreche, muss ich wissen, dass sie erfüllt wird.
– Eine Bitte darf ich nicht ablehnen, sonst bin ich egoistisch und böse.

Förderliche Gegengedanken:
– Ich darf um etwas bitten.
– Es ist in Ordnung, wenn ich etwas brauche.
– Ich habe das Recht auf eine eigene Meinung sowie andere ein Recht auf eine andere Meinung haben.
– Ich muss nicht immer allen Menschen gefallen.
– Ich muss nicht immer Ja sagen, um gemocht zu werden.
– Ich darf auf meinen Rechten bestehen und kann trotzdem geachtet und geliebt werden.
– Ich kann es aushalten, wenn mir etwas verweigert wird.
– Ich habe das Recht, etwas abzulehnen und kann es aushalten, wenn jemand böse auf mich ist.

Validieren

– Validieren heißt, der anderen Person zu vermitteln, dass man ihre subjektive Sicht der Dinge nachvollziehen und verstehen kann (siehe auch Validierungsstrategien). Genauso wie in der Therapie kann man auch im Alltagsleben dadurch Vertrauen und Beziehungen aufbauen, aber auch die Selbstachtung stärken.
– Den Ausdruck der Invalidierung kennen wir aus dem Konzept von M. Linehan aus der „invalidierenden Umgebung". Ständige Invalidierung im zwischenmenschlichen Bereich zerstört Beziehungen und Selbstwert.

Das Modul der zwischenmenschlichen Skills ist bei den Patienten meist sehr beliebt und kann in einer Gruppe, in der sich die Patienten schon gut kennen und aufeinander eingehen können, ein wichtiges Übungsfeld darstellen und auf Situationen im Alltag vorbereiten.

6.5.16 Selbstwert

Ziel dieses Moduls
- Dysfunktionale Einstellungen und Selbstinvalidierung zu identifizieren und zu entschärfen
- Stärkung des Selbstwertes
- Verbesserung des Durchsetzungsvermögens

Borderline-Patienten haben große Probleme mit der Selbsteinschätzung und dem Selbstwert. Sie begegnen sich oft mit Selbstverachtung und Selbsthass. Nach Cooley hängt der Selbstwert davon ab, wie viel soziale Unterstützung und Anerkennung ein Mensch erhält (Cooley 1902). Er betont, dass sich das Individuum im Laufe der Entwicklung zunehmend kritisch mit sozialen Einflüssen bzw. Beeinflussungsversuchen auseinandersetzen muss.

Ein geringes Selbstwertgefühl kann viele Auswirkungen haben und zeigt sich oft durch geringes Selbstvertrauen in die eigenen Fähigkeiten und mangelnde Selbstsicherheit nach außen hin.

Die **Grundlagen** für diese dysfunktionalen Selbsteinschätzungen wurden meist durch Invalidierung und Demütigung in der Kindheit oder Jugend (Peergroups, Mobbing) gelegt. Grundannahmen wie *ich bin schuld, ich bin schlecht* u. v. m. schützen den Täter, wenn er eine nahestehende Person ist. Verlustangst und Angst vor sozialer Ausgrenzung perpetuieren den Verlauf.

Probleme in zwischenmenschlichen Beziehungen, im Berufsleben sowie depressive Verstimmungen und psychosomatische Beschwerden weisen oft auf ein geringes Selbstwertgefühl hin.

Verschleiert wird dieses manchmal durch eine äußere Scheinsicherheit, durch ein inadäquat aggressives Verhalten oder durch verletzende Kommunikationsstile.

> Im Skills-Training sollen die Patienten
> - ihre sozialen Kompetenzen erweitern,
> - angenehme Erlebnisse bewusst fördern,
> - Bewertungen ändern und
> - soziale Ausgrenzung vermeiden.

❯ Die Auswahl der Skills soll Selbstakzeptanz und Selbstvertrauen fördern, das Zusammenwirken von Selbstzuwendung, sozialer Rolle und Selbstwert verdeutlichen, dysfunktionalen Schemata und Selbstabwertung entgegensteuern.

Die Patienten stellen Selbstlob und Selbstkritik nebeneinander wie auf einer *Waage* und versuchen, diese in Balance zu halten (◘ Abb. 6.45).

Manche fürchten, bei positiver Selbstkritik für arrogant gehalten zu werden. Es gilt daher auch die erst übermächtigen Schamgefühle durch regelmäßiges Üben zuerst auszuhalten und allmählich die Erfahrung zu machen, dass sich das Schamgefühl verringert.

Beispiele für Skills

■ **Tagebuch**
Hilfreich ist das Führen eines Protokolls (Tagebuchs), in dem täglich aufgeschrieben wird, was an diesem Tag gut gelungen ist und was an einem selbst positiv war.

■ **Wohlfühloase**
Darunter versteht man die Gestaltung eines Lieblingsplatzes und eines Rückzugsortes, der dem Wohlbefinden dient.

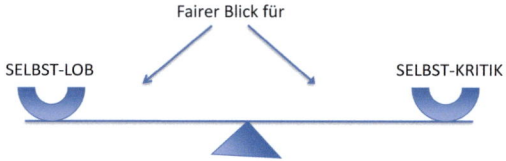

◘ Abb. 6.45 Fairer Blick

- **Identifizierung und Gegensteuern von dysfunktionalen Grundannahmen**

Dysfunktionale Grundannahmen werden identifiziert, benannt und der Gegengedanke wird schriftlich formuliert und als Skill eingesetzt. Selbstbezogene positive Kognitionen können nur langsam angenommen werden, da sie oftmals mit Schamgefühlen verbunden sind.

Ich bin absolut unfähig.
Gegengedanke: Heute ist mir ... gelungen.
Ich bin hässlich.
Gegengedanke: Ich pflege täglich ... z. B. meine Haare, damit sie schön sind.
Ich bin faul und träge.
Gegengedanke: Ich habe heute ... z. B. meine Achtsamkeitsübung gemacht.

Nach der Übung „Gegengedanken" gilt dann aber auch, gegen die dysfunktionalen Grundannahmen zu handeln und ein Alternativverhalten zu entwickeln.

Im stationären Setting helfen **zusätzliche Gruppenangebote**, positive Erfahrungen zu machen:
— Ergotherapie
— Physiotherapie
— Musiktherapie
— Sport- und Tanzgruppen
— Tiergestützte Therapie

Steigerung des Selbstwertes

Es werden Aspekte wie die Zielerreichung, die Beziehungsqualität und die Wahrung der Selbstachtung, nacheinander auf ihre spezifischen Eigenschaften hin betrachtet. Anhand von Rollenspielen, Hausaufgaben und Übungen werden verschiedene Situationen und Veränderungsmöglichkeiten ausprobiert.

- **Beispiele für Skills**
— Positive Erfahrungen mit der eigenen Person
— Hinwendung zu eigenen Bedürfnissen → Selbstzugewandtheit

— Aufbau positiver Aktivitäten
— Tagebuch für schöne Momente und Begegnungen
— Umgang mit dysfunktionalen Glaubenssätzen (Mythen)
— Arbeit an der Angst vor sozialer Ausgrenzung durch *aktive Aktivität (Trau dich ...)* statt Vermeidungsverhalten
— InSEL-Skills

- **Trau dich ...**
— Zu fordern
— Risiken einzugehen
— Leistung zu zeigen
— Stolz zu sein
— Verantwortung zu übernehmen
— Dich durchzusetzen
— Freundschaften und Beziehungen zu beginnen
— Ins „Fettnäpfchen" zu treten
— Dich selbst zu loben
— Dir Gutes zu tun
— Neues Verhalten zu erproben ...

(◘ Abb. 6.46)

- **In**   Innere Aufmerksamkeit
- **S**   Selbstvalidierung
- **E**   Experimentieren
- **L**   eine gute Lösung finden

6.5.17 Körperorientierte Skills-Arbeit

Störung des Körpererlebens bei BPS

— BPS-Patientinnen haben ein signifikant negativeres Körperkonzept als die Durchschnittsbevölkerung
— Es findet sich kein signifikanter Zusammenhang zwischen Körperkonzept und Dissoziation bzw. sexueller Gewalt in der Kindheit
— Es besteht eine Korrelation zwischen Körperkonzept und Selbstkonzept in Be-

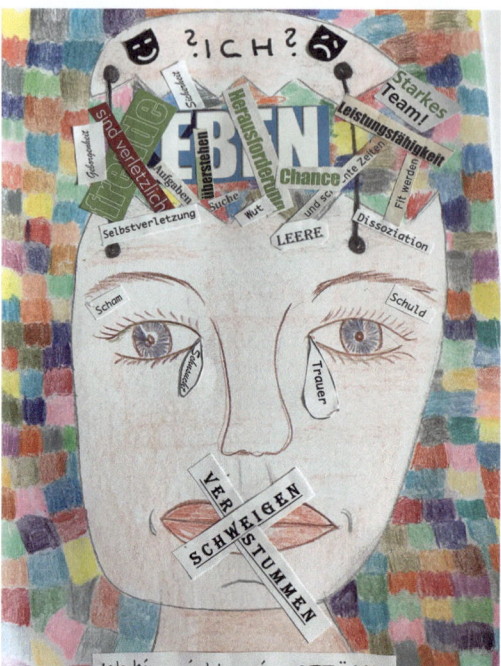

Abb. 6.46 Selbstwert 2. Von Julian Alexander: InSEL (Bohus und Wolf 2009)

reichen, die psychosoziale Komponenten abbilden
- Schlussfolgerung: Körperkonzeptstörung ist eigenes Symptom der BPS
- Studie zum Körperkonzept nach Haaf et al. (2001)
- Invalidierendes Umfeld (Linehan)
- Traumatisierung verhindert den Aufbau sicherer Grenzen (70–90 % der BPS-Patienten haben traumatisierende Erfahrungen gemacht)
- chronische Übererregung des ZNS (Stress) verhindert adäquate Wahrnehmung des Körpers

Körperorientierte Skills sind für traumatisierte Menschen oft angst- und schambesetzt. Die körperorientierte Arbeit im Rahmen des Skills-Trainings orientiert sich im Hier und Jetzt, erfolgt in kleinen Schritten und nach klaren Regeln. Ein wichtiger Bestandteil der Körperübungen besteht im Wahrnehmen des eigenen Körpers und der Körpersprache.

> Die bewusste Wahrnehmung des Körpers und bestimmte Bewegungen können zu Trauma-besetzten Triggern werden.

Achtsamkeitsübungen und die bewertungsfreie Wahrnehmung des eigenen Körpers, der eigenen Körpergrenzen und Sinneswahrnehmungen im Hier und Jetzt helfen bei der Reorientierung und eröffnen Anwendungsmöglichkeiten
- zur Verbesserung der Körperwahrnehmung und des Körperbezugs,
- zur besseren Einschätzung der Körpersprache bei sich und anderen,
- zur Spannungsregulation,
- zum Aggressionsabbau,
- zur Verbesserung der Stresstoleranz und zum Dissoziations-Stopp,
- zur Verbesserung des Körpergefühls,
- zur Stärkung des Selbstwertgefühls und des Selbstvertrauens,
- für den Umgang mit Emotionen, wie z. B. Wut und Aggression,
- zum Einüben zwischenmenschlicher Fertigkeiten, wie z. B. Nähe-/Distanzregulierung

Paar- und Gruppenübungen mit gegenseitiger Berührung sind oft überfordernd, daher ist vor Beginn die Frage zu klären:
- Ist Berührung möglich?
- Wenn ja, unter welchen Bedingungen?

Die klare Absprache von Regeln ermöglicht neue Erfahrungen, die sich von bisher erlebten Grenzüberschreitungen unterscheiden und tiefgreifende Wirkung auch im interaktiven Raum bei der Regulierung von Nähe- und Distanzerleben haben.

> Die Vereinbarung von Regeln und Stoppsignalen schaffen eine Vertrauensbasis und sind unbedingt einzuhalten.

- **Neuronale Reaktion**
- Aktivierung einer spezifischen körperlichen Reaktion aktiviert die anderen Facetten des korrespondierenden emotionalen Netzwerks

Skills-Training

- Bewusste, gezielte Veränderung der Körperreaktion moduliert die anderen Komponenten → Kontrolle der Emotionsregulation wird möglich
- ACHTUNG: Bei Zugang über den Körper kommt es leichter zur Evokation von im Leibgedächtnis gespeicherten Erfahrungen: Heftige Emotionen, Flashbacks, Dissoziation können ausgelöst werden!! → RE-TRAUMATISIERUNG!!

Körperübungen finden ihren Platz in jedem Modul und können an die jeweiligen situativen Gegebenheiten angepasst werden – *der Körper ist immer dabei!*

> - Körpertherapie arbeitet im Hier und Jetzt
> - Biografisch bedingte Konflikte gehören in die Psychotherapie
> - Körpertherapie ist funktional – übungszentriert und erlebniszentriert

Die sechs wichtigsten Aspekte der Körperpsychotherapie bei Borderline-Patienten

- Sensorische Erfahrungen durch positiv besetzte sensorische Erlebnisse und Erinnerungen
- Externalisierung inneren Erlebens durch Umsetzen psychischer Themen in Bewegungsthemen (Balance Widerstand, Kraft …) → Ausdruck von Bedürfnissen und Emotionen
- Arbeit mit kreativen Medien bei belastenden Themen
- Kommunikation durch den Körper → führen und folgen, geben und nehmen, halten und gehalten werden.
- Übungen zur Nähe-Distanz-Regulation, Grenzen, Stopp Sagen
- Übungen zur Körperkraft und Ausdauer
- Tanz und Bewegung
- Positive Körpererfahrungen: vorsichtige Körperkontakte mit anderen → neue Besetzung des Körperselbst

PTBS-spezifische Probleme in der Körpertherapie

- Berührung oder Abstand
- Selbstberührung
- Berührung über Intermediärobjekte (intensivere Körperempfindung!)
- Arbeit im Liegen → Regression und Kontrollverlust, Dissoziation
- Stehen ist Ich-stützend
- Tiefenentspannung
- Verlust der kognitiven Kontrolle → Angst, Dissoziation, Flashbacks
- Achtsamkeit bei Fokussierung auf den Atem – Cave Hyperventilation
- Berührung an den unbekleideten Füßen kann starke Emotionen auslösen

Der Patient behält immer die Kontrolle über die Prozesse
- Stopp-Signal wird vorher vereinbart und geübt
- Für jede Übung Erklärung und Einverständnis
- Zu Beginn Spannungsabfrage
- Am Ende cool-down

Ziele des Kampfsports (◘ Abb. 6.47)

Auspowern – Körpergefühl – Koordination – Grenzen – Konzentration – Disziplin – Philosophie – seelisches Gleichgewicht – innere Mitte – wise mind.

Körperübungen/Beispiele

- Wahrnehmen der Körperrealität durch Wahrnehmung verschiedener Körperhaltungen (*Embodiment*)
- Mit der Aufmerksamkeit durch den Körper gehen
- Wahrnehmen und Akzeptanz eigener aggressiver Komponenten (*Achtsamkeit*), **Analyse** von Haltung/Mimik/Gestik/Bewegung – im Stehen/Sitzen/Gehen evtl. Liegen

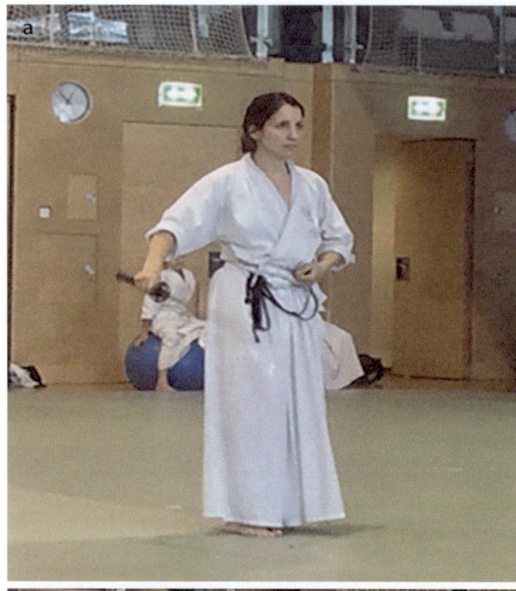
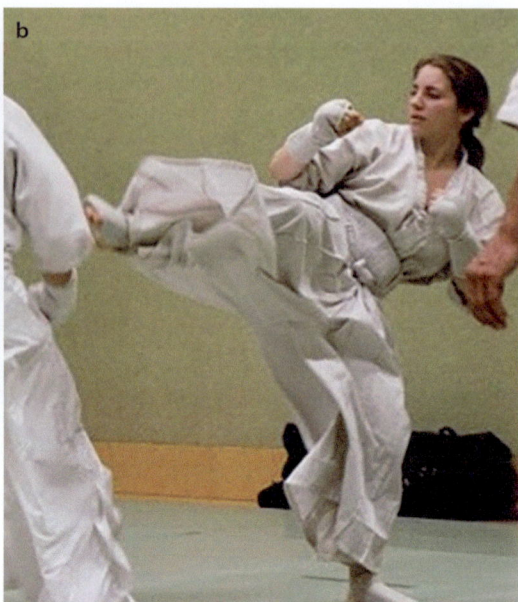
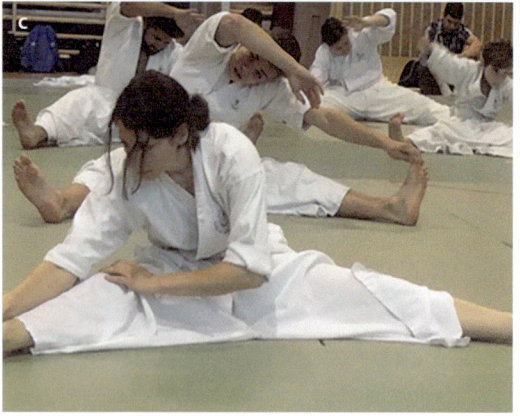

Abb. 6.47 a–c Kampfsport: Konzentration, Körperbeherrschung, achtsamer Umgang mit Körper und Seele

- **Einteilung nach Bewegungsablauf:**
- Gehen
  - Gehen mit unterschiedlichem Fokus
    - auf unterschiedliche Regionen
    - auf die Beweglichkeit der Gelenke
  - in unterschiedlichem Rhythmus/Tempo
  - mit Rhythmusbetonung (aufstampfen)
  - Ein Schritt in Zeitlupe
  - Den Raum in Zeitlupe durchmessen
  - Ein Schritt zur Seite – zuerst langsam, dann schnell
- Stehen, Sitzen
  - Selbstberührung – Kneten, Streichen, Klopfen
  - Selbstberührung über Vorstellungen – Farbe/Regentropfen…
  - Selbstberührung über Intermediärobjekte – Ball, Igelball, …
  - Rücken spüren über Intermediärobjekte – Ball, Stäbe, Partner, Wand, Wand plus Ball
  - Anlehnen – Wegdrücken – Wand oder Partner
  - Stützen – Gestützt werden – Partnerübung

Skills-Training

- Hängen lassen – Sich aufrichten – Sich fallen lassen
- Zentrierung um die innere Achse
- Gelenke lockern
- Flexibler Stand – Starrer Stand
- Klatschen weitergeben
- Körperregionen dehnen – evtl. hineinatmen
— Fokus Atem und Bewegung
    - Holzhacken (Yoga)
    - Brunnenschöpfen evtl. mit Stimme (Vokale)
    - Über den Atem in Bewegung kommen (Vogelschwingen)
    - Sich groß machen – Sich klein machen (alleine) – mit dem Atem
— Orientierung im Raum
    - Durcheinander gehen ohne einander zu berühren
    - Gehen in unterschiedlichem Tempo – freeze (auch mit Musik möglich) – Fokus aufnehmen und weitergehen
    - Führen und geführt werden
— Gleichgewicht – Koordination
    - Ein-Bein-Stand
    - Knie-Ellbogen
    - Wackelbrett
    - „Baum"/Yoga
— Kraft spüren
    - Tauziehen
    - Gegen die Wand stemmen
— Grenzen
    - Körper abklopfen – abstreifen
    - Sich öffnen – Sich verschließen – Arme aufmachen, vor der Brust verschließen
    - Kinesphäre erspüren
    - Gehen im Raum mit Kinesphäre
    - Mit Seilen die eigenen Grenzen abstecken
    - Grenzen verteidigen – nonverbal – verbal – verbal plus Geste
    - Grenzen erfahren, indem nach oben, unten, seitlich und hinten die Arme mit hörbarem Ausatmen kräftig in die jeweilige Richtung gestreckt und der entstehende Raum imaginiert wird

— Nähe – Distanz
    - Aufeinander zubewegen – mit Stopp-Sagen. Zuerst bewegt sich nur eine TN, danach beide.
    - Grenze mit Seil markieren, später ohne
    - Gegenüberstehen und in die Augen schauen
— **Verbesserung des Gleichgewichts**, der Koordination und Kondition z. B. durch Kraft- und Ausdauerübungen (*Stresstoleranz*)
    - Verbesserung des Bodenkontakts durch aktives und bewusstes Stehen, Sitzen und Gehen (*Achtsamkeit*)
    - Therabandübungen (*Stresstoleranz*)
    - Verbesserung der Beziehungsgestaltung durch Nähe- und Distanzübungen, Partner- und Gruppenübungen (*zwischenmenschliche Skills*)
    - Sport- und Tanzgruppen, z. B. Qi-Gong, Flamenco, Steppen, Kickboxen
    - Techniken aus fernöstlichen *Kampfsportarten siehe down load moves*
    - Erlebnisorientierte Übungen (z. B. Klettern)

■ **Einteilung nach Modulen**
— Übungen zum Selbstwert
    - Tiger-Übung (Qi Gong)
    - Stopp-sagen, Grenzen setzen
    - Übung – einer fordert und wird dabei „größer", der Andere sagt Ja und wird bei jeder Forderung kleiner
— Übungen zur Emotionsregulation
    - Haltungs-/Bewegungspolaritäten darstellen und spüren
    - Gefühle darstellen – und beim Anderen erkennen
    - Darstellung verstärken – unterdrücken – ins Gegenteil verkehren (auf Atmung achten)
    - Gefühlsstatue (Gruppe) – jeder stellt eine Emotion dar und die TN fügen das Bild zusammen
    - Stabübung

- Tauziehen
- Ja- und Nein-Sagen
- Gangbild unterschiedlichen Altersstufen anpassen (z.B. Krabbeln wie ein Kleinkind, Laufen, Hinken, ….) und Gefühle dazu spüren
— Übungen zur Stresstoleranz
  - Bewegung und Bodenkontakt, Grounding
  - Koordination und Balanceübungen, Jonglieren
  - Kraftübungen Seilspringen
  - Fitnessgeräte
  - Punching ball (Boxhandschuhe)
  - Bewegen zu lauter rhythmischer Musik
  - Über ein Seil, einen Stab/Besenstiel gehen – Fußsohle quer darüber und langsam abrollen → Schmerzreiz
  - Klopftechniken
  - Atemstopptechnik/Yoga
  - **Auf Bodenkontakt achten! Gutes Grounding – der Boden trägt den Körper**
  - Qi-Gong-Übung – Darstellen eines Baumes und fühlen wie die Wurzeln im Boden haften
  - Bewegen zu Musik
  - Laufen und Springen zu Vorstellungen – Rückenwind, Gegenwind, Hindernis
  - Gehen im Rhythmus mit Änderung des Taktes – der Richtung – des Tempos – aufstampfen
  - Gehen auf dem Strich – Balken – Kreisel – Seil
  - Ein-Bein-Stand mit bewusster Kopfhaltung und geschlossenen Augen – evtl. plus Klatschen zurückgeben
  - Bälle gegen ein Ziel werfen
  - Füße über Besenstange rollen
  - Therabandübungen
  - Igelball über die Haut rollen, Stachelringe
  - Steinchen im Schuh

Atemtechniken

- **Vorübungen**
— Durch die Nase einatmen und durch den gespitzten Mund mit Zischen wieder ausatmen. Dabei den eigenen Atemrhythmus finden.
— Nach einem tiefen Atemzug die Luft anhalten, möglichst lange ausatmen.
— Atemzüge zählen, Länge der Ein- und Ausatmung zählen und variieren.

> **Die Wechselatmung-Übung aus dem Yoga – Pranayama**
> Beispiel:
> *Anleitung: Schließe mit dem rechten Daumen das rechte Nasenloch. Atme durch das linke Nasenloch 4 Sekunden lang ein. Dabei geht der Bauch nach vorne.*
> *Schließe beide Nasenlöcher mit Daumen und Ringfinger und halte die Luft 4 Sekunden lang an.*
> *Öffne das rechte Nasenloch und atme durch das rechte Nasenloch 8 Sekunden lang aus. Leere die Lungen dabei soweit wie möglich.*
> *Halte das linke Nasenloch geschlossen und atme durch das rechte Nasenloch 4 Sekunden lang ein.*
> *Schließe beide Nasenlöcher und halte die Luft 4 Sekunden lang an.*
> *Öffne das linke Nasenloch und atme 8 Sekunden lang durch das linke Nasenloch aus.*
> *Beginne wieder von vorne …*

Das Verhältnis von Ein- und Ausatmung kann angepasst und variiert werden, ebenso die Übungsdauer

Bei auftretendem Schwindel oder Neigung zu hohem Blutdruck ist es sinnvoll, einen Arzt zu kontaktieren (Jerath et al. 2006).

Achtsamkeit

- **Beispiele für Gruppensitzungen:**

Gruppensitzung – Emotionsregulation – Umgang mit Wut und Ärger (Beispiel)
— Ritual am Stundenbeginn (Achtsamkeitsübung)
— Spannungsabfrage
— Besprechen der letzten Hausübung

Skills-Training

- Theorieblock: Umgang mit Wut und Ärger
- Zusammenhang mit dem Handlungsimpuls herstellen (Welchen Impuls löst das Gefühl aus?)
- Wo und wie kann ich Wut wahrnehmen? Zusammenhang zwischen Handlungsimpuls und Handlungsmöglichkeiten/Handlung herstellen (funktional/dysfunktional)

Übungsblock:
- Körperwahrnehmungsübungen, um bereits frühe Signale von Wut und Ärger wahrzunehmen
- Eine bewusst entgegengesetzte Körperhaltung einnehmen (Hände öffnen und nach außen drehen, Schultern senken, Körper dehnen, Gesichtsmuskeln bewegen)
- Durchatmen (Atemübung)
- Durch körperliche Aktivität in Bewegung (außer Atem) kommen

oder
- Stock- oder Kampfsporttraining, um spielerisch die Aggression steuern zu lernen
- Hausübung: Bewusst Körperübungen einsetzen
- Ritual zur Beendigung
- Tanzen (z. B. Zumba) (Tab. 6.22 und 6.23)

> Es ist wichtig, Patienten zu ermutigen, Neues auszuprobieren und zu trainieren!

Tanz

Tango Argentino

Tanz enthält eigentlich alles, was wir uns in der Therapie wünschen.

Bewegung, Rhythmus, Musik und, wie bei Tango, auch zwischenmenschlichen Kontakt.

Aus dem Buch *Tango und Psychotherapie* (Gunia und Murcia 2017) möchte ich unseren Lesern kurz einen kleinen Teil davon, das Kapitel *Tango und Achtsamkeit* vorstellen.

Tab. 6.22 Gruppensitzung: Einsatz körperorientierter Skills (Beispiel 2)

Gruppensitzung – Emotionsregulation: Umgang mit Scham (Beispiel)	
1.	Ritual am Stundenbeginn (Achtsamkeitsübung)
2.	Spannungsabfrage
3.	Besprechen der letzten Hausübung
4.	Theorieblock: Umgang mit Scham – Zusammenhang mit dem Handlungsimpuls herstellen (Welchen Impuls löst das Gefühl aus?) – Wo und wie kann ich Scham wahrnehmen? Zusammenhang zwischen Handlungsimpuls und Handlungsmöglichkeiten Handlung herstellen (funktional/dysfunktional)
5.	Übungsblock: – Körperwahrnehmungsübungen, um bereits frühe Signale von Scham wahrzunehmen – Eine bewusst entgegengesetzte Körperhaltung einnehmen – Bewusst aufrechte Körperhaltung einnehmen, Kopf und Kinn heben und den Blick nach vorne richten – Achtsamkeits- und Erdungsübungen – Bewusst gehen oder bewusst mit beiden Füßen fest auf dem Boden stehen – Durchatmen (Atemübung) – Blickkontaktübung
6.	Hausübung: Blickkontakt halten trainieren
7.	Ritual zur Beendigung Tanzen (Zumba, Flamenco, …)

Gunia bezeichnet den Tango Argentino als Fundgrube für Achtsamkeitsübungen.

Er setzt diese in Skillsgruppen, bei Paartherapien und Ausbildungsworkshops ein. In der Einzeltherapie können die Skills zur achtsamen Körperwahrnehmung verwendet werden.

Die Möglichkeiten sind zahlreich, von akustischer Wahrnehmung – Tango hören, auf Melodie, Rhythmusinstrumente hören, über Achtsamkeit auf Bewegungen, Körperteile, Bodenkontakt, Gleichgewicht, bis zur

☐ **Tab. 6.23** Gruppensitzung: Einsatz körperorientierter Skills (Beispiel 3)

Gruppensitzung – Stresstoleranz: Umgang mit Dissoziation (Beispiel)	
1.	Ritual am Stundenbeginn (Achtsamkeitsübung)
2.	Spannungsabfrage
3.	Besprechen der letzten Hausübung
4.	Theorieblock: Umgang mit Dissoziation – Zusammenhang von Auslöser (Trigger) und Dissoziation erklären – Triggerreize identifizieren – Spannungskurve und Kettenanalyse (Wiederholung)
5.	Übungsblock: – Wann und welche Skills können helfen? – Gleichgewichts- und Koordinationsübungen – Grounding, aktiv mit sensorischen Reizen auseinandersetzen – Achtsamkeit beschreiben der sensorischen Wahrnehmung
6.	Hausübung: Gleichgewichts- und Koordinationsübungen
7.	Ritual zur Beendigung
8.	Atemübung

Wahrnehmung des Partners, der eigenen und fremden Grenzen und Berührungen.

- **Flamenco**

Zu Beginn meiner Ausbildung zur DBT-Therapeutin durfte ich an der Klinik in Freiburg bei Ilona Brokuslaus Flamenco als therapeutisches Mittel für Patientinnen mit BPS-Störung kennenlernen.

Dieser wurde in der Gruppe getanzt, war bei den Patientinnen sehr beliebt und hilft, den Körper zu spüren, Rhythmus und Bewegung zuzulassen und sich durch das Stampfen gründlich zu erden.

Zusätzlich sind auch die Arme und Hände in Bewegung, sodass es hohe Konzentration fordert, richtig dabei zu bleiben.

Einerseits kann Flamenco im Bereich der Stresstoleranz, andererseits aber auch als Achtsamkeitsmethode getanzt werden.

Elektronisches Zusatzmaterial

Literatur

Beck CJ (2000) Zen im Alltag. Deutsche Erstausgabe. Knaur, München. (Amerikanische Originalausgabe, Everyday Zen. Harper & Row, New York)
Bohus M (2002) Borderline-Störungen [Fortschritte der Psychotherapie, 14]. Hogrefe, Göttingen
Bohus M, Wolf M (2009) Interaktives Skillstraining für Borderline-Patienten. Schattauer, Stuttgart
Cooley CH (1902) Human nature and the social order. Scibner, New York
Domes G, Czieschnek D, Weidler F, Berger C, Fast K, Herpertz SC (2008) Recognition of facial affect in borderline personality disorder. J Pers Disord 22(2):135–147
Gneist J (1997) Wenn Hass und Liebe sich umarmen. Das Borderline-Syndrom. Piper, München, S 46
Gunia H, Murcia CQ (2017) Tango in der Psychotherapie. Reinhardt, München
Haaf B, Pohl U, Deusinger IM, Bohus M (2001) Untersuchungen zum Körperkonzept bei Patientinnen mit Borderline-Persönlichkeitsstörung. Examination of Body Concept on Female Patients with Borderline Personality Disorder. Georg Thieme, Stuttgart\New York. Psychother Psych Med 51(6):246
Jerath R et al (2006) Physiology of long pranayamic breathing: neural respiratory elements may provide a mechanism that explains how slow deep breathing shifts the autonomic nervous system. Med Hypotheses 67(3):566–571. Epub 2006 Apr 18. (Die Effekte von Pranayama)
Kast V (1982) Trauern. Phasen und Chancen des psychischen Prozesses. Kreuz, Stuttgart. (Neuausgabe als: Zeit der Trauer Kreuz, Stuttgart 2006 Zugleich Habilitationsschrift an der Universität Zürich unter dem Titel: Die Bedeutung der Trauer im therapeutischen Prozess 1982)
Lyncg DR, Rosenthal MZ, Kosson DS, Cheavens JS, Lejuez CW, Blair RJ (2006) Heightened sensitivity to facial expressions of emotions in borderline personality disorder. Emotion 6(4):647–655
Kreismann JJ, Straus H (2000) Ich hasse dich – verlass mich nicht. Die schwarzweiße Welt der Borderline-Persönlichkeit, 10. Aufl. Kösel, München, S 26

Pfingsten U, Hinsch R (1991) Gruppentraining sozialer Kompetenzen (GSK). Grundlagen, Durchführung, Materialien, 2. Aufl. Psychologie Verlags Union, Weinheim

Priebe K, Schmahl C, Stiglmayr C (2013) Ätiopathogenese und Neurobiologie. Springer, Heidelberg

Rahn E (2001) Borderline-Ratgeber für Betroffene und Angehörige. Psychiatrie Verlag, Bonn, S 86

Sutor-Sendera M (2017) Mio, das Pudelkind. Ein kleiner Hund entdeckt die Welt, 2. Aufl. Heimdall Verlag, Rheine

Trautmann RD (2004) Verhaltenstherapie bei Persönlichkeitsstörungen und problematischen Persönlichkeitsstilen. Pfeiffer bei Klett-Cotta, Stuttgart

Weiterführende Literatur

Baltes PB (1999) Alter und Altern als unvollendete Architektur der Humanontogenese. Z Gerontol Geriatr 32:433–448

Berceli D (2007, 2018). Körperübungen für die Traumaheilung, 1./7. Aufl. Norddeutsches Institut für Bioenergetische Analyse e.V. (NIBA), Papenburg

Bohus M (2019) Borderline-Störung, 2. Aufl. Hogrefe, Göttingen

Bohus M, Wolf M (2009b) Interaktives Skillstraining für Borderline-Patienten. Schattauer, Stuttgart/New York

Brokuslaus I, Welke T, Edel A, Bohus M (2021) Bewegen statt Erstarren! Das Praxisbuch für DBT-Körperskills. Schattauer, Stuttgart

Frick-Salzmann A (2010) Gedächtnissysteme. In: Schloffer H, Prang E, Frick-Salzmann A (Hrsg) Gedächtnistraining. Theoretische und praktische Grundlagen. Springer, Heidelberg, S 34–43

Greenberg L (2000) Von der Kognition zur Emotion in der Psychotherapie. In: Sulz SKD (Hrsg) Von der Kognition zur Emotion. CIP, München, S 187–188

Grossman P, Reddemann L (2016) Achtsamkeit Wahrnehmen ohne Urteilen – oder ein Weg, Ethik in der Psychotherapie zu verkörpern? Psychotherapeut 61(3):222–228

Grossmann P et al (2004) Ergebnisse einer Metaanalyse zur Achtsamkeit als klinischer Intervention. In: Heidenreich T, Michalak J (Hrsg) Achtsamkeit und Akzeptanz in der Psychotherapie. Ein Handbuch. dgvt, Tübingen, S 701–725

Hölter G (2011) Bewegungstherapie bei psychischen Erkrankungen. Dt. Ärzteverlag, Köln

Huppertz M (2003) Die Bedeutung des Zen-Buddhismus für die dialektisch-behaviorale Therapie. Psychother Psych Med 53:376–383

Joraschky-Loew-Röhricht (2009) Körpererleben und Körperbild. Schattauer, Stuttgart

Kabat-Zinn J (1999) Stressbewältigung durch die Praxis der Achtsamkeit Freiamt: Arbor Kabat-Zinn, J (1998) Im Alltag Ruhe finden. Herder, Freiburg/Basel/Wien

Koch L (1981) The Psoas book. Guinea Pig Publications, Felton

Lammers C-H, Stiglmayer C (2004) Achtsamkeit und Akzeptanz in der DBT. In: Heidenreich T, Michalak J (Hrsg) Achtsamkeit und Akzeptanz in der Psychotherapie. Ein Handbuch. dgvt, Tübingen, S 247–293

Lehrhaupt L (2007) Schulung der Achtsamkeit – eine Einführung in die Stressbewältigung durch Achtsamkeit nach Kabat-Zinn. In: Anderssen-Reuster U (Hrsg) Achtsamkeit in Psychotherapie und Psychosomatik. Schattauer, Stuttgart/New York, S 142–147

Linehan MM (1996) Trainingsmanual zur Dialektisch-Behaviorale Therapie der Borderline-Persönlichkeitsstörung. CIP, München

Linehan MM (2014) DBT skills training manual, 2. Aufl. Guilford Press, New York

Martens WH (2005) Therapy on the borderline: effectiveness of dialectical behavior therapy for patients with borderline personality disorder. Ann Am Psychother Assoc 8(4):5–12

McKay M, Woo JC, Brantley J (2008) Starke Emotionen meistern. Wege zu mehr Achtsamkeit Stresstoleranz und einer besseren Beziehungsfähigkeit. Junfermann, Paderborn

Remmel, Kernberg O, Vollmoeller-Strauß (Hrsg) (2006) Handbuch Körper und Persönlichkeit. Schattauer, Stuttgart

Röhricht F (2000) Körperorientierte Psychotherapie psychischer Störungen. Hogrefe, Göttingen

Rudy E, Ballieux RE (1994) The mind and the immune system. Theor Med 15(4):387. Springer link: The mind and the immune system

Schloffer H, Friese A, Auer S, Gamsjäger M, Donabauer Y, Span E (2010) Gedächtnistraining bei Demenz. In: Schloffer H, Prang E, Frick-Salzmann A (Hrsg) Gedächtnistraining. Theoretische und praktische Grundlagen. Springer, Heidelberg, S 173–181

Sendera A, Sendera M (2012) Trauma und Burnout in helfenden Berufen. Springer, Wien

Sendera A, Sendera M (2016) Skills-Training bei Borderline- und Posttraumatischer Belastungsstörung, 4. Aufl. Springer, Wien

Sendera A, Sendera M (2016b) Borderline-die andere Art zu fühlen. Springer, Wien/Heidelberg

Sendera M, Sendera A (2015) Chronischer Schmerz. Springer, Heidelberg

Shapiro SL, Carlson LE (2009) The art and sciences of mindfulness. Integrating mindfulness into psychology and the helping professions. American Psychological Association, Washington

Soler J, Pascual JC, Tiana T, Cebria A, Barrachina J, Campins MJ, Gich I, Alvarez E, Perez V (2009) Dialectical behaviour therapy skills training compared to standard group therapy in borderline personality disorder: A 3-month randomised controlled clinical trial. Behav Res Ther 47(5):353–358

Waibel M, Jakob-Krieger C (2009) Integrative Bewegungstherapie. Schattauer, Stuttgart

Weiss H (2006) Bewusstsein, Gewahrsein und Achtsamkeit. In: Marlock G, Weiss H (Hrsg) Handbuch der Körperpsychotherapie. Schattauer, Stuttgart/New York, S 406–413

Weiss H, Johanson GJ, Monda L (Hrsg) (2019) Hakomi – Achtsamkeitszentrierte Körperpsychotherapie: Theorie und Praxis. Stuttgart: Klett-Cotta. [engl Original (2015) Hakomi: Mindfulness Centered Somatic Psychotherapy. A Comprehensive Guide to Theory and Practice. Norton, New York

Psychopharmakotherapie

Martina Sutor

Inhaltsverzeichnis

7.1 Pharmakotherapie der BPS – 190

7.2 Absolute Indikationen für Pharmakotherapie – 190

7.3 Psychopharmakotherapie der PTSD – 193

7.4 Experimentelle Substanzen (Bernardy und Friedman 2017) – 193

Literatur – 195

Ergänzende Information Die elektronische Version dieses Kapitels enthält Zusatzmaterial, auf das über folgenden Link zugegriffen werden kann [https://doi.org/10.1007/978-3-662-64627-4_7]. Die Videos lassen sich durch Anklicken des DOI Links in der Legende einer entsprechenden Abbildung abspielen, oder indem Sie diesen Link mit der SN More Media App scannen.

© Springer-Verlag GmbH Deutschland, ein Teil von Springer Nature 2022
M. Sutor (Hrsg.), *Die Dialektisch Behaviorale Therapie (DBT)*,
https://doi.org/10.1007/978-3-662-64627-4_7

7.1 Pharmakotherapie der BPS

Der wesentliche Behandlungszugang bei Persönlichkeitsstörungen ist die Psychotherapie und das psychosoziale Konfliktmanagement. Leider wird noch oft vieles an Medikamenten verschrieben, möglicherweise auch, weil der Zugang zu einer spezifischen Therapie oder entsprechenden Ressourcen verwehrt und leider auch oft nicht leistbar ist.

Viele Kliniken bieten bereits störungsorientierte Therapiekonzepte an und kombinieren manualisierte Konzepte mit den zum richtigen Zeitpunkt erforderlichen Psychopharmaka.

Oft ist eine medikamentöse Therapie von komorbiden Störungen, somatischen Problemen erforderlich oder auch vorübergehend als Maßnahme, um soziale Integration zu sichern (Dulz und Makowski 1999; Herpertz und Bertsch 2015).

Der kontrollierte Einsatz von Antidepressiva bei Borderline-Patienten führte bisher zu widersprüchlichen Ergebnissen, wobei es so aussieht, dass die Borderline-Symptomatik nicht beeinflusst wird, außer es besteht zusätzlich eine affektive Symptomatik (Links et al. 1990; Soloff et al. 1986; Herpertz et al. 2007).

Bei Patienten mit ausgeprägter Impulskontrollstörung sind Neuroleptika und Moodstabilizer sinnvoll (Links et al. 1990; Herpertz und Bertsch 2015; Stoffers et al. 2010).

Bei der Frage, wer die Pharmakotherapie durchführen soll, muss auf alle Fälle gewährleistet sein, dass der behandelnde Arzt unbedingt mit dem Therapiemodell vertraut, sowie der Therapeut, sofern er nicht Arzt ist, über die medikamentöse Behandlung informiert ist. Eine Zweiteilung der Therapeuten- und Arztrolle ist sinnvoll, da unterschiedliche Rollenanforderungen zu Komplikationen führen können.

Bei Abhängigkeit von Medikamenten kann ein stationärer Entzug oder eine ambulante Suchtbehandlung notwendig sein, vor allem bei Tranquilizerabusus. Sonst muss damit wie mit anderen therapieschädigenden Verhaltensweisen umgegangen werden.

> **EyeCatcher**
>
> Eine Pharmakotherapie soll, nur wenn unbedingt nötig und so kurz wie möglich, gegeben werden.
> Die Psychotherapie stellt das erste Mittel der Wahl dar.

> Spezifische Medikamente zur Behandlung der Persönlichkeitsstörung gibt es nicht, die Therapie erfolgt im Rahmen eines gesamten Therapiekonzepts mit Psychotherapie, sozialer Unterstützung, eventueller Traumatherapie und bei Bedarf psychiatrischer und Pharmakotherapie.

In Standardtherapien werden eher die Leitsymptome behandelt, was unter Umständen die Lebenssituation erleichtern, jedoch von der eigentlichen therapeutischen Arbeit ablenken kann.

Prinzipiell muss auch geklärt werden, ob, *zusätzlich* zu einer bestehenden Persönlichkeitsstörung, eine mit Psychopharmaka behandelbare psychiatrische Störung besteht.

7.2 Absolute Indikationen für Pharmakotherapie

- Unkontrollierbare Impulsivität und Aggressivität
- Unkontrollierbare dissoziative Symptome
- Psychotische Symptome
- Schwere affektive Symptome
- Schlafstörungen

Eine Studie von Zanarini et al. (1988) zeigt, dass bei 56 % von an einer Klinik ambulant behandelten Borderline-Patienten eine medikamentöse Behandlung durchgeführt wurde. 24 % der Patienten nahmen Antidepressiva, 32 % Anxiolytika, 28 % Neuroleptika, 20 % Lithium.

Nach den Ergebnissen dieser Studie sprachen nur 15 % der Patienten eindeutig auf die Medikamente an.

Soloff berichtet in seiner Studie, dass Psychopharmaka in der Borderline-Therapie zwar nicht heilen, aber stressbedingte Dekompensation mildern oder verhindern können (Soloff 1998), so führen zum Beispiel herkömmliche Antipsychotika, wie zum Beispiel Trifluoperazin, Perphenazin und Haloperidol in niedriger Dosierung, zu einer Verringerung der Symptome im kognitiven und Wahrnehmungsbereich. Vor allem bei den klassischen Neuroleptika sind die nicht unerheblichen Nebenwirkungen dieser Medikamente zu berücksichtigen, hier vor allem die Möglichkeit des Auftretens von Spätdyskinesien sowie die Möglichkeit der Blockierung für operantes Lernen.

Im Allgemeinen herrscht die Einstellung, dass eine symptomorientierte Behandlung der Borderline-Persönlichkeitsstörung mit Psychopharmaka durchaus sinnvoll sein kann. Die richtig indizierte Medikation wirkt positiv auf bestimmte Symptome wie Angst, Depressivität sowie Psychose-ähnliche Zustände. Es sollte die niedrigstmögliche wirksame Dosis gegeben werden, unter Überwachung der Nebenwirkungen, Patienten, eventuell auch Angehörige, sollten immer Bescheid wissen und *Experten ihrer eigenen Therapie* werden.

Für die bei Borderline-Patienten möglichen **psychotischen Episoden** haben sich Olanzapin und Quetiapin bewährt, wobei gerade bei jungen Menschen die Gewichtszunahme nicht außer Acht gelassen werden darf und es auch, wie schon bei den klassischen Neuroleptika, zu einem Anhedoniesyndrom kommen mit Antriebs- und Lustlosigkeit kann (Black et al. 2014).

Für die bei Borderline-Patienten häufig auftretenden Schlafstörungen wird Trimipramin empfohlen. Bei im Allgemeinen guter Wirksamkeit muss darauf geachtet werden, dass eventuell vermehrt Albträume auftreten können und diese sehr plastisch erlebt werden.

Hinzugekommen ist Aripiprazol, welches sich stabilisierend v. a. bei den Begleitsymptomen Depression und Angst auswirkt, Impulsivität und Aggressivität reduzieren kann und ein günstiges Nebenwirkungsprofil zeigt, auch im Bereich Gewichtsneutralität (Stoffers et al. 2010).

> Der wesentliche Behandlungszugang bei Persönlichkeitsstörungen ist die Psychotherapie und das psychosoziale Konfliktmanagement.

Leider wird noch oft vieles an Medikamenten verschrieben, möglicherweise auch, weil der Zugang zu einer spezifischen Therapie oder entsprechenden Ressourcen verwehrt und auch oft nicht leistbar ist.

Viele Kliniken bieten bereits störungsorientierte Therapiekonzepte an und kombinieren manualisierte Konzepte mit den zum richtigen Zeitpunkt erforderlichen Psychopharmaka.

Oft ist eine medikamentöse Therapie von komorbiden Störungen, somatischen Problemen erforderlich oder auch vorübergehend als Maßnahme, um soziale Integration zu sichern (Dulz und Makowski 1999; Herpertz und Bertsch 2015).

Für die *Moodstabilizer* Valproinsäure, Topiramat und Lamotrigin konnten v. a. bei den Symptomen Ärger, Impulsivität und interpersonelle Konflikte positive Ergebnisse gezeigt werden.

Unangemessene Wut, ein typisches Symptom von Borderline-Patienten, kann am besten durch niedrige Dosierung von Neuroleptika oder SSRI (Serotonin-Wiederaufnahmehemmer) beeinflusst werden. Studien gibt es hierzu für Haloperidol, häufiger werden Quetiapin und Risperidon eingesetzt. Lithium kann bei **impulsiver Aggression** wirksam sein, erfordert jedoch engmaschige Kontrollen und eine hohe Compliance des Patienten.

SSRI haben darüber hinaus eine positive Wirkung bei **depressiven Verstimmungen und Impulsivität.** Aufgrund der geringeren

Nebenwirkungen greifen viele Therapeuten als Mittel der ersten Wahl zu SSRI. Auch Olanzapin und Clozapin haben sich bei affektiven Symptomen als wirksam erwiesen.

Der große Vorteil ist, dass bei dieser Medikation Lernprozesse nicht behindert werden und somit auch keine Störung der Psychotherapie erfolgt. Nebenwirkungen werden eher selten berichtet, fallweise im gastrointestinalen Bereich. Bei Frauen kann es zu Sexualstörungen, vor allem zur Verminderung der Orgasmusfähigkeit kommen, sodass es sinnvoll erscheint, explizit danach zu fragen. Bezüglich der möglichen Hemmung oder Potenzierung anderer Medikamente, vor allem Neuroleptika, muss individuell Rücksicht genommen werden.

> Bei der Behandlung von komorbiden **Depressionen** muss zwischen einer *Major Depression* und einer Depression im Rahmen der Borderline-Störung unterschieden werden.

Patienten mit einer Achse-I-Major-Depression sprechen weniger gut auf Trizyklika und MAO-Hemmer an, wenn gleichzeitig eine Persönlichkeitsstörung vorliegt, oft kann es sogar zu einer Therapieresistenz kommen.

SSRI können eine Stabilisierung von Stimmungsschwankungen bewirken, ebenso Lithium und Antikonvulsiva, wobei für die Therapie mit Antikonvulsiva kaum empirische Daten vorliegen.

In der Behandlung akuter Angstzustände sind Benzodiazepine wirksam, doch sei hier nochmals explizit auf die Gefahr einer Suchtentwicklung hingewiesen. Ein weiteres Problem, warum Benzodiazepine heute obsolet sind, ist, dass sie die Skillsanwendung verhindern und unter Benzodiazepinen lernen nicht möglich ist.

> Benzodiazepine werden in der Borderline-Therapie nur begrenzt gegeben, da, abgesehen vom Suchtpotenzial, auch eine enthemmende Wirkung auftreten oder aber auch, durch Hemmung von Lernprozessen, das Fortschreiten der Therapie gestört werden kann.

Ein impulsiver Kontrollverlust kann unter Benzodiazepinen auftreten. Von vielen Kliniken und Therapeuten werden Benzodiazepine aus diesen Gründen abgelehnt.

Bei **unbeherrschbaren Angstzuständen** können jedoch Benzodiazepine (Clonazepam, Alprazolam) längerfristig erforderlich sein.

Bei **sozialen Ängsten** und Phobien hat sich Gabapentin als wirksam erwiesen.

Bei den oftmals vorhandenen **Schlafstörungen** können niedrig dosierte Antidepressiva oder Antipsychotika helfen. Auf Mirtazepin wird, trotz guter schlafanstoßender Wirkung, meist wegen der deutlichen Gewichts- und Appetitzunahme verzichtet (Philipsen et al. 2005; Schredl et al. 2012).

Bei lange anhaltenden oder dauerhaften **dissoziativen Zuständen** und schwerem **selbstverletzenden Verhalten** steht der Opiatantagonist Naltrexon zur Diskussion.

> **Naltrexon** ist ein hochwirksamer Opioidantagonist und wird in der Behandlung von Abhängigkeitserkrankungen eingesetzt. Es besteht eine große Ähnlichkeit zu Naloxon, wobei Naltrexon eine deutlich höhere Bioverfügbarkeit hat.

> **Naloxon** ist ebenfalls ein reiner Opioidantagonist und als kompetitiver Antagonist an allen Opioidrezeptoren wirksam.

Eine Zweiteilung der oben erwähnten Therapeuten- und Arztrolle ist nicht immer möglich, doch es sollten zumindest die Zeiten für Besprechung der medikamentösen Therapie von den eigentlichen Therapiesitzungen getrennt werden.

Besonders bei suizidgefährdeten Patienten ist darauf zu achten, dass bei der Verordnung von Medikamenten keine lebensgefährliche Menge verschrieben wird (Cave: z. B. Trizyklika). Das Horten von Medikamenten wird nicht immer zu verhindern sein, doch kann die Verschreibung einer zu großen

Menge den Patienten in einer Krisensituation verleiten, eine Überdosis zu nehmen.

Medikamentenabhängigkeit kann einen stationären Entzug oder eine ambulante Suchtbehandlung erfordern, vor allem bei Tranquilizerabusus. *Non-Compliance* bei der Medikamenteneinnahme kann ebenfalls ein Problem in der Therapie darstellen.

In einer Studie von Waldinger und Frank (Waldinger und Frank 1989) zeigt sich, dass ein Missbrauch von Medikamenten unter folgenden Umständen am wahrscheinlichsten ist:

– Bei zwischenmenschlichem Verlust oder Versagen
– Bei besonders heftigen positiven oder negativen Gefühlen gegenüber dem Therapeuten
– Bei Abhängigkeit vom Therapeuten, die vom Patienten jedoch verleugnet wird

Fest steht, dass die Datenlage zur psychopharmakologischen Behandlung der Borderline-Störung noch nicht zufriedenstellend gelöst worden ist. Wie schon erwähnt, zielt der Einsatz hauptsächlich auf eine Besserung der Symptomatik ab, und erste Priorität im Behandlungsplan der Borderline-Störung hat in jedem Fall die Psychotherapie.

7.3 Psychopharmakotherapie der PTSD

Bei der **Pharmakotherapie der Posttraumatischen Belastungsstörung** ist die Therapieplanung abhängig von Ziel, Schweregrad, Vorbehandlungen, Verfügbarkeit und von entsprechenden Therapeuten und auch den Vorstellungen des Patienten.

Serotonerg wirksame Antidepressiva, speziell **SSRI**, aber auch **SNRI**, wie z. B. Venlafaxin und Duloxetin, zählen zu den empirisch am besten und umfangreichst untersuchten Substanzen und werden als Mittel der ersten Wahl gesehen. SSRI können die Kernsymptome signifikant reduzieren und die häufig assoziierten Angst- und depressiven Störungen bessern.

Mirtazapin und Trazodon werden als Mittel der zweiten Wahl gesehen.

– **Moodstabilizer** wie Carbamazepin, Oxcarbazepin, Valproat, Lamotrigin, Gabapentin, Topiramat, Tiagabin werden diskutiert.
– **Atypische Antipsychotika** wie Olanzapin und Risperidon zeigten in kontrollierten Studien positive Effekte auf Aggressivität, negative Affektivität, Intrusionen und Schlafstörungen (Pae, CU 2008).
 Die Gabe erfolgt häufig gemeinsam mit Stimmungsaufhellern.
– **Benzodiazepine** verbessern die Symptome nicht und sollten wegen der bekannten Nebenwirkungen höchstens kurzfristig eingesetzt werden.
– Der Einsatz der **Opiatantagonisten Naloxon/Naltrexon** kann bei prolongierten dissoziativen Zuständen hilfreich sein (Kapfhammer 2017a). Eine allgemeine Bewertung für den Versorgungsalltag ist offen zu halten.

> Die medikamentöse Behandlung erfolgt bei der akuten PTSD sechs bis zwölf Monate lang.

> Bei chronischen Verläufen ist meist eine sehr viel längere Pharmakotherapie notwendig.

7.4 Experimentelle Substanzen (Bernardy und Friedman 2017)

– Niedrigdosiertes **Hydrokortison** könnte bei stark ausgeprägten intrusiven Symptomen in der Akuttherapie oder bei Expositionsverfahren wirksam sein (Yehuda et al. 2015).
 Der prophylaktische Einsatz von **Hydrokortison** ist bei definierten somatischen Krankheiten unter intensiv-

medizinischen Behandlungsbedingungen gut belegt (Sendera und Sendera 2014).

Auch die frühe Gabe von stark wirksamen Schmerzmitteln in ausreichender Dosierung bei Trauma-induzierten Verletzungen und intensiven akuten Schmerzen kann das PTSD-Risiko reduzieren (Wie Qi et al. 2016).

- Für den α1-Antagonisten **Prazosin** liegt ein hoher Evidenzgrad in der Behandlung Trauma-assoziierter Schlaf- und Traumstörungen vor (De Berardis et al. 2015).

Prazosin, ein früher häufig verordnetes Antihypertensivum, kann Patienten mit posttraumatischem Stress-Syndrom möglicherweise von ihren Albträumen befreien. Das zeigt eine systematische Übersicht, die auf dem European Congress of Psychiatry in Prag vorgestellt wurde.

Der Alpha-1-Blocker Prazosin überwindet die Blut-Hirnschranke. Die Hemmung der zentralnervösen Alpha-1-Rezeptoren soll für einige störende zentral-nervöse Nebenwirkungen von Prazosin verantwortlich sein. Psychiater haben den Wirkstoff jedoch vor einigen Jahren gerade aufgrund dieser zentralen Wirkung wieder entdeckt (Roepke et al. 2017).

- Positive Ergebnisse bei PTSD-assoziierten psychophysiologischen Symptomen existieren für **Omega3 mehrfach ungesättigte Fettsäuren (PUFA)** (Matsumura et al. 2016).
- Der Einsatz von selektiven **Cannabinoiden** wird diskutiert (Hill et al. 2018).
- Zur Reduktion extremer Anspannung kann **Clonidin** gegeben werden (Ziegenhorn et al. 2009).

Clonidin ist eine chemische Verbindung aus der Gruppe der Imidazoline. Es wird als Arzneistoff zur Behandlung der arteriellen Hypertonie (Bluthochdruck), unterstützend während einer Narkose und bei der Dämpfung von Entzugserscheinungen eingesetzt.

Clonidin ist ein α_2-Adrenozeptor-Agonist.

> Zur Pharmakologie der Borderline-Persönlichkeitsstörung siehe auch den Vortrag von Prof. Dr. Gerhard Lenz (◘ Abb. 7.1, Video 7.1)

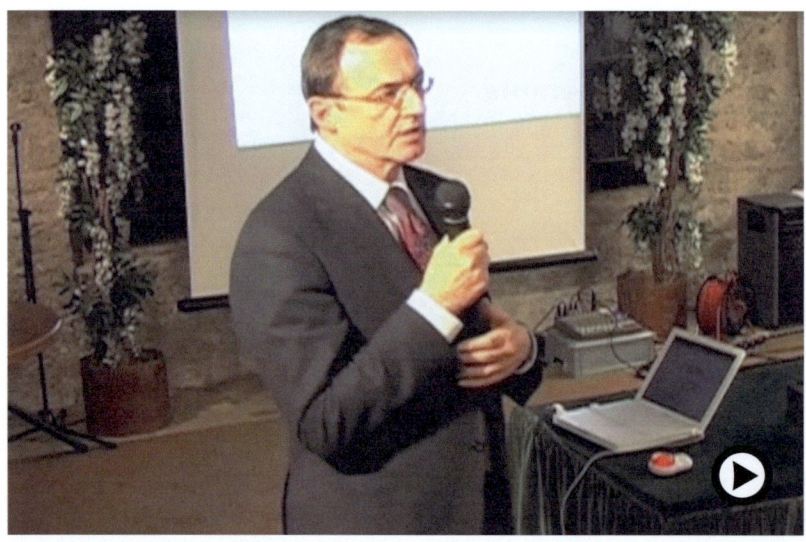

◘ **Abb. 7.1** Pharmakologie der Borderline-Persönlichkeitsstörung (▶ https://doi.org/10.1007/000-8wg)

Literatur

Bernardy NC, Friedman MJ (2017) Pharmacological management of posttraumatic stress disorder. Curr Opin Psychol 14:116–121. https://doi.org/10.1016/j.copsyc.2017.01.003. Epub 2017 Jan 11

Black DW, Zanarini MC, Romine A, Shaw M, Allen J, Schulz SC (2014) Comparison of low and moderate dosages of extended release quetiapine in borderline personality disorder: a randomized, double-blind, placebo-controlled trial. Am J Psychiatry 171:1174–1182

De Berardis D, Marini S, Serroni N, Iasevoli F, Tomasetti C, de Bartolomeis A, Mazza M, Tempesta D, Valchera A, Fornaro M, Pompili M, Sepede G, Vellante F, Orsolini L, Martinotti G, Di Giannantonio M (2015) Targeting the noradrenergic system in posttraumatic stress disorder: a systematic review and meta-analysis of prazosin trials. Curr Drug Targets 16(10):1094–1106

Dulz B, Makowski C (1999) Zur Pharmakotherapie und Pharmakaforschung bei Borderline-Patienten. PTT Persönlichkeitsstörungen Theorie Ther 3:98–110

Herpertz SC, Bertsch K (2015) A new perspective on the pathophysiology of borderline personality disorder: a model of the role of oxytocin. Am J Psychiatr 172(9):840–851

Herpertz, S. C., Zanarini, M., Schulz, C. S., Siever, L., Lieb, K., Möller, H. J. [WFSBP Task Force on Personality Disorders] (2007). World Federation of Societies of Biological Psychiatry (WFSBP) guidelines for biological treatment of personality disorders. World J Biol Psychiatry, 8, 212–244.

Hill MN, Campolongo P, Yehuda R, Patel S (2018) Integrating endocannabinoid signaling and cannabinoids into the biology and treatment of posttraumatic stress disorder. Neuropsychopharmacology 43(1):80–102. https://doi.org/10.1038/npp.2017.162. Epub 2017 Jul 26

Kapfhammer HP (2017a) Akute und posttraumatische Belastungsstörung. In: Möller, HJ; Laux, G; Kapfhammer, HP (Hrsg) (2017) Psychiatrie, Psychosomatik und Psychotherapie. 5 3: Berlin: Springer-Verlag GmbH Deutschland; p. 1965–2040.

Kapfhammer HP (2017b) Posttraumatische Belastungsstörung (PTBS): aktuelle Entwicklungen und Ausblick. Spektrum Psychiatr 2017(2):26–35

Links PS, Steiner M, Boiago I, Irwin D (1990) Lithium therapy for borderline patients: Preliminary findings. J Personal Disord 4:173–181

Matsumura K, Noguchi H, Nishi D, Hamazaki K, Hamazaki T, Matsuoka YJ (2016) Effects of omega-3 polyunsaturated fatty acids on psychophysiological symptoms of post-traumatic stress disorder in accident survivors: a randomized, double-blind, placebo-controlled trial. J Affect Disord. https://doi.org/10.1016/j.jad.2016.05.054. pii: S0165-0327(16)30239-7. [Epub ahead of print]

Pae, CU (2008) The atypical antipsychotics olanzapine and risperidone in the treatment of posttraumatic stress disorder: a meta-analysis of randomized, double-blind, placebo-controlled clinical trials. Int Clin Psychopharmacol 23:1–8

Philipsen A, Feige B, Al Shajlawi A, Schmahl C, Bohus M, Richter H et al (2005) Increased delta power and discrepancies in objective and subjective sleep-measurements in borderline personality disorder. J Psych Res 39:489–498

Roepke et al (2017) Doxazosin, an alpha1-adrenergic receptor antagonist, for nightmares in patients with posttraumatic stress disorder and/or borderline personality disorder; a chart review. Pharmacopsychiatry 50(1):26–31. https://doi.org/10.1055/s-0042-107794

Schredl A, Paul F, Reinhard I, Ebner-Priemer U, Schmahl C, Bohus M (2012) Sleep and dreaming in patients with borderline personality disorder. A polysomnographic study. Psych Res 200:430–436

Sendera M, Sendera A (2014) Chronischer Schmerz. Springer, Wien/Heidelberg

Soloff PH (1998) Symptom-oriented psychopharmacology for personality disorders. J Pract Psychiatry Behav Health 4:3–11

Soloff PH, George A, Nathan RS, Schulz PM, Perel JM (1986) Paradoxical effects of amitriptyline in borderline patients. Am J Psychiatr 143:1603–1605

Stoffers J, Völlm BA, Rücker G, Timmer A, Huband N, Lieb K (2010) Pharmacological interventions for borderline personality disorder. Cochrane Database Syst Rev 16(6):CD005653

Waldinger RJ, Frank AF (1989) Transference and the vicissitudes of medication use by borderline patients. Psychiatry 52:416–427

Wie Qi, Gevonden M, Shalev A (2016) Prevention of post-traumatic stress disorder after trauma: current evidence and future directions. Curr Psych Rep 18:20. https://doi.org/10.1007/s11920-015-0655-0. Published online 2016 Jan 23. PMCID: PMC4723637 PMID: 26800995

Yehuda R et al (2015) Post-traumatic stress disorder. Nat Rev Dis Primers 8;1:150–57

Zanarini MC, Frankenburg FR, Gunderson JG (1988) Pharmacotherapy of borderline outpatients. Compr Psychiatry 29:372–378

Ziegenhorn et al (2009) Clonidin improves hyperarousal in borderline personality disorder with or without posttraumatic stress disorder: a randomized double blind, placebo-controlled trial. J Clin Psychopharmacol 29(2):170–173

Weiterführende Literatur

Bridler R, Häberle A, Müller ST, Cattapan K, Grohmann R, Toto S et al (2015) Psychopharmacological treatment of 2195 in-patients with borderline personality disorder: a comparison with other psychiatric disorders. Eur Neuropsychoharmacol 25:763–772

Herpertz SC, Matzke B (2012) Borderline Persönlichkeitsstörung. In: Herpertz SC, Schnell K, Falkai P (Hrsg) Psychotherapie in der Psychiatrie. Kohlhammer, Stuttgart, S 257–290

Links PS, Ansari JY, Fazalullasha F, Shah R (2012) The relationship of personality disorders and Axis I clinical disorders. In: Widiger TA (Hrsg) The Oxford handbook of personality disorders. Oxford University Press, Oxford, S 237–259

Schmahl C, Bohus M (2001) Symptomorientierte Pharmakotherapie bei Borderline-Persönlichkeitsstörung. Fortsch Neurol Psychiatr 69:310–321

Schmahl C, Stiglmayr C, Böhme R, Bohus M (1999) Behandlung von dissoziativen Symptomen bei Borderline Persönlichkeitsstörungen mit Naltrexon. Nervenarzt 70:262–264

Stoffers JM, Völlm BA, Rücker G, Timmer A, Huband N, Lieb K (2012) Psychological therapies for people with borderline personality disorder. Cochrane Database Syst Rev Aug 15;2012(8):CD005652.

Stoffers JM, Lieb K (2015) Psychopharmacotherapy for borderline personality disorder – current evidence and recent trends. Curr Psych Rep 17(1):534

DBT bei Substanzgebrauchsstörungen (DBT-S)

Petra Zimmermann

Inhaltsverzeichnis

8.1 Diagnostik von Substanzgebrauchsstörungen und Differentialdiagnostik – 200

8.2 Komorbidität: Borderline-Persönlichkeitsstörung und Substanzgebrauchsstörung – 202
8.2.1 Bedeutung der Substanzgebrauchsstörung im Ätiologiemodell – 203

8.3 Neurobiologie der Substanzgebrauchsstörung – 203

8.4 Was charakterisiert DBT-S? – 204
8.4.1 Grundannahmen – 204
8.4.2 Dialektische Abstinenz – 205
8.4.3 Dynamische Hierarchisierung in der DBT-S – 205
8.4.4 Patientinnenbeispiel Frau S, 26 J. – 205
8.4.5 Der Weg zum „Klugen Kopf" – 208

8.5 Behandlungsstrategien in der DBT-S – 209
8.5.1 Attachmentstrategien – 209
8.5.2 DBT-S-spezifische Ergänzungen für Behandlungsstrategien der Standard-DBT – 211
8.5.3 Umgang mit Konsumvorfällen – 212

8.6 DBT-S-spezifische Skills – 213
8.6.1 Rahmenbedingungen und Vermittlung der DBT-S-Skills – 213
8.6.2 Die DBT-S-Skills im Überblick – 213

Literatur – 219

Ich danke Sophie Reiske für ihre fachliche Mitarbeit bei der Erstellung des Beitrags.

© Springer-Verlag GmbH Deutschland, ein Teil von Springer Nature 2022
M. Sutor (Hrsg.), *Die Dialektisch Behaviorale Therapie (DBT)*,
https://doi.org/10.1007/978-3-662-64627-4_8

Mit hohen aversiven emotionalen Erregungs- und Anspannungszuständen umgehen zu müssen, führt bei Menschen mit einer Borderline-Persönlichkeitsstörung (BPS) oft zu dysfunktionalen Bewältigungsversuchen. Diese bieten zwar kurzfristige Entlastung, verschärfen jedoch in ihren Auswirkungen teufelskreisartig ein negatives Selbstbild, Probleme im sozialen Miteinander und behindern den Aufbau einer stabilen Lebenssituation. Geht es dabei um den Konsum psychotroper Substanzen, besteht die Gefahr, zusätzlich eine Abhängigkeitserkrankung oder einen schädlichen Gebrauch zu entwickeln. Es ist bekannt, dass eine Suchterkrankung bei Betroffenen einer BPS eine häufige Komorbidität darstellt (siehe ▶ Abschn. 8.2). Meist lautete dann die Behandlungsempfehlung, zunächst einen Entzug und gegebenenfalls eine Entwöhnung zu machen. Dies als Voraussetzung, um in einer nachgeordneten Behandlung gezielt auf die eigentliche Borderlinesymptomatik einzuwirken. Gleichzeitig erschienen diese Patienten oft nicht für das Behandlungsangebot einer Entwöhnungsbehandlung geeignet, wenn Suizidgedanken, Selbstverletzungen oder anderes impulsives Verhalten eine zentrale Rolle spielten. In einer Behandlung der borderlinespezifischen Symptomatik wiederum kamen suchtspezifische Aspekte zu kurz. Die daraus resultierende unbefriedigende Versorgungslage führte zur Suche nach einem Vorgehen, das beiden Erkrankungen gleichermaßen gerecht werden könnte.

Hier hatte sich auf der einen Seite die Dialektisch-Behaviorale Therapie der Borderline-Persönlichkeitsstörung (DBT) nach Marsha Linehan in diversen randomisierten Studien als wirksam gezeigt. (vgl. Überblick von Stiglmayr und Gunia 2017). Auf der anderen Seite stehen etablierte Ansätze in der Suchtbehandlung, die gewisse Gemeinsamkeiten mit der DBT aufweisen (McMain et al. 2007).

Der Versuch, sehr unangenehme emotionale Zustände durch Substanzkonsum zu regulieren, findet sich in der „Selbstmedikationshypothese" von Khantzian (1985) wieder und steht im Einklang mit dem Ätiologiemodell, der Biosozialen Theorie der BPS. Das sozial-kognitive Modell der Rückfallprävention von Marlatt und Gordon (1985) legt der Entwicklung und Aufrechterhaltung der Substanzabhängigkeit ebenso ein biopsychosoziales Modell zugrunde.

Wie in der DBT wird auf der Basis individueller Verhaltens- und Funktionsanalysen des Problemverhaltens ein kognitiv-behavioraler Problemlösefokus eingenommen und Bewältigungsfertigkeiten vermittelt. Therapeutische Strategien der Motivierenden Gesprächsführung (MI) von Miller und Rollnick (1991) weisen im Umgang mit Ambivalenz oder Zögern gegenüber Veränderungen z. T. Gemeinsamkeiten mit den Commitmentstrategien in der DBT auf.

Auch die Betonung der akzeptierenden Haltung als dialektischer Gegenpol zur Veränderung die für die DBT typischen Validierungsstrategien passen zur Wurzel der MI, der klientenzentrierten Gesprächsführung nach Rogers.

Weiterhin ist das 12-Schritte Programm der Anonymen Alkoholiker zu nennen (Alcoholics Anonymous 2002). Neben anderen Gemeinsamkeiten ist das Vorgehen dort wie in der DBT von einer spirituellen Basis abgeleitet, die radikale Akzeptanz gegenüber dem nicht Änderbaren betont, jedoch auch Änderung von Verhalten und Denken fordert, wo es möglich ist.

Linehan und Dimeff (1997) legten in einem unveröffentlichten DBT-Manual den Grundstein für die suchtspezifischen Erweiterungen der Standard-DBT zur Behandlung der Komorbidität von Substanzabusus und Borderline-Persönlichkeitsstörung. Das dort und von McMain et al. (2007) in einem Buchbeitrag beschriebene Vorgehen bildete die Basis für randomisiert kontrollierte Studien zur Wirksamkeit der DBT-S.

In den Studien betrug die Behandlungsphase jeweils ein Jahr, einschließlich Analysen im Follow-up-Zeitraum. Linehan et al. (1999) zeigten dabei in ihrer Untersuchung mit 28 drogenabhängigen Frauen und einer BPS, dass die Behandlung mit DBT-S im Vergleich zu „Treatment as usual" (TAU) signifikant im Vorteil war, was abstinente Tage, Behandlungsabbruchrate, Besserung der psychopathologischen Belastung, Reduktion schwerer Selbstverletzung und allgemeines soziales Funktionsniveau betrifft. In einer weiteren Studie (n=23 heroinabhängige Frauen mit BPS) wurde DBT-S mit den wichtigsten akzeptanzbasierten Strategien der DBT, benannt als „Comprehensive Validation Therapy", und der Teilnahme an einem 12 Schritte Programm (CVT + 12 S) verglichen (Linehan et al. 2002). Beide Vorgehensweisen unterschieden sich kaum in Bezug auf die Ergebnisvariablen, jedoch hinsichtlich der Abbruchraten: In der Gruppe CVT + 12 S ergab sich kein Abbruch, hingegen in der DBT-S-Gruppe ein Prozentsatz von 36 %. Die Forschungsgruppe führt dies darauf zurück, dass in der Gruppe CVT + 12 S keine aversive Konfrontation oder Fordern von Verhaltensänderung, sondern einzig akzeptanzbasierte Strategien zum Einsatz kamen. Harned et al. (2008) untersuchten als Arbeitsgruppe von Linehan DBT einschließlich DBT-S-Strategien im Vergleich mit der Behandlung durch nicht verhaltenstherapeutisch arbeitende Psychotherapeuten. Sie kamen zu dem Ergebnis, dass bei der Gruppe der Frauen mit Substanzgebrauchsstörung und BPS (n = 17) ein signifikant höherer prozentualer Anteil mit vollständiger Remission der Substanzgebrauchsstörung in der DBT Gruppe zu finden war, sowie signifikant längere Zeiträume mit Teilremission im Vergleich zum zweiten Behandlungsarm. Im Rahmen einer holländischen Studie (n=58 Frauen) von van den Bosch et al. (2002) zeigte die komorbide Substanzgebrauchsstörung keine signifikante Beeinträchtigung der Behandlungseffekte durch DBT auf die Borderlinesymptomatik. Diese reduzierte sich signifikant im Vergleich zu TAU. Jedoch führte Standard-DBT nicht zu einer signifikanten Abnahme der Substanzgebrauchsstörung. Die Autoren begründen dies mit der fehlenden Fokussierung auf die Reduktion des Substanzkonsums in der Behandlung und empfahlen bei Vorliegen der Komorbidität die Behandlungserweiterungen der DBT-S mit aufzunehmen.

Ohne Frage sind die eher kleine Teilnehmerinnenzahl in den bisherigen Studien sowie die Eingrenzung auf Frauen kritisch zu werten. Gleichzeitig sprechen die Studienergebnisse dafür, dass beim Vorliegen einer BPS und einer Substanzgebrauchsstörung die Komorbidität gezielt durch adaptierte suchtspezifische Elemente in der DBT-Behandlung mit in den Fokus genommen werden sollte. Angesichts der hohen klinischen Relevanz für die betroffenen Patientinnen wären weitere einschlägige Untersuchungen wünschenswert.

In den letzten 15 bis 20 Jahren wurden in Deutschland DBT-S-Konzepte für verschiedene Behandlungssettings entwickelt.

In Zimmermann et al. (2021) beschreiben langjährig erfahrene Autorinnen die Praxis der Umsetzung für eine DBT-S-Station mit tagesklinischem Bereich, für ambulante Psychotherapie im Rahmen der gesetzlichen Krankenversicherung, für komplementäre sozialarbeiterisch ausgerichtete Einrichtungen sowie für die Versorgung von Opiatabhängigen in einer Methadonambulanz. Lüdecke et al. (2015) beschreiben die Integration der DBT in die gängigen Behandlungskonzepte einer Suchtabteilung eines psychiatrischen Fachkrankenhauses mit Versorgungsauftrag.

Die Anwendung der DBT-S in der stationären Alkoholentwöhnung für Alkoholpatienten mit zusätzlicher BPS führen Mayer-Bruns et al. (2005) aus. Die genannte Auflistung ist nicht als vollständig zu betrachten, lässt sie doch engagiertes Umsetzen der DBT-S oder einzelner Elemente davon in Suchtberatungsstellen oder weiteren Settings außer Acht.

Der folgende Beitrag geht auf die Diagnostik der Substanzgebrauchsstörungen und differentialdiagnostische Überlegungen bei BPS und Substanzgebrauchsstörungen als Komorbidität ein. Die Auswirkungen der Komorbidität auf Suizidalität, Symptomremission und Therapieprognose werden beleuchtet. Eine zusätzliche Suchterkrankung und ihre Erklärungsansätze bedingen eine Erweiterung des Biosozialen Modells der Borderlinestörung mit Behandlungsimplikationen. Erläutert werden Grundlagen der DBT-S und Behandlungsstrategien, die das Vorgehen der Standard-DBT erweitern. Getreu der Grundannahme in der DBT, dass Patientinnen in allen relevanten Lebensbereichen neues Verhalten lernen müssen, um dieses insbesondere auch in einem emotional unausgeglichenen Zustand anwenden zu können (Linehan 1996), wird ein ergänzendes DBT-S-Skillstraining vorgestellt.

8.1 Diagnostik von Substanzgebrauchsstörungen und Differentialdiagnostik

Grundlage der Diagnostik im deutschsprachigen Raum bildet derzeit noch die ICD-10 (Dilling et al. 2015). Diese unterscheidet zwischen einem schädlichen Gebrauch und einem Abhängigkeitssyndrom. Klassifiziert werden können diese Kategorien für verschiedene Substanzen oder auch für einen polyvalenten Konsum.

Der schädliche Gebrauch, in der ICD-10 als F1x.1 codiert („x" ist hier Platzhalter für die Codierung der entsprechenden Substanz), ist durch einen Konsum psychotroper Substanzen charakterisiert, der zu einer klar feststellbaren oder benennbaren Gesundheitsschädigung führt. Dabei kann es sich sowohl um eine körperliche Schädigung, z. B. eine Hepatitis, oder um eine psychische Störung wie eine Panikstörung in Folge von Cannabiskonsum handeln.

> **EyeCatcher**
>
> Als Beurteilungszeitraum soll das schädliche Substanzgebrauchsverhalten mindestens seit einem Monat bestehen, oder wiederholt in den letzten 12 Monaten aufgetreten sein. Ein Abhängigkeitssyndrom muss ausgeschlossen werden können.

Die Diagnose eines Abhängigkeitssyndroms gilt als erfüllt, wenn drei oder mehr der folgenden Kriterien zusammen mindestens einen Monat lang oder, falls dieses Zeitkriterium nicht erfüllt wird, wiederholt innerhalb von 12 Monaten aufgetreten sind.

- **Diagnostische Kriterien für ein Abhängigkeitssyndrom nach ICD-10 (Dilling et al. 2015)**

F1x.2: Psychische und Verhaltensstörungen durch psychotrope Substanzen, Abhängigkeitssyndrom:
1. Starker Wunsch oder Zwang, psychotrope Substanzen zu konsumieren
2. Verminderte Kontrollfähigkeit bzgl. des Beginns, der Beendigung und der Menge des Konsums
3. Körperliches Entzugssyndrom bei Beendigung bzw. Reduktion des Konsums
4. Nachweis einer Toleranz: Um die ursprünglich durch niedrigere Dosen erreichten Wirkungen der Substanz hervorzurufen, sind zunehmend höhere Dosen erforderlich
5. Fortschreitende Vernachlässigung anderer Vergnügungen oder Interessen zugunsten des Substanzkonsums, erhöhter Zeitaufwand, um die Substanz zu beschaffen, zu konsumieren oder sich von den Folgen zu erholen
6. Anhaltender Substanzkonsum trotz des Nachweises eindeutiger schädlicher Folgen körperlicher oder psychischer Art, wenn der Konsument sich über Art und Ausmaß der schädlichen Folgen im Klaren war oder zumindest davon auszugehen ist

Bei der bevorstehenden Einführung des ICD-11 scheint diese kategoriale Diagnostik, wenn auch mit weiteren Differenzierungen aufrechterhalten zu werden (DIMDI 02/2022).

Rumpf und Kiefer (2011) führen verschiedene Studien auf, in denen die klare diagnostische Trennung zwischen einem schädlichen und einem abhängigen Konsum nicht eindeutig vorgenommen werden konnte. Tritt Substanzkonsum als Komorbidität bei einer BPS auf, ist besonders das Kriterium des Kontrollverlusts als impulsive Verhaltensweise der Persönlichkeitsstörung typisch.

Im US-amerikanischen Klassifikationssystem wurde mit dem Wechsel vom DSM-IV zum DSM-5 (APA/Falkai et al. 2018) die Unterscheidung zwischen Abhängigkeit und Missbrauch aufgegeben und durch eine dimensionale Diagnostik einer „Substanzgebrauchsstörung" ersetzt.

Dieser werden elf Kriterien zugrunde gelegt. Neben den Punkten, die vergleichbar mit den Kriterien des Abhängigkeitssyndroms in der ICD-10 sind, werden das Versagen bei Verpflichtungen im häuslichen und arbeitsbezogenen Alltag und immer wieder auftretende Probleme im zwischenmenschlichen Bereich sowie eine körperliche Gefährdung aufgrund des wiederholten Konsums ergänzt.

Sind zwei von diesen elf Kriterien innerhalb eines Zeitraums von 12 Monaten gegeben, liegt eine Substanzgebrauchsstörung vor. Diese wird bei zwei bis drei erfüllten Kriterien als milde, bei vier oder fünf vorliegenden Kriterien als moderat und ab sechs erfüllten Kriterien als schwer bewertet. Eine kritische Diskussion dazu findet sich bei Batra et al. (2016).

Die Diagnosestellung basiert auf einer strukturierten oder teilstrukturierten Exploration hinsichtlich der jeweiligen Kriterien, dem Einsatz spezifischer Screeningfragebögen und der Erfassung biologischer Marker, z. B. im Serum und Urin (vgl. AWMF 2021).

> In der Arbeit mit BPS-Patienten zeigte sich, dass bereits ein schädlicher Gebrauch, der z. B. die Hemmung, suizidale oder schwere selbstverletzende Handlungen auszuführen, vermindert, eine lebensbedrohliche Auswirkung haben kann. Bisherige Studien zur Behandlung der Komorbidität BPS und substanzbezogene Störung differenzieren nicht zwischen Abhängigkeit und schädlichem Gebrauch.

> Daher wird im Folgenden der Begriff „Substanzgebrauchsstörungen" verwendet, um verschiedene Schweregrade zu berücksichtigen.

Ein noch bestehender Konsum sowie akute Intoxikation können die Einordnung der psychischen und hier der borderlinespezifischen Symptomatik differenzialdiagnostisch erschweren. Es gilt zu analysieren, ob diese in dem Ausmaß auf die Intoxikation zurückzuführen ist oder schon vor der Substanzgebrauchsstörung als eigenständige Erkrankung bestand. Die genaue Exploration der Symptome, sowie deren Beginn und Ende und ob diese Symptome zum Beispiel in längeren abstinenten Phasen ebenfalls sichtbar waren, sind notwendig (Moggi und Donati 2004).

Weiterhin müssen die Substanzdosis, die Konsumdauer, die typischen Folgen des Konsums inklusive deren Intoxikationsmerkmale und Entzugssymptome mit einbezogen werden (Moggi und Donati 2004). Moggi und Donati (2004) geben bei der Differentialdiagnostik einer sogenannten Doppeldiagnose (DD) folgenden Rat:

„Wenn Symptome mehr als vier Wochen nach einer akuten Intoxikations- und Entzugssymptomatik noch bestehen, wird von einer nicht substanzinduzierten Störung ausgegangen, eine DD diagnostiziert und die Person entsprechend behandelt" (S. 16).

8.2 Komorbidität: Borderline-Persönlichkeitsstörung und Substanzgebrauchsstörung

Trull et al. (2018) stellen heraus, dass bei 70 analysierten Studien aus den Jahren 2000 bis 2017 die Diagnose BPS häufig mit einer Substanzgebrauchsstörung auftritt. Die Schätzungen stimmen mit einer früheren Analyse von Trull et al. (2000) annähernd überein.

Ungefähr die Hälfte der Patienten mit einer BPS weisen mindestens eine aktuelle Substanzgebrauchsstörung auf, meist in Bezug auf Alkohol. Von den Patienten, die unter einer Substanzgebrauchsstörung leiden, erfüllen etwa 25 % zusätzlich die Kriterien für eine BPS. In Bezug auf einzelne Substanzen bekamen diejenigen mit aktuellen Opioid-, Kokain- und Alkoholgebrauchsstörungen am häufigsten eine BPS-Diagnose (Trull et al. 2018). Tomko et al. (2014) bestätigen eine eindeutig erhöhte Auftretenswahrscheinlichkeit einer Alkohol- oder Drogenabhängigkeit bei Patienten mit einer BPS gegenüber der Allgemeinbevölkerung.

> Eine Substanzgebrauchsstörung bringt bereits als eigenständige Erkrankung hohe körperliche und psychische Belastungen sowie Verhaltensprobleme mit sich. Liegt eine BPS mit der Komorbidität einer Suchterkrankung vor, sind höhere Belastungen und mehr Verhaltensprobleme der Betroffenen zu erwarten, als ohne diese Komorbidität.

Die Forschungsdaten drücken dies u. a. hinsichtlich Suizidalität aus.

Bei Patientinnen mit einer BPS ohne komorbide Substanzgebrauchsstörung wird die Suizidrate durchschnittlich mit 8–10 % angegeben (APA 2005). Allerdings ist die Rate der Suizidversuche bei Borderlinepatientinnen mit ca. 80 % sehr hoch. Zanarini et al. (2015) ermittelten eine Suizidrate von 4 % in ihrer Langzeituntersuchung mit unspezifisch behandelten Patienten. Bei einer Patientengruppe, die mit DBT behandelt wurde, kommen Bohus (2019) und seine Arbeitsgruppe zu einer deutlich niedrigeren Suizidrate von 0,6 %.

Weitaus höhere Prozentzahlen werden für die Suizidraten von Patientinnen mit der Komorbidität BPS und Alkoholmissbrauch (19 %) sowie Drogenmissbrauch (11 %) angegeben.

EyeCatcher

Das Suizidrisiko ist unter dem Einfluss der komorbiden Substanzgebrauchsstörung deutlich gesteigert und erreicht ein ähnliches Ausmaß, wie es sich für affektive und schizophrene Störungen ermitteln lässt (Renneberg 2001). Auch scheint eine verstärkte Belastung durch weitere Komorbiditäten zu bestehen.

Barral et al. (2017) fanden in der Gruppe der Borderlinepatienten mit einer Substanzgebrauchsstörung höhere Raten weiterer Komorbiditäten hinsichtlich affektiver Störungen, Angststörungen, Essstörungen sowie anderer Persönlichkeitsstörungen. Zusätzlich erzielen Patienten mit einer Opiatabhängigkeit und gleichzeitiger Persönlichkeitsstörung häufig schlechtere Therapieergebnisse (Hien et al. 2000, zit. nach Linehan et al. 2002).

Das höhere Risiko, während der Therapie illegale Drogen zu konsumieren, steigert die Wahrscheinlichkeit, frühzeitig die Therapie abzubrechen oder von dieser ausgeschlossen zu werden (Kosten et al. 1989, zit. nach Linehan et al. 2002).

> Grundsätzlich scheint die Diagnose einer Substanzgebrauchsstörung ein prognostisch ungünstiger Faktor für die Remission einer BPS zu sein.

Kienast et al. (2014) geben diesen Befund auf der Basis einer von Zanarini et al. (2004) durchgeführten Studie wieder. Die Chance, dass die Kriterien für eine BPS nach DSM-IV nicht mehr erfüllt waren, lag in dem untersuchten 6-Jahreszeitraum viermal niedriger als für BPS-Patienten ohne komorbide Substanzgebrauchsstörung.

8.2.1 Bedeutung der Substanzgebrauchsstörung im Ätiologiemodell

Betroffene mit einer BPS und einer Substanzgebrauchsstörung berichten, psychotrope Substanzen mit der Hoffnung zu konsumieren, mit „… überwältigenden affektiven Zuständen, einschließlich Traurigkeit, Scham, Leere, Langweile, Wut und emotionaler Not" (McMain et al. 2007, S. 146) umgehen zu können. Substanzkonsum bildet in diesem Sinne eines der verschiedenen selbstschädigenden Verhaltensweisen zur Spannungsregulation. Im Laufe der Zeit besteht die Gefahr der Abhängigkeitsentwicklung.

> Zudem spricht einiges für die Hypothese, dass die Störung der Impulskontrolle die Gefahr der Entwicklung einer Abhängigkeit erhöht (Köck und Walter 2018).

Es gibt verschiedene Modelle zur Entstehung einer Substanzgebrauchsstörung. Im Folgenden werden wesentliche Inhalte zusammenfassend skizziert, um den Bezug zu Behandlungsstrategien zu verdeutlichen.

In der Zusammenschau beschreiben familiengenetische Faktoren, frühe traumatische Erlebnisse, Impulsivität als Persönlichkeitseigenschaft oder auch „Sensation Seeking" eine erhöhte Vulnerabilität im Zusammenspiel mit plötzlich auftretenden Risikofaktoren für einen problematischen Konsum. Mit letzterem sind z. B. die Verfügbarkeit der Substanzen, Bindung an und Verstärkung durch die Bezugsgruppe sowie akute Stressfaktoren gemeint. Sie scheinen sich insbesondere in kritischen Zeitfenstern der persönlichen Entwicklung vom Jugendlichen zum Erwachsenen auszuwirken (Bühringer und Metz 2009).

8.3 Neurobiologie der Substanzgebrauchsstörung

Neurobiologisch ist das Belohnungssystem von Bedeutung. Für die Verhaltensverstärkung wird dem Nucleus accumbens, einem Kerngebiet unseres Gehirns, eine zentrale Rolle zugewiesen. Dopamin ist einer der wesentlichen Botenstoffe für die Aktivität der dort miteinander verbundenen Nervenzellen.

Forschungsergebnisse weisen darauf hin, dass Substanzkonsum bei Menschen mit erhöhter Impulsivität zu einem höheren Dopaminlevel führt (Buckholtz et al. 2010). Betroffene einer Abhängigkeitserkrankung, so eine Hypothese, scheinen in geringerem Ausmaß auf natürlicherweise verhaltensverstärkende Reize, jedoch mit erhöhter Dopaminausschüttung, d. h. mit einer Aktivierung des Belohnungssystems bei Substanzkonsum zu reagieren (Gutwinski et al. 2016). In diesem Zusammenhang erscheint das neurobiologische Modell der Sensitivierung von Bedeutung zu sein. Es macht nachvollziehbar, warum Betroffene sogar gegen ihren Willen weiter oder wieder konsumieren. Durch den wiederholten Substanzkonsum, so wird angenommen, kommt es zu Veränderungen der Nervenzellen im Nucleus accumbens. Bereits bei kleinsten Mengen der Substanz oder Hinweisreizen für Konsum (Umgebung, Flasche, Musik etc.) kommt es zu einer konditionierten krankhaft erhöhten Aktivität des Belohnungssystems.

Dies mag das Phänomen des Konsumdrangs verstehbar machen.

Wird der Konsum gestoppt, kommt es nach gewisser Zeit zu dem unangenehm erlebten Craving, als unkontrollierbar erlebter Konsumdrang, welcher mit erneuter Aufnahme der Substanz reduziert werden kann. Im schlimmsten Fall führt er bei sehr automatisierten Verhaltensmustern zu Konsumvorfällen, die zunächst von den Betroffenen gar nicht realisiert werden (Gutwinski et al. 2016). Für die Abhängigkeitsentwicklung selbst scheint der Mechanismus der Toleranzentwicklung im Sinne einer Gewöhnung zentral zu sein. Bei chronischem Substanzkonsum verliert sich aufgrund von Umbauprozessen im Transmittersystem die Wirkung, die eingangs bei einer bestimmten Menge erreicht werden konnte. Um nun die gleiche Wirkung hervorzurufen, muss die konsumierte Menge immer weiter gesteigert werden (Kienast und Heinz 2012).

In der Behandlung der komorbiden Substanzgebrauchsstörung bei Patientinnen mit einer BPS werden daher DBT-S-spezifische Fertigkeiten, sogenannte DBT-S-Skills vermittelt, um dem Konsumdrang nicht nachzugeben und so gut es jeweils möglich ist auf dem „neuen Weg" zu bleiben.

8.4 Was charakterisiert DBT-S?

> DBT-S basiert auf der Standard-DBT und wurde erweitert, um Substanzgebrauchsstörungen gezielt von Beginn an mit zu behandeln.

Ebenso wie in der Standard-DBT zieht sich die Dialektische Ausrichtung durch die DBT-S wie ein roter Faden. Für scheinbar unvereinbare Widersprüche, wie z. B. dem Fokus auf Akzeptanz und Veränderung in der Therapie, wird eine die Gegensätze integrierende Position angestrebt.

Linehan (1996) wählt als Metapher eine Wippe, auf der sich die Patientin und Therapeutin gegenüberstehen. Beide sind durch die Fläche der Wippe miteinander verbunden. Ständig ergibt sich die Herausforderung, durch Vor- und Rückbewegungen zwischen den Positionen Balance zu halten und sich in der Mitte anzunähern. Es ist ein dynamischer Prozess, der, sobald einmal eine Synthese erreicht ist, im nächsten Moment von neuem begonnen wird. Dies spiegelt sich in den DBT-S-spezifischen Ergänzungen wie z. B. im Prinzip der „dialektischen Abstinenz" wider.

Die Grundannahmen in der DBT werden in der DBT-S erweitert. Als neues Element wird die bereits benannte „dialektische Abstinenz" eingeführt. Was ist für die Prioritätensetzung, d. h. für die Dynamische Hierarchisierung in der Behandlung, zu berücksichtigen, wenn substanzbezogene Störungen eine Komorbidität darstellen?

Des Weiteren wird der Weg zum „Klugen Kopf", einer Geisteshaltung, beschrieben, in der Abstinenz gelebt und gleichzeitig die suchtspezifische Gefahr, dass es jederzeit erneut zum Konsum kommen kann, wachsam wahrgenommen wird.

8.4.1 Grundannahmen

Linehan (1996) beschreibt acht Grundannahmen, die Therapeuten dahingehend unterstützen, hilfreiche Haltungen zur Durchführung der Behandlung von Borderlinepatientinnen einzunehmen.

Diese bilden ebenso in der DBT-S eine zentrale Basis. Berücksichtigen wir darüber hinaus das größere Ausmaß an Problemen, welches Borderlinepatienten mit einer Substanzgebrauchsstörung erleben, wie höhere Suizidraten oder Suizidversuche sowie Schwierigkeiten eine Behandlung erfolg-

DBT bei Substanzgebrauchsstörungen (DBT-S)

reich zu beenden (vgl. ▶ Abschn. 8.2), scheinen sie sich in der Therapie noch stärker anstrengen und härter an sich arbeiten zu müssen, um sich zu verändern, als dies ohnehin schon bei Betroffenen ohne eine Substanzgebrauchsstörung der Fall ist.

Es ist hilfreich, sich diese Erweiterung der dritten Grundannahme in der Behandlung immer wieder bewusst zu machen.

8.4.2 Dialektische Abstinenz

In der DBT-S wird, im Falle einer Borderlinestörung und einer Abhängigkeit, Abstinenz als zentrales Ziel und Voraussetzung im Therapiestadium I angesehen, um ein lebenswertes Leben aufbauen zu können. Gleichzeitig erscheint, angesichts des Dranges und Verlangens und der in ▶ Abschn. 8.2 beschriebenen suchtspezifischen Dynamiken, die absolute lebenslange Abstinenz für Betroffene oft überfordernd und unerreichbar. Hier kommt die für die DBT wesentliche Dialektik zwischen „Veränderung" und „Akzeptanz", in der DBT-S unter dem Begriff der dialektischen Abstinenz, zum Tragen.

> So geht es zum einen darum, auf eine Abstinenzentscheidung zu fokussieren und gleichzeitig zu akzeptieren, dass es sich um einen sehr herausfordernden Schritt für die betroffene Person handelt.

In der Praxis wird ein Commitment, d. h. eine tiefe spürbare Selbstverpflichtung für einen Abstinenzzeitraum erarbeitet, der für die Patientin in Anerkennung der damit verbundenen Schwierigkeiten erreichbar erscheint. Dieser kann sehr kurz sein, z. B. ein Tag oder eine Woche. McMain et al. (2007) bringen das Bild einer Perlenkette ein, bei der jede Perle einen Abstinenzzeitraum darstellt, der sich an den anderen reiht. Auf diese Weise kann sich eine lebenslange Abstinenz entwickeln. Gerade beim Konsum verschiedener Substanzen, z. B. Alkohol und Cannabis, erscheint es Betroffenen zu Beginn der Behandlung manchmal schwer, für beides auf einmal eine Abstinenzentscheidung zu treffen.

Hier würde in einem ersten Schritt mit der Substanz begonnen, die den größten Schaden im Leben der betroffenen Person hervorruft. Dies ermöglicht erste Erfahrungen, Drang und Verlangen nicht nachzugeben und stattdessen Skills einzusetzen. Dazu gehört das Commitment, im Verlauf die Abstinenzentscheidung für die weitere Substanz als Thema wieder aufzugreifen (McMain et al. 2007).

Kommt es zu einer Abstinenzverletzung in Form eines Konsums, wird dieser nicht als Versagen verstanden, sondern als Hinweis, dass die Patientin noch mehr Anstrengung aufbringen muss und gleichzeitig mehr Unterstützung durch das therapeutische Team (z. B. Einzeltherapeutin, Skillstrainerinnen und Psychiaterin) benötigt.

8.4.3 Dynamische Hierarchisierung in der DBT-S

Die Priorisierung in der dynamischen Hierarchie der problematischen Verhaltens- und Erlebensweisen fokussiert die Substanzgebrauchsstörungen als eine schwerwiegende Komorbidität im Therapiestadium II. Dennoch ist es wichtig, von Beginn an substanzbezogene Problemverhaltensweisen auch im Therapiestadium 0 und I mit zu berücksichtigen. Dies soll anhand eines Fallbeispiels erläutert werden:

8.4.4 Patientinnenbeispiel Frau S, 26 J.

Frau S., arbeitslose Sozialassistentin mit mehreren on-off Beziehungen in der Vorgeschichte, stellte sich nach dreimaligem qualifiziertem

Entzug und sechs längeren psychiatrisch/psychotherapeutischen Klinikaufenthalten im Zeitraum der letzten fünf Jahre zu einer DBT-S-Behandlung in meiner Praxis vor. Neben seltener schwerer Selbstverletzung bei massivem Selbsthass und leichterem „Ritzen", mittlerweile abhängigem Alkohol- und schädlichem Cannabiskonsum, bildeten wiederkehrende akute Suizidgedanken das Problemverhalten. Auslöser waren Situationen, die sie als Zurückweisung erlebte und existenzielles Einsamkeitserleben und Selbstablehnung hervorriefen. Auch beklagte sie nächtliche Albträume, aus denen sie angsterfüllt aufwachte und sich wie ein kleines Kind fühlend auf der Suche nach der Mutter durch die Wohnung bewegte, bevor sie sich wieder in der Gegenwart orientieren konnte.

Biografisch hatte die Patientin bis zum sechsten Lebensjahr schwere Vernachlässigung erlebt. Offenbar war sie seit frühester Kindheit über längere Zeit (bis zu zwei Tagen) allein zu Hause eingeschlossen gewesen. Der Vater sei oft zu Hause alkoholisiert gewesen oder gar nicht nachhause gekommen. Die Mutter erinnere sie als sehr angespannt, oftmals über mehrere Tage oder in der Nacht unterwegs und am Tage schlafend. Gerade nachts habe die Patientin starke Ängste erlebt, teilweise Hunger und Durst gehabt. Die Mutter habe häufig gestresst und laut abwehrend auf das Weinen und Bitten der kleinen Tochter, sie nicht allein zu lassen, reagiert. Die Patientin sei nur kurz in einer Kindertagesstätte gewesen. Sie sei dort durch aggressives eifersüchtiges Verhalten gegenüber den anderen Kindern aufgefallen. Die Mutter sei mit dem Hinbringen und Abholen überfordert gewesen, sodass Frau S. zuhause bleiben musste. Durch Hinweise der Nachbarn sei das Jugendamt hinzugezogen worden. Sie sei zunächst in ein Heim, dann zu Pflegeeltern gekommen, zu denen die Beziehung schwierig gewesen sei. Seit dem 14. Lebensjahr habe sie angefangen, exzessiv Alkohol zu trinken, seltener Cannabis geraucht, da sie davon z. T. Angstzustände bekommen habe. Die Pflegeeltern hätten mit Überforderung reagiert. 17-jährig sei sie in ein betreutes Jugendwohnen gekommen.

Unter Einwirkung einer guten nicht konsumierenden Freundin habe es immer wieder den Versuch gegeben, ihr „Leben wieder in den Griff zu kriegen und den Beruf auszuüben". Sie begab sich zum Entzug, nach dem sie meist mehrere Wochen abstinent blieb. Sobald jedoch zwischenmenschliche Konflikte auftraten, in denen der aktuelle Partner oder die gute Freundin sich abgrenzten, reagierte Frau S. mit massiven Verlustängsten, dem Gefühl ausgeliefert zu sein und mit Hochspannung. Sie begann allein zu Hause mehrere Halbliterflaschen Bier und Wodka zu trinken. Die Alkoholwirkung hob kurzfristig ihre Stimmung, beim weiteren Trinken wurde sie jedoch hoffnungslos, verzweifelt, sah keinen Sinn mehr im Leben und bekam drängende Suizidgedanken. In der Vergangenheit nahm sie dann z. B. eine „für alle Fälle" gesammelte große Menge von Tabletten (Psychopharmaka) mit lebensbedrohlicher Auswirkung ein. Z. T. rief sie dann selber noch die Freundin an, die zu Hilfe eilte, oder der aktuelle Partner konnte sie nach verzweifelten Textnachrichten von ihr nicht mehr erreichen und kam besorgt in die Wohnung. Nachfolgend kam es regelmäßig zu einem stationären psychiatrischen Aufenthalt. Frau S. zeigte sich dann sehr enttäuscht von der Partnerschaft, vermutete, erneut im Stich gelassen zu werden und trennte sich.

Der Cannabiskonsum (ca. ein Joint zwei bis drei Mal/Woche) diente ebenso wie Alkoholkonsum als Einschlafhilfe und war mit der Hoffnung verbunden, keine Albträume zu erleben. Fühlte sich Frau S. jedoch bereits aufgeregt, angespannt und ängstlich, konnte er auch zu stärkeren Angstzuständen führen.

▪ Im Therapiestadium 0:
Bei dem letzten psychiatrischen Aufenthalt waren der Patientin gezielt Stresstoleranz-

skills im Umgang mit Hochspannungserleben vermittelt worden. Hatte sie sich auf den Entzugsstationen nur wenig mit den dortigen Patienten identifizieren können und eine Zunahme des Selbstverletzungsdrucks erlebt, war sie nun offener gegenüber einer sowohl die BPS als auch die Abhängigkeit behandelnden Therapieform. Speziell wollte sie sich um eine stationäre und teilstationäre DBT-S-Behandlung kümmern. Einen entsprechenden Informationstermin der DBT-S-Station konnte sie noch von dem stationären Aufenthalt aus wahrnehmen. Da sie von einem halben Jahr Wartezeit ausgehen musste, wollte sie zur Überbrückung und zur nachstationären Weiterbehandlung eine ambulante DBT-S-Therapie beginnen. Als persönlich wichtige Ziele benannte sie, eine stabile Partnerschaft aufzubauen, zuverlässig ihren Beruf auszuüben und sich selbst finanzieren zu können.

- **Therapiestadium I:**

Lebensbedrohliches Verhalten: Generell ist für eine DBT-S-Behandlung im Falle einer Abhängigkeit das Commitment zur Abstinenz im Rahmen der dialektischen Abstinenz eine Voraussetzung. In diesem Fall stellt jedoch zusätzlich der Alkoholkonsum in Situationen, die existenzielle Einsamkeit und Verlassenheit triggern, ein lebensbedrohliches Verhalten dar. Denn er führt zu nachfolgenden suizidalen Handlungen. Weitere Therapiefokusse in diesem Stadium bildeten das Entsorgen von Tabletten und ein Commitment, keine mehr zu sammeln, der Abbau schwerer Selbstverletzung (tiefes Schneiden mit Rasierklingen) und Einhalten eines Non-Suizidvertrags während der Behandlung.

Verhalten, das die Fortführung der Therapie gefährdet: Einen typischen Aspekt bildet hier der Umgang mit Konsumvorfällen. Wie zur dialektischen Abstinenz (▶ Abschn. 8.4.2) beschrieben, geht es darum diese zu akzeptieren und wieder zurück zur Abstinenz zu finden, um Lösungen für konsumauslösende Situationen zu finden. Dies setzt ein Offenlegen von Konsumvorfällen voraus. Das Übergehen und Verheimlichen bildet ein zusätzliches Problemverhalten, das die Fortführung der Behandlung infrage stellen kann. Diese Thematik wurde mit Frau S. vor Beginn der Behandlung validierend besprochen.

Schwere Krisen: Hier lag die Priorität auf dem Abbau ungeplanter stationärer psychiatrischer Aufenthalte.

Verhalten, das den Therapiefortschritt behindert: Abstinenz von Cannabis, um Angstzustände zu reduzieren. Abbau des Ritzens, stattdessen Einsatz von Fertigkeiten zur Spannungsreduktion und zum Umgang mit Gefühlen.

- **Therapiestadium II**

In diesem Therapiestadium ging es um die Aufrechterhaltung der Abstinenz und Behandlung weiterer substanzbezogener Probleme wie Umgang mit Craving, Ablehnung von Konsumangeboten, Aufbau positiver Verstärker für die Abstinenz und Rückfallprävention sowie Umgang mit Konsumvorfällen. Des Weiteren standen die Wahrnehmung, Akzeptanz und der Umgang mit existenziellen Ängsten bei Einsamkeit und Zurückweisung im Fokus. Eine DBT-PTSD-Behandlung sollte bei ausreichend stabiler Abstinenz eingeleitet werden (zeitlich in dem Fall der stationären DBT-S-Behandlung nachgeordnet. Weitere Fokusse lagen auf Verbesserung) der Selbstakzeptanz und Aufbau von Selbstmitgefühl sowie Verbesserung zwischenmenschlicher Fähigkeiten in triggernden Situationen. Parallel sollte eine berufliche Perspektive entwickelt werden.

- **Therapiestadium III**

Das Therapiestadium III war dem Aufbau von Vertrauen in Bindungen mit anderen Menschen, der Pflege von Bindungen und das Tolerieren von Abgrenzung gewidmet. Auch hier unter dem Aspekt, damit verbundene unangenehme Gefühle zu akzeptieren und Abstinenz beizubehalten. Die oben genannten persönlichen Ziele wie stabile Partnerschaft erweiterten sich in Richtung stabiler Bindungen generell. Auch wurde die Wiedereingliederung in den Beruf zunächst in Form eines Praktikums begleitet.

Jenseits der genannten Punkte in der Behandlung von Frau S. können im Rahmen der DBT-S andere suchtspezifische Aspekte wie Konsumexzesse oder Rauscherleben mit gefährlichem Verlauf sowie Konsum bei einer bedrohlichen körperlichen Situation ebenso wie gefährliche Entzugsverläufe dem lebensbedrohlichen Verhalten zugeordnet werden.

Auch hinsichtlich Verhaltensweisen, die zu einem Therapieabbruch führen können, wären im Suchtbereich z. B. Dealen auf der Station, bedrohliches aggressives Verhalten sowie eine Haftstrafe aufgrund illegalen Verhaltens verbüßen zu müssen, zu nennen.

Krisengenerierend kann in diesem Kontext eine Bedrohung durch organisiertes Verbrechen (z. B. Schulden bei Drogendealern), Zwangsprostitution oder der Verlust der Wohnung sein, aber auch Cannabis- oder Ecstasykonsum mit nachfolgender drogengenerierter Psychose.

Intoxikiert zur Therapiesitzung zu kommen, wäre ein Beispiel für Therapiefortschritt behinderndes Verhalten, aber auch Verpassen einer Therapiesitzung aufgrund von Intoxikation, z. B. wegen nachfolgenden Einschlafens.

8.4.5 Der Weg zum „Klugen Kopf"

In der DBT ist das Vorgehen darauf abgestimmt, dialektische Verhaltensmuster und Lösungsprinzipien als übergeordnetes Ziel zu entwickeln (Linehan 1996). Berücksichtigen wir die zusätzliche Substanzgebrauchsstörung, so beschreiben McMain et al. (2007) für die Betroffenen folgendes Spannungsfeld.: Das Denken, Erleben und Verhalten des sogenannten „abhängigen Kopfes" („addict mind") ist stark vom Verlangen nach der Substanz, ihrer Beschaffung und dem Konsum bestimmt.

Häufig ist diese Haltung zu Beginn einer Behandlung vorherrschend. Gelang eine gewisse Zeit der Abstinenz, so ist oft der „euphorische Kopf" („clean mind") beobachtbar.

Nicht mehr zu konsumieren suggeriert, dass jetzt kein Problem mehr vorhanden ist. Es besteht eine Selbstüberschätzung der Abstinenzfähigkeiten. Gefahren für einen erneuten Konsum, wie sie typischerweise mit einer Substanzgebrauchsstörung einhergehen, werden nicht als solche wahrgenommen. Patienten halten z. B. regelmäßige Kontakte mit konsumierenden Sozialpartnern aufrecht und setzen sich Craving auslösenden Triggern aus, welche die Möglichkeit eines Konsumvorfalls erhöhen.

Die dialektische Synthese zwischen diesen beiden entgegengesetzten Seiten ist ähnlich wie bei „wise mind" der „Kluge Kopf" („clear mind"). „Wise mind" beschreibt als Form des „intuitiven Wissens" die Ausrichtung auf die persönlichen Werte und langfristigen Ziele, statt kurzfristigen extremen Verhaltensimpulsen zu folgen und den Kontakt zu den eigenen Werten und Zielen zu verlieren.

> In diesem Sinne freut sich der „Kluge Kopf" über den abstinenten Zustand, weiß jedoch zugleich um die Gefahren erneuten abhängigen Denkens, Fühlens und Handelns.

Der „Kluge Kopf" baut vor, in dem die situativen Auslöser für ein Verlangen sowie die Möglichkeiten zu konsumieren, so weit wie möglich reduziert werden. Für den Fall eines Konsums wird ein Notfallplan im Sinne der Fertigkeit „Erfolgreich Scheitern" (vgl. ▶ Abschn. 8.6.2) entwickelt. Der „Kluge Kopf" bildet die Voraussetzung für das dialektische Lösungsprinzip des „wise mind" in der DBT.

In der Behandlung lernen und üben die Patientinnen z. B. mithilfe des Skills „Kluger Kopf" (Zimmermann et al. 2021b; Linehan 2015; Kienast 2013), ihr Denken, Erleben und Verhalten gemäß dieser drei Positionen wahrzunehmen. Dies ermöglicht ihnen ein besseres Verständnis der Zusammenhänge und einen bewussteren Umgang mit ihren Reaktionen.

Geht es um das Ziel Abbau des Substanzkonsums und Aufrechterhaltung der Abstinenz, so sind dafür eine Reihe an Veränderungen hinsichtlich suchtbezogener Erlebens- und Verhaltensweisen erforderlich. Diese Schritte sind nicht hierarchisch im Sinne einer Priorisierung gedacht, sondern bilden eine Sammlung zentraler Teilziele und Strategien auf dem sogenannten Weg zum „Klugen Kopf" (McMain et al. 2007). Naturgemäß bildet nur der hier zuerst genannte Schritt ein hierarchisch übergeordnetes Ziel:

— Reduzierung des Drogenkonsums. Hier werden Alkohol, illegale Drogen und Medikamente, aber auch der Missbrauch verschriebener Medikamente angesprochen.
— Reduktion körperlicher Beschwerden. Diese können Entzugssymptome, jedoch auch Schmerzen, die in der Abstinenz deutlich werden, oder Folgeerkrankungen betreffen.
— Reduzierung von Drang, Verlangen und Konsumversuchungen. Ziel ist, Drang und Verlangen frühzeitig zu erkennen und mithilfe von Skills zu managen, um einem Konsumvorfall vorzubeugen.
— Reduzierung der Option, Drogen zu nehmen. Orte, Situationen und Kontakte, die eine Versuchung darstellen können, sollen nicht mehr Teil des Lebens sein. Dies bedeutet auch, die Anfälligkeit für Substanzkonsum zu verringern, z. B. in dem Schmerzen adäquat behandelt werden.
— Reduzierung von Triggern für Konsum. Diese können als Hinweisreize in Form von Orten, Musik, Gerüchen usw. auftreten.
— Aufbau positiver Verstärker für ein abstinentes Leben. Das neue Verhalten soll durch die soziale Umgebung und angenehme mit Abstinenz verbundene Aktivitäten positive Verstärkung erfahren.
— Üben des Klugen Kopfes.
— Diese Schritte werden durch die Vermittlung einer ganzen Reihe von DBT-S-spezifischen Skills unterstützt.

8.5 Behandlungsstrategien in der DBT-S

In der DBT-S kommen die gleichen Strategien wie in der Standard-DBT zum Tragen, die z. T. eine anwendungsbezogene Erweiterung erfahren.

Ein zusätzliches Set an neuen Strategien bilden die sogenannten „Attachmentstrategien". Diese wurden von Marsha Linehan und Linda Dimeff (1997) unter Berücksichtigung der spezifischen Herausforderungen, die bei der Behandlung von Substanzgebrauchsstörungen als Komorbidität auftreten, entwickelt. Die DBT-S wurde ebenso wie die Standard-DBT ursprünglich als ambulante Behandlung konzipiert. Das Erreichen einer stabilen therapeutischen Arbeitsbeziehung wird daher aus diesem Blickwinkel dargestellt, ist jedoch in allen Behandlungssettings von Relevanz.

Auf das Thema Konsumvorfälle nach Abstinenzentscheidung wird in einem separaten Abschnitt eingegangen (vgl. ▶ Abschn. 8.5.3).

8.5.1 Attachmentstrategien

Auf Menschen mit einer BPS und einer Suchterkrankung haben die betreffenden psychotropen Substanzen mit ihrer kurzfristig eintretenden erwünschten Wirkung eine große Anziehungskraft (vgl. auch

▶ Abschn. 8.2). Die Vermittlung von hilfreichen psychologischen Bewältigungsstrategien bedeutet, insbesondere zu Beginn der Behandlung eine gewisse „Durststrecke" in Kauf zu nehmen. McMain et al. (2007) sowie Dimeff und Linehan (2008) greifen die Erfahrung von Therapeutinnen auf, dass es einerseits Patientinnen gibt, die rasch eine starke Bindung an die Behandlerin eingehen.

− Diese als „**attached**" beschriebene Gruppe kommt pünktlich und zuverlässig zu den Terminen, möchte keinen verpassen und meldet sich auf Anrufe zeitnah zurück.
− Zugleich gibt es die „**Butterflies**", die sich als Schmetterlinge von Blüte zu Blüte bewegen, auch mal wieder zurückkommen, aber sich nicht stabil für längere Zeit an die behandelnden Personen binden. Sie arbeiten über eine gewisse Dauer in der Therapie mit, bleiben ihr dann jedoch fern. Sie sind unzuverlässig in der Terminwahrnehmung oder bei notwendigen telefonischen Rückrufen. Das „Schmetterlingsverhalten" erschwert es Therapeutinnen, zusammen mit den Patientinnen, auf ungünstige dysfunktionale Lösungsstrategien Einfluss zu nehmen. Es besteht die Gefahr, dass die Patientinnen der Therapie „verloren" gehen. Dies würde einen weiteren aus Forschungsdaten bekannten unbefriedigenden Therapieabbruch bedeuten (vgl. ▶ Abschn. 8.4.4).

> In der DBT-S nehmen die Therapeuten daher eine aktive Rolle ein, die Patienten in einem therapeutischen Arbeitsbündnis zu halten bzw. sie erneut wieder hereinzuholen.

Dafür werden gerade zu Beginn der Behandlung Attachmentstrategien angewandt. Ziel ist, die positive Bedeutung der Therapie und der therapeutischen Beziehung zu verstärken. McMain et al. (2007) beschreiben als Anekdote, dass sich DBT-Therapeuten in der Arbeit mit den Patienten wie in einem Wettkampf mit der Substanz fühlen. Im Folgenden werden die einzelnen Attachmentstrategien dargestellt, die auf der Darstellung von McMain et al. (2007) sowie Dimeff und Linehan (2008) basieren:

Bereits in der **Vorbereitungsphase** der Behandlung wird mit der Patientin überlegt, was eine Fortführung der Behandlung be- oder sogar verhindern könnte, was **Frühwarnzeichen** wären. Es wird über das *Schmetterlingsverhalten* informiert und besprochen, was auf die Patientin zutreffen könnte. Auch wenn es vielleicht anfangs nicht den Anschein hat, sollten für das Auftreten dieser Verhaltensweisen Lösungen überlegt werden und das „soziale Netzwerk" der Patientin schriftlich festgehalten werden.

− *Wo geht die Patientin hin, wenn sie „verloren geht"?* Es sollten alle Menschen, Orte, wo die Patientin sich dann aufhält, konsumiert und wieder gefunden werden kann, mit Adresse und Rufnummer aufgenommen werden.
− *Gibt es die Therapie befürwortende Freunde und/oder Angehörige, die mit in die Liste gehören und im Falle des Verlorengehens, die Patientin darin unterstützen würden, den Kontakt wieder herzustellen?*
− *Für wen erhalten die Therapeutinnen die schriftliche Erlaubnis, diese Bezugspersonen zu kontaktieren?*

Es folgt der Aufbau häufigerer Kontakte mit den Patienten während der ersten Behandlungsmonate. Dies kann mittels Textnachrichten, verabredeten Telefongesprächen, Kurzkontakten von Angesicht zu Angesicht stattfinden, um die Patienten bei der Bewältigung schwieriger Situationen direkt unterstützen zu können.

In diesem Zusammenhang sind flexible Therapiezeiten hilfreich, d. h. eine Behandlungssitzung zeitlich auszuweiten oder lieber mehrere kürzere Kontakte in einer Woche anzubieten.

Auch sind aufsuchende Kontakte im Sinne von „**die Therapie zum Patienten bringen**" (Dimeff und Linehan 2008, S. 43) möglich, sei es, eine Postkarte zu schreiben oder ein Gespräch im Park oder im Auto zu ermöglichen, um zu zeigen, *ich und wir als therapeutisches Team denken an Sie.*

Bei dem häufig vorhandenen negativen Selbstbild kann das entgegen aller Erwartungen ein wichtiger oft berührender Schritt sein.

Alle z. B. vier Wochen findet ein sogenanntes „Unterstützerinnentreffen" statt, an dem der Patient und eine gute Freundin oder Angehörige, die die Behandlung befürworten, teilnehmen und das Vorgehen in der DBT-S kennenlernen. So wird ein kleines soziales Umfeld aufgebaut, das zielführendes Verhalten der Patientin positiv verstärken kann.

Sicherlich ist es möglich, diese Liste noch zu ergänzen. Kienast und Bermpohl (2013) schlagen vor, für die Zeit der Therapiesitzung Haustiere, die nicht anders versorgt werden können, im Raum zu akzeptieren oder auch bei Opiatabhängigen die Vergabe des Substitutionsmittels mit Therapiesitzungen zu verknüpfen.

> Nicht zuletzt benötigen auch hier Therapeuten Unterstützung durch das Team, wenn sie sich bei sehr schwer zu haltenden Patienten ausgebrannt und erschöpft fühlen.

Das ganze Team ist in der Verantwortung bis hin zu aktiver Übernahme von Kontaktaufnahme mit dem Patienten durch Teammitglieder, damit die Person nicht aus der Therapie herausfällt.

8.5.2 DBT-S-spezifische Ergänzungen für Behandlungsstrategien der Standard-DBT

Die Erweiterung der dialektischen Haltung, die sich in der dialektischen Abstinenz (vgl. ▶ Abschn. 8.4.2) und dem Konzept des „Klugen Kopfes" zeigt (vgl. ▶ Abschn. 8.4.5), wurde bereits besprochen.

Darüber hinaus ergeben sich Ergänzungen bei den **Veränderungsstrategien**:

Die Selbstbeobachtung mithilfe des DBT-Wochenprotokolls wird um Selbstbeobachtungsinstrumente erweitert, die sich auf Drang und Verlangen und dessen Bewältigung beziehen. Uhrzeit, Situation, drängende Gedanken, drängende Gefühle, körperliche Anzeichen, die Intensität des Verlangens und was geholfen hat, dieses zu bewältigen, wird z. B. in einem Cravingprotokoll festgehalten (Zimmermann et al. 2021b; Kienast 2013).

> Für die Patientinnen geht es bei dem Commitment zur Abstinenz und dessen Aufrechterhaltung meist um sehr existenzielle Veränderungsschritte.

Mit dem Konsum entstand oft ein konsumförderndes soziales Umfeld, das vielleicht das einzig verbliebene ist. Ein abstinentes Leben aufzubauen, bedeutet „**Die Brücken zum Konsum abzureißen**" – *burning down the bridges*, d. h. Versuchungssituationen zu meiden und dieses Umfeld letztendlich aufzugeben. Die damit verbundenen Schwierigkeiten bilden daher immer wieder Gegenstand von Validierung und damit Akzeptanz des subjektiven Erlebens der Betroffenen. Des Weiteren geht es darum, Abstinenz positiv zu verstärken" (vgl. ▶ Abschn. 8.6.2) und Aktivitäten wie auch einen oder mehrere Kontakte wieder aufzugreifen oder überhaupt erst aufzubauen, um Bestätigung und Unterstützung für den neuen Weg zu erfahren. So leicht diese Zeilen zu schreiben sind, so verunsichernd fühlen sich Schritte in diese Richtung für die Patienten an, wie diese uns wissen lassen, wenn wir die damit verbundenen Gefühle in validierender Form herausarbeiten.

8.5.3 Umgang mit Konsumvorfällen

> Konnte im Rahmen der dialektischen Abstinenz eine Entscheidung für einen definierten Abstinenzzeitraum erarbeitet werden, sollten Absprachen zum Umgang mit Konsumvorfällen getroffen werden

Diese Absprachen bilden einen Teil des Therapievertrags. Die Behandelnden vermitteln, dass sie zusammen mit dem Patienten alle Anstrengung auf die Abstinenz richten, gleichzeitig akzeptieren, dass dysfunktionale Verhaltensgewohnheiten und die suchtspezifischen Zusammenhänge eine nachvollziehbare Herausforderung bilden und es Übung sowie Unterstützung bedarf, auf dem „neuen Weg" zu bleiben, bzw. wieder auf ihn zurückzukehren. Vorab zu klären, dass einem Konsumvorfall mit radikaler Akzeptanz: „*Es ist so, wie es ist*" begegnet wird, kann entlasten.

Damit der Konsum mit der betroffenen Person auf gleicher Augenhöhe verstanden und weitere Problemlösestrategien überlegt werden können, ist es wichtig, dass diese den Vorfall offenlegt, sei es nach Rückkehr aus dem Ausgang in die Klinik oder von zu Hause aus. Schmitt (2021) stellt die einzelnen Schritte des Vorgehens einschließlich „time out"-Regelung für ein stationäres sowie tagesklinisches Konzept, Zimmermann (2021) für die ambulante Psychotherapie vor.

Wird der Konsum mitgeteilt, kommen folgende Fragen zum Tragen: *Konnte der Konsum gestoppt werden, oder ist das der nächste Schritt? Ist der Patient wieder frei von der Substanzwirkung, ist eine Entgiftung notwendig?* Sobald der Patient wieder absprachefähig ist, sollte das Abstinenzcommitment wieder aufgegriffen werden. Steht es noch in der vereinbarten Form? Dann verfasst der Patient eine Verhaltens- bzw. Rückfallanalyse, die Grundlage für das gemeinsame Verstehen und die Suche nach Lösungen bildet, um einem weiteren Konsum vorzubauen.

Dieser idealtypisch dargestellte Ablauf trifft in der Praxis auf verschiedene Herausforderungen und Fragen, für die z. T. eine Abstimmung im Konsultationsteam nötig sein kann.

Bei Patientinnen löst ein Konsumvorfall meist sehr viel Scham und Schuld im Sinne von „*Ich habe versagt*" aus. Das kann zu dem Wunsch führen einen Konsum zu verheimlichen. Ein Offenlegen ist oft trotz anders gearteter Aufklärung mit Ängsten verbunden, von den Behandlern zurückgewiesen zu werden: „*Ich habe mich nicht genug angestrengt, ich bin die Therapie nicht wert*" oder das therapeutische Programm nicht fortsetzen zu können.

Konsumverheimlichung stellt zudem den oftmals gewohnten Umgang mit der Substanzgebrauchsstörung dar.

> Wird ein Konsum verheimlicht und seitens des behandelnden Teams aufgedeckt, z. B. durch eine Alkoholkontrolle nach Rückkehr aus dem Ausgang, würde dies als weiteres Problemverhalten in die Behandlung aufgenommen.

Auch hierüber wäre eine Verhaltensanalyse zu schreiben, um dem in der weiteren Behandlung entgegenwirken zu können. Gleichzeitig stellt das Verheimlichen die Therapie infrage und kann eine Therapiepause nach sich ziehen, um das Behandlungscommitment nochmals eingehend zu prüfen.

Schmitt (2021) führt zudem das „verzögerte Ansprechen" auf, bei dem der Patientin sich überwindet und den Konsum verspätet von sich aus offenbart, bevor er extern aufgedeckt wird. Auch das Verzögern sollte mittels einer Verhaltensanalyse verstanden und Problemlösestrategien entwickelt werden.

8.6 DBT-S-spezifische Skills

Die Darstellung in diesem Beitrag orientiert sich an Zimmermann et al. (2021b), die ein ausführliches DBT-S-Skillsprogramms mit Informations- und Arbeitsblättern, Beispielen von Patientinnen sowie Erfahrungen bei der Vermittlung zusammengestellt haben. Richtungsweisend waren dabei die spezifischen Ausführungen von Marsha Linehan (2015). Thorsten Kienast brachte die Anti-Craving-Skills aus dem Modul Sucht des Interaktiven Skillstrainings für Borderline-Patienten (Kienast 2013) ein. Zudem wurde auf Material aus der kognitiven Therapie der Sucht von Beck et al. (1997) sowie zur Behandlung der Alkoholabhängigkeit von Monti et al. (2002) zurückgegriffen, um dieses für das DBT-S-Skillstraining zu modifizieren. Weiterhin wurden Ausführungen von Linehan und Dimeff (1997), Dimeff et al. (2000) und McMain et al. (2007) integriert.

8.6.1 Rahmenbedingungen und Vermittlung der DBT-S-Skills

Die DBT-S-Skills können als eigenständiges Programm parallel zum Skillstraining der Standard-DBT oder in Auszügen integriert in das Standard-DBT-Skillstraining vermittelt werden.

Wenn keine Gruppe mit entsprechenden Inhalten zur Verfügung steht, kann die Vermittlung in der Einzeltherapie erfolgen. Unabhängig davon ist in der DBT-S als Ergänzung zum Skillserwerb in der Gruppe eine Vertiefung und Generalisierung der erworbenen Skills in einem Einzelskillstraining vorgesehen (Linehan et al. 2002).

Das in der Standard-DBT übliche zweimalige Durchlaufen des Skillsprogramms erscheint im DBT-S-Bereich besonders hilfreich, sind die Teilnehmenden gerade zu Beginn durch den vorangegangenen Substanzkonsum in der Teilnahmekonstanz sowie der Aufnahme- und Konzentrationsfähigkeit beeinträchtigt.

Die Durchführung einer Skillsgruppe im DBT-S-Bereich verläuft analog zur Skillsgruppe in der Standard-DBT. Das Vorgehen ist interaktiv und integriert die Teilnehmenden mit ihren Erfahrungen. Hinsichtlich der Rahmenbedingungen ist je nach Eintrittsschwelle des Behandlungssettings zu klären, ob Abstinenz eine Voraussetzung darstellt. Was passiert, wenn jemand intoxikiert zur Gruppe kommt? Diese Aspekte und damit verbundene Vorgehensweisen sollten in den Skillsgruppenvertrag aufgenommen werden.

8.6.2 Die DBT-S-Skills im Überblick

> Grundsätzlich sollen die DBT-S-Skills den Betroffenen helfen Problemlösefertigkeiten zu erwerben, um mit suchtbezogenen Krisen, Craving und Konsumvorfällen umgehen zu lernen, zur Rückfallprävention, und um ein sinnerfülltes lebenswerteres Leben aufzubauen zu können.

Die Inhalte sind den Modulen der Standard-DBT zugeordnet. Die hier vorgeschlagene Reihenfolge kann selbstverständlich geändert werden.

- **Basisinformation**

Mit dem Ziel, die Patientinnen in ihrer Selbstwahrnehmung und -einschätzung zu unterstützen, werden in dem Modul Basisinformation mithilfe eines Arbeitsblatts die Kriterien der ICD-10 für eine Substanzabhängigkeit vermittelt. „*Wie sieht das bei Ihnen aus*". Häufig ist den Patientinnen gar nicht klar, welche ihrer Erlebens- und Verhaltensweisen zu einem abhängigen Verhalten gehören. Auch kann es für die Teilnehmenden schmerzhaft sein, substanzbezogene Problemverhaltensweisen zu realisieren und aufzuschreiben.

> Das Informationsblatt „**Butterflies**" und „**Attached**" bringt in Erinnerung, dass es Phasen geben kann, bei denen eine Teilnahme an der Therapie schwierig ist.

In der Vorbereitung für die eigentliche Therapiephase war das Schmetterlingsverhalten ja bereits Thema (vgl. ▶ Abschn. 8.5.1). Es wird als ein Problem gesehen, für das es Lösungen gibt. In der Gruppe können skillsbezogene Ideen gesammelt werden, um auch in diesen Zeiten die Teilnahme an der Therapie aufrecht zu erhalten. Gerade in der Gruppenkonstellation kann es wichtig sein, sich als zugehöriger Teil der Gruppe zu erleben.

- **Einleitung**

Zur Orientierung über das Vorgehen in dem Behandlungsverfahren DBT-S wird im Modu Einleitung die Dynamische Hierarchisierung in der DBT einschließlich der suchtspezifischen Beispiele und in einem weiteren Informationsblatt der DBT-S-Weg zum Klugen Kopf vorgestellt. Für die Teilnehmenden soll deutlich werden, dass es nicht nur um einen Abbau von Problemverhalten, sondern um den Aufbau eines Lebens, in dem ihre Werte und Ziele von Belang sind, geht. Im Einzelnen wird letzteres natürlich in der Einzeltherapie besprochen.

Für die Skillsvermittlung bleibt wichtig, die lösungsorientierte Blickrichtung beizubehalten.

Welche Skillsmodule sind in dem jeweiligen Therapiestadium besonders wichtig, wenn es um die Dynamische Hierarchie geht, und welche bei den verschiedenen Schritten auf dem Weg zum Klugen Kopf? Dies kann interaktiv erarbeitet werden und die Motivation zur Teilnahme erhöhen.

Im stationären oder teilstationären Setting sind die Definitionskriterien für eine Abhängigkeit und die in der Einleitung genannten Informationsblätter häufig Teil der sogenannten Basisgruppe.

- **Achtsamkeit**

Im Modul Achtsamkeit geht es bei dem Arbeitsblatt „Kluger Kopf" darum, die verschiedenen inneren Stimmen des „abhängigen Kopfes", des euphorischen Kopfes" und des „Klugen Kopfes" aus einer beobachtenden Position heraus wahrzunehmen und zu unterscheiden (vgl. ▶ Abschn. 8.4.5). Therapeutisch günstig ist, dieses Gewahrsein immer wieder anzuregen: „*Welcher Kopf spricht da gerade?*" In den vergangenen Ausführungen wurde deutlich, dass die Bewältigung von Craving eine wesentliche Rolle spielt. Als zusätzliches Selbstbeobachtungsinstrument wurde bereits das Cravingprotokoll vorgestellt (vgl. ▶ Abschn. 8.5.2), das auch als Arbeitsblatt „Craving-Protokoll" im Skillstraining eingeführt wird. Es wird trainiert, den Konsumdrang in seinen Einzelheiten wahrzunehmen und was bisher geholfen hat, ihn ohne Konsum zu bewältigen. Auf diese Weise werden gleich Lösungsskills gesammelt und neue Wege positiv verstärkt.

Mit dem Ziel, Craving wahrzunehmen, zu beschreiben, in seiner jeweiligen Intensität zu akzeptieren, ohne darauf mit Konsum zu reagieren, wird der Skill „**Urge Surfing**-5S" eingesetzt.

Zurückgehend auf Alan Marlatt, dem Entwickler dieser Fertigkeit, wird das Craving mit einer Welle verglichen, bei der durchaus eine Welle nach der anderen im Sinne eines Auf und Ab kommen kann. Hilfreich ist für Patienten das Bild der Welle, da es impliziert, dass sich der Konsumdrang verändert, obwohl es die Vorstellung geben mag, dass er immer stärker wird und unaushaltbar ist.

5S beschreibt 5 Schritte, die mit S beginnen, um das Surfen auf der Welle umzusetzen. Kienast (2013) weist auf die Gefahr verstärkten Konsumdrangs bei Patienten hin, wenn diese sich auf den Suchtdruck konzentrieren. Die Anwendung des Skills sollte in diesem Fall mit dem Einzeltherapeuten geprüft werden. Das Arbeitsblatt „**Konsum und Rebellion**" greift die Beobachtung von Dimeff und Linehan (2008) auf, dass der Konsum von psychotropen Substanzen Teil der Rebellion gegen die Gesellschaft, Eltern oder andere darstellen kann. Um die Möglichkeit der Rebellion zu erhalten, jedoch trotzdem Abstinenz zu ermöglichen, geht es bei diesem Skill darum, alternative Formen der Rebellion zu überlegen.

- **Stresstoleranz**

Im Modul Stresstoleranz wird, angelehnt an die Spannungseinschätzung, das Erkennen des Verlangens in seiner unterschiedlichen Ausprägung geübt und mithilfe eines Arbeitsblatts eine Skillkette zur Reduktion von Craving erarbeitet, bis unter 70 weitere Skills wie z. B. Urge Surfing 5S und zum Umgang mit Gefühlen eingesetzt werden können.

Der Skill „Aktives Verleugnen" nutzt die Fähigkeit der Borderlinepatienten, unangenehme Gefühle beiseite zu schieben. Um Gefühle akzeptieren und mit ihnen umgehen zu lernen, ist dies kontraproduktiv. Im Umgang mit Craving jedoch, aber auch nur im Bereich von 70 bis 100 kann es zur Stärke werden, sich z. B. für kleine aufeinanderfolgende Zeiteinheiten aktiv auf eine Aktivität, die nicht der Konsum ist, zu konzentrieren und den Suchtdruck zu verleugnen.

Die Fertigkeit „Entwaffne deinen Feind" zielt darauf ab, den Suchtdruck zu erkennen, als Feind mit Namensgebung zu personifizieren und sich aktiv gegen ihn zu wehren. Dadurch wird als erster Schritt zur Kontrolle innere Distanz zum Verlangen aufgebaut: „Ich habe Suchtdruck", statt: „Ich bin Suchtdruck".

Sind einmal die Entscheidung zur Abstinenz getroffen und die ersten Schritte in Richtung des neuen Weges gegangen, bilden Konsumkontakte, die Telefonnummer des Dealers, bestimmte Orte, sogenannte „Brücken" zurück auf den alten Weg des Konsums.

Diese gilt es, abzureißen, um Konsumvorfälle zu verhindern. Aufgrund der existenziellen Bedeutung geht es oft um ein schrittweises Vorgehen. Bereits in der Einzeltherapie erarbeitete wertebasierte Ziele können die Motivation und Entscheidungskraft der Patienten dafür stärken.

Um die Selbstmanagementfähigkeiten der Patienten zu verbessern, verdeutlicht der Skill „Positive Verstärkung aus dem sozialen Umfeld", wie suchtbezogenes Verhalten durch die Ausrichtung auf die kurzfristige Wirkung des Substanzkonsums aufrechterhalten wird. Fragen lenken den Blick auf die langfristigen negativen Folgen, die häufig mit einem Verlust oder nie erreichtem Aufbau von erfüllenden Aktivitäten oder Kontakten einhergehen. Die Aufforderung ist, positive Anreize und Verstärker für die Abstinenz zu schaffen, z. B. auch, indem ein abstinenzförderndes Umfeld sowie hilfreiche Aktivitäten aufgebaut werden, was mit einem Arbeitsblatt „Abstinenz positiv verstärken" unterstützt wird. Das Informationsblatt „Phasen der Veränderung" stellt als Metapher den Veränderungsprozess in fünf Akten dar (Franke und Schildberg 2004) und validiert die Erfahrung vieler Betroffener mit Substanzgebrauchsstörungen, mehrere „Runden" bis zu einem weitreichenden Veränderungsschritt drehen zu müssen.

■ **Umgang mit Gefühlen**

Gerade im Spritzdrogenbereich, aber auch bei anderen Konsumarten sind Infektionen oder Folgekrankheiten häufig, die die emotionale Verwundbarkeit erhöhen. Im Modul Umgang mit Gefühlen wird daher das Arbeitsblatt der Standard-DBT „ABC-GESUND" (Bohus und Wolf-Arehult 2013) um detaillierte suchtspezifische Aspekte zur Verringerung der emotionalen Verwundbarkeit ergänzt. Gesundheitsvor- und fürsorge, aber auch „harm reduction" durch z. B. „safer Use", Informationen über Übertragungswege sowie Maßnahmen zur Stressreduktion bilden Beispiele. Vor dem Hintergrund der neurobiologischen Erkenntnisse soll der Skill „Positive Erfahrungen schaffen" mithilfe einer Geschichte die Achtsamkeit für positive Erfahrungen erhöhen. Mit der Anwendung des Arbeitsblatts wird eine tägliche Praxis dieser Aufmerksamkeitslenkung eingeführt.

■ **Zwischenmenschliche Fertigkeiten**

Das Modul Zwischenmenschliche Fertigkeiten bezieht sich im Bereich der Komorbidität Borderline und Substanzgebrauchsstörungen zum einen auf die Schulung der Außenwirkung des eigenen Verhaltens unter Beachtung der Körpersprache bzw. nonverbalen Kommunikation und des Weiteren auf ein Ablehnungstraining. Die Sozialisation im Konsumkontext führt oft zu missverständlichen zwischenmenschlichen Verhaltensweisen.

In der Außenwirkung verhält sich eine Person zustimmend oder sogar im anderen Extrem aggressiv, ohne dass das dahinter liegende Erleben von Unsicherheit, Bedrohungserleben oder z. B. Einsamkeitsgefühl deutlich wird. Der hier angesprochene Skill erweitert die zwischenmenschlichen Fertigkeiten in der Standard-DBT um den Aspekt der Körpersprache, um eine Kongruenz zwischen dieser und dem Gesagten in der Außenwirkung zu erarbeiten.

Eine kongruente Körpersprache bildet des Weiteren eine Hilfe beim Ablehnungstraining, wenn die betreffende Person Konsumangebote bekommt. Oft fällt es den Teilnehmerinnen schwer, in der Skillsgruppe eigene Beispielsituationen einzubringen. Das Arbeitsblatt „Rückfallgefahr im zwischenmenschlichen Bereich" bietet eine lebensnahe Sammlung an zwischenmenschlichen Versuchungssituationen, die Patientinnen berichtet haben.

■ **Rückfallprävention**

Das Modul Rückfallprävention beinhaltet eine Reihe an Skills, die sich überwiegend mit Grundüberzeugungen bzw. Glaubenssätzen zu und der Bewältigung von Craving, aber auch mit dem Umgang eines Konsumvorfalls befassen, um einer längeren Rückfalldynamik vorzubauen. Orientiert an der kognitiven Therapie der Sucht und Grundannahmen zum Verlangen (Beck et al. 1997) wurde analog zu Mythen über dysfunktionale Glaubenssätze im Bereich Umgang mit Gefühlen und zwischenmenschliche Fertigkeiten (Linehan 2015) das Arbeitsblatt „Mythen über das Verlangen nach Drogen relativieren" zusammengestellt.

Die Teilnehmerinnen sind aufgefordert, die eigenen diesbezüglichen Grundüberzeugungen z. B. *„Wenn ich das Verlangen nicht stoppe, wird es immer schlimmer"* (Beck et al. 1997, S. 320) zu erkennen.

Über ein Disputieren der Grundüberzeugungen, Einsatz des Advocatus Diaboli als dialektische Strategie (vgl. ▶ Abschn. 5.3.8) sollen die Teilnehmerinnen unterstützt werden, alternative Glaubenssätze für die Bewältigung des Verlangens zu entwickeln.

Informationsblätter zu Anti-Craving-Skills beziehen sowohl das Vermeiden von Reizen, die Craving auslösen, als auch das Bewältigen von Craving mit ein. Als Schritte werden für letzteres „Annehmen" des Cravings, sich selbst zur Bewältigung „Anfeuern" und ein „Abreiten" wie auf einer Welle, vergleichbar mit Urge Surfing 5S (Kienast 2013), benannt.

Das Informationsblatt „Positive Verstärkung aus dem sozialen Umfeld" vermittelt zunächst, wie Lernerfahrungen und Fortsetzung des Konsums durch Ausrichtung auf eine kurzfristig entlastende Wirkung oder positive Erfahrung zustande kommt. Langfristige Folgen, z. B. Aufgabe von wichtigen Aktivitäten und sozialen Kontakten, sollen in den Wahrnehmungsfokus gerückt werden. Jetzt geht es darum, die Bedeutung zu verstehen, Anreize auch hinsichtlich einer unterstützenden Gemeinschaft für eine Abstinenz zu schaffen.

Das dazugehörige Arbeitsblatt „Abstinenz positiv verstärken" bietet eine Reihe an Schritten, die individuell ausgestaltet und umgesetzt werden können.

Im Skill ASTREIN geht es um Schritte, eine passende Selbsthilfegruppe genau für diesen Unterstützungsprozess auszuwählen, Befürchtungen ab- und eine positive Bindung aufzubauen. Das vorausschauende sich Vorbereiten auf mögliche Rückfallsituationen soll durch das an Beck et al. (1997, S. 321) orientierte und modifizierte Arbeitsblatt „Rückfallsituationen" bewirkt werden. Wie hoch schätzen die Teilnehmerinnen ihr Verlangen für bestimmte Situationen ein (Skala 0–10), z. B. *„Ich rede mit jemandem darüber, wie es ist, zu trinken"* (Zimmermann et al. 2021b; modifiziert nach Beck et al. 1997, S. 321). *Wir hoch wird die Wahrscheinlichkeit, zu konsumieren, eingeschätzt? (Skala 0–10). Welche Skills wurden bereits als hilfreich erlebt, welche müssen noch mehr geübt werden, um dem Konsum vorzubeugen?*

Eine vereinfachte Verhaltensanalyse zum Erfassen von Auslösern für Verlangen, Beschreibung der Symptome desselben und dessen Bewältigung bietet der Skill „Umgang mit Verlangen". Da in dem Arbeitsblatt sowohl nach den Konsequenzen bei Konsum als auch bei Skillsanwendung gefragt wird, bildet es eine hilfreiche Grundlage für eine Wiederaufnahme oder auch Fortsetzung der Abstinenzentscheidung. Es bietet sich an, das Arbeitsblatt begleitend zur Therapie über mehrere Wochen einzusetzen. Die Erkenntnisse aus dieser Selbstbeobachtung werden in dem von Brigitte Kraus entwickelten Arbeitsblatt „Bewältigung des Verlangens" zusammengefasst. Dieses wird hier bezogen auf Alkohol und Medikamente als Beispiel abgedruckt ◘ Abb. 8.1 (Zimmermann et al. 2021b).

Sowohl die Fragen zur Konsumgefährdung als auch der Tagesrückblick hinsichtlich hilfreicher Verhaltensweisen, das Verlangen zu bewältigen, fördern das Selbstwirksamkeitserleben. Es wurde bereits deutlich, dass trotz aller Skills zur Rückfallprävention ein Konsumvorfall nicht auszuschließen ist. Dann geht es darum, einer weitergehenden Rückfalldynamik vorzubeugen. Oftmals möchten Betroffene mit dem „euphorischen Kopf" dieser Möglichkeit nicht ins Auge sehen: „Mir passiert das nicht" oder aber auch ein Konsumvorfall wird als „Katastrophe" bewertet. Der „kluge Kopf" weiß um die Gefahr und bereitet sich darauf vor, auch wenn alle Energie darauf verwendet wird, einen Konsumvorfall zu verhindern. Der Skill „Ausrutscher und Rückfall" informiert, auf der Basis des Sozial-kognitiven Modells der Rückfallprävention von Marlatt und Gordon (1985), über diese Unterscheidung und bindet die Haltung der dialektischen Abstinenz mit ein. Auf dem dazugehörigen Arbeitsblatt „Erfolgreich scheitern" werden hilfreiche Gedanken, Verhaltensweisen und Kontaktpersonen aufgeschrieben, um im Ernstfall einen Konsumvorfall zu stoppen.

Bewältigung des Verlangens nach Alkohol und Medikamenten

Hilfreiche Fragen:

Welche persönlichen Auslöser beobachte ich im Zusammenhang mit Verlangen?

Was verstärkt bei mir Verlangen/Suchtdruck?

Wie geht es mir, wenn ich dem Konsumdruck nachgebe und konsumiere?
Kurzfristig:

Langfristig:

Welche Orte möchte ich meiden?

Welchen Personen aus dem Weg gehen?

Was tut mir gut in solchen Momenten?

Wer tut mir gut in solchen Momenten?

Machen Sie jeden Abend einen Tagesrückblick: *Was* hat mir heute geholfen das Verlangen zu bewältigen?

Quelle: Zimmermann P, Förster J, Reiske S (Hrsg) (2021b) DBT-Sucht. Dialektisch-Behaviorale Therapie bei Borderline-und Substanzgebrauchsstörungen. Hogrefe, Göttingen. Der Abdruck erfolgt mit freundlicher Genehmigung des Hogrefe Verlags.

Abb. 8.1 Arbeitsblatt Bewältigung des Verlangens nach Alkohol und Medikamenten

Literatur

Alcoholics Anonymous (2002) Twelve steps and twelve traditions. Alcoholics Anonymous World Services, New York

American Psychiatric Association (2005) Leitlinien zur Behandlung der Borderline Persönlichkeitsstörung. Huber, Bern

American Psychiatric Association (2018) Diagnostisches und Statistisches Manual Psychischer Störungen– DSM-5: Deutsche Ausgabe herausgegeben von P. Falkai und H.-U. Wittchen, W. Maier, W. Rief, H. Saß und M. Zaudig. Hogrefe, Göttingen

Arbeitsgemeinschaft der Wissenschaftlichen Medizinischen Fachgesellschaften (AWMF) (2021) S3-Leitlinie. Screening, Diagnose und Behandlung alkoholbezogener Störungen. https://www.awmf.org/uploads/tx_szleitlinien/076-001l_S3-Screening-Diagnose-Behandlung-alkoholbezogene-Stoerungen_2021-02.pdf. Zugegriffen am 03.07.2022

Barral C, Daigre C, Bachiller D, Calvo N, Ros-Cucurull E, Gancedo B, Grau-López L, Ferrer M, Casas M, Roncero C (2017) Severity factors associated with borderline personality disorder among misusers in an outpatient sample in Spain. J Addic Dis 36(2):93–96. https://doi.org/10.1080/10550887.2016.1274594

Batra, A., Müller, CA., Mann, K. & Heinz, A. (2016). Alcohol dependence and harmful use of alcohol – diagnosis and treatment options. Dtsch Arztebl Int; 113, 301–310. https://doi.org/10.3238/arztebl.2016.0301

Beck AT, Wright FD, Newman CF, Liese BS (1997) Kognitive Therapie der Sucht. Psychologie Verlags Union, Weinheim

Bohus M (2019) Borderline-Störung, 2., überarb. Aufl., Fortschritte der Psychotherapie, Bd 14. Hogrefe, Göttingen

Bohus M, Wolf-Arehult M (2013) Interaktives Skillstraining für Borderline-Patienten (2., überarb. Aufl.). Schattauer, Stuttgart

van den Bosch LMC, Verheul R, Schippers GM, van den Brink W (2002) Dialectical behavior therapy of borderline patients with and without substance use problems: Implementation and long-term effects. Addic Behav 27(6):911–923

Buckholtz J, Treadway M, Cowan R et al (2010) Mesolimbic dopamine reward system hypersensitivity in individuals with psychopathic traits. Nat Neurosci 13:419–421. https://doi.org/10.1038/nn.2510

Bühringer G, Metz K (2009) Störungen durch Konsum von Alkohol und illegalen Drogen. In: Margraf J, Schneider S (Hrsg) Lehrbuch der Verhaltenstherapie, Bd 2. 3. vollst. bearbeitete u. erweiterte Aufl. Springer, Heidelberg

Deutsches Institut für Medizinische Dokumentation und Information (DIMDI) Stand 02/2022. https://icd.who.int/browse11/l-m/en#/http://id.who.int/icd/entity/1580466198

Dilling H, Mombour W, Schmidt MH (Hrsg) (2015) Internationale Klassifikation psychischer Störungen, ICD-10 Kapitel V (F): Klinisch-diagnostische Leitlinien, 10. überarbeitete Auflage. Hogrefe, Bern

Dimeff LA, Linehan MM (2008) Dialectical behavior therapy for substance abusers. Addic Sci Clin Pract 4(2):39–47

Dimeff L, Rizvi SL, Brown M, Linehan MM (2000) Dialectical Behavior Therapy for Substance Abuse: A Pilot Application to Methamphetamine-Dependent Women With Borderline Personality Disorder. In: Cognitive and Behavioral Practice 7, 457–468. https://doi.org/10.1016/S1077-7229(00)80057-7

Franke P, Schildberg F (2004) GAMOA: Gruppentherapie zu Abstinenz- und Motivationsstärkung bei Opiatabhängigen Patienten. dgvt-Verlag, Tübingen

Gutwinski S, Kienast T, Lindenmeyer J, Löb M, Löber S, Heinz A (2016) Alkoholabhängigkeit. Ein Leitfaden zur Gruppentherapie. In: Batra A, Hohagen F (Hrsg) Störungsspezifische Psychotherapie, 2. Aufl. W. Kohlhammer GmbH, Stuttgart

Harned M, Chapman AL, Dexter-Mazza ET, Murray A, Comtois KA, Linehan MM (2008) Treating co-occurring Axis I disorders in recurrently suicidal women with borderline personality disorder: a 2-year randomized trial of dialectical behavior therapy versus community treatment by experts. J Consult Clin Psychol 76(6):1068–1075. https://doi.org/10.1037/a0014044

Khantzian EJ (1985) The self-medication hypothesis of addictive disorders: focus on heroin and cocaine dependence. Am J Psychiatry 142:1259–1264

Kienast T (2013) Modul Umgang mit Sucht. In: Bohus M, Wolf-Arehult M (Hrsg) Interaktives Skillstraining für Borderline-Patienten, 2., überarb. Aufl. Schattauer, Stuttgart, S 347–381

Kienast T, Bermpohl F (2013) Dialektisch-Behaviorale Therapie bei Patienten mit Borderline-Persönlichkeitsstörung und komorbider Abhängigkeitserkrankung. In Reicherzer M (Hrsg) Borderline-Persönlichkeitsstörungen. Dialektisch-Behaviorale Therapie (DBT). Psychotherapie 18(1):77–94

Kienast T, Heinz A (2012) Abhängiges Verhalten bei Suchterkrankungen. In: Gründer G, Benkert O (Hrsg) Handbuch der psychiatrischen Pharmakotherapie. Springer, Berlin/Heidelberg, S 281–295. https://doi.org/10.1007/978-3-642-19844-1_29

Kienast T, Stoffers J, Bermpohl F, Lieb K (2014) Borderline personality disorder and comorbid addiction. Dtsch Arztebl Int 111(16):280–286. https://doi.org/10.3238/arztebl.2014.0280

Köck P, Walter M (2018) Personality disorder and substance use disorder – an update. Mental Health Prevent 12:82–89

Linehan MM (1996) Dialektisch-Behaviorale Therapie der Borderline-Persönlichkeitsstörung. CIP-Medien, München

Linehan MM (2015) DBT skills training manual, 2. Aufl. The Guilford Press, New York

Linehan MM, Dimeff LA (1997) Extension of standard dialectical behavior therapy (DBT) to treatment of substance abusers with borderline personality disorder (DBT-S). Treatment procedures manual. Department of Psychology, University of Washington Seattle. Unveröffentlichtes Manuskript.

Linehan MM, Schmidt H III, Dimeff LA, Craft JC, Kanter JK, Comtois KA (1999) Dialectical behavior therapy for patients with borderline personality disorder and drug-dependence. Am J Addic 8:279–292

Linehan MM, Dimeff LA, Reynolds SK, Comtois KA, Welch SS, Heagerty P, Kivlahan DR (2002) Dialectical behavior therapy versus comprehensive validation therapy plus 12-step for the treatment of opioid dependent women meeting criteria for borderline personality disorder. Drug Alcohol Depend 67(1):13–26

Lüdecke C, Luedecke D, Scarpinato-Hirt F (2015) DBT in der Suchtbehandlung: Das Göttinger Modell. Suchttherapie 16:75–81. https://doi.org/10.1055/s-0035-1548926

Marlatt GA, Gordon JR (Hrsg) (1985) Relapse prevention: maintenance strategies in the treatment of addictive behaviors. Guilford Press, New York

Mayer-Bruns F, Lieb K, Dannegger E, Jacob GA (2005) Dialektisch-behaviorale Therapie in der stationären Alkoholentwöhnung. Nervenarzt 76:339–343. https://doi.org/10.1007/s00115-004-1860-y

McMain S, Sayrs JHR, Dimeff LA, Linehan MM (2007) Dialectical behavior therapy for individuals with borderline personality disorder and substance dependence. In: Dimeff LA, Koerner K (Hrsg) Dialectical behavior therapy in clinical practice. The Guilford Press, New York

Miller WR, Rollnick S (1991) Motivational interviewing: preparing people to change addictive behavior. Guilford Press, New York

Moggi F, Donati R (2004) Psychische Störungen und Sucht: Doppeldiagnosen. Fortschritte der Psychotherapie, Bd 21. Hogrefe, Göttingen

Monti PM, Kadden RM, Rohsenow DJ, Cooney NL, Abrams DB (2002) Treating Alcohol Dependence: A Coping Skills Training Guide. Guilford, New York

Renneberg B (2001) Borderline-Persönlichkeitsstörung. In: Franke A, Kämmerer A (Hrsg) Klinische Psychologie der Frau – Ein Lehrbuch. Hogrefe, Göttingen, S 397–422

Rumpf H-J, Kiefer F (2011) DSM-5: Die Aufhebung der Unterscheidung von Abhängigkeit und Missbrauch und die Öffnung für Verhaltenssüchte. Sucht 57(1):45–48

Schmitt C (2021) Stationäres und tagesklinisches Therapiekonzept DBT-S. In: Zimmermann P, Förster J, Reiske S (Hrsg) DBT-S. Hogrefe, Göttingen, S 167–187

Stiglmayr C, Gunia H (2017) Dialektisch-Behaviorale Therapie (DBT) zur Behandlung der Borderline-Persönlichkeitsstörung. Hogrefe, Göttingen

Tomko RL, Trull TJ, Wood PK, Sher KJ (2014) Characteristics of borderline personality disorder in a community sample: comorbidity, treatment utilization, and general functioning. J Personal Disord 28(5):734–750. https://doi.org/10.1521/pedi_2012_26_093

Trull TJ, Sher KJ, Minks-Brown C, Durbin J, Burr R (2000) Borderline personality disorder and substance use disorders: a review and integration. Clin Psychol Rev 20:235–253

Trull TJ, Freeman LK, Vebares TJ, Choate AM, Helle AC, Wycoff AM (2018) Borderline personality disorder and substance use disorders: an updated review. Borderline Personal Disord Emot Dysregul 5:15. https://doi.org/10.1186/s40479-018-0093-9

Zanarini MC, Frankenburg FR, Hennen J, Reich DB, Silk KR (2004) Axis I comorbidity in patients with borderline personality disorder: 6-year follow-up and prediction of time to remission. Am J Psychiatry 161(11):2108–2114. https://doi.org/10.1176/appi.ajp.161.11.2108

Zanarini MC, Frankenburg FR, Reich DB, Conkey LC, Fitzmaurice GM (2015) Treatment rates for patients with borderline personality disorder and other personality disorders: a 16-year study. Psychiatr Serv 66(1):15–20. https://doi.org/10.1176/appi.ps.201400055

Zimmermann P (2021) DBT-Sucht. Dialektisch-Behaviorale Therapie bei Borderline- und Substanzgebrauchsstörungen. In: Zimmermann P, Förster J, Reiske S (Hrsg) DBT-Sucht. Hogrefe, Göttingen, S 206–236

Zimmermann P, Förster J, Reiske S (Hrsg) (2021a) Praxisbuch DBT-S. Hogrefe, Göttingen

Zimmermann P, Kraus B, Kienast T (2021b) DBT-S-Skills. In: Zimmermann P, Förster J, Reiske S (Hrsg) DBT-S. Hogrefe, Göttingen, S 86–166

Dialektisch-Behaviorale Therapie der Posttraumatischen Belastungsstörung (DBT-PTBS)

Kathlen Priebe

Inhaltsverzeichnis

9.1 Einleitung – 224

9.2 Konzept der DBT-PTBS – 225

9.3 Struktur der DBT-PTBS – 226

9.4 Therapiephasen der DBT-PTBS – 226
9.4.1 Planung und Motivation – 228
9.4.2 Störungs- und Behandlungsmodell – 230
9.4.3 Skills und kognitive Elemente – 233
9.4.4 Exposition – 236
9.4.5 Seinen Frieden machen – 239
9.4.6 Entfaltung des Lebens – 241
9.4.7 Abschied – 243

9.5 Evaluation – 243

Literatur – 244

9.1 Einleitung

Die Dialektisch-Behaviorale Therapie (DBT) stellt die am besten untersuchte Therapie zur Behandlung der Borderline-Persönlichkeitsstörung (BPS) dar. Eine Vielzahl an randomisiert-kontrollierten Studien konnte zeigen, dass die DBT Borderline-Symptomatik, selbstverletzendes Verhalten und das psychosoziale Funktionsniveau der Patienten verbessert. In einer aktuellen Cochrane-Übersichtsarbeit wurde die DBT mit dem höchsten Evidenzgrad als spezifisch wirksam eingestuft (Storebø et al. 2020).

Trotz der hohen Komorbidität der Posttraumatischen Belastungsstörung (PTBS), die in epidemiologischen Studien bei etwa einem Drittel und in klinischen Stichproben oft bei mehr als der Hälfte der Betroffenen vorliegt, gibt es kaum Studien, in denen die Wirksamkeit der Standard-DBT auf die posttraumatische Symptomatik untersucht wurde. Die Ergebnisse der wenigen Studien, in denen diese Effekte untersucht wurden, sprechen dafür, dass die Standard-DBT nicht zur Behandlung der PTBS ausreicht. In einer Sekundäranalyse einer großen randomisiert-kontrollierten Studie ermittelten Harned und Kollegen (2008) eine Remissionsrate der PTBS von 13 % nach einjähriger Standard-DBT, die sich ein Jahr nach Behandlungsende auf 35 % erhöhte. In einer kleinen randomisiert-kontrollierten Studie erreichten 33 % der Patienten (3 von 9) nach einjähriger Standard-DBT eine Remission der PTBS (Harned et al. 2014). Zum Nachuntersuchungszeitpunkt nach drei Monaten erfüllten jedoch auch diese drei Patienten wieder die Kriterien der PTBS.

Die geringe Wirksamkeit der Standard-DBT auf die posttraumatische Symptomatik überrascht nicht, beinhaltet die Standard-DBT doch keine Trauma-fokussierenden Interventionen. Zur Behandlung der PTBS im Allgemeinen und auch der PTBS nach interpersonellen Gewalterfahrungen in der Kindheit und Jugend haben sich Trauma-fokussierende Verfahren als effektiver als non-Trauma-fokussierende Verfahren erwiesen (Ehring et al. 2014; Lewis et al. 2020). Vor diesem Hintergrund wurden spezifische DBT-Behandlungsprogramme für Betroffene mit komorbider PTBS entwickelt.

> Mit der DBT Prolonged Exposure (DBT+PE) und der DBT-PTBS liegen zwei Behandlungsprogramme vor, für die erste Wirksamkeitsnachweise bestehen.

Die DBT+PE wurde spezifisch für Patienten mit BPS und komorbider PTBS entwickelt. Die Patienten erhalten während einer einjährigen Standard-DBT zusätzlich Trauma-fokussierende Expositionssitzungen, sobald sie für mindestens zwei Monate selbstschädigendes und therapiestörendes Verhalten eingestellt haben. In einer US-amerikanischen Prä-Post-Studie an 13 Personen fand sich eine signifikante Verbesserung der posttraumatischen Symptomatik mit einer Effektstärke von 1.40 (Harned et al. 2012). In einer kleinen randomisiert-kontrollierten Studie (Harned et al. 2014), in der DBT+PE mit Standard-DBT verglichen wurde, fanden sich in beiden Bedingungen signifikante Verbesserungen der posttraumatischen Symptomatik (DBT + PE g = 1.80 vs. DBT g = 1.30). Von insgesamt 17 Personen in der DBT+PE-Bedingung begannen jedoch insgesamt nur 8 Personen – weniger als die Hälfte – überhaupt die Trauma-fokussierende Behandlung.

Die DBT-PTBS wurde sowohl zur Behandlung der Komplexen PTBS als auch zur Behandlung der PTBS bei komorbider BPS entwickelt. Die Wirksamkeit konnte sowohl im stationären als auch im ambulanten Bereich in zwei Prä-Post-Studien (Steil et al. 2011, 2018) und zwei randomisiert-kontrollierten Studien (Bohus et al. 2013, 2020) mit insgesamt mehr als 300

Patientinnen nachgewiesen werden. Aufgrund des breiteren Anwendungsbereichs und der größeren Datenbasis wird nachfolgend die DBT-PTBS beschrieben.

9.2 Konzept der DBT-PTBS

Die DBT-PTBS ist eine Trauma-fokussierende Behandlung mit folgenden Behandlungszielen:
— Dysfunktionales Meidungs- und Fluchtverhalten (z. B. Selbstverletzungen, Substanzmissbrauch, Dissoziation) abbauen
— Belastung durch traumaassoziierte Erinnerungen reduzieren
— Selbst- und Körperkonzept verbessern
— Vergangenheit akzeptieren
— Ein sinnerfülltes Leben aufbauen

Zur Erreichung dieser Behandlungsziele werden Emotionsregulationsstrategien vermittelt, Trauma-fokussierende kognitive und expositionsbasierte sowie akzeptanzbasierte Interventionen durchgeführt. Neben neu entwickelten Interventionen beinhaltet die DBT-PTBS Elemente der DBT, der kognitiv-behavioralen Trauma-fokussierenden Therapie (Ehlers 1999; Foa et al. 2014), der Compassion Focused Therapy (CFT; Gilbert 2013) und der Akzeptanz- und Commitment-Therapie (ACT; Hayes et al. 2014).

Die DBT-PTBS fokussiert primär auf die Bearbeitung traumaassoziierter Symptome. Das erfordert eine gewisse Balance, weil Patienten oft Probleme und Konflikte in anderen Lebensbereichen erleben und auch davon berichten wollen.

Dennoch gilt die Regel, dass nur die Dinge, die den Erfolg der Exposition verhindern, Vorrang haben. Bei der Vielzahl an Beschwerden und Problemen der Patienten bedarf es Toleranz für einige dieser Probleme, da nicht alle zeitgleich zu lösen sind. Ein ständiger Wechsel des Therapiefokus und Aufgreifen und Vertiefen aller Schwierigkeiten würden eine stringente Trauma-fokussierende Therapie kaum möglich machen. Zudem kann davon ausgegangen werden, und das bestätigen die empirischen Befunde, dass sich viele Probleme bessern, wenn sich die Symptomatik der PTBS bessert.

Dennoch orientiert sich die DBT-PTBS neben einem in Therapiephasen zeitlich organisierten Therapieablauf zusätzlich an der dynamischen Behandlungshierarchie, wie sie auch die Standard-DBT vorgibt. Wann immer vorhanden, haben also lebensgefährliche oder krisengenerierende oder therapiestörende Verhaltensweisen Vorrang.

> Im Zentrum der Behandlung steht die Skills-assistierte in-sensu-Exposition, d. h. die Auseinandersetzung mit den belastenden Erinnerungen.

Die individuelle Vorbereitungszeit variiert in Abhängigkeit von Symptomschwere, Komorbidität und therapeutischer Vorerfahrung. Es ist jedoch immer das Ziel, dass die Patienten so rasch wie möglich mit der Exposition beginnen (im stationären Rahmen etwa in der 4. Woche, im ambulanten Rahmen etwa nach 15 bis 20 Sitzungen). Die Patienten lernen, dass die bislang gemiedenen traumaassoziierten Emotionen tolerierbar sind, können zentrale Befürchtungen korrigieren und sind so zunehmend in der Lage, das symptomaufrechterhaltende und -verstärkende Meidungs- und Fluchtverhalten abzubauen.

Während der Trauma-fokussierenden Therapie vollziehen sich oft tiefgreifende Veränderungen des gesamten Selbstkonzepts. Vor diesem Hintergrund schließt sich an die Trauma-fokussierende Phase eine Phase an, in der es um die Lebensgestaltung geht. Der Inhalt und die Dauer dieser Phase sind von individuellen Aspekten der Patienten abhängig.

9.3 Struktur der DBT-PTBS

Die DBT-PTBS wurde sowohl als stationäres als auch als ambulantes Behandlungsprogramm konzipiert.

Das stationäre Behandlungsprogramm dauert 12 Wochen. Neben jeweils zweimal wöchentlich stattfindender Einzeltherapie und Bezugspflegegesprächen finden einmal wöchentlich ein modifiziertes Fertigkeitentraining und eine Psychoedukationsgruppe statt. Weiterhin erhalten die Patienten wöchentlich Bewegungstherapie sowie Selbstwert- und Achtsamkeitstraining in Gruppen. Bei Bedarf kommen körpertherapeutische Interventionen wie achtsamkeitsbasierte Körperwahrnehmung und Spiegelexposition zum Einsatz.

Das ambulante Behandlungsprogramm beinhaltet bis zu 45 Therapiesitzungen über einen Zeitraum von einem Jahr. Die Therapie inklusive der Skills-Vermittlung findet hier ausschließlich im einzeltherapeutischen Behandlungsrahmen statt.

Sowohl in der stationären als auch in der ambulanten Therapie spielt das Behandlerteam eine zentrale Rolle. Genauso wie in der Standard-DBT ist die DBT-PTBS eine Behandlung im Team.

Dies ist natürlich im stationären Behandlungsrahmen mit einem interdisziplinären Behandlerteam und der in Anwesenheit des Patienten wöchentlich stattfindenden Behandlungskonferenz etwas leichter zu realisieren.

Im ambulanten Behandlungsrahmen empfiehlt es sich, dass Therapeuten sich zu einem ambulanten Konsultationsteam mit regelmäßigen Treffen zusammenschließen. Auch in das ambulante Konsultationsteam werden die Patienten zu wichtigen Eckpunkten in der Therapie – Therapiezielvorstellung und Abschluss der Therapie – eingeladen. Wichtige Entscheidungen, beispielsweise zum Beginn der Exposition, aber auch Therapiepausen, werden im Team getroffen.

> **EyeCatcher**
>
> Das Team verpflichtet sich dazu, gemeinsam Verantwortung für den Therapiefortschritt zu übernehmen, unterstützt, kritisiert und korrigiert sich gegenseitig.

Gerade bei Trauma-fokussierender Therapie können Befürchtungen von Therapeuten und auch Patienten zur Vermeidung führen. Die Vermeidung fühlt sich erst einmal angenehm an und Patient und Therapeut bestärken sich gegenseitig darin; langfristig wird damit aber der Therapiefortschritt behindert.

9.4 Therapiephasen der DBT-PTBS

> **EyeCatcher**
>
> Die DBT-PTBS gliedert sich in sieben thematische Therapiephasen mit Behandlungsmodulen.

Einige der Therapiephasen beinhalten obligatorische und fakultative Behandlungsmodule. Letztere erlauben es, auf die vielen unterschiedlichen Symptomkonstellationen bei komplexer PTBS individuell einzugehen.

Hinsichtlich der fakultativen Module helfen den Therapeuten „Wenn-dann-Regeln", zu entscheiden, ob das entsprechende Modul im Einzelfall zur Anwendung kommt. Dies betrifft z. B. starke Dissoziationen, Gefühle von Schuld oder die Ablehnung des eigenen Körpers.

Jedes Modul beinhaltet verschiedene Interventionen.

Bevor Patienten mit der DBT-PTBS beginnen, findet eine ausführliche Diagnostik statt. Neben der Anamneseerhebung werden standardisierte Interviews und Selbstbeurteilungsinstrumente eingesetzt. Sofern eine PTBS erfüllt ist, bekommen die Patienten

Dialektisch-Behaviorale Therapie der Posttraumatischen Belastungsstörung...

ihre Diagnose rückgemeldet und erhalten Informationen zur DBT-PTBS. Sie erfahren, dass die DBT-PTBS eine zeitlich-begrenzte Trauma-fokussierende Therapie ist, die bis zu 45 Therapiesitzungen umfasst. Zudem werden die Patienten über die Wirksamkeitsnachweise der DBT-PTBS informiert.

> Es ist zu diesem Zeitpunkt wichtig, eine positive Erwartungshaltung zu erzeugen und gleichzeitig darüber zu informieren, dass die DBT-PTBS Mitarbeit und Engagement erfordert, also eine bewusste Entscheidung für oder gegen diese Therapie zum jetzigen Lebenszeitpunkt notwendig ist.

Als Bedingung für die gemeinsame therapeutische Arbeit wird für das Therapiejahr ein Non-Suizidvertrag vereinbart. Obwohl das natürlich manchen Betroffenen zu diesem frühen Zeitpunkt schwerfällt, ist dies ein therapeutisch wichtiger und notwendiger Schritt – die Entscheidung für das eigene Leben mit der Bereitschaft, Verantwortung und Anstrengung für den Aufbau eines sinnerfüllten Lebens zu übernehmen.

Betroffene, die sich die Hintertür Suizid offenhalten, zeigen oft eine etwas geringere Anstrengungsbereitschaft und neigen bei Schwierigkeiten dazu, nicht die Alternativen einzusetzen. Zudem gibt der Vertrag auch den Behandlern Sicherheit, die Trauma-fokussierenden Interventionen anzuwenden. Selbstverständlich wird antizipiert, dass die Betroffenen bei Hoffnungslosigkeit und Schwierigkeiten im Verlauf der Therapie Suizidgedanken entwickeln. Daher wird sehr früh in der Therapie ein Notfallplan (Abb. 9.1) erarbeitet,

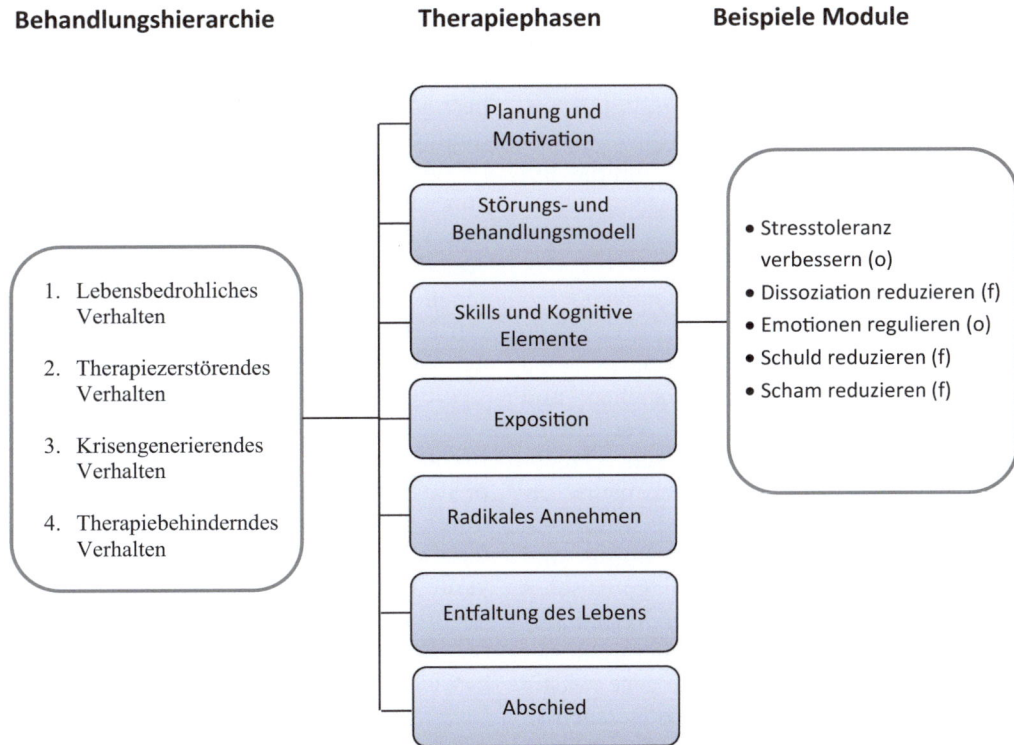

Anmerkung. o = obligatorisches Behandlungsmodul, f = fakultatives Behandlungsmodul

Abb. 9.1 Behandlungshierarchie, Therapiephasen und Beispiele der Behandlungsmodule der DBT-PTBS

und zudem bieten die Therapeuten in der DBT-PTBS Telefonkontakte in Krisensituationen an.

9.4.1 Planung und Motivation

> **EyeCatcher**
>
> In der ersten Therapiephase werden der Therapievertrag ausformuliert, die Anamneseerhebung fortgesetzt und die Patienten in Achtsamkeit und Self-Compassion eingeführt.

Dafür werden in der ambulanten Therapie etwa vier Therapiesitzungen genutzt. Diese Behandlungsmodule sind in dieser Phase alle obligatorisch:

Therapiephase 1: Planung und Motivation
— Gegenwärtig schweres Problemverhalten explorieren (o)
— Therapievertrag und Notfallplan erarbeiten (o)
— In Achtsamkeit und Self-Compassion einführen (o)
— Lebenslinie erstellen (o)

- **Gegenwärtig schweres Problemverhalten explorieren:**

Zunächst werden weitere Informationen zu Therapieabbrüchen, Suizidversuchen und aktuellen dysfunktionalen Verhaltensmustern wie Selbstverletzungen, Hochrisikoverhalten und Substanzkonsum erhoben. Mit dem Severe Behavioral Dyscontrol Interview (SBDI; Bohus und Borgmann 2012) liegt ein diagnostisches Interview zur Erfassung dieser Verhaltensweisen vor. Entsprechend der Hierarchie der Behandlungsfokusse kann bei gegenwärtig lebensbedrohlichen (z. B. Suizidversuch in den letzten 3 Monaten) oder therapiezerstörendem Verhalten (z. B. ausgeprägter Substanzkonsum) das Modul Stresstoleranz aus der dritten Therapiephase in Teilen vorgezogen werden. In diesem Fall wird eine Verhaltensanalyse zu dem entsprechenden Verhalten erarbeitet, um vorausgehende und nachfolgende Bedingungen zu verstehen, und mithilfe einer Lösungsanalyse, Skills als Alternative zu dem dysfunktionalen Verhalten zu erarbeiten. Zuvor sollte jedoch ein Therapievertrag vereinbart werden.

- **Therapievertrag und Notfallplan erarbeiten**

Im Anschluss an die Erfassung von Problemverhaltensweisen werden Therapieziele und Erwartungen der Patienten exploriert. Es geht an dieser Stelle noch nicht darum, operationalisierte und messbare Therapieziele zu formulieren, sondern vielmehr darum, einen Eindruck von den Wünschen, der Motivation und den Annäherungszielen der Patienten zu bekommen. Vor diesem Hintergrund wird der Therapievertrag geschlossen.

Neben dem gemeinsamen Ziel, sich für die Erreichung der Therapieziele und ganz besonders für die Verbesserung der Lebensqualität zu engagieren, wird mit dem Patienten eine schnellstmögliche Reduktion von selbstschädigenden und therapiestörenden Verhalten sowie die Erarbeitung von Verhaltensanalysen bei problematischen Verhalten vereinbart. Besprochen werden auch das wöchentliche Anhören der Audioaufnahme der letzten Therapiesitzung sowie das Führen einer Tagebuchkarte. In der Tagebuchkarte werden täglich Freude und Not, Vertrauen in die Therapie, posttraumatische Symptome (Belastung durch Erinnerungen, Albträume), Schlafdauer und -qualität sowie individuell relevante Problemverhaltensweisen (z. B. Wutausbruch) und hilfreiche Verhaltensweisen (z. B. Einsatz von Skills, Sport) eingeschätzt. Die Tagebuchkarte soll am Anfang jeder Therapiesitzung angeschaut werden. Spätestens nach der Ausarbeitung der Therapieziele sollte die Tagebuchkarte um individuelle zielrelevante

Verhaltensweisen ergänzt werden (z. B. den Kindern Frühstück gemacht).

Schließlich wird ein Notfallplan erstellt. Neben Telefonnummern von Krisendiensten und Bezugspersonen werden darin die Adresse der zuständigen psychiatrischen Klinik sowie die telefonische Erreichbarkeit des Therapeuten notiert. Nachdem die Patienten über Skills zur Stresstoleranz verfügen, kann der Notfallplan um den individuellen Notfallkoffer erweitert werden.

- **Achtsamkeit und Self-Compassion einführen**

Es erfolgt eine kurze Einführung in das Skills-Konzept und hier insbesondere in die Achtsamkeit.

Skills-basierte Achtsamkeitsübungen spielen in der DBT-PTBS eine tragende Rolle. Patienten mit PTBS haben in der Regel große Schwierigkeiten, den gegenwärtigen Augenblick wahrzunehmen. Oft erleben sie die Vergangenheit in Intrusionen und Flashbacks wieder, grübeln über Vergangenes und sorgen sich bezüglich der Zukunft. Kleine Achtsamkeitsübungen zu Beginn jeder Therapiesitzung sowie tägliche Achtsamkeitsübungen zu Hause sollen die meta-kognitive und meta-emotionale Kompetenz verbessern und so eine gewisse Distanz und Leichtigkeit den eigenen Gedanken und Gefühlen gegenüber ermöglichen. Eine Besonderheit liegt hier in der Entwicklung eines imaginativen Verständnisses für ein „wohlwollend-unterstützendes Selbst".

Dieses Konzept stammt aus der Compassion Focused Therapy (Gilbert 2013). Das „compassionate self" wird darin mit einer annehmenden, fürsorglichen und unterstützenden Komponente auf der einen Seite und einer fordernden, kraftvollen und motivierenden Komponente auf der anderen Seite beschrieben. Patienten werden im weiteren Verlauf immer wieder darin unterstützt, die Haltung des wohlwollend-unterstützenden Selbst einzunehmen und mit „freundlichen Augen" auf sich selbst und die eigenen Bemühungen und Gefühle zu schauen. In Achtsamkeitsübungen üben sie, sich selbst freundlich zu begrüßen, sich selbst etwas Gutes zu wünschen und Mitgefühl zu empfinden.

- **Lebenslinie erstellen**

Schließlich erstellen die Patienten in dieser Therapiephase eine Lebenslinie, in der sie an einen Zeitstrahl ihre emotional bedeutsamen, sowohl schmerzlichen als auch schönen Lebenserfahrungen notieren. Die zu Hause vorbereitete Lebenslinie wird dann gemeinsam in der Therapiesitzung durchgesprochen. Dafür wird in der Regel eine Doppelstunde eingeplant. Die Besprechung erfolgt chronologisch, beginnend von der Geburt bis zum jetzigen Alter. Hinsichtlich der belastenden Ereignisse kann erfragt werden, wie diese in der damaligen Zeit erlebt wurden, welche Gefühle im Vordergrund standen und auch welche Gefühle heute vorherrschend sind.

Dabei geht es nicht darum, Emotionen zu prozessieren oder Kognitionen zu verändern, vielmehr geht es darum, ein Verständnis der Lebensgeschichte, der Ressourcen und schmerzlichen Erfahrungen zu entwickeln. Es wird erfragt, welche der Ereignisse heute auf welche Art und Weise eine Rolle spielen und womit die meiste Belastung einhergeht. Diese Ereignisse stellen die sogenannten Index-Ereignisse dar, die später in der Exposition fokussiert werden.

> Damit wird auch die Haltung gestärkt, dass Trauma-fokussierende Therapie keine Aufarbeitung aller schmerzlichen Erfahrungen, sondern eine Behandlung von heutigen Symptomen und Schwierigkeiten aufgrund der traumatischen Ereignisse ist.

Abschließend können die Wünsche und Ziele der Patienten für das weitere, noch nicht entfaltete Leben exploriert werden.

9.4.2 Störungs- und Behandlungsmodell

> **EyeCatcher**
>
> In der zweiten Therapiephase wird ein individuelles Störungs- und Behandlungsmodell mit den zentralen Meidungs- und Fluchtstrategien sowie den persönlichen Werten und Therapiezielen erarbeitet.

Es erfolgt Psychoedukation sowie eine Analyse von Bedingungen, die einer erfolgreichen Exposition im Weg stehen. Abschließend stellen Therapeut und Patient das Modell im Konsultationsteam vor. Die folgende Übersicht zeigt die Behandlungsmodule der zweiten Therapiephase, die alle obligatorisch sind. Die zweite Phase umfasst etwa 4 bis 5 Therapiesitzungen im ambulanten Behandlungsrahmen.

Therapiephase 2: Störungs- und Behandlungsmodell
— Modell der PTBS erarbeiten
— Werte und Behandlungsziele klären
— Wichtige Beziehungserfahrungen analysieren
— In dem Konsultationsteam vorstellen

- **Modell der PTBS erarbeiten**

Im Anschluss an die Lebenslinie erfolgt die genauere Exploration der engeren PTBS-Symptomatik, d. h. des Trauma-Netzwerks mit Wiedererlebenssymptomen und traumaassoziierten Kognitionen und Emotionen sowie der individuellen Meidungs- und Fluchtstrategien. Dazu wird das in ◘ Abb. 9.2 dargestellte Modell am Flipchart erarbeitet und im Gespräch nach und nach mit Inhalt gefüllt. Im Modell wird angenommen, dass eine Vielzahl äußerer (z. B. Gerüche) und innerer Stimuli (z. B. sexuelle Erregung) das Trauma-Netzwerk aktivieren kann. Als Bewältigungsversuch

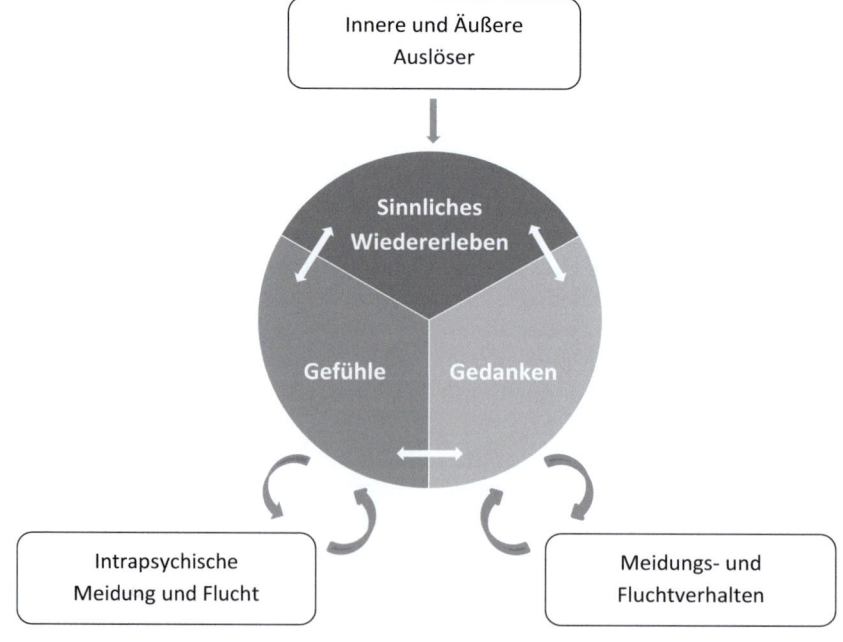

◘ Abb. 9.2 Störungsmodell der PTBS

haben die Patienten, Strategien entwickelt, die Erinnerungen zu vermeiden bzw. zu beenden. Dabei können intrapsychische Strategien (z. B. Dissoziation, Suizidgedanken) von Verhaltensweisen (z. B. Selbstverletzung, Substanzmissbrauch) unterschieden werden. Kurzfristig reduzieren diese Strategien die emotionale Belastung und werden so negativ verstärkt. Langfristig verhindern sie jedoch den Abgleich der Erinnerungen mit der Gegenwart und behindern inhibitorische Lernprozesse. Viele dieser für die heutige Lebensgestaltung dysfunktionalen Strategien werden später im Modell „Alter Weg – Neuer Weg" im Alten Weg eingeordnet.

Während des gesamten Gesprächs lässt der Therapeut Psychoedukation einfließen und nutzt Validierungsstrategien. Gemeinsam werden die kurzfristige Funktionalität und die langfristige aufrechterhaltende Funktion der bisherigen Bewältigungsstrategien erarbeitet. Dazu bietet sich auch die Wasserball-Metapher (Priebe 2014) an. Darin wird das Trauma-Netzwerk als Wasserball symbolisiert, der durch Meidung und Flucht unter die Wasserfläche gedrückt wird. Es kostet viel Kraft und ist zudem auf Dauer unmöglich, den Wasserball unter Wasser zu halten. Wenn er dann mit Wucht nach oben schießt, fühlt es sich unkontrollierbar an. Um diesen ständigen Wechsel zwischen Wegdrücken und Hochschießen zu beenden, sollte der Wasserball langsam, kontrolliert und mit therapeutischer Unterstützung an die Wasseroberfläche auftauchen. Um dann weiter die Größe des Wasserballs zu reduzieren, d. h. etwas „Luft" aus dem Wasserball zu lassen, findet im nächsten Schritt eine detaillierte Auseinandersetzung mit dem Erlebten statt.

- **Werte und Behandlungsziele klären**

Im nächsten Schritt werden die Therapieziele der Patienten erarbeitet. Die meisten Patienten wünschen sich natürlich, dass ihre PTBS-Symptomatik reduziert wird und im besten Fall ganz weg geht. Das ist zum einen nicht realistisch, weil Erinnerungen an die traumatischen Erfahrungen und auch Gefühle per se nicht pathologisch sind.

> Die symptomverstärkenden Feedbackschleifen zwischen intrusiven lebendigen Erinnerungen, der Bewertung dieser Erinnerungen als „gefährlich" und die aktivierten Meidungs- und Fluchtstrategien sind pathologisch.

Zum anderen reicht die Reduktion der PTBS-Symptomatik vor dem Hintergrund des eingeschränkten Handlungs- und Lebensspielraums für die Erreichung des übergeordneten Therapieziels – Verbesserung der Lebensqualität – nicht aus. Dazu bedarf es Annäherungszielen, die eine tragfähige Motivation ermöglichen. Daher setzen sich die Patienten an dieser Stelle der Therapie mit ihren persönlichen Werten, mit den Dingen, die ihnen im Leben wirklich wichtig sind, auseinander. Aus der Akzeptanz- und Commitment-Therapie liegen für die Erarbeitung von Werten viele hilfreiche Arbeitsmaterialien, wie beispielsweise der Werte-Kompass, vor (Eifert 2011; Wengenroth 2017).

In der DBT-PTBS wird zudem die „Geburtstagsrede" genutzt. Dabei schreiben die Patienten für die Rede eines Freundes anlässlich ihres eigenen 80. Geburtstages einige Dinge auf, die ihnen im Leben wirklich wichtig waren.

Die werte- und zielorientierten Verhaltensweisen werden in das Modell „Alter Weg – Neuer Weg" (◘ Abb. 9.3) aufgenommen. Dieses an die ACT-Matrix angelehnte Modell differenziert in einen Alten Weg (unter der horizontalen Linie) und einen Neuen Weg (über der horizontalen Linie).

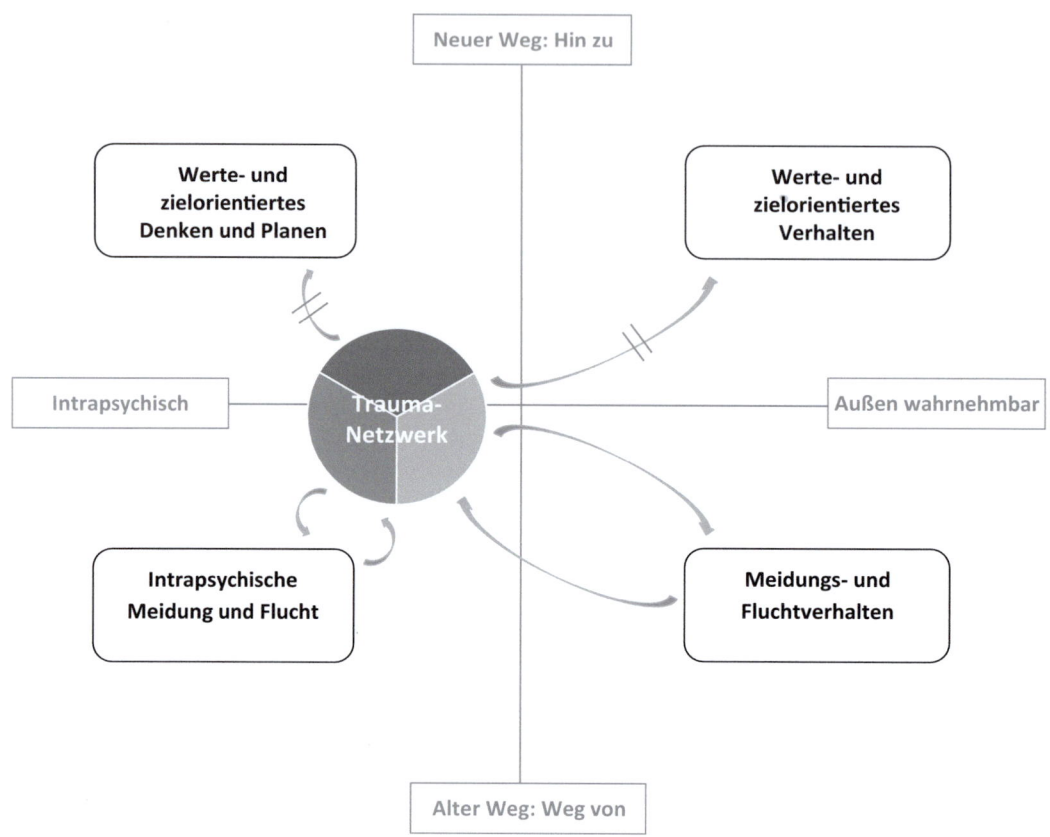

Abb. 9.3 Der Alte Weg und der Neue Weg

Die dysfunktionalen Flucht- und Meidungsstrategien werden in den unteren Teil als Alter Weg gekennzeichnet. Im oberen Teil werden zielorientierte Verhaltensweisen, Gedanken und Gefühle eingetragen.

Vor diesem Hintergrund werden etwa drei konkrete Therapieziele formuliert.

Anschließend wird erfragt, was die Umsetzung dieser zielorientierten Verhaltensweisen erschwert. Neben objektiven Hindernissen (z. B. kein Geld) und positiven Verstärkern, die in der DBT-PTBS als „Raststätten" bezeichnet werden (z. B. Rente), spielen früh-erworbene kognitiv-emotionale Schemata meist die zentralste Rolle.

> **EyeCatcher**
>
> Die im Selbstkonzept verankerten Schemata werden in der DBT-PTBS als „kleine Monster" bezeichnet. Sie werden ganz besonders bei dem Versuch, entgegengesetzt zu handeln, aktiviert, sollten antizipiert und benannt werden (z. B. „Es wird eh nie besser.", „Ich habe es nicht verdient, dass es mir besser geht.", „Menschen kann man nicht vertrauen.").

- **Wichtige Beziehungserfahrungen analysieren**

Patienten mit komplexer PTBS haben oft schwerwiegende Enttäuschungen durch primäre Bezugspersonen erlebt, die ihre heutigen Erwartungen und Bewertungen in zwischenmenschlichen Beziehungen und auch in der therapeutischen Beziehung beeinflussen. Viele Erwartungen und Befürchtungen können in der therapeutischen Beziehung reaktiviert werden und entsprechend die therapeutische Arbeit erschweren. Daher werden diese Schwierigkeiten in der DBT-PTBS antizipiert. Die DBT-PTBS nutzt dabei das von McCullough für die Therapie von Patienten mit chronischer Depression entwickelte Konzept der „Prägenden Bezugspersonen" (McCullough et al. 2015). Patienten benennen zunächst prägende Bezugspersonen und berichten welche Erfahrungen sie mit ihnen in wesentlichen Bedürfnissen gemacht haben. Vor diesem Hintergrund wird geschlussfolgert, welche Erwartungen sie heute in Beziehungen haben und was das konkret für die therapeutische Arbeit bedeutet.

▪ **Dem Konsultationsteam vorstellen**

Etwa nach der 10. Therapiesitzung stellen Therapeut und Patient das Fallkonzept („Der Alte und der Neue Weg") im Konsultationsteam vor. Für die Vorstellung werden insgesamt 20 bis 30 Minuten eingeplant. Die Mitglieder des Teams können Fragen stellen, Einwände erheben und Arbeitsaufträge vorschlagen; sie können ihre Anerkennung für die Arbeit von Therapeuten und Patient aussprechen, loben und würdigen.

9.4.3 Skills und kognitive Elemente

EyeCatcher

In der dritten Therapiephase werden Fertigkeiten zur Reduktion von verhaltensbezogenen (z. B. Selbstverletzung) und emotionalen (z. B. Dissoziation, Schuld) Fluchtstrategien vermittelt.

Die Behandlungsmodule der dritten Therapiephase sind nachfolgend dargestellt. Einige der Module werden nur eingesetzt, wenn die entsprechenden Symptome vorliegen und sind fakultativ. Aufgrund der fakultativen Therapiemodule variiert die Dauer dieser Phase und beinhaltet im ambulanten Behandlungsrahmen zwischen 4 und 10 Therapiesitzungen.

Therapiephase 3: Skills und kognitive Elemente
– Stresstoleranz verbessern (o)
– Dissoziation reduzieren (f)
– Emotionen regulieren (o)
– Schuld reduzieren (f)
– Scham reduzieren (f)

▪ **Stresstoleranz verbessern**

Mithilfe von Skills zur Stresstoleranz sollen die Patienten lernen, Zustände von hoher Anspannung besser zu tolerieren und zu reduzieren, statt dysfunktionale Verhaltensmuster einzusetzen. Aus der Standard-DBT liegt eine Vielzahl an Stresstoleranz-Skills vor (Bohus und Wolf 2012). Zunächst lernen die Patienten, ihre innere Anspannung auf einer Skala von 0 bis 100 einzuschätzen. Als Unterstützung schätzen sie ihre Anspannung über mehrere Tage mehrmals täglich in Spannungskurven ein. Zu Beginn werden den Patienten vor allen Skills zur Krisenbewältigung vermittelt, d. h. Skills, die schnell und kurzfristig wirken. Dazu gehören beispielsweise ablenkende Skills wie Aktivitäten (z. B. Mandala malen), starke sensorische Reize (z. B. Eisgkissen auf den Unterarm legen) und Hirn-Flickflacks (z. B. von 778 immer 7 subtrahieren).

Im weiteren Verlauf spielen die Skills zur radikalen Akzeptanz und zum Annehmen der Realität eine größere Rolle. Ihre funktionierenden Stresstoleranz-Skills sollen die Patienten in ihrem Notfallkoffer immer verfügbar haben. Nachdem die Patienten durch den Einsatz von Stresstoleranz-Skills wieder in der Lage sind, klarer zu denken, sollen sie im nächsten Schritt versuchen, zu verstehen, welche äußeren und inneren Auslöser zu der hohen Anspannung beigetragen haben. Daher wird eine Skills-Kette bestehend aus Stresstoleranz-Skills und Skills zur Gefühlsregulation gebildet.

Generell und auch etwas im Unterschied zur Standard-DBT kommen die Skills zum Annehmen der Realität und zur Gefühlsregulation stärker zum Tragen. Der zu rasche und zu häufige Einsatz von Skills zur Krisenbewältigung vermittelt implizit, dass man sich von Gefühlen und den Erinnerungen ablenken muss. Nur bei einem stark reduzierten Kontakt zur Realität (z. B. bei ausgeprägter Dissoziation oder einem dissoziativen Flashback), bei starkem Drang für ein Problemverhalten und in einer Situation, die klareres Denken und Distanz zu Emotionen erfordert (z. B. Besprechung auf der Arbeit), wird der Einsatz von stärker distanzierenden Krisenbewältigungs-Skills empfohlen.

- **Dissoziation reduzieren**

Bei vielen Patienten ist eine hohe Anspannung mit Dissoziation assoziiert. Dissoziative Symptome sind vorübergehende Störungen der Raum-, Zeit- und Selbstwahrnehmung. Neben dem damit einhergehenden Leid behindern dissoziative Symptome in der therapeutischen Sitzung emotionales Lernen und stellen einen Prädiktor für einen geringeren Therapieerfolg dar (Ebner-Priemer et al. 2009; Kleindienst et al. 2016). Vor diesem Hintergrund wird Dissoziation in der DBT-PTBS als therapiebehindernd angesehen und es wird gefordert, dass Patienten vor dem Beginn der Exposition in der Lage sind, Frühwarnzeichen zu erkennen und anti-dissoziative Fertigkeiten einzusetzen.

Zur Identifikation von Auslösern, Frühwarnzeichen und aufrechterhaltenden Bedingungen werden zunächst Verhaltensanalysen zu konkreten Episoden mit Dissoziation erarbeitet.

> Dissoziative Symptome können sowohl durch spezifische traumaassoziierte Reize als auch durch unspezifische Anspannung ausgelöst werden.

Viele Patienten berichten als Frühwarnzeichen eine Veränderung im Hören und Sehen und ein Gefühl der Unwirklichkeit. Zur Unterbrechung der Dissoziation und zur Reorientierung in der Gegenwart haben sich starke sensorische Reize wie ein Eisgelkissen, kaltes Wasser, saure Bonbons, Muskelaktivität (z. B. Liegestütze) und stechende Gerüche als hilfreich erwiesen.

EyeCatcher

Die Aufrechterhaltung der Symptomatik wird durch die nachfolgenden Konsequenzen gesteuert.

Neben der Reduktion der aversiven Gefühle (negative Verstärkung) spielen häufig auch die Reaktionen im persönlichen und therapeutischen Umfeld (positive Verstärkung) eine zentrale Rolle. Das heißt natürlich nicht, dass Dissoziation intentional gezeigt oder gar vorgetäuscht wird, um Aufmerksamkeit und Zuwendung zu erhalten. Zur Unterbrechung dieser Verstärkungsprozesse sollten die Prinzipien der Operanten Konditionierung offen mit Patienten und Angehörigen besprochen werden.

> Um zu verhindern, dass Betroffene dies als einen Vorwurf erleben, bietet es sich an, vom „Gehirn" als Objekt zu sprechen, das auf „Belohnung" reagiert und entsprechendes Verhalten immer wieder initiiert.

Zur Reduktion der generellen Anfälligkeit für Dissoziation sollten eine ausreichende Trinkmenge und erholsamer Schlaf gefördert werden.

■ **Emotionen regulieren**

Das Modul „Emotionen regulieren" nutzt im Wesentlichen die Interventionen der Standard-DBT (Bohus und Wolf 2012). Zunächst lernen die Patienten die grundlegende evolutionäre Bedeutung von Emotionen kennen. Dabei werden besonders traumaassoziierte Gefühle wie Angst, Schuld, Scham und Ekel vertieft und auch deren Bedeutung im Zusammenhang mit traumatischen Ereignissen besprochen.

Danach werden über die Vermittlung der unterschiedlichen Ebenen eines emotionalen Netzwerkes (Körper, Gedanken, Wahrnehmung, Handlungsimpuls) Möglichkeiten der Emotionsidentifikation deutlich gemacht.

Zumeist lässt sich eine Emotion am einfachsten über deren Handlungsimpuls identifizieren (z. B. bei Angst der Impuls, wegzulaufen). Die Beschreibung konkreter Gefühle auf der Ebene des Körpererlebens, der Gedanken, der Wahrnehmung und des Handlungsimpulses eröffnet den Betroffenen Handlungsspielraum und Möglichkeiten zur Abschwächung intensiver Gefühle oder nicht-hilfreicher Handlungsimpulse. Neben der Einschätzung, ob die Umsetzung des Handlungsimpulses werte- und zielorientiert ist, sollten Patienten mit PTBS hinterfragen, ob das Gefühl für die aktuelle Situation gerechtfertigt ist oder vor allen mit den traumatischen Erfahrungen assoziiert ist.

Zum Abschwächen der Gefühle lernen die Patienten, ihre Atmung zu beruhigen, ihre Körperhaltung zu verändern, Gedanken zu hinterfragen und ihren Wahrnehmungsfokus zu verändern.

Langfristig besonders wirksam ist das sogenannte „Entgegengesetzte Handeln", also sich entgegengesetzt zum ursprünglichen Handlungsimpuls zu verhalten, beispielsweise sich bei Angst einer Situation stellen, bei Scham über das Beschämende sprechen, sich bei Selbstekel freundlich berühren, sich bei Schuld etwas Gutes tun.

Kurzfristig führen diese Verhaltensweisen oft zu einer Belastungszunahme, langfristig führen sie jedoch zu einer Abnahme der Gefühlsintensität.

■ **Schuld reduzieren**

> Schuld entsteht aus der subjektiven Bewertung, gegen eigene moralische Standards verstoßen zu haben. Bei Betroffenen von traumatischen Erfahrungen hat die Schuld oft eine hohe Funktionalität und stellt eine Strategie dar, um noch schmerzlichere Gefühle zu vermeiden.

In unvorhersehbaren und unkontrollierbaren Situationen erlaubt Schuld ein Gefühl der subjektiven Kontrolle, denn etwas falsch gemacht zu haben heißt auch, man hätte etwas tun können.

Das ist für viele Betroffene erträglicher, als Ohnmacht zu erleben.

Zudem ermöglichen Schuldgefühle besonders bei interpersonellen Gewalterfahrungen durch primäre Bezugspersonen, auch zugewandte Gefühle zu den Bezugspersonen beizubehalten und im Erwachsenenalter Beziehungen aufrechtzuerhalten.

Für die Bearbeitung der Schuldgefühle werden in der DBT-PTBS kognitive Techniken (Ehlers 1999) genutzt. Dazu wird zunächst exploriert, was die Patienten sich genau vorwerfen, also was sie denken, was sie nicht hätten tun dürfen bzw. was sie hätten tun sollen. Bei der Bewertung des eigenen Verhaltens werden in der Regel der damalige Kontext, der damalige Alters- und Entwicklungsstand, Beziehungsgefüge sowie die damaligen Handlungsmöglichkeiten nicht ausreichend berücksichtigt, sondern das Verhalten aus heutiger Perspektive und mit dem heutigen Wissen beurteilt. Vor diesem Hintergrund werden die Vorgänge und Handlungen während des traumatischen Geschehens genau analysiert und erfragt, warum sich der Patient damals auf diese Art und Weise verhalten hat. Zudem kann ein Perspektivenwechsel hilfreich sein, also die Frage, wie die Patienten die Situation einschätzen würden, wenn es nicht um sie, sondern um eine gute Freundin/einen guten Freund ginge. Darüber hinaus kann die Bewertung aus Sicht des wohlwollend-unterstützenden Selbst eine Neubewertung erleichtern. Bei sehr hartnäckigen Schuldgefühlen kann es sinnvoll sein, die heutige Funktionalität des Gefühls mithilfe von Vier-Felder-Schemata zu den positiven und negativen kurz- und langfristigen Konsequenzen zu erarbeiten.

- **Scham reduzieren**

Die Bewertung durch das erfahrene und vermeintlich schuldhafte Verhalten als Person, den eigenen Wert und die Würde verloren zu haben und als Mensch von anderen weniger gemocht und angesehen zu werden, ist eines der zentralen Gefühle, die das Selbstkonzept von Patienten mit komplexer PTBS durchdringen.

Auch hier können kognitive Interventionen hilfreich sein (z. B. „Wer müsste sich eigentlich schämen?" – „Wenn es nicht um Sie ginge, sondern um eine andere Person, wie würden Sie es dann sehen?"). Diese rein kognitiven Interventionen stoßen jedoch an eine Grenze, und es bedarf tatsächlicher Rückmeldung von anderen Personen. Ganz besonders wichtig sind dabei die Therapeuten. Ihre beständige Wertschätzung, Anerkennung und Beibehaltung der therapeutischen Beziehung ermöglichen eine Korrektur der Befürchtung. In den Sitzungen sollen die Therapeuten immer wieder Psychoedukation und Normalisierung (Geschichte anderer Patienten) einfließen lassen.

Sehr tabuisierte Themen können antizipatorisch normalisiert und validiert werden, d. h. noch bevor der Patient davon berichtet hat (z. B. Erleben von sexueller Erregung während der sexualisierten Gewalt). Auch das Teilen der Erfahrung mit Bezugspersonen oder auch in therapeutischen Gruppen oder das Durchführen einer Umfrage können hilfreich sein.

Im weiteren therapeutischen Prozess geht es immer wieder darum, den Patienten zu helfen, eine wohlwollende, mitfühlende und wertschätzende Sicht auf sich selbst zu entwickeln. Die Übungen zum wohlwollend-unterstützenden Selbst spielen daher eine wichtige Rolle. Um Scham in konkreten Situationen abzuschwächen üben die Patienten, eine entgegengesetzt zur Scham aufrechte Körperhaltung einzunehmen.

9.4.4 Exposition

> **EyeCatcher**
>
> Im Zentrum der vierten Therapiephase steht die expositionsbasierte Bearbeitung von traumaassoziierten Emotionen und Erinnerungen.

Im Folgenden werden die obligatorischen und fakultativen Module dieser Therapiephase im Überblick gezeigt, die etwa 12 ambulante Sitzungen umfasst.

Therapiephase 4: Exposition
- Exposition vorbereiten (o)
- In-sensu-Exposition durchführen (o)
- In-vivo-Exposition durchführen (f)
- Albträume reduzieren (f)

- **Exposition vorbereiten**

Vor dem Beginn der Exposition sollten bestimmte Bedingungen erfüllt sein. In den vorangegangenen Behandlungsmodulen wurden den Patienten Fertigkeiten vermittelt, um diese Bedingungen erfüllen zu können.

Im stationären Behandlungsrahmen sollten in den letzten 4 Wochen kein lebensgefährliches Verhalten mehr aufgetreten sein, ambulant empfiehlt sich eine Zeit von 8 Wochen. Patienten sollten in der Lage sein, beginnende Dissoziation zu erkennen und anti-dissoziative Fertigkeiten einzusetzen. Zudem sollten sie über einen funktionierenden Notfallkoffer verfügen. Sie sollten das Rational für Exposition verstanden und sich nach der Bearbeitung von möglichen Befürchtungen dafür entschieden haben. Der konkrete zeitliche Beginn sollte schließlich vor dem Hintergrund der aktuellen Lebensumstände geplant werden.

In den ersten zwei Wochen der Exposition sind Patienten nicht selten empfindsamer und belasteter, sodass es hilfreich ist, wenn sie etwas weniger beruflichen oder schulischen Anforderungen ausgesetzt sind. Zudem sollten sie in dieser Zeit mehr Unterstützung erfahren. Dazu können Partner, Freunde oder andere Bezugspersonen informiert und Unterstützungsmöglichkeiten überlegt werden. Der weitere Tag der ersten Exposition sollte geplant werden. Am Tag oder Folgetag der ersten Exposition empfiehlt sich ein fest vereinbarter Telefonkontakt mit dem Therapeuten.

- **Exposition**

In der Exposition werden die Index-Ereignisse fokussiert, d. h. die Ereignisse, die heute am häufigsten und mit der höchsten Belastung wiedererlebt werden.

Falls Patienten mehrere Ereignisse als Index-Ereignisse benennen, wird gemeinsam entschieden, mit welchem der Ereignisse begonnen wird. Nachdem die Patienten den Ablauf und damalige sowie heutige Gefühle erzählt haben, erhalten sie die Hausaufgabe, den Ablauf des Ereignisses mit allen Gefühlen und Gedanken aufzuschreiben. Darüber hinaus sollten sie aufschreiben, wie es damals war, als sie jemanden davon erzählt haben bzw. versucht haben, es zu erzählen. In der anschließenden therapeutischen Sitzung liest der Patient den Trauma-Bericht vor. Nach dem Vorlesen erfragt der Therapeut den aktuellen Belastungsgrad und die aktuellen Gefühle. Im Anschluss kann eine kognitive Nachbearbeitung erfolgen.

In der nächsten Sitzung erfolgt die in-sensu-Exposition, in der der Patient das Ereignis vor seinem inneren Auge ablaufen lässt und schildert. Es wird ein Stopp-Zeichen vereinbart, und die Therapeuten erfragen regelmäßig den Belastungsgrad auf einer Skala von 0 bis 100. Durch die Exposition soll erreicht werden, dass zwischen damals und heute diskriminiert wird und entsprechend dem inhibitorischen Lernen (Craske et al. 2014) die automatisierten emotionalen Reaktionen nach und nach geringer werden. Zudem sollen die Patienten die Erfahrung machen, dass sie auch starke Gefühle tolerieren können und so Befürchtungen und Annahmen korrigieren (z. B. „Ich werde verrückt, wenn ich das Gefühl zulasse.").

Letztlich soll dadurch der Meidungs- und Fluchtimpuls abgeschwächt werden, um so die sich selbst verstärkende Dynamik aus lebendigen Erinnerungen und Meidung und Flucht zu beenden.

Um diese Ziele zu erreichen ist es notwendig, sowohl das Trauma-Netzwerk zu aktivieren als auch den Gegenwartsbezug zu sichern.

Zur Herstellung der Balance zwischen Aktivierung traumaassoziierter Gefühle und Gegenwartsbezug erfolgt die Exposition nach dem Prinzip der Skills-assistierten Exposition, in der je nach Bedarf Techniken zur Verstärkung Trauma-assoziierter Erinnerungen und Emotionen oder zur Verstärkung des Gegenwartsbezuges genutzt werden. Hierzu gibt es eine Vielzahl unterschiedlicher Interventionen, die in
- Tab. 9.1 aufgeführt sind.
- Alle Interventionen, die auf der körperlichen, sensorischen, kognitiven und emotionalen Ebene dem Trauma entsprechen, verstärken die Aktivierung.
- Alle Interventionen, die auf der körperlichen, sensorischen, kognitiven und emotionalen Ebene dem Trauma widersprechen, schwächen die Aktivierung ab.

Tab. 9.1 Skills-assistierte Exposition: Interventionen

Techniken, um Trauma-assoziierte Erinnerungen und Emotionen zu verstärken	Techniken, um den Kontakt zur Gegenwart zu verstärken
Zeit	
Berichten in der Gegenwartsform	Berichten in der Vergangenheitsform
Person	
Berichten in der Ich-Form	Berichten in der dritten Person
Augen	
Berichten mit geschlossenen Augen	Berichten mit geöffneten Augen
Perspektive	
Erlebensperspektive Berichten von sensorischen, gedanklichen und emotionalen Erfahrungen	Beobachterperspektive Berichten der Fakten
Körperhaltung	
Körperposition ähnlich wie während der Traumatisierung (Liegen, Knien etc.)	Körperposition sehr stark sich unterscheidend von der Traumatisierung (Berichten im Gehen, beim Fahrradfahren; auf Stepper etc.)
Sprache	
Bericht in der Sprache, in der Patient während der Traumata kommunizierte (z. B. Muttersprache, wortwörtliche Rede)	Berichten in der heute genutzten Sprache
Stimuli	
Darbietung von in-vivo-Reizen (z. B. einem Foto von damals, einem Kleidungsstück)	Darbietung von Unterscheidungsreizen (z. B. angenehmer Geruch, Bonbon, Hände des Patienten verschränkt halten oder auch drücken, Stimme/nonverbale Hörersignale („hmmm")/Bemerkungen/Fragen des Therapeuten, die signalisieren, dass der Patient in Sicherheit ist
Therapeutenverhalten	
Eher wenig störend	Häufiges Wiederholen des Gesagten
Vertiefende Fragen zum Erleben	Kognitive und sensorische Interventionen zur Unterscheidung zwischen damals und heute (z. B. Wo sind Sie gerade? Sehen Sie sich im Raum um, beschreiben sie den Raum; Was wissen Sie heute? Was spüren Sie heute? Wie groß sind Sie heute?)

Je nach Dauer der Narration wird in derselben Sitzung entweder das gesamte Ereignis ein zweites Mal oder nur der „hot spot", also der Teil des Ereignisses, der heute mit der höchsten Belastung einhergeht, imaginiert.

Zum Ende dieses Durchgangs sollte der Patient sich im Hier und Jetzt orientieren und erneut den Belastungsgrad und die Gefühle einschätzen.

Je nach vorherrschenden Gefühlen kann sich eine kognitive Nachbearbeitung (z. B. bei Schuld), der Einsatz von Diskriminationstraining (z. B. bei Ekel und Angst) oder auch der Einsatz von Skills (z. B. bei Dissoziation) anschließen.

Zur Stärkung von Akzeptanz und Mitgefühl können zum Ende der Exposition noch Akzeptanz- und Mitgefühlssätze aus Sicht des wohlwollend-unterstützenden Selbst formuliert werden. Dieses Vorgehen erfolgt etwa die nächsten 5 bis 6 Sitzungen. Zwischen den Sitzungen hören die Patienten die Tonaufnahme der letzten Expositionssitzung als Therapieaufgabe. Nach und nach sollte eine Belastungsreduktion mit der Entwicklung von heute unangemessenen Gefühlen zu heute angemessenen Gefühlen zu beobachten sein.

Es hat sich als hilfreich erwiesen, die letzte Exposition im Modus des wohlwollend-unterstützendem Selbst zu imaginieren. Anschließend können ein zweites oder drittes Index-Ereignis fokussiert werden. Dabei ist oft eine geringere Sitzungsanzahl nötig.

- **Exposition in vivo**

Nachdem in der in-sensu-Exposition eine erste Belastungsabnahme zu beobachten ist, sollte gemeinsam überlegt werden, ob noch in-vivo-Expositionen durchgeführt werden sollten. Es stellt sich dabei immer die Frage, ob es Dinge gibt, die der Patient im Alltag meidet oder nur unter hohem Energieaufwand durchführen kann (z. B. Nutzen der öffentlichen Verkehrsmittel, Aufsuchen bestimmter Orte).

Zur Vorbereitung der Exposition sollte ein Gefühlsprotokoll erarbeitet werden, um die Sicherheitsverhaltensweisen (z. B. an der Tür stehen) und Befürchtungen (z. B. „Mir wird wieder etwas passieren.") zu identifizieren.

Expositionen sollten ohne Sicherheitsverhaltensweisen erfolgen und unter Berücksichtigung der befürchteten Konsequenzen ausgewertet werden.

> Auch hier gilt, dass Lernen unter Dissoziation und Hochspannung eingeschränkt ist, sodass der Gegenwartsbezug zentral ist und auch durch die Nutzung von Stresstoleranz-Skills gestärkt werden kann.

Die Entscheidung, ob diese Expositionen zunächst in therapeutischer Begleitung durchgeführt werden soll, oder gleich im Selbst-Management, ist von Fall zu Fall zu klären.

- **Albträume reduzieren**

Manche Patienten leiden auch nach der in-sensu-Exposition unter Albträumen. Hier können spezifische Interventionen zur Behandlung eingesetzt werden. Bei erinnerbaren Albträumen kann in Anlehnung an die Imagery Rehearsal Therapy (Krakow und Zadra 2006) ein neues Ende für den Traum überlegt werden und der gesamte Traum mit neuem Ende anschließend tagsüber über mehrere Tage imaginiert werden.

Bei weiter persistierenden Albträumen oder auch bei weniger gut erinnerbaren Träumen können auch pharmakotherapeutische Behandlungsversuche vorgenommen werden. Neben den α-Adrenozeptorantagonisten (Prazosin und Doxazosin) finden sich auch erste Wirksamkeitshinweise für die Behandlung mit Cannabinoiden.

9.4.5 Seinen Frieden machen

> **EyeCatcher**
>
> Die sechste Therapiephase soll die Akzeptanz des Erlebten stärken und damit einhergehende Trauerprozesse begleiten.

Dafür werden etwa zwei ambulante Therapiesitzungen genutzt.

Therapiephase 5: Seinen Frieden machen

— Die Vergangenheit annehmen (o)
— Trauern (f)

Die Vergangenheit annehmen

Vielen Patienten fällt es schwer, die erfahrenen traumatischen Ereignisse als unveränderbar und geschehen anzunehmen. Sie grübeln über das „*Warum*" und das „*Was wäre, wenn*" und versuchen, das Erlebte irgendwie ungeschehen zu machen.

Diese Nicht-Akzeptanz bindet Energie und erschwert es, sich auf Neues einzulassen und steht somit oft der Verwirklichung eigener Lebensziele im Weg.

Bereits am Ende jeder einzelnen Expositionssitzung sind die Patienten angehalten, sich Akzeptanz- und Mitgefühlssätze zu sagen. In diesem Modul soll der Akzeptanzprozess weiter vertieft werden. Gerade vor dem Hintergrund, dass in der Exposition nur wenige der traumatischen Erfahrungen der Betroffenen fokussiert wurden, soll die Akzeptanzarbeit die Generalisierung der veränderten Sicht auf die gesamte Lebensgeschichte erleichtern.

> Akzeptanz heißt dabei nicht, dass Betroffene nicht belastet sein dürfen oder gar das Erfahrene gutheißen oder entschuldigen, es heißt die Erfahrungen und das damalige Erleben als unveränderbare Tatsachen anzunehmen.

Dazu formulieren die Patienten eine Reihe von Akzeptanzsätzen zu den traumatischen Erfahrungen, dem damaligen Erleben und weiteren tatsächlichen Konsequenzen (z. B. *„Mein Vater hat mich von meinem 5. bis zum 12. Lebensjahr sexuell missbraucht. Ich habe mich in dieser Zeit oft traurig und einsam gefühlt. Aus Angst vor Sexualität bin ich bis jetzt keine Partnerschaft eingegangen, obwohl ich mir sehr einen Partner gewünscht habe."*).

Die Patienten werden angehalten, diese Sätze aufzuschreiben und vorzulesen oder laut auszusprechen oder aufzunehmen und zu hören. Sie sollen dies in einer annehmenden Körperhaltung (nach oben geöffnete Handflächen, leichtes Lächeln) tun und ihre auftauchenden Gedanken und Gefühle nicht-bewertend wahrnehmen und beobachten. Zudem werden sie darin unterstützt, einen würdigenden, tröstenden Satz zu finden, sich diesen Satz im Modus des wohlwollend-unterstützenden Selbst laut zu sagen und mit einer selbstzugewandten Geste zu verstärken (z. B. rechte Hand auf die Brust legen).

Trauern

> Oft geht die Akzeptanz-Arbeit mit Trauer einher. Insbesondere dann, wenn es darum geht, sich von Wünschen an primäre Bezugspersonen oder den Wunsch nach einer glücklichen und geborgenen Kindheit zu verabschieden.

Diese Wünsche schaffen Verbundenheit und schützen vor Traurigkeit, gleichzeitig sind sie mit ungestillten Sehnsüchten und starken Bedürfnissen verbunden, die im Hier und Jetzt nicht erfüllt werden können.

Oft prägen sie auch die heutige Beziehungsgestaltung zu den Bezugspersonen, sodass es wichtig ist, die kindlich illusionäre Beziehung zu den Eltern zu beenden und einer erwachsenen Betrachtung zu eröffnen.

Zur Unterstützung dieses Prozesses können die Wünsche aufgeschrieben werden und dann mit einem Trauerritual verabschiedet werden (z. B. verbrennen, an einen Luftballon binden und loslassen). Über die Aktivierung des wohlwollend-unterstützenden Selbst soll Mitgefühl und Trost verstärkt werden.

9.4.6 Entfaltung des Lebens

> **EyeCatcher**
>
> In der sechsten Therapiephase werden die Patienten darin unterstützt, ihre Lebensqualität zu verbessern und Lebensbereiche (z. B. Partnerschaft, Sexualität) neu zu entwerfen.

Die überwiegend fakultativen Module sind hier aufgelistet. Die Therapiephase umfasst im ambulanten Rahmen etwa 10 Sitzungen.

Therapiephase 6: Entfaltung des Lebens
- Werte und Ziele neubewerten (o)
- Reviktimisierungsrisiko reduzieren (f)
- Partnerschaft und Netzwerke verbessern (f)
- Berufliche Situation verbessern (f)
- Körperwahrnehmung und Sexualität verbessern (f)

■ Werte und Ziele neubewerten

Das Modul knüpft an die bereits in Phase 2 begonnene Erarbeitung zentraler Werte an und vertieft diese. Nach den kognitiven Interventionen, der Exposition und der Akzeptanzarbeit sollten das Wiedererleben und die Intensität der Trauma-bezogenen Emotionen abgeschwächt sein, sodass die Patienten freier auf wichtige Lebensbereiche und deren Umsetzung schauen können. So kann es beispielsweise sein, dass der Bereich Sexualität und Partnerschaft aus Angst bislang komplett vermieden wurde und die Patienten sich nun trauen, zumindest den Wunsch nach einer Beziehung zu äußern.

Zur Identifikation der Werte können erneut Lebenskompass und Wertefragebögen genutzt werden. Dabei sollten zentrale Lebensbereiche wie Freundschaften, Partnerschaft, Sexualität, Hobbies und Beruf exploriert werden und gemeinsam ausgewählt werden, welche Bereiche in der verbleibenden Therapiezeit fokussiert werden sollen. Für den Aufbau von neuem Verhalten wird das bereits in Phase 2 eingeführte Modell genutzt. Dazu werden zunächst der Wert und das konkrete Ziel geklärt. Im nächsten Schritt werden zu erwartende kognitive und emotionale Hindernisse erarbeitet – die „kleinen Monster". Es wird notiert, welches nicht-zielorientierte Verhalten die Patienten bislang gezeigt haben. Danach werden hilfreiche und motivierende Gedanken, Gefühle und mentale Vorstellungsbilder überlegt. Schließlich werden per Brainstorming alle möglichen zielorientierten Verhaltensweisen aufgeschrieben, und der Patient entscheidet sich, welche dieser Verhaltensweisen er bis zur nächsten Therapiesitzung ausprobieren möchte. Es wird vorweggenommen, dass störende Gedanken und Gefühle die Umsetzung erschweren und an den Skill „entgegengesetztes Handeln" erinnern.

Die ◘ Abb. 9.4 stellt ein beispielhaft ausgefülltes Modell dar. Zur weiteren Distanzierung von Gedanken und Gefühlen werden bewährte Defusionstechniken der Akzeptanz- und Commitment-Therapie wie das Aufschreiben, Singen oder Zählen der Gedanken oder auch die Busfahrer-Metapher genutzt.

■ Module Partnerschaft und Netzwerke verbessern, berufliche Situation verbessern und Körperwahrnehmung und Sexualität verbessern

Die drei Behandlungsmodule nutzen das beschriebene Arbeitsblatt „Der Alte und der Neue Weg". Von Woche zu Woche werden ein Zielverhalten vereinbart sowie Erfolge bzw. Schwierigkeiten nachbesprochen.

Hinsichtlich der kognitiven Hindernisse werden sowohl kognitive Interventionen als auch akzeptanzbasierte Strategien genutzt. Die Patienten sollen also kognitiv etwas

```
                         ┌─────────────────────┐
                         │  Neuer Weg: Hin zu  │
                         └─────────────────────┘

  4.  Hilfreiche Gedanken und Gefühle klären    1.  Ziel klären
  - „Als Kind bin ich immer sehr gern schwimmen  Mich als Frau mit meinem weiblichen Körper
    gegangen."                                   annehmen
  - „Andere Frauen finde ich auch schön."
  - „Ich will mich nicht weiter verstecken."    5.  Beispiele für zielorientiertes Verhalten
  - „Es gibt so schöne Kleider und Röcke."      - mich im Spiegel ansehen
                                                - mich eincremen
                                                - einen Rock oder ein Kleid anziehen
                                                - schwimmen gehen

┌────────────────┐                                              ┌──────────────────┐
│ Intrapsychisch │──────────────────────┼───────────────────────│ Außen wahrnehmbar│
└────────────────┘                                              └──────────────────┘

  2.  Zu erwartende mentale Hindernisse klären   3.  Zu erwartende Meidung und Flucht klären
  - Gefühl der Beschmutzung                      - mich nicht im Spiegel ansehen
  - „Ich bin hässlich.", „Ich habe all diese Narben." - nicht schwimmen gehen
  - „Mein Körper ist schuld an dem Missbrauch."  - stark verhüllende und weite Kleidung tragen
  - „Wenn ich mich zeige, wird mir wieder etwas  - immer zwei Sport-BHs übereinander tragen
    passieren."

                         ┌─────────────────────┐
                         │ Alter Weg: Weg von  │
                         └─────────────────────┘
```

Abb. 9.4 Beispiel für das Arbeitsblatt „Der Alte Weg und der Neue Weg" in Therapiephase 6

weniger von den Annahmen überzeugt sein, jedoch wissen, dass die alten Denk- und Gefühlsgewohnheiten (die „kleinen Monster") bei der Umsetzung des neuen Verhaltens aktiviert werden.

Spezifisch für den Bereich Körper und Sexualität wird neben kognitiven Interventionen und der Förderung des alltäglichen Umgangs mit dem eigenen Körper bei Bedarf auch Spiegelexposition durchgeführt. Während der therapeutischen Sitzung und auch zu Hause soll der Patient in die Haltung des wohlwollend-unterstützenden Selbst gehen und achtsam beschreiben, was er sieht und denkt. Bei dem Gefühl der Beschmutzung können Cognitive Restructuring and Imagery Modification (CRIM; Jung und Steil 2013) genutzt werden. Dazu werden zunächst kognitive Interventionen genutzt, um sich kognitiv von der Überzeugung der Beschmutzung zu distanzieren.

Neben Diskriminationstraining im Allgemeinen (Erkennen und Benennen der Unterschiede zwischen der damaligen und der heutigen Situation) werden die Anzahl der Hautzellerneuerung und die Häufigkeit und Zeit des Waschens seit dem letzten Übergriff berechnet. Im Anschluss wird der Prozess der Hautzellerneuerung imaginiert. Dazu wird zunächst ein Vorstellungsbild von der Hautzellerneuerung erarbeitet (z. B. das Häuten wie eine Schlange) und anschließend über einige Tage imaginiert.

- **Reviktimisierungsrisiko reduzieren**

Viele der Patienten mussten bereits wiederholt in ihrem Leben körperliche und sexuelle Gewalt erfahren. Eine aktuelle Metaanalyse fand, dass fast die Hälfte der betroffenen

Frauen von sexualisierter Gewalt in der Kindheit als Erwachsene erneut Opfer von sexualisierter Gewalt werden (Walker et al. 2019). Vor diesem Hintergrund sollten die möglichen Risikofaktoren einer erneuten Viktimisierung im individuellen Fall analysiert und reduziert werden. Dabei sollte sehr klar zwischen Schuld und Verantwortung auf der einen Seite und Verhalten, das mit einem erhöhten Risiko für potentiell bedrohliche Situation assoziiert ist, auf der anderen Seite, unterschieden werden.

Mögliche Risikofaktoren sind ungünstige Partnerpräferenzen sowie Überzeugungen, nichts Besseres verdient zu haben.

Einige Patientinnen zeigen eine uneindeutige Körpersprache und uneindeutiges verbales Verhalten. Zudem können es posttraumatische und dissoziative Symptome, aber auch der Substanzkonsum erschweren, Grenzen zu setzen oder sich aus gefährlichen Situationen in Sicherheit zu bringen.

9.4.7 Abschied

> **EyeCatcher**
>
> Die siebte und letzte Phase konzentriert sich auf den Abschied.

Im ambulanten Rahmen dafür werden ca. zwei Sitzungen genutzt. Dabei sollen sowohl das Gefühl von Stolz auf das Erreichte, aber auch Trauer über die Trennung vom Therapeuten ihren Platz haben. Die Patienten werden gebeten, aus der Position des wohlwollenden-unterstützendem Selbst einen Brief an sich selbst darüber zu schreiben, was sie in der Therapie erreicht haben und welche Ziele sie noch umsetzen wollen. Diesen Brief lesen sie laut in der Therapie vor. Auch der Therapeut schreibt einige Zeilen zur Würdigung der gemeinsamen Arbeit und des Erreichten. Im Anschluss werden die konkreten Aufträge bis zur ersten Auffrischungssitzung vereinbart. Die drei Auffrischungssitzungen, die sich in variablen Abständen über einige Wochen bis Monate verteilen können, erleichtern den Abschied und unterstützen den Patienten in seiner Zielerreichung. Die erarbeiteten Aufträge beziehen sich auf wichtige Themen zur Entfaltung des Lebens.

Die Patienten werden abschließend in das Konsultationsteam eingeladen. Das Konsultationsteam spricht seine Anerkennung und gute Wünsche für den Patienten aus und überreicht dem Patienten ein Zertifikat über die Teilnahme am DBT-PTBS-Behandlungsprogramm. In der letzten gemeinsamen Sitzung ist es oft eine besondere Würdigung, wenn der Therapeut und der Patient etwas Kleines gemeinsam unternehmen, beispielsweise im Park spazieren gehen oder ein Eis essen gehen und gemeinsam einen Kaffee trinken gehen.

9.5 Evaluation

In einer ersten Prä-Post-Studie an 29 stationär behandelten Frauen mit PTBS nach sexualisierter Gewalt in der Kindheit fanden sich eine Effektstärke von 1.22 für die posttraumatische Symptomatik und keine Therapieabbrüche (Steil et al. 2011). In der anschließend durchgeführten randomisiert-kontrollierten, DFG-geförderten Studie mit 74 Patientinnen mit PTBS nach sexualisierter Gewalt in der Kindheit zeigte sich eine signifikante Überlegenheit der stationären DBT-PTBS im Vergleich zu einer Wartebedingung, in der gewöhnliche Behandlung in Anspruch genommen werden durfte (Bohus et al. 2013). Die Zwischengruppen-Effektstärke für die posttraumatische Symptomatik lag in der Gesamtstichprobe bei 1.35 (ITT) und in der Gruppe, die die Therapie regulär beendete, bei 1.60 (Completer). Eine Überlegenheit zeigte sich auch bezüglich der Depressivität und des psychosozialen Funktionsniveaus mit mittlerem bzw. großem Effekt. Nur 5 % der Patientinnen (2 von 36) brachen die Behandlung vorzeitig ab. Weder der Schweregrad der BPS noch die Anzahl der Selbstverletzungen zu Beginn der Behandlung hatten einen Einfluss auf das Therapieergebnis (Krüger et al. 2014). Während der Behandlung, insbesondere auch während der Expositionsphase, wurde keine Zunahme an selbstverletzendem Verhalten oder an Suizidgedanken beobachtet.

Die Wirksamkeit der ambulanten DBT-PTBS wurde zunächst in einer Prä-Post-Studie mit 21 Frauen mit PTBS nach sexueller Gewalt in der Kindheit untersucht (Steil et al. 2018). Von diesen Patientinnen erfüllten 76 % der Patientinnen die Diagnose einer BPS. Insgesamt 17 Patientinnen (81 %) beendeten die Therapie regulär und 11 davon (65 %) erfüllten nach der Behandlung nicht mehr die PTBS-Diagnose. Es fanden sich sowohl in der Gesamtstichprobe als auch bei den Patientinnen, die die Therapie regulär beendeten, große Effekte auf selbst- und fremdbewertete posttraumatische Symptomatik (ITT d = 1.20; Completer d = 1.40) sowie auf die Depressivität, Dissoziation und Borderline-Symptomatik. Vor dem Hintergrund dieser vielversprechenden Ergebnisse wurde eine multizentrische BMBF-geförderte randomisiert-kontrollierte Studie mit 193 Frauen mit PTBS nach interpersoneller Gewalt in der Kindheit durchgeführt (RELEASE-Projekt; Bohus et al. 2020), in der die Effekte der DBT-PTBS mit denen der Cognitive Processing Therapy (CPT), einer gut etablierten, evidenz- und Leitlinien-basierten Trauma-fokussierenden Therapie, verglichen wurden. Es fanden sich nicht nur erneut sehr hohe Prä-Post-Effekte auf die posttraumatische Symptomatik (ITT d = 1.35, Completer d = 1.66), sondern auch eine signifikante Überlegenheit der DBT-PTBS gegenüber der CPT. Rund 75 % der Patientinnen in der DBT-PTBS-Bedingung zeigte eine reliable Verbesserung und 60 % eine Remission der PTBS. Im Vergleich zum stationären Behandlungsrahmen war die Abbruchquote mit 26 % jedoch deutlich höher als im stationären Behandlungsrahmen. Neben der Besserung der posttraumatischen Symptomatik fanden sich auch unter ambulanten Bedingungen große Prä-Post-Effekte auf die Borderline-Symptomatik, auf Dissoziation und Depressivität. Die Ergebnisse sprechen dafür, dass die modulare DBT-PTBS nicht nur auf die Häufigkeit und Intensität von Intrusionen und Flashbacks reduziert, sondern auch zu Verbesserungen von Emotionsregulation, Selbstwert und zwischenmenschlichen Beziehungen führt und damit eine Behandlung für die PTBS mit komorbider BPS bzw. für die komplexe PTBS darstellt.

Literatur

Bohus M, Borgmann E (2012) Borderline-Persönlichkeitsstörungen. In: Meinlschmidt G, Schneider S, Margraf J (Hrsg) Lehrbuch der Verhaltenstherapie. Materialien für die Psychotherapie. Springer, Berlin

Bohus M, Wolf M (2012) Interaktives Skills-Training für Borderline-Patienten. Das Therapeutenmanual. Schattauer, Stuttgart

Bohus M, Dyer AS, Priebe K, Krüger A, Kleindienst N, Schmahl C, Niedtfeld I, Steil R (2013) Dialectical behaviour therapy for post-traumatic stress disorder after childhood sexual abuse in patients with and without borderline personality disorder: a randomised controlled trial. Psychother Psychosom 82:221–233. https://doi.org/10.1159/000348451

Bohus M, Kleindienst N, Hahn C, Müller-Engelmann M, Ludäscher P, Steil R, Fydrich T, Kuehner C, Resick PA, Stiglmayr C, Schmahl C, Priebe K (2020) Dialectical behavior therapy for posttraumatic stress disorder (DBT-PTSD) compared with cognitive processing therapy (CPT) in complex presentations of PTSD in women survivors of childhood abuse: a randomized clinical trial. JAMA Psychiatry e202148. https://doi.org/10.1001/jamapsychiatry.2020.2148

Craske MG, Treanor M, Conway CC, Zbozinek T, Vervliet B (2014) Maximizing exposure therapy: an inhibitory learning approach. Behav Res Ther 58:10–23. https://doi.org/10.1016/j.brat.2014.04.006

Ebner-Priemer UW, Mauchnik J, Kleindienst N, Schmahl C, Peper M, Rosenthal MZ, Flor H, Bohus M (2009) Emotional learning during dissociative states in borderline personality disorder. J Psychiatry Neurosci 34:214–222

Ehlers A (1999) Posttraumatische Belastungsstörung. Hogrefe, Göttingen

Ehring T, Welboren R, Morina N, Wicherts JM, Freitag J, Emmelkamp PM (2014) Meta-analysis of psychological treatments for posttraumatic stress disorder in adult survivors of childhood abuse. Clin Psychol Rev 34:645–657. https://doi.org/10.1016/j.cpr.2014.10.004

Eifert GH (2011) Akzeptanz- und Commitment-Therapie (ACT). Hogrefe, Göttingen

Foa EB, Hembree EA, Rothbaum BO (2014) Handbuch der prolongierten Exposition. Basiskonzepte und Anwendung. GP Probst, Lichtenau

Gilbert P (2013) Compassion focused therapy. Junfermann, Paderborn

Harned MS, Chapman AL, Dexter-Mazza ET, Murray A, Comtois KA, Linehan MM (2008) Treating co-occurring Axis I disorders in recurrently suicidal women with borderline personality disorder: a 2-year randomized trial of dialectical behavior therapy versus community treatment by experts. J Consult Clin Psychol 76:1068–1075. https://doi.org/10.1037/a0014044

Harned MS, Korslund KE, Foa EB, Linehan MM (2012) Treating PTSD in suicidal and self-injuring women with borderline personality disorder: development and preliminary evaluation of a dialectical behavior therapy prolonged exposure protocol. Behav Res Ther 50:381–386. https://doi.org/10.1016/j.brat.2012.02.011

Harned MS, Korslund KE, Linehan MM (2014) A pilot randomized controlled trial of dialectical behavior therapy with and without the dialectical behavior therapy prolonged exposure protocol for suicidal and self-injuring women with borderline personality disorder and PTSD. Behav Res Ther 55:7–17. https://doi.org/10.1016/j.brat.2014.01.008

Hayes SC, Wilson KG, Strosahl KD (2014) Akzeptanz- & Commitment-Therapie: Achtsamkeitsbasierte Veränderungen in Theorie und Praxis. Junfermann, Paderborn

Jung K, Steil R (2013) A randomized controlled trial on cognitive restructuring and imagery modification to reduce the feeling of being contaminated in adult survivors of childhood sexual abuse suffering from posttraumatic stress disorder. Psychother Psychosom 82:213–220. https://doi.org/10.1159/000348450

Kleindienst N, Priebe K, Görg N, Dyer A, Steil R, Lyssenko L, Winter D, Schmahl C, Bohus M (2016) State dissociation moderates response to dialectical behavior therapy for posttraumatic stress disorder in women with and without borderline personality disorder. Eur J Psychotraumatol 7:30375. https://doi.org/10.3402/ejpt.v7.30375

Krakow B, Zadra A (2006) Clinical management of chronic nightmares: imagery rehearsal therapy. Behav Sleep Med 4:45–70. https://doi.org/10.1207/s15402010bsm0401_4

Krüger A, Kleindienst N, Priebe K, Dyer AS, Steil R, Schmahl C, Bohus M (2014) Non-suicidal self-injury during an exposure-based treatment in patients with posttraumatic stress disorder and borderline features. Behav Res Ther 61:136–141. https://doi.org/10.1016/j.brat.2014.08.003

Lewis C, Roberts NP, Andrew M, Starling E, Bisson JI (2020) Psychological therapies for posttraumatic stress disorder in adults: systematic review and meta-analysis. Eur J Psychotraumatol 11:1729633. https://doi.org/10.1080/20008198.2020.1729633

McCullough JP, Schramm E, Penberthy K (2015) CBASP-cognitive behavioral analysis system of psychotherapy: chronische depressionen effektiv behandeln. Junfermann, Paderborn

Priebe K (2014) Wasserball-Metapher. In: Priebe K, Dyer A (Hrsg) Metaphern, Geschichten und Symbole in der Traumatherapie. Hogrefe, Göttingen

Steil R, Dyer A, Priebe K, Kleindienst N, Bohus M (2011) Dialectical behavior therapy for posttraumatic stress disorder related to childhood sexual abuse: a pilot study of a residential program. J Trauma Stress 24:102–106. https://doi.org/10.1002/jts.20617

Steil R, Dittmann C, Müller-Engelmann M, Dyer A, Maasch AM, Priebe K (2018) Dialectical behaviour therapy for posttraumatic stress disorder related to childhood sexual abuse: a pilot study in an outpatient treatment setting. Eur J Psychotraumatol 9:1423832. https://doi.org/10.1080/20008198.2018.1423832

Storebø OJ, Stoffers-Winterling JM, Völlm BA, Kongerslev MT, Mattivi JT, Jørgensen MS, Faltinsen E, Todorovac A, Sales CP, Callesen HE, Lieb K, Simonsen E (2020) Psychological therapies for people with borderline personality disorder. Cochrane Database Syst Rev 5:CD012955. https://doi.org/10.1002/14651858.CD012955.pub2

Walker HE, Freud JS, Ellis RA, Fraine SM, Wilson LC (2019) The prevalence of sexual revictimization: a meta-analytic review. Trauma Viol Abuse 20:67–80. https://doi.org/10.1177/1524838017692364

Wengenroth M (2017) Therapie-Tools Akzeptanz- und Commitmenttherapie (ACT): mit E-Book inside und Arbeitsmaterial. Beltz, Weinheim

DBT bei Essstörungen

Arne Bürger und Manuel Föcker

Inhaltsverzeichnis

10.1 Einführung – 248
10.1.1 Warum Dialektisch-Behaviorale Therapie (DBT) bei Patientinnen mit Anorexia nervosa? – 248
10.1.2 DBT und Essstörungen – 248

10.2 Anorexia nervosa im Jugendalter – 249
10.2.1 Klinisches Erscheinungsbild und diagnostische Kriterien – 249
10.2.2 Bio-psycho-soziales Störungsmodell – 251

10.3 Grundlagen der DBT für Essstörungen – 254
10.3.1 Therapeutische Grundhaltung – 255
10.3.2 Therapieelemente – 259
10.3.3 Therapiestruktur – 263

10.4 Skills bei Anorexia nervosa – 273
10.4.1 1. Schritt: Erkennen und Benennen von automatisierten dysfunktionalen Mustern – 275
10.4.2 2. Schritt: Annehmen, dass die alten Gedanken und Verhaltensweisen dysfunktional sind und Entscheidung für einen neuen Weg – 277
10.4.3 3. und 4. Schritt: Training der Selbstinstruktion für die Anwendung von Skills und eigenverantwortliche Anwendung – 280

Literatur – 284

© Springer-Verlag GmbH Deutschland, ein Teil von Springer Nature 2022
M. Sutor (Hrsg.), *Die Dialektisch Behaviorale Therapie (DBT)*,
https://doi.org/10.1007/978-3-662-64627-4_10

In diesem Kapitel wird die Dialektisch-Behaviorale Therapie für Patientinnen mit einer Anorexia nervosa dargestellt. Wir möchten darauf hinweisen, dass wir lediglich einen Überblick geben und nicht alle Facetten darstellen können.

10.1 Einführung

10.1.1 Warum Dialektisch-Behaviorale Therapie (DBT) bei Patientinnen mit Anorexia nervosa?

Das wohl auffälligste Symptom der Borderline-Persönlichkeitsstörung (BPS) ist die Affektregulationsstörung, die sich unter anderem durch eine stark einschießende emotionale Anspannung zeigt, die als äußerst aversiv erlebt wird und keiner klaren, handlungsweisenden Emotion zugeordnet werden kann und in der Regel durch dysfunktionales Verhalten (z. B. nicht-suizidale Selbstverletzung, Suizidversuche, Drogenmissbrauch, Hochrisikoverhalten) beendet wird. Weiterhin ist die Psychopathologie der BPS durch eine Störung der Identität sowie eine Störung der sozialen Interaktion gekennzeichnet (Bohus 2019; Schmahl et al. 2014; Winter et al. 2017).

Patient*innen mit einer Anorexia nervosa (AN) leiden ebenfalls unter einer hohen Anspannung, besonders in sozialen Situationen und in Situationen, in denen sie mit ihrem Körper, ihrem Körpergewicht oder der Nahrungsaufnahme konfrontiert werden (Kolar et al. 2016). Ähnlich wie bei Patientinnen mit einer BPS ist die AN durch Hochrisikoverhalten (lebensbedrohliche Gewichtsabnahmen, Laxanzienabusus etc.) gekennzeichnet.

Daraus folgt in Bezug auf die Therapie in bestimmten Phasen eine Gradwanderung zwischen Leben und Tod und die Notwendigkeit des Einsatzes einer dynamischen Hierarchisierung der Therapieziele und eines Krisenplanes. Diese Methoden sind in der DBT für BPS fest etabliert und können auf die Behandlung von Essstörungen angepasst werden.

Zudem wird das Zustandsbild der AN durch Schwierigkeiten im Umgang mit Emotionen und eine Dysregulation des Verlangens nach Nahrung ("Food craving regulation") bestimmt (Meule et al. 2019; Miller et al. 2019).

Die Regulation von unangenehmen Emotionen scheint mit restriktivem Essverhalten zusammenzuhängen (Meule et al. 2019). Die Wahrnehmung und der Umgang mit Gefühlen scheint demnach eine wichtige Rolle bei der Behandlung zu spielen, wird in den derzeitig etablierten Behandlungsformen allerdings nach unserer Ansicht zu wenig adressiert (Linardon et al. 2017).

Für die Bereiche Störung der Identität und Störung der Interaktion, die mit der Symptomatik der BPS verwoben sind, zeigen sich für Patient*innen mit einer AN sogar stärkere Zusammenhänge als für Patientinnen mit einer Bulimia nervosa (BN) Wie bei der BPS zeigen sich bei der AN Störungen in den Bereichen Identität und der soziale Interaktion (Miller et al. 2019), die nach unserer Ansicht in der derzeitigen Behandlung nicht ausreichend adressiert werden.

10.1.2 DBT und Essstörungen

Die Dialektisch-Behaviorale Therapie (DBT) wurde in den 80er-Jahren von Marsha M. Linehan für die Behandlung chronisch suizidaler Patient*innen mit einer Borderline-Persönlichkeitsstörung (BPS) entwickelt (Linehan 1987). Die DBT gehört zu den Verfahren der dritten Welle der Verhaltenstherapie und ist wohl der Prototyp für die modulare Psychotherapie. Mittlerweile ist die DBT der Goldstandard in der Behandlung von Patientinnen mit einer Borderline-Persönlichkeitsstörung (Storebo et al. 2020). Auch bei jugendlichen Patient*innen mit Symptomen einer Borderline-Persönlichkeitsstörung und Hochrisikoverhalten wird die DBT für Adoleszente (DBT-A) erfolgreich eingesetzt (Asarnow et al. 2021; Kothgassner et al. 2020). Die DBT wurde mittlerweile für verschiedene Störungsbilder modifiziert. Im Bereich der Essstörungen sind die bereits erschienen Modifikationen von Lynch (Lynch et al. 2015) und Schweiger und Sipos (Sipos et al. 2011) hervorzuheben. Bisher liegen sieben randomisiert kontrollierte Studien (RCTs) für Essstörungen (zwei für Patient*innen mit Bulimia nervosa, drei für Patient*innen mit Binge Eating Disorder und zwei für transdiagnostische Essstörungsstichproben vor). Aufgrund der methodischen Limitationen (z. B. keine follow-up-Testungen, Vergleich zwischen Untersuchungs- und Warte-Kontrollgruppe) wird die Wirksamkeit in der Meta-Analyse von Linardon et al. (2019) lediglich als „possibly efficious" eingeschätzt. Bezüglich der Adaptation von Lynch (DBT-Radically Open, RO) für Patient*innen mit einer Anorexia nervosa ergaben sich erste Wirksamkeitsbelege für die Bereiche Emotionsregulation, essstörungsspezifische Psychopathologie und Gewichtszunahme (Hempel et al. 2018). Überzeugende Wirksamkeitsnachweise in Form von RCTs für die Behandlung von Patient*innen mit einer AN konnten bisher nicht erbracht werden. Dies sollte Ziel zukünftiger Studien sein.

Zusammenfassend kann festgehalten werden, dass die Behandlung der Anorexia nervosa von der modularen Form der DBT stark profitieren könnte. Dies wird vor allem offensichtlich, wenn wir uns die Gemeinsamkeiten der Störungsbilder vor Augen führen. Der Kern ist hierbei sicherlich der dysfunktionale Umgang mit Emotionen, welcher allerdings bei der BPS eher durch impulsive (Hochrisikoverhalten etc.) und bei der AN eher durch hemmende (Hungern etc.) dysfunktionale Verhaltensweisen beantwortet wird. Das Ziel des vorliegenden Kapitels ist es, einen ersten Eindruck einer nach unserer Ansicht notwendigen Adaptation für die praktische Arbeit zu geben, welcher derzeit durch uns erarbeitet wird.

10.2 Anorexia nervosa im Jugendalter

10.2.1 Klinisches Erscheinungsbild und diagnostische Kriterien

Die AN gehört zu den lebensbedrohlichsten Erkrankungen bei weiblichen Jugendlichen. Das durchschnittliche Erkrankungsalter scheint über die letzten Jahrzehnte gesunken zu sein und die Prävalenz der kindlichen Anorexia nervosa zuzunehmen (Herpertz-Dahlmann und Dahmen, 2019). Die AN weist eine hohe Morbidität und Mortalität auf und ist mit schwerwiegenden chronischen Verläufen assoziiert, die die psychische und körperliche Entwicklung im Jugendalter erheblich beeinträchtigen (van Hoeken und Hoek 2020). Um eine drohende Chronifizierung bis ins Erwachsenenalter hinein zu verhindern, ist daher eine frühzeitige und wirksame Therapie von großer Bedeutung.

Die diagnostischen Kriterien der AN in der aktuellen Version des Diagnosemanuals ICD-11 (Gradl-Dietsch et al. 2020) finden sich in Textbox 1.

> **Textbox 1: Diagnosekriterien Anorexia nervosa nach ICD-11**
> A. Signifikant niedriges Körpergewicht in Relation zu Größe und Entwicklungsstand (Body Mass Index (BMI) unter 18,5 kg/m² bei Erwachsenen oder unter dem fünften BMI-Altersperzentil bei Kindern und Jugendlichen), das nicht auf eine andere Erkrankung oder Mangel an Nahrungsmitteln zurückzuführen ist.
> B. Anhaltende Verhaltensmuster zur Verhinderung einer Restitution eines normalen Körpergewichts, verbunden mit entsprechender Angst vor Gewichtszunahme. Dazu gehören eine reduzierte Kalorienzufuhr (restriktives Essverhalten), Purging-Verhalten (zum Beispiel selbstinduziertes Erbrechen oder Laxanzienabusus) und Maßnahmen, die einen erhöhten Energieverbrauch zum Ziel haben (übertriebene körperliche Aktivitäten).
> C. Ein niedriges Körpergewicht und eine schmale Silhouette haben einen übertriebenen Einfluss auf die Selbstbewertung der Betroffenen, oder aber es liegt eine verzerrte Wahrnehmung im Hinblick auf den eigenen Körper vor, im Sinne der Fehleinschätzung als normal- oder übergewichtig.
>
> (Gradl-Dietsch et al. 2020; WHO 2020)

Das Gewichtskriterium wurde vom Cut-off 10. BMI-Altersperzentil auf einen Cut-off 5. BMI-Altersperzentil heruntergesetzt, was in der Fachwelt kritisch diskutiert wird, gerade auch in Bezug auf die kindliche Anorexia nervosa (Gradl-Dietsch et al. 2020). Die körperlichen Begleitsymptome spielen während der Behandlung eine wichtige Rolle und müssen kontinuierlich beobachtet werden (siehe ◘ Tab. 10.1).

Während des Verlaufs ist eine stationäre Behandlung zu empfehlen, wenn gemäß der S3-Leitlinien die in der Textbox 2 aufgelisteten Kriterien vorliegen.

◘ **Tab. 10.1** Körperliche Symptome bei Patientinnen mit Anorexia nervosa (angelehnt an Föcker et al. 2015)

Somatisch	Laborbefunde
Primäre bzw. sekundäre Amenorrhoe	Reduzierte Blutbildung (Leukopenie, Anämie)
Ggf. vermindertes Längenwachstum	Erhöhung harnpflichtiger Substanzen
Sinusbradykardie	Transaminasenerhöhung
Hypotonie	„Low-T3-Syndrom"
Obstipation	Niedrige Magnesium-, Zink-, Phosphat- und Kaliumspiegel
Lanugobehaarung	Erhöhte Amylase
Hypothermie	Erniedrigte Geschlechtshormonspiegel
Verminderte Knochendichte	Hyperkortisolismus
Reversible „Gehirnatrophie"	

> **Textbox 2: Kriterien für eine stationäre Aufnahme nach S3-Leitlinie**
> – Rapider oder anhaltender Gewichtsverlust (> 20 % über sechs Monate)
> – Anhaltender Gewichtsverlust oder unzureichende Gewichtszunahme über drei Monate (bei Kindern und Jugendlichen früher) trotz ambulanter oder tagesklinischer Behandlung
> – Gravierendes Untergewicht (BMI < 15 kg/m² bzw. bei Kindern und Jugendlichen unterhalb des 3. Altersperzentils)
> – Anhaltender Gewichtsverlust oder unzureichende Gewichtszunahme über drei Monate (bei Kindern und Jugendlichen früher) trotz ambulanter oder tagesklinischer Behandlung
> – Soziale oder familiäre Einflussfaktoren, die einen Gesundungsprozess stark behindern (z. B. soziale Isolation, problematische familiäre Situation, unzureichende soziale Unterstützung)
> – Ausgeprägte psychische Komorbidität, Suizidalität, schwere bulimische Symptomatik (z. B. Laxanzien-/Diuretikaabusus, schwere Essanfälle mit Erbrechen) und/oder exzessiver Bewegungsdrang, die ambulant nicht beherrscht werden können
> – Körperliche Gefährdung oder Komplikationen
> – Geringe Krankheitseinsicht
> – Überforderung im ambulanten Setting (zu wenig strukturierte Vorgaben bzgl. Mahlzeitenstruktur, Essensmengen, Rückmeldungen zum Essverhalten; bei Kindern und Jugendlichen: Zusammenbruch der familiären Ressourcen)
> – Notwendigkeit der Behandlung durch ein multiprofessionelles Team mit krankenhaustypischen Heilmethoden (psychosomatische/psychiatrische Krankenhausbehandlung)

Gemäß der aktuellen S3-Leitlinie ist das primäre Ziel bei der Behandlung der AN die Gewichtszunahme und das Halten eines für Alter und Größe angemessenen Körpergewichts, assoziiert mit einem Wiedereinsetzen der Menstruation (im Bereich des 25. BMI Altersperzentils), eine Normalisierung des Essverhaltens und die Behandlung körperlicher Folgen von Essverhalten und Untergewicht (Herpertz et al. 2019). Als weitere Ziele sind die Beeinflussung der dem Störungsbild zugrundeliegenden Schwierigkeiten auf emotionaler, kognitiver und interaktioneller Ebene zu nennen, sowie eine Förderung der sozialen Integration, die oft mit einem „Nachholen" verpasster Entwicklungsschritte verbunden ist.

Es erscheint notwendig, zu erwähnen, dass die Patient*innen in Bezug auf ihre Bedürfnisse und Verhaltenstendenzen, an Gewicht abzunehmen um dünn zu sein, in der Therapie von Anfang an entgegengesetzt handeln müssen, um eine signifikante Gewichtszunahme zu erreichen. Dies führt zum Erleben starker Gefühle wie Angst und damit einhergehend zu Hochanspannung. Dadurch ist das psychosoziales Funktionsniveau der Patient*innen erheblich eingeschränkt. Viele müssen daher in der Behandlung lernen, folgende Situationen und Veränderungen regelrecht auszuhalten:
– Gewichtszunahme und Veränderungen des eigenen Körpers
– Essenssituationen
– Minimierung von Verhaltensweisen, die eine Gewichtszunahme verhindern

10.2.2 Bio-psycho-soziales Störungsmodell

Das Modell bezieht die biologischen, psychologischen (individuellen) sowie sozialen Dimensionen ein und versucht das Zusammenspiel dieser als mögliche auslösende und aufrechterhaltende Faktoren verstehbar zu machen.

Bei den *biologischen Bedingungen* stellen genetische und biologische Dispositionen einen wichtigen Teil der Psychoedukation dar. Hier geht es beispielsweise um gehäuft vorkommende psychische Erkrankungen in der Familie. Ein besonderes Augenmerk sollte auf psychische und körperliche Vorerkrankungen gelegt werden, sowie auf eine präzise individuelle Gewichtsanamnese über die Biografie, sodass z. B. ein konstitutionelles Untergewicht oder ein vorherrschendes Übergewicht in die biologischen Faktoren der auslösenden Bedingungen einbezogen werden können. Auch die Pubertät mit ihren Herausforderungen und hormonellen Veränderungen stellt einen bekannten Risikofaktor für die Entstehung psychischer Erkrankungen dar. Sowohl das appetitregulierende System als auch das Belohnungssystem sind involviert. Insofern ist es für die Patient*innen wichtig, zu verstehen, dass die Symptomatik nicht grundsätzlich einem „Wollen oder nicht Wollen" unterliegt, sondern eine biologisch schwer zu beeinflussende Situation darstellt.

> Daher ist es immer wichtig, zu betonen, dass die Essstörung weder eine aktive Verweigerung des Gesundwerdens noch eine Willensschwäche darstellt.

Die *psychologischen Bedingungen* erhalten die mikroanalytisch zu identifizierenden Organismusvariablen der Patient*innen. Hierzu gehören beispielsweise vorliegende Werte und internalisierte Normen sowie beispielsweise Pläne und Oberpläne der Jugendlichen. Auch basale lerntheoretische Erfahrungen und internalisierte Modelle können hier aufgeführt werden. Im Rahmen der DBT findet die Arbeit an individuellen Grundüberzeugungen eine besondere Beachtung. Dysfunktionale Grundüberzeugungen stellen eine auslösende und aufrechterhaltende psychologische Bedingung für die Entstehung von psychischen Erkrankungen dar. Zusätzlich zwischen biologischen und psychologischen auslösenden Faktoren sind Temperamentmerkmale zu nennen, welche ebenfalls im bio-psycho-sozialen Modell ausgeführt werden können. Im Rahmen der Behandlung mit AN kommen häufig Werte wie Perfektionismus plus Leistungsstreben oder beispielsweise lerngeschichtliche Erfahrungen wie „Ich bin nur etwas wert, wenn ich dem gesellschaftlichen Schönheitsideal entspreche." gehäuft vor.

Die *sozialen Bedingungen* sind ebenso wie die biologischen und psychologischen auslösenden Bedingungen hoch individuell zu erarbeiten. Hierbei kann beispielsweise gedacht werden an: zwischenmenschliche Schwierigkeiten im Bereich Familie, Freunde, Schule oder Themen wie Diäten und Essverhalten innerhalb der Familie, Umgang mit Figur und Gewicht in der Schulklasse. Insbesondere sollte das gesellschaftliche Schlankheits- und Schönheitsideal diskutiert werden. Vor allem invalidierende Erfahrungen in diversen sozialen Kontexten (inkl. Familie) – auch in Bezug auf soziale Medien – oder sogar traumatische Vorbelastungen spielen im Rahmen der sozialen auslösenden Bedingungen eine Rolle. In der aktuellen Zeit sind auch Mythen bezüglich gesunder Ernährung (vegane Ernährung etc.) relevant. Die Mediennutzung sollte bei Jugendlichen als gesonderter Fokus miteinbezogen werden. Im Rahmen der familiären sozialen auslösenden Bedingungen können Themen wie Emotionsmanagement in der Familie und auch der Umgang innerhalb der Familie mit Entwicklungsaufgaben der Pubertät, wie beispielsweise Identitätsentwicklung und Autonomieentwicklung, zentrale auslösende und aufrechterhaltende Bedingungen darstellen.

Zusammenfassend möchten wir darauf hinweisen, dass frühe traumatisierende Erfahrungen sowie als traumatisch erlebte Invalidierungen einen großen Einfluss auf die Entstehung einer Affektregulationsstörung nehmen und damit das Störungsbildes maßgeblich auslösen und aufrechterhalten. Daher sollten diese Bedingungen auch in der Be-

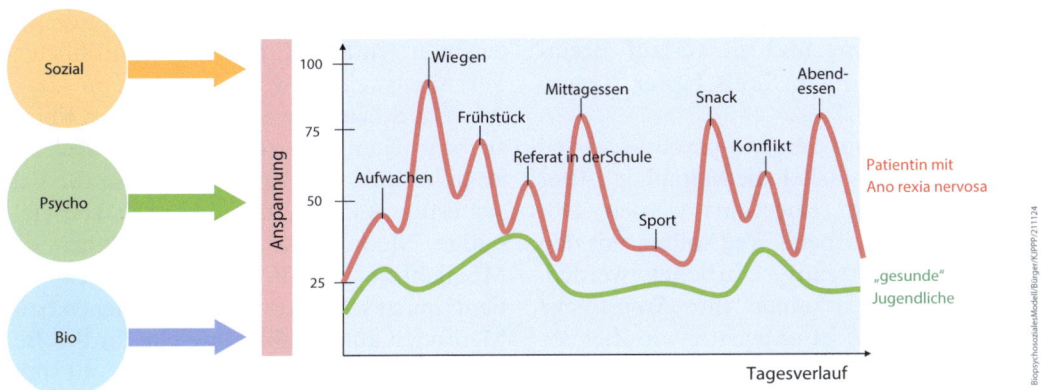

Abb. 10.1 Bio-psycho-soziales Modell

handlung eine „gewichtige" Rollen spielen. Häufig entsteht der Eindruck, dass in vielen Familien „das Funktionieren" und validieren von Leistung im Vordergrund der innerfamiliären Beziehungen steht und die Validierung der Emotionen und der Grundbedürfnisse zu kurz kommt. Patient*innen erleben/beschreiben daher oft ein Gefühl der Verunsicherung in der Wahrnehmung ihrer Emotionen und wirken unsicher im emotionalen Ausdruck. In der Regel führt dies zu einem dysfunktionalen Muster welches als „fassadäre Freundlichkeit" bezeichnet werden kann. Dadurch gelingt es dem Gegenüber nicht, die Grenzen ausreichend wahrzunehmen, und die Gefahr von Grenzüberschreitungen in zwischenmenschlichen Situationen ist gegeben. In der Folge stellen viele der Patient*innen ihre eigenen Bedürfnisse zurück. Weiterhin werden viele der Patient*innen von Gleichaltrigen auch als „arrogant" und wenig „nahbar" wahrgenommen, obwohl dies nicht beabsichtigt ist. Daher verstärkt sich der Eindruck bei den Betroffenen, nicht erwünscht zu sein, und die Invalidierung durch das Umfeld wird verstärkt.

Bei der Erklärung des bio-psychosozialen Modells sollte darauf verwiesen werden, dass die auslösenden und aufrechterhaltenden Faktoren in eine erhöhte emotionale Anspannung münden (siehe Abb. 10.1). Diese ist bei den Patient*innen zu Beginn der Therapie bzw. aufgrund des Untergewichts vorerst bei der Nahrungsaufnahme (Gewichtsphobie) und Ablehnung des eigenen Körpers (Ekel) spürbar. Wie bei der Behandlung der BPS sollte eine Spannungskurve und Diary card frühzeitig eingeführt werden, um gemeinsam mit den Patient*innen ihre individuellen Spannungsverläufe und Gefühlswelt wahrnehmen zu lernen. Die Beobachtungen einer achtsamen Selbstexploration können in das bio-psychosoziale Modell aufgenommen werden.

Es empfiehlt sich, die Spannungskurve „bottom up" zu erarbeiten, um zu zeigen, dass sich die Spannung in den allermeisten Situationen aufbaut und nur selten sofort im Hochanspannungsbereich ansteigt (Begriff: Frühwarnzeichen). Die Annahme ist, dass die Grundanspannung der Patient*innen mit AN höher ist als bei „gesunden" Personen, primär aufgrund der Interaktion zwischen biologischen und psychologischen Komponenten: z. B. Gedankenkreisen um Essen, Körper und Gewicht, Perfektionismus, Hyperaktivität. Dies ist wichtig, um als Konsequenz abzuleiten, dass Patient*innen schon vorbeugend bei einem Anstieg der emotionalen Spannung Skills anwenden. Dabei sollten die Ebenen, Gedanken, Gefühle, körperliche Merkmale und Verhalten getrennt voneinander erarbeitet werden, um die Wahrnehmung und im Verlauf Beeinflussung dieser durch Skills besser steuern zu können.

Aufbauend auf dem bio-psycho-sozialen Modell sollte zusätzlich die Metapher „Alter Weg/Neuer Weg" eingeführt werden. Der alte Weg und der neue Weg sollten mit den Patient*innen kreativ erarbeitet werden. Wenn die Patient*innen ihre Wegstrecke kreativ gestalten, ist es wichtig, ein Ziel vor Augen zu haben.

Die Visualisierung und Konkretisierung dieser Ziele und Visionen kann in motivational schwierigen Situationen helfen, trotzdem am Ball zu bleiben. Frei nach „Therapy for future, fit for future" kann mit dem*der Patient*in eine kleine Reminderkarte erstellt werden auf der seine*ihre wichtigsten Visionen und Werte aufgezählt werden, die aufgrund der Gewichtszunahme wieder möglich sind bzw. gelebt werden können: „unbeschwert Freunde Treffen und Partys feiern", „ein Auslandsjahr absolvieren", „sich für Fridays for Future engagieren", „mein Pferd versorgen und reiten können", um nur einige Beispiele zu nennen.

10.3 Grundlagen der DBT für Essstörungen

Neben den etablierten Methoden der kognitiv-behavioralen Therapie integriert die DBT eine Vielzahl von weiteren therapeutischen Strömungen z. B. aus der klientenzentrierten Gesprächspsychotherapie nach Carl Rogers und der Gestalttherapie.

Haltung und Interventionen sind zudem stark inspiriert vom Zen-Buddhismus. Somit werden beispielsweise Strategien der Akzeptanz, der Exposition, kognitiven Umstrukturierung und Dialektik innerhalb einer Therapie verbunden. Damit weist die DBT einen eindrucksvollen Methodenkoffer auf.

In einem gestuften Vorgehen werden in einem ersten Schritt die lebensbedrohlichen Verhaltensweisen vermindert, um dann schwere Störungen auf emotionaler Ebene zu bearbeiten. Letztlich wird das Ziel angestrebt, dass die Patient*innen ein für sich sinnerfülltes Leben führen können. Der vielseitige Methodenkoffer bietet daher die Möglichkeit auf die Bedürfnisse der Patient*innen sehr individuell einzugehen bzw. Methoden auszuwählen, welche für das Behandlungstandem optimal abgestimmt sind. Die DBT ist um eine Weiterentwicklung durch die Berücksichtigung aktueller Forschungsbefunde bemüht und vergrößert somit fortwährend den bereits bestehenden Methodenkoffer (z. B. Integration von Methoden der Compassion Focused Therapy, Schematherapie (Bohus et al. 2019).

Die DBT ruht auf zwei stabilen Säulen. Während die eine Säule die therapeutischen Techniken symbolisiert, beinhaltet die andere Säule die Haltung der Therapeut*innen bzw. eines therapeutischen Teams (Stiglmayr & Gunia 2017).

Fehlt eine dieser Säulen, dann ist eine Therapie im Sinne einer patientenorientierten, dialektischen Behandlung nicht gegeben und die DBT nicht wirksam. Das heißt, dass der Methodenkoffer mit den verschiedenen therapeutischen Werkzeugen nur zielgerichtet und effektiv eingesetzt werden kann, wenn die Grundhaltung als Basis hierfür gegeben ist. An dieser Stelle wird sicherlich nachvollziehbar, dass wir die DBT als wirksame Behandlungsform im Bereich der AN sehen. Im „Ringen" um die Gewichtszunahme, welche tödlich enden kann, kann die therapeutische Haltung auf Augenhöhe verloren gehen und eine moralisierende und zugleich hilflose Position auf Therapeut*innenseite entstehen. Das heißt, wir können aus den Augen verlieren, dass die Patient*innen am stärksten an den Symptomen ihrer eigenen psychischen Störung leiden und ein Hauptziel neben der Gewichtszunahme in der Stabilisierung der Emotionsregulation liegt bzw. darüberhinausgehend die Therapie den Nährboden für ein sinnerfülltes Leben schafft.

10.3.1 Therapeutische Grundhaltung

Die therapeutische Arbeit mit Patient*innen mit einer AN kann als sehr belastend erlebt werden. Zum einen ist es aus medizinischer Sicht erforderlich, entsprechend den lebensbedrohlichen Symptomen des Untergewichtes eine zeitnahe Verhaltensveränderung in Richtung Gewichtszunahme zu fordern und zu fördern.

Gleichzeitig befinden sich die Patient*innen noch in einer Phase der Absichtslosigkeit und Ambivalenz (Prochaska und DiClemente 1992), was den Weg einer Gewichtszunahme und die damit einhergehenden notwendigen Lebensstil-Veränderungen angeht. Die Gefahr ist daher, dass Therapeut*innen moralisierend, von oben herab bestimmend und rigide auftreten können und nicht selten in die Position eines Aggressors geraten. Letzteres ist sicherlich aufgrund der somatischen Folgeerscheinungen und der Rigidität der Patient*innen nachvollziehbar. Viele Therapierende bekommen das Gefühl, dass sie für die Veränderung verantwortlich sind und den Patient*innen den „richtigen Weg" zeigen bzw. sie sogar in die „richtige Richtung" ziehen müssen.

Letzteres kann sich nach unserer Erfahrung allerdings toxisch auf den therapeutischen Prozess und die therapeutische Beziehung auswirken. Die einseitigen Heilungsbemühungen können schnell zu Bewertungen auf Behandler*innenseite führen (z. B. *„Der/*Die Patient*in strengt sich nicht ausreichend an.", „Sie verhält sich manipulativ und spielt das Team aus.", „Die will gar nichts verändern und ist nicht ausreichend motiviert."*). Gleichzeitig kommt es auf Seite der Patient*innen ebenfalls schnell zu Bewertungen (z. B. *„Ich bin nur eine (Gewichts-)Zahl und werde als Individuum gar nicht wahrgenommen.", „Wieso wird mir die Kontrolle genommen, es funktioniert doch alles in meinem Leben.", „Wieso vertraut mir keiner, dass ich nicht manipuliert habe."*).

Diese fast unvereinbaren Pole zeigen, dass sich von Beginn an eine Behandlungssituation ergibt, in der Veränderung und Akzeptanz in der Waage gehalten werden sollten und der dialektischen Wippe ein besonderer Stellenwert zukommt. Vor allem aufgrund der somatischen Situation vieler Patient*innen ist es zu Beginn ein Drahtseilakt, da häufig kein stabiles Commitment für eine Behandlung besteht und dieses von Stunde zu Stunde neu erarbeitet werden muss. Es ist nicht selten, dass zu Beginn einer ambulanten Therapie die Angst vor einer erneuten stationären Behandlung und dem damit verbundenen Kontrollverlust, das Commitment stärker trägt als das Vertrauen in die therapeutische Beziehung. Aufgrund dieses spannungsgeladenen Beginns ist die prozessorientierte Anwendung von Skills für die Patient*innen unentbehrlich, um den anstrengenden „neuen" Weg der Behandlung gehen zu können.

Gemäß der Grundhaltung der DBT brauchen auch die Behandler*innen Skills, um gemeinsam mit den Patient*innen die Höhen und Tiefen des steinigen Beginns durchschreiten zu können. Fehlt eine der therapeutischen Säulen (Grundhaltung und Techniken), dann fallen alle Behandlungsvorhaben wie ein Kartenhaus in sich zusammen. Durch den emotionsgeladenen Beginn, bei dem in der kinder- und jugendpsychiatrischen Behandlung noch zusätzlich der Druck durch das Familiensystem besteht, sind die DBT Grundannahmen unentbehrlich und wie ein Mantra zu sehen, wenn es darum geht, nicht die Haltung gegenüber den eigenen (therapeutischen) Werten zu verlieren.

> **Textbox 3: Grundannahmen nach M. Linehan (1993)**
> 1. Die Patient*innen geben sich wirklich Mühe. Das heißt, sie versuchen das Beste aus ihrer gegenwärtigen Situation zu machen.
> 2. Die Patient*innen wollen sich verändern.
> 3. Die Patient*innen müssen sich mehr anstrengen und stärker motiviert sein, um etwas zu verändern.
> 4. Die Patient*innen sind nicht für alle ihre Schwierigkeiten verantwortlich, aber müssen diese selbst lösen.
> 5. Das Leben für Patient*innen mit Essstörungen ist in dieser Form unerträglich.
> 6. Die Patient*innen müssen in allen relevanten Lebensbereichen neue Verhaltensweisen erlernen.
> 7. Patient*innen können nicht versagen.
> 8. Die Familien und Therapeut*innen brauchen Unterstützung.

In der Folge wird auf die Grundannahmen (siehe Textbox 3) eingegangen. Die Ausführungen kombinieren die Sichtweise von Marsha Linehan (1993) sowie unsere Erfahrungen mit Patientinnen und Familien, die von einer AN betroffen sind.

Die **erste Grundannahme** soll uns vergegenwärtigen, dass sich die Patient*innen zu jedem Zeitpunkt die größtmögliche Mühe geben. Viele von ihnen wünschen sich ein sinnerfülltes Leben. Auch wenn wir als Therapierende und die Familien, angesichts der essstörungsspezifischen Verhaltensweisen zu dem Schluss kommen können, dass sie sich nicht genügend anstrengen. Die Patient*innen haben häufig schon selbst die Zuschreibung der Umwelt, dass sie sich nicht wirklich anstrengen würden, um „gesund" zu werden, übernommen. Sie geben sich selbst die meiste Schuld für Ihr „Versagen".

Betrachten wir allerdings einmal, wie unangenehm und „schmerzhaft" es aufgrund der Gewichtsphobie für die Patient*innen ist, zu essen, da sie ansonsten sterben würden, dann sehen wir sehr deutlich, wie viel Anstrengung und Mühe jeder Tag beinhaltet. Es liegt vielmehr im Aufgabenfeld der Behandler*innen, die aufrechterhaltenden Bedingungen für dysfunktionales Verhalten herauszuarbeiten und diese in einem validierenden Diskurs mit den Patient*innen zu besprechen.

Die **zweite Grundannahme** geht von der Motivation jedes Menschen aus, im Einklang mit dem eigenen emotionalen Innenleben zu stehen. Für uns sind daher die essstörungsspezifischen Verhaltensweisen ein Zeichen dafür, dass der Wunsch nach einer Veränderung vom derzeitigen Leben besteht. Die aufrechterhaltende Bedingung der Störung ist, nach unserer Ansicht, die dysfunktionale Emotionsverarbeitung zusammen mit den biologischen Veränderungen der Starvation und der damit verbundene Wunsch, sich und das eigene Leben besser kontrollieren zu können. Das eigentliche Ziel der Patient*innen ist demnach, die eigenen Gefühle aushalten zu können, unangenehme Gefühle zu reduzieren und angenehme Gefühle zu induzieren. Ein Veränderungswunsch ist demnach gegeben, allerdings haben die Patient*innen noch keinen Weg gefunden, der eine funktionale Affektregulation ermöglicht.

Die **dritte Grundannahme** scheint den ersten beiden zu widersprechen: Die Patientinnen geben sich wirklich Mühe und wollen sich verändern. Dies bedeutet nicht, dass ihre Anstrengung und Motivation ausreicht, um das Ziel zu erreichen, ein Leben ohne das dysfunktionale Verhalten der Essstörung zu führen. Es ist viel mehr Energie und Willenskraft als bisher notwendig, um die störungsspezifischen Verhaltensweisen hinter sich lassen zu können und sich den eigenen Gefühlen zuzuwenden. Die Zuwendung zum eigenen emotionalen Innenleben führt häufig zu deutlich „schmerzlicheren" Erfahrungen, als den gesamten Tag über Figur, Essen und Gewicht zu grübeln. Damit steckt in dieser Grundannahme auch eine große Wertschätzung darin, sich diesem Schmerz auszusetzen und die Willenskraft aufzubringen, sich gegen die emotionale Dysregulation sowie dysfunktionalen Gedanken und Verhaltensweisen zu stellen. Gerade bei Patient*innen mit einer Anorexia nervosa bestehen häufig starke sich gegenseitig „bekämpfende" Motivationslagen. Dies ist schwer auszuhalten!

Auch für uns als Behandler*innen bedeutet es häufig mehr Anstrengung und Motivation, weil wir uns in einer intensiven Beziehung befinden, wenn bei Jugendlichen die Emotionsregulation gestört ist und die Gewichtsabnahme und das Essverhalten lebensbedrohliche Ausmaße annehmen können. Damit diese Grundannahme bestehen kann, ist es wichtig, von Anfang an zu analysieren, was den bisherigen Veränderungsversuchen und der schwankenden Motivation zugrunde liegt. Erst in der Folge ist eine Veränderung möglich.

Die **vierte Grundannahme** zeigt, dass die Patient*innen in der Regel nicht alleine dafür verantwortlich sind, in welcher Situation sie sich befinden. Das invalidierende Umfeld (hiermit ist das gesamte Umfeld gemeint: Familie, Feund*innen, Schule, Gesellschaft) oder in einigen Fällen eine Traumatisierung können genauso entscheidend für die Entstehung und Aufrechterhaltung der AN sein (siehe auch Bio-psycho-soziales Störungsmodell ▶ Abschn. 10.2.2). Gleichzeitig werden sich die Probleme nur verändern, wenn die Patient*innen den Löw*innenanteil der Arbeit im Rahmen des Heilungsprozesses in ihre Hände nehmen. Für unsere Arbeit ist wichtig zu verstehen, dass wir die Patient*innen nicht retten können, sondern dass sie selbst verantwortlich für die Veränderung und eine erfolgreiche Genesung sind.

Das bedeutet, dass wir den Patient*innen den Raum geben, sich selbst aus ihrer schwierigen Situation zu befreien. Erst dann wird sich das Gefühl der Kontrolle über sich selbst und über das eigene Leben wieder einstellen.

Damit ist das Commitment für die Übernahme der Eigenverantwortung unerlässlich.

Dem ist dialektisch entgegenzusetzen, dass sich die Patient*innen aufgrund ihres Essverhaltens und der Gewichtsabnahme nicht so verhalten, dass es der Familie und den Behandler*innen leichtfällt, ihnen das Vertrauen für den Heilungsprozess eigenverantwortlich zu übertragen. Die Eigenverantwortung bei den Patient*innen zu sehen, bedeutet zugleich, dass klare Regeln und Strukturen für einen Behandlungsprozess notwendig sind, die ggf. in eine Krisenintervention münden können, wenn es zu erheblich lebensbedrohlichen Verhaltensweisen kommt.

Die **fünfte Grundannahme** verdeutlicht uns, dass das Leben der Patient*innen im Zusammenspiel des Wunsches nach uneingeschränkter Kontrolle (über die eigenen Emotionen), des dysfunktionalen Umgangs mit Essen, Figur und Gewicht sowie der täglich stattfinden Abwertung („sich selbst nie genug zu sein"), schwer auszuhalten ist.

Die **sechste Grundannahme** sollte uns daran erinnern, dass die Patient*innen nicht nur Strategien im Umgang mit dem Essverhalten, der Gewichtsphobie und der Akzeptanz gegenüber dem eigenen Körper neu lernen müssen, sondern wieder Gefühle in allen Lebensbereichen zulassen müssen, die für Irritation sorgen und Rückfälle bedingen können. Nicht nur beim Essen müssen die Patientinnen lernen, ihre Emotionen wahrzunehmen und damit umzugehen (z. B. Gewichtsphobie).

Demnach sind nicht lediglich das Wiedererlangen eines geregelten Essverhaltens und eine Gewichtszunahme das Therapieziel bzw. notwendig für eine erfolgreiche Genesung. Erst im Verlauf der Therapie zeigt sich, inwiefern die gemeinsame Therapie die Patient*innen befähigt hat, ihr Leben in die eigenen Hände zu nehmen und es in den verschiedenen Lebenskontexten (Familie, Peers, Schule etc.) selbst zu steuern. Emotionen haben wir in allen Lebensbereichen, und somit kann ein Gefühl von Kontrollverlust in einem dieser Bereiche zu einem erhöhten Kontrollbedürfnis und in der Folge zu einem Rückfall in dysfunktionale Verhaltensweisen führen.

Die **siebente Grundannahme** hilft uns und auch der Familie auszuhalten, wenn bei den Patient*innen keine Veränderung eintritt oder sich ihr Zustand sogar verschlechtert. Die „alleinige" Schuld hierfür in den Patient*innen zu sehen, ist nicht nur undialektisch, sondern auch invalidierend den Menschen gegenüber, die uns vertrauen.

Die Verantwortung für das Versagen liegt in den Therapiemethoden selbst, die eingesetzt wurden. Es ist wichtig, sich dies vor Augen zu führen, wenn wir uns als Behandler*innen phasenweise mit Gefühlen von Hilflosigkeit konfrontiert sehen, die im Rahmen der Arbeit mit den Patient*innen entstehen können. Kurz gesagt, sollten wir uns nicht damit aufhalten, eine*n Schuldige*n zu suchen (der schnell in einer mangelnden Anstrengung der Patient*innen oder der Familie gefunden werden kann), sondern die Gegenwart nutzen, um zu analysieren, was im Rahmen der Behandlungsmethode nicht funktioniert hat. Erst nach der beschreibenden Analyse der Misserfolge können wir Lösungsmöglichkeiten erarbeiten, die zum Erfolg und in der Folge zu einer Heilung führen können. Abschließend sollte hier auch hinzugefügt werden, dass die siebente Grundannahme krisenhafte Interventionen, bis hin zu gerichtlich genehmigten Zwangsmaßnahmen, nicht ausschließt, um das Leben der Patient*innen zu erhalten.

Die **achte Grundannahme** betont, dass Behandler*innen und Familien Unterstützung brauchen. Viele der Familien sind aufgrund der in den familiären Beziehungen omnipräsenten Essstörung bereits von Überlastungssymptomen gekennzeichnet, die sich schnell auch auf die Therapierenden übertragen können. Es besteht eine große Gefahr, im Rahmen dieses Prozesses „auszubrennen". Daher brauchen die Familienangehörigen möglicherweise selbst eine psychotherapeutische Unterstützung und die Therapeut*innen das Konsultationsteam und darüber hinaus Inter- und/oder Supervision. Wir sollten uns immer vor Augen führen, dass kurzfristige Unterstützung und zügige Gewichtszunahme nicht gleichbedeutend mit langfristiger Heilung sind und wir aufgrund der lebensbedrohlichen somatischen Situation unserer Patient*innen teilweise zu schnell reagieren und diese vor allem bei den ersten Schritten im Rahmen einer notwendigen Gewichtszunahme nicht ausreichend beteiligen.

Häufig wird mit Druck und Drohungen gearbeitet, die langfristig den Wunsch nach einem dysfunktionalen Kontrollbedürfnis eher verstärken. Wir brauchen in diesem Prozess Unterstützung, weil die für uns erleichternd erscheinenden therapeutischen Interventionen dazu führen können, zu wenig Verantwortung bei den Patient*innen selbst zu lassen. Wir reagieren in diesem Falle eher auf unsere Gefühle der Hilflosigkeit und lassen uns in das Gefühl des Kontrollverlusts, welches die Patient*innen erleben, mit hineinziehen. Letztlich zeigt uns diese Grundannahme auch, dass wir und die Familien Fehler machen bzw. fehlbar Wir alle brauchen Unterstützung, um der AN wirkungsvoll entgegentreten zu können.

Wir sind überzeugt davon, dass die Grundannahmen dazu führen können eine wirkungsvolle validierende und dialektische Sichtweise auf die Patientinnen zu ermöglichen, die ein „gnädigeres" Umgehen mit den uns anvertrauten Jugendlichen sowie auch uns selbst impliziert.

10.3.2 Therapieelemente

Die ambulante DBT mit essgestörten Patient*innen kann sich je nach Schwere- und Chronifizierungsgrad der AN über einen langen Zeitraum (2–3 Jahre) erstrecken. Wie bei der DBT für Patient*innen mit einer Borderline-Persönlichkeitsstörung besteht die Behandlung aus vier Grundelementen: ambulante Einzeltherapie, familientherapeutische Gespräche (ggf. Elterngespräche), Skillstraining in der Gruppe, Telefoncoaching und Konsultationsteam für die Therapeut*innen.

Die **ambulante Einzeltherapie** findet 1–2 Mal wöchentlich statt. Eine erfolgreiche Therapie ist stark von der Beziehungsgestaltung abhängig. Hierzu ist eine vertrauensvolle Beziehung maßgeblich. Der Aufbau einer vertrauensvollen sowie tragfähigen Beziehung ist herausfordernd, und nicht selten befinden wir uns in irritierenden Spannungsfeldern (hohe Motivation vs. Versagensangst, Vermeidung von Gefühlen vs. hohe emotionale Anspannung in Essenssituationen, Wunsch nach Beziehung vs. Alleinsein, zwanghafte Struktur vs. Gefühl des Kontrollverlusts), die gemeinsam gemeistert werden müssen, um einen Heilungsprozess anzustoßen und die Klippen möglicher Therapieabbrüche zu umschiffen.

Im Rahmen der DBT-Behandlung verstehen wir uns als Coach. Die Therapierenden sind nicht von einer allwissenden Aura umgeben, sondern gehen auf Augenhöhe mit den Patient*innen. Das bedeutet, dass es zu Beginn der Therapie eine Phase der Orientierung gibt, in der übergeordnete Behandlungsziele festgelegt werden. Patient*in und Therapeut*in verpflichten sich gleichermaßen, der Erreichung dieser Ziele zu folgen. Dabei sollten die Ziele positiv und so konkret wie möglich festgelegt werden. Eine Gewichtszunahme ist dabei grundlegender Bestandteil. Es gilt die wöchentliche Zunahme und das zu erreichende Gewicht zu definieren. Die Leitlinien (Herpertz et al. 2019) sollten hier als Referenz herangezogen werden und gleichzeitig sollte die individuelle Situation und Motivation der Patient*innen bei der Behandlungsplanung berücksichtigt werden.

Ein „Schlingerkurs" im Rahmen einer Gewichtsstagnation sollte durch eine ambulante Vorgehensweise nicht gefördert werden, sondern bei Indikation (siehe hierzu auch Textbox 2) frühzeitig und unter Berücksichtigung des *stepped-care*-Prinzips in das intensivere Setting gewechselt werden. Den Patient*innen wird so viel Eigenverantwortung wie möglich übertragen. Besteht kein gegenseitiges Vertrauen mehr, dass das Gewicht eigenverantwortlich gemanagt werden kann (z. B. mehrmalige Gewichtsabnahme hintereinander, Gewichtsziel für einen definierten Zeitraum wird nicht erreicht), wird die ambulante Behandlung pausiert und ggf. eine stationäre Behandlung angeraten.

Eine vertrauensvolle Beziehung lebt von einer *offenen und zugewandten Kommunikation* auch schwerer Themen (Wiederaufnahme einer stationären Behandlung). Hierbei spielt eine validierende Gesprächsführung eine große Rolle. Dabei sollten wir unsere Emotionen zeigen und dazu die Interventionen des „In-Session-Fokus" und der „Selbstöffnung" nutzen, da es den Patient*innen häufig schwerfällt, Gefühle zu äußern und zu benennen. Dadurch fungieren wir als Modell für die Verbalisation der eigenen Innenwelt. *„Ich merke, dass es dir gerade schwerfällt, zuzunehmen. Ich habe jetzt die ganze Stunde mit dir über die Notwendigkeit einer Gewichtszunahme geredet und habe das Gefühl, dass es dir nicht wirklich geholfen hat und du am Weg zweifelst. Ich fühle mich gerade etwas hilflos, ob ich dir weiterhelfen kann. Kann ich etwas tun, um dich zu unterstützen und auf dem schwierigen Weg zu begleiten?"*.

In diesem Zusammenhang weisen wir auch auf die Diskrepanz von verbalen und nonverbalen Signalen hin (z. B. Lächeln bei einem Gespräch über die stationäre Wiederaufnahme), ohne davon auszugehen, dass diese Signale im Widerspruch stehen, sondern ein Hinweis auf eine mögliche emotionale Imbalance sein können, weil das primäre Gefühl nicht wahrgenommen oder ausgedrückt werden kann. Der Ausdruck und die Arbeit an den Gefühlen wird im Laufe der Therapie einen immer größeren Stellenwert einnehmen. Letztlich sind wir bemüht einen dialektischen Mittelweg zu finden, der aufgrund der dysfunktionalen Kognitionen der Patient*innen helfen kann, sich von Bewertungen sowie Schwarz-Weiß-Denken langsam zu lösen. Hierbei geht es vor allem um die Pole Akzeptanz vs. Veränderung sowie Regeln/Struktur vs. Flexibilität.

Zu Beginn der Therapie spielt der Konflikt *Akzeptanz vs. Veränderung* eine besonders große Rolle. Wir fühlen uns „verpflichtet" schnell eine Gewichtszunahme zu erzielen, ohne eine sichere therapeutische Beziehung erarbeitet oder das individuelle Störungsmodell in aller Ganzheitlichkeit verstanden zu haben. Die Situation schreit nach Lösungen und einer raschen Beseitigung des Problems, da der Druck aufgrund der somatischen Gefährdung häufig hoch ist.

Es besteht die Gefahr, kurzfristige und impulsive Lösungsversuche zu generieren, die sich jedoch therapieschädigend auswirken können. Es ist wichtig, dass wir dieses Problem mit den Patient*innen und Familien diskutieren. Für uns liegt der erste Schritt darin, dass sich die Patient*innen bewusst darüber werden, dass es eine Distanzierung von der allgegenwärtigen Verknüpfung braucht, dass Gewicht/Figur/Essverhalten gleichgesetzt sind mit der eigenen Person bzw., dass Erfolg und Misserfolg des eigenen Lebens mit diesen Komponenten gleichgesetzt ist. „*Ich habe den Gedanken, dass deine gesamte Person durch dein Gewicht/deine Figur/dein Essverhalten bestimmt wird. Ist dieser Gedanke in der Ganzheitlichkeit und gegenüber deiner komplexen Persönlichkeit und deinen Fähigkeiten angemessen?*" Diese Frage wird die Therapie vor allem in der Anfangsphase begleiten. Es kann hilfreich sein, den Patient*innen gegenüber zu verbalisieren bzw. sie zu fragen, mit welchem Teil der Persönlichkeit wir gerade in Kontakt stehen (dem eindimensionalen Anteil der Essstörung vs. dem ganzheitlichen Anteil der Persönlichkeit).

Hierbei dürfen wir nicht vergessen, dass die Wahrnehmung und die Akzeptanz dieser unterschiedlichen Anteile zeitlich vor der Veränderung der bestehenden Symptomatik liegt. Wir meinen allerdings hierbei nicht nur die Akzeptanz auf Seite der Patient*innen. Erst, wenn wir als Therapierende die Situation (z. B. Ablehnung der Patient*innen mit uns zu arbeiten) im Hier und Jetzt akzeptieren bzw. anerkennen, dann können wir uns davon distanzieren und Abstand gewinnen. „*Wenn du in der nächsten Woche nicht zunimmst, dann kann ich dich nicht weiterbehandeln. Du weißt, dass das möglicherweise eine stationäre Behandlung nach sich ziehen kann. Was kann ich tun, um dich adäquat zu unterstützen? Ich würde mich freuen, mit dir weiterarbeiten zu können.*"

> Akzeptanz bedeutet nicht, dass wir die Situation gutheißen, sondern ihre Existenz anerkennen.

Im Rahmen der DBT geht M. Linehan noch einen Schritt weiter. Unter „Akzeptanz" wird die zentrale Bereitschaft der Therapierenden verstanden, den aktuellen Zustand als gegeben anzusehen und keine Verurteilungen, Schuldzuweisungen oder Manipulationen vorzunehmen. Diese Haltung basiert auf dem Buddhismus und ist im Zen verwurzelt.

Sie können sich jetzt selbst die Frage stellen, wie gut es Ihnen gelingt, diese Haltung einzunehmen, wenn es um eine Gewichtsstagnation oder vielleicht sogar um eine bevorstehende Sondierung im Rahmen der stationären Behandlung geht.

Die *familientherapeutischen Gespräche/ Elterngespräche* sind in der Behandlung im Kindes- und Jugendalter fester Bestandteil der Therapie. Sie sollten im ambulanten Rahmen mindestens alle 4 Wochen und im stationären Rahmen alle 14 Tage stattfinden, bei Bedarf kann es auch Phasen geben, wo Gespräche mit der Familie/mit den Eltern in höherer Frequenz erfolgen müssen. Wenn der Start mit den Patient*innen gelungen ist, dann ist sicherlich genauso entscheidend für den Therapieerfolg, ob eine angemessene Arbeitsbeziehung zu den Angehörigen besteht.

Auf Seite der Eltern kann die Gefühlslage und das Denken sehr unterschiedlich sein. Zum Zeitpunkt der Therapieaufnahme befinden sich die Angehörigen dadurch, ebenso wie die Patient*innen, in einem Zustand höchster innerer Ambivalenz. Zum einen möchten sie die Erkrankung ihrer Tochter/ihres Sohnes ohne professionelle Hilfe bewältigen und andererseits sind sie mit starken Schuldgefühlen und Hilflosigkeit konfrontiert, nichts gegen die AN ausrichten zu können. Ihnen ist bewusst, dass sie professionelle Hilfe brauchen. Insgesamt zeigen sich Brüche im Erziehungsverhalten und im Lebensalltag. Einerseits wird Bedürfnissen, die der Symptomerhaltung des Kindes dienen, nachgegeben, und andererseits kommt es zu Konflikten bzgl. der Essstörungssymptomatik (z. B. Essensmenge, Sorge um den körperlichen Zustand des Kindes) und dem Wunsch, das Kind durch das eigene Erziehungsverhalten zu heilen. Des Weiteren darf nicht vergessen werden, dass die Eltern ihren Alltag bewältigen müssen und ggf. andere Kinder in der Familie ebenso zu versorgen sind.

Viele Eltern kommen mit starken Schuldgefühlen in die Therapie (*„Worin besteht mein Anteil an der Erkrankung meines Kindes?", „Wieso braucht gerade unsere Familie Hilfe?", „Was denken die anderen von uns?", „Haben wir als Eltern versagt?"*). Gleichzeitig kann es sein, dass einige Eltern die Lösung des Problems allein durch die Therapierenden ohne eigene Beteiligung erwarten bzw. erhoffen (*„Sie sind der Spezialist, und wir vertrauen Ihnen unser Kind an. Lösen Sie das Problem! Wir wollen unsere alte Tochter wieder zurück."*). Auch hier ist es wichtig, die Situation im Sosein zu akzeptieren, sich die Sorgen und Bedenken der Eltern anzuhören, diese zu validieren und gleichzeitig einen festen Rahmen und eine klare Struktur vorzugeben, ohne sich z. B. angegriffen zu fühlen oder in der therapeutischen Persönlichkeit infrage gestellt zu sehen. Nur so kann Vertrauen in eine konstruktive Arbeitsbeziehung entstehen. Vergessen Sie nicht, dass Ihnen die Eltern das Wichtigste anvertrauen was Sie haben, Ihr Kind.

Für die Patient*innen ist wichtig, dass sie für Familiengespräche gut vorbereitet sind. Es sollte das Gefühl entstehen, dass der*die Therapeut*in die Gesprächssituation unter Kontrolle hat und gleichzeitig den Patient*innen die Verantwortung für den Gesprächsverlauf überträgt, wenn dies angemessen ist, um Emotionen und schwierige Themen zu besprechen. Lassen Sie die Patient*innen und ggf. Eltern alleine vor den ersten gemeinsamen Gesprächen Sorgen und Ängste formulieren (*„Was könnte im schlimmsten Fall passieren?"*). Damit geben sie den Patient*innen ein gewisses Gefühl von Kontrolle, da vorhergesagte Gedanken, Gefühle und Verhaltensweisen, die während des Familiengespräches entstehen, sich besser kontrollieren lassen. Hierzu zählt auch, dass jedes Familienmitglied die Möglichkeit hat, dass Gespräch bei zu starker aversiver emotionaler Anspannung kurz zu verlassen und Skills anzuwenden, um sich zu regulieren. Wichtig ist, dass die Patient*innen und ihre Angehörigen nach einer gewissen Zeit wiederkommen, damit die Gespräche gemeinsam beendet werden.

Das **Skillstraining in der Gruppe** verläuft parallel zur Einzeltherapie und den Familiengesprächen. Im ambulanten Setting findet es wöchentlich statt und im stationären Rahmen zweimal wöchentlich, mit einer Gruppengröße von 8–12 Teilnehmer*innen. Das Skillstraining wird von zwei Trainer*innen geleitet und ist nicht prozesshaft orientiert. Das bedeutet, dass das alleinige Ziel in der Vermittlung von Fertigkeiten besteht. Das Erlernen und, im Verlauf, die selbstinitiierte Anwendung, dieser Fertigkeiten durch die Patient*innen wird, wie im zweiten Standbein der DBT beschrieben, als unverzichtbar angesehen, um in der Therapie erfolgreich zu sein.

Die Skills können als kleine und große Helfer betrachtet werden und sind sowohl Ersatz für die bisherigen dysfunktionalen Verhaltensweisen als auch die Grundlage für die Entfaltung der Persönlichkeit im Sinne von Stage 3. Näheres zu den Skills findet sich in ▶ Abschn. 10.4.

Das **Telefoncoaching** ist ein weiterer zentraler Bestandteil der ambulanten DBT und wird zum Management von akuten Krisen angeboten. Die Patient*innen haben die Möglichkeit, im Rahmen von akuten Krisen in vorher klar definierten Zeiträumen anzurufen (z. B. zwischen 8 und 18 Uhr, außer am Wochenende). Im Gegensatz zu Patient*innen mit einer Borderline-Persönlichkeitsstörung handelt es sich zu Beginn oft um Krisen im Rahmen der Nahrungsaufnahme. Gleichwohl werden die Patient*innen unterstützt und Wege besprochen, die helfen, um mit der aktuellen Situation umgehen zu können. Das Gespräch sollte einen gewissen Zeitrahmen (ungefähr 5–10 Minuten) nicht überschreiten. Es geht nicht um eine Therapiestunde am Telefon, sondern das Ziel besteht darin, das in der Therapie bereits Erlernte im Alltag umzusetzen, wenn es aus „eigenen Kräften" gerade schwer möglich erscheint. Wir befinden uns beim Telefoncoaching daher in der Regel auf der Veränderungsseite der Wippe (Techniken). Es geht um den effektiven Einsatz von Skills im Alltag. Weiterhin können zur Stärkung des Therapiecommitments oder vorher in den Stunden vereinbarte Telefonate geführt werden, um den Behandlungsverlauf zu unterstützen. Wir raten davon ab, per WhatsApp oder E-Mail regelmäßig zu kommunizieren. Diese Form des Austausches kann leicht entgleiten und ein fortwährender Informationsfluss stattfinden, welcher die Arbeit in den Therapiestunden sogar hemmen kann. Die Kernzeit der therapeutischen Arbeit ist und bleiben die face-to-face (in Coronazeiten auch videogestützt) durchgeführten Kontakte. Letztlich ist wichtig, zu erwähnen, dass das Telefoncoaching oder die unregelmäßige Kommunikation mit den neuen Medien gezielt eingesetzt werden sollte und die Therapeut*innen klare Grenzen bzgl. dieser Form der Kommunikation, zum Schutz der eigenen Psychohygiene, einhalten sollten.

Das **Konsultationsteam (KT)** besteht aus dem ambulanten bzw. stationären Behandlungsteam. Im stationären Bereich sind damit alle Teammitglieder gemeint, die aktiv den therapeutischen Prozess beeinflussen (z. B. Einzeltherapeut*innen, Skillstrainer*innen, Bezugspflege, Fachtherapeut*innen etc.). Im ambulanten Bereich besteht das KT in der Regel aus Therapeut*innen und Skillstrainer*innen die sich als ein Behandlungsteam verstehen und in einer Ambulanz oder einem ambulanten Netzwerk zusammenarbeiten. Wir empfehlen, dass das KT wöchentlich stattfindet und je nach Möglichkeiten mind. eine oder max. zwei Zeitstunden beträgt. Sind weitere Berufsgruppen integriert bzw. ist es einer*einem Therapierenden des Teams des Teams nicht möglich teilzunehmen ist ein regelmäßiger Austausch wichtig, um sich abzustimmen und gemeinsame Behandlungswege zu gehen. Das bedeutet, dass auch im ambulanten Bereich ein therapeutisches Team und keine Einzelperson behandelt. Demnach besitzt das KT die Funktion die Einzeltherapeutinnen zu entlasten. Des Weiteren wird sichergestellt, dass die für das Team bestmögliche DBT angeboten wird. Das KT ist somit der Katalysator für den gesamten therapeutischen Prozess, bei dem die Therapeut*innen in einer konstruktiven Streitkultur die Behandlung der Patient*innen gemeinsam monitoren. Das KT wird durch eine*n Moderator*in geleitet und durch Hüter*in der Zeit und Hüter*in der Dialektik wird die Einhaltung der Besprechungsagenda sichergestellt.

Letztlich ist für ein stationäres Team anzuraten, dass regelmäßig (mind. alle 4 Wochen und max. alle 2 Wochen) eine *Supervision* stattfindet. Hierbei können Schwierigkeiten im Team besprochen werden oder Behandlungsverläufe, bei denen ein Team ausbrennen kann (z. B. regelmäßige Sondierung unter Fixierung, Suizidversuche), aufgefangen und bearbeitet werden. Wichtig ist, dass nach Möglichkeit alle Teammitglieder teilnehmen.

10.3.3 Therapiestruktur

Das Ziel der DBT besteht darin, dass die Patient*innen wieder ein für sie sinnerfülltes Leben führen (Linehan 1993, 2015). Letzteres ist für viele Erkrankte nicht mehr gegeben, da der Alltag durch die rigiden Ess- und Gewichtsregeln sowie einen zwanghaften Drang alles perfekt zu machen bestimmt wird.

Die DBT versucht primär, die unserer Meinung nach für die Erkrankung ursächliche, dysfunktionale Emotionsregulation zu verbessern. Im Rahmen der Behandlung von Patient*innen mit einer Anorexia nervosa geht es in einem ersten Schritt darum starke Emotionen im Rahmen der Themen Essen, Figur und Gewicht zu verändern und die in diesem Zusammenhang entstehenden stimmungsabhängigen/dysfunktionalen Verhaltensweisen zu reduzieren. Gleichzeitig ist das Üben von Wahrnehmung und Benennung von basalen emotionalen Zuständen angezeigt, da es für viele Patient*innen schwer ist, überhaupt noch Gefühle zu empfinden.

In der Regel ist das einzige Gefühl, das noch erlebt wird die Angst und Panik vor einer Gewichtszunahme. Es geht demnach auch darum, wieder achtsamer gegenüber den eigenen Gedanken, Gefühlen und Verhaltensweisen zu werden, die neben der Essstörung existieren.

Übergeordnet geht es darum, dem eigenen Ich wieder mehr zu vertrauen (Linehan 2015). Uns ist besonders wichtig, dass die DBT dabei nicht nur auf die Veränderung von Gedanken und Verhaltensweisen setzt. Im Verlauf der Therapie geht es auch darum, emotionale Schmerzen zu akzeptieren und den Zustand, sich selbst nicht genug/nicht perfekt zu sein, anzunehmen.

Das Ziel ist, wieder dialektisches Denken und Handeln herzustellen und die dichotomen Betrachtungsweisen (z. B. „Ich bin dick, und dick sein heißt schwach sein!") hinter sich zu lassen.

Vor allem die dialektische Haltung kann zu Beginn der Behandlung aus den Augen verloren werden, wenn in der Regel eine Gewichtszunahme fokussiert wird, um mögliche körperliche Folgeschäden bis hin zur Todesfolge zu verhindern. Hier bereits eine annehmende Haltung einzunehmen und den emotionalen Schmerz, welchen die Patient*innen tagtäglich erleben, in den Vordergrund zu stellen, wird häufig „im Kampf", um eine Gewichtszunahme zu erzielen, vernachlässigt. Der Ablauf der Therapie ist klar strukturiert und lässt sich in eine Vorbereitungs- und drei Therapiestadien (Stages) untergliedern (Bohus 2019). Die Einteilung in diese Stadien trägt dem Sachverhalt Rechnung, dass die Patient*innen mit einem unterschiedlichen Schweregrad eine Therapie beginnen können. Einerseits können sie über mehrere Jahre chronifiziert sein, und gleichzeitig zeigt sich bei anderen Jugendlichen erst seit ein paar Wochen eine Gewichtsabnahme und starke Ablehnung des eigenen Körpers, wieder andere befinden sich vielleicht in der Genesung und lernen ein Leben ohne Essstörung kennen, von dem sie überfordert sind.

Diese inter- und intraindividuellen Unterschiede erfordern unterschiedliche Behandlungsfokusse und Interventionen.

> Das heißt, der Schweregrad der Erkrankung bestimmt das Stadium der Behandlung und die eingesetzte Methodik.

Die Spannweite der Behandlung kann demnach von der Orientierung und Motivationsfindung (Stage 0) bis hin zur Gestaltung eines sinnerfüllten Lebens bzw. zu einer Reintegration in ein sinnerfülltes Leben (Stage III) reichen (siehe ◘ Abb. 10.2). Die Patientinnen müssen nicht alle Behandlungsstadien durchlaufen, sondern starten in der für sie sinnvollen Phase.

Stage 0: Orientierung und Motivation

Das zentrale Ziel dieser Behandlungsphase ist es, tragfähige Strukturen für ein therapeutisches Bündnis aufzubauen. Dadurch sollen vor allem Patient*innen adressiert werden, die Schwierigkeiten haben sich auf therapeutische Rahmenbedingungen einzulassen.

Häufig wünschen sich Jugendliche Unterstützung und Zuwendung, und gleichzeitig fällt es Ihnen schwer, aktiv an der Veränderung ihres Problemverhaltens zu arbeiten. Besonders Patient*innen mit einer Essstörung können in die Falle des psychiatrischen Versorgungssystems geraten.

Fällt das Gewicht nach einer stationären Behandlung wieder rasch ab, dann erfolgt schnell eine erneute Aufnahme und meist ein stationärer Aufenthalt, der zeitlich länger andauert als die vorherige Behandlung.

Ähnlich wie bei Patient*innen mit einer BPS können wir davon ausgehen, dass ein stationärer Aufenthalt durch die klaren Strukturen, die limitierte Eigenverantwortung sowie die Bestätigung, schwer krank zu sein, zu einer „Raststätte" werden kann. Diese „Raststätten" sind einerseits entlastend und andererseits können sie die Chronifizierung und Stagnation verstärken sowie die Selbstwirksamkeit und den Willen, gesund zu werden, vermindern. Die Verantwortung der Gewichtszunahme wird an das stationäre Team abgegeben.

Auch hier zeigt sich wieder, dass die Station kurzfristig entlastend wirkt (*„Ich kann nichts dafür, dass ich an Gewicht zunehme, aber das stationäre Team zwingt mich ja dazu!"*), und gleichzeitig entsteht keine Eigenmotivation bzw. entwickeln sich keine eigenen Ziele/keine Perspektive, wieso eine Heilung erstrebenswert sein könnte.

Eine Chronifizierung kann die langfristige Folge dieser „Raststätten" sein. Wir gehen davon aus, dass kurze stationäre Kriseninterventionen (Intervall-

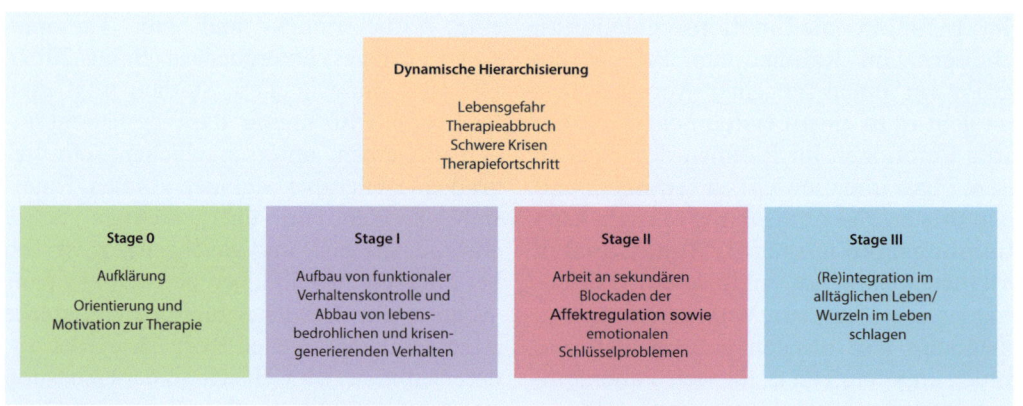

◘ Abb. 10.2 DBT-Therapiestadien (aus Bohus 2019)

behandlungen und/oder tagesklinische Behandlungen) für den Krankheitsverlauf erfolgversprechend sind. Erste Belege hierfür gibt es bereits in der Forschung, die zeigt, dass eine tagesklinische Behandlung einer vollstationären Behandlung, in Bezug auf den Behandlungserfolg, nicht unterlegen ist (Herpertz-Dahlmann et al. 2014). Allerdings sind viele der aktuellen Forschungserkenntnisse nur teilweise im Versorgungsalltag angekommen.

In **Stage 0** ist es unerlässlich, in einem ersten Schritt durch eine **differenzierte Anamnese** und **Diagnostik** zu eruieren, welche Gedanken, Gefühle und Umfeldfaktoren den Widerstand erzeugen, eine eigenverantwortliche Behandlung zu beginnen: „*Wieso möchte ich am Bestehenden festhalten?*" Eine ausführliche **Psychoedukation** ist sicherlich ein unerlässlicher Bestandteil, um zu erkennen, wer eigentlich die Kontrolle über die Gedanken, Gefühle, das Verhalten und das eigene Leben übernommen hat. Letztlich sollte eine Aufklärung über die Behandlungsmöglichkeiten mit Ihren Wirkungen/Nebenwirkungen erfolgen sowie vermittelt werden, welche Folgen kurz- und langfristig entstehen können, wenn keine Therapie erfolgt. Für einen erfolgreichen Genesungsprozess und eine funktionierende Therapie braucht es **tragfähige Strukturen**, die die bereits erwähnten, wiederholten stationären Aufenthalte verhindern können.

Hierbei spielt bei Jugendlichen auch eine Rolle, ob das familiäre Umfeld ausreichende Strukturen bietet, um ambulant arbeiten zu können. An dieser Stelle ist es wichtig, darauf hinzuweisen, dass in dieser Phase die Bedingungen für eine ambulante Therapie in der ersten Stunde transparent mit den Patient*innen besprochen werden müssen. Eine weitere Gewichtabnahme bzw. Stagnation im schweren Untergewicht ist als therapiezerstörendes Verhalten im ambulanten Setting einzuordnen, und ein Settingwechsel sollte frühzeitig angestrebt werden.

Patient*innen in Stage 0 benötigen *Skills*, um in dieser Phase mit Ihrer Anspannung und Verzweiflung umgehen zu können. Aufgrund des Therapiestadiums ist lediglich eine zeitlich limitierte und stark verkürzte Schulung möglich. Der Schwerpunkt liegt dabei auf dem Teaching von: 1) Stresstoleranz-Skills, um die Hochanspannung während der Esssituationen und den Hass gegenüber dem eignen Körper aushalten zu können und 2) Achtsamkeits-Skills, um innere Ruhe in den Momenten zu finden, in denen der Drang nach Kontrolle und Perfektionismus und die damit verbundene innere Rast- und Hilflosigkeit unerträglich werden.

In Stage 0 und bei den auftretenden Widerständen ist es häufig schwer, zu verstehen, wieso die Patient*innen aus dem nicht endenden Kreislauf des Leids nicht „einfach" aussteigen, sondern sich immer tiefer in die Chronifizierung begeben. Hierbei möchten wir an die verhaltenstherapeutische Annahme „*Jede Verhaltensweise macht im subjektiven/gegenwärtigen Kontext eines Individuums Sinn.*" erinnern (Bohus 2019). Nach unserer Meinung ist eines der wichtigsten Ziele der Orientierungsphase, den Patient*innen zu helfen, aus dem Mikrokosmos der Gewichtsregulationsstrategien und körperlicher Ablehnung auszubrechen und wieder alternative **Lebensziele** und **Bedürfnisse** zu entwickeln.

Hierbei geht es nicht um die kurzfristige Umsetzung dieser, sondern darum, sich bewusst zu werden, dass ein ICH neben der Erkrankung existiert, welches andere Wertemaßstäbe besitzt als die derzeit im Alltag bestimmenden Lebens- bzw. Leitsätze.

Vielen Patient*innen wird es schwerfallen, eigene Bedürfnisse und Wünsche neben der Essstörung zu benennen.

Daher ist es in einem ersten Schritt sicherlich notwendig, die unbefriedigten Grundbedürfnisse (Grawe 2002) und die aufrechterhaltenden Bedingungen zu verstehen (z. B. durch Pro-und-Contra-Listen, Lebenslinie, siehe auch Stage Ia), um dann Alternativen zu entwickeln. Hierbei ist eine validierende Haltung notwendig, die nicht aus dem Impuls entsteht, die Patient*innen verändern zu wollen, sondern mitfühlend nachvollziehen zu können, wieso kein Raum neben der Essstörung für die Entfaltung der eigenen Persönlichkeit besteht. Uns sollte bewusst sein, dass ein Motivationssystem, welches durch kurzfristig fremdgesteuerte Ziele bestimmt wird, nicht den Nährboden für eine langfristige stabile Therapie bieten kann.

> Abschließend sollte gesagt werden, dass es sich bei Stage 0 nicht um DBT-light handelt, sondern einen zeitlich klar begrenzten Krisenmodus (6–12 Wochen), der den Weg für eine eigenverantwortliche psychotherapeutische Behandlung bahnen kann.

Stage I: Aufbau von funktionaler Verhaltenskontrolle und Abbau von lebensbedrohlichen und krisengenerierenden Verhalten

- **Stage Ia – validierender Beziehungsaufbau und Zielklärung**

Stage Ia dient dem validierenden Beziehungsaufbau und der Klärung der Ziele für eine mögliche psychotherapeutische Behandlung. Folgende Inhalte sind in diesem Stadium enthalten:
1. Die bestehende Symptomatik der AN im kontextuellen Zusammenhang der aktuellen Alltagssituation der Patient*innen mit ihren Vor- und Nachteilen zu verstehen (d. h. auf Ebene der Betroffenen wahrzunehmen und zu beschreiben) und zu validieren (durch die Therapierenden die Erfahrung zu machen, dass die eigene Situation nachvollziehbar ist).
2. Die Ziele und Wünsche der Patient*innen im Rahmen einer individuellen, sinnerfüllten „Lebensvision" auf der Grundlage der bestehenden Werte- und Grundüberzeugungen zu identifizieren.
3. Dialektische Dilemmata zwischen der aktuellen Situation (Ist-Zustand) und der „Lebensvision" (Soll-Zustand) zu identifizieren und in die Begrifflichkeiten „Alter Weg" und „Neuer Weg" einzuordnen.

Auf folgende Punkte sollte im Rahmen der Vorbereitungsphase geachtet werden:
- Die Ambivalenz und bisweilen sogar Aversivität, eine Behandlung aufzunehmen sollte validiert und nicht aus Sorge möglicher Therapieabbrüche verschwiegen oder „kleingeredet" werden. Hierzu zählt vor allem die patientenbezogene Angst vor der Gewichtszunahme im Rahmen der Therapie.
- Neben den Zielen und Wünschen im Rahmen des Therapievertrags ist es zwingend notwendig, möglichst detailliert die mögliche Umsetzung (u. a. welche therapeutischen Interventionen werden eingesetzt) zu thematisieren und den zeitlichen Horizont der Therapie festzuhalten.
- Es sollte beachtet werden, dass die übergeordneten Werte und Ziele die Motivation der Patient*innen bilden, eine Behandlung zu beginnen. Das Behandler*innenziel einer notwendigen Gewichtszunahme steht in der Regel nicht im Vordergrund der Patient*innen, eine Behandlung zu beginnen. Die individuelle und sinnerfüllte Lebensvision gibt der investierten Mühe, Gewicht zuzunehmen einen Sinn. Ohne diese Motivationsanalyse kann aus unserer Sicht die folgende Behandlung nur schwerlich erfolgreich sein.

Letztlich sollte am Ende von Stage Ia entschieden werden, ob die Patientin und ggf. ihre Familie einen „neuen Weg" entwickeln möchten, welcher mit übergeordneten Lebenszielen und Werten kompatibel ist.

Eine Voraussetzung für diesen „neuen Weg" ist die Bereitschaft, neue Fertigkeiten zu erlernen und Verhaltensmodifikationen umzusetzen. Diese Entscheidung für einen neuen Weg wird während des Behandlungsverlaufs und vor allem in schwierigen Phasen von den Patient*innen und ihren Familien immer wieder neu getroffen werden müssen.

In der ersten Therapiephase ist es zwingend notwendig, Gewicht zuzunehmen, um so somatische Begleiterscheinungen mit Todesfolge zu verhindern. Sofern dies gewährleistet ist, kann die dysfunktionale Emotionsregulation bearbeitet werden. Im ambulanten Kontext werden für die Vorbereitungsphase zwischen 5 und 10 Sitzungen benötigt. Die Phase wird durch die Unterzeichnung des Therapievertrags abgeschlossen, der individuell mit den Patient*innen gestaltet werden kann. Für das Einholen des Commitments für diesen Vertrag sollte ausreichend Zeit zur Verfügung stehen, damit klar ist, wieso es den Patient*innen wichtig ist, eine Therapie durchzuführen.

Das Störungsmodell sowie die Therapieziele und avisierten Behandlungsmethoden zur Zielerreichung sollten im KT vorgestellt werden. Das Behandler*innenteam[1] sollte dann gemeinsam mit der*dem Patient*in entscheiden, ob es Sinn macht, eine Therapie zu beginnen. Zusammenfassend kann gesagt werden, dass die Punkte 1. aktuelle Lebenssituation, 2. Lebensvision und 3. Bereitschaft für einen neuen Weg im Vordergrund stehen, und die Zustimmung zu einer Gewichtszunahme ähnlich dem Non-Suizidcommitment in der Behandlung von Borderlinepatient*innen eine notwendige Grundlage ist, dass die Behandlung begonnen werden kann.

- **Stage Ib – Aufbau von Verhaltenskontrolle zur Verhinderung lebensbedrohlicher Krisen (dynamische Hierarchisierung der Therapieziele)**

Stage Ib dient der Verhinderung lebensbedrohlicher Zustände und dysfunktionaler Verhaltensweisen, die eine Arbeit an der Emotionsregulation verhindern bzw. diese erschweren.

Das Hauptziel besteht darin, einen Weg zu finden, dass das lebensbedrohliche Verhalten (restriktives Essverhalten, exzessives Sporttreiben etc.) eigenverantwortlich durch die Patient*innen kontrolliert werden kann und somit stationäre Klinikaufenthalte verhindert bzw. verkürzt werden. Hierbei geht es vor allem darum, Strategien und funktionales Verhalten zu erarbeiten, welches eine angemessene Nahrungsaufnahme sicherstellt und dadurch somatische Entgleisungen als Folge der Mangelernährung verhindert. Hierbei möchten wir auf die, wie in der DBT bei BPS-Patient*innen vorhandene, dynamische und klare Hierarchisierung des Behandlungsthemas/der Therapieziele für die jeweilige Therapiestunde hinweisen (siehe ◘ Abb. 10.2).

Zu Beginn dieser Hierarchie steht
1. die Verminderung lebensbedrohlicher somatischer Zustände und der Abbau selbstverletzenden Verhaltens (z. B. Hungern, exzessives Sporttreiben, Einnahme von Medikamenten/Substanzen, um an Gewicht abzunehmen, Erbrechen). Damit werden Zustände die kurz- oder langfristig zum Tode oder in eine Chronifizierung führen können, vorrangig behandelt, und ggf. erfolgt eine stationäre Aufnahme.
2. In der Folge werden therapieschädigende Verhaltensweisen angegangen, welche eine gemeinsame und konstruktive therapeutische Zusammenarbeit erschweren oder verhindern bzw. zu einem Therapieabbruch führen könnten. Hierzu zählen beispielsweise Manipulationen beim Wiegen, Nichterscheinen, hospitalisierendes Verhalten und fehlendes Commitment der Eltern. Wenn die Widerstände der Patientinnen oder Eltern in Stage I so groß sind, dass eine vertrauensvolle Zusammenarbeit nicht möglich ist bzw. gleich mit einer Krisenintervention begonnen werden muss (z. B. aufgrund eines lebensbedrohlichen somatischen

---

1 Im Setting der niedergelassenen Behandlerinnen empfiehlt es sich, aus einer Gruppe von motivierten Kolleginnen ein regelmäßiges KT einzurichten. Das kostet sicherlich zusätzlich Zeit, wirkt sich allerdings deutlich entlastend aus.

Zustands, komplette Verweigerung der Nahrungsaufnahme), dann empfehlen wir, dass der Aufbau des Commitments an die erste Stelle der Hierarchie rückt und somit in Stage 0 zurückgekehrt wird.
3. An die 3. Stelle der Hierarchie treten Gefühle, Gedanken und Verhaltensweisen, die den Therapiefortschritt verhindern. Dazu zählen: eine ausgeprägte komorbide Symptomatik, mangelnde Compliance bei den Hausaufgaben oder Offenheit für eine Veränderung, störungsbedingte Konfliktsituationen in der Familie (besonders um die Mahlzeiten) sowie eine stark ausgeprägte Gewichtsphobie oder Körperschemastörung, welche eine Gewichtszunahme verhindern. Die Hierarchie dient dazu, Verhalten zu verändern, welches einen raschen Wechsel in Stage II oder III verhindert (◘ Abb. 10.3).

Sind im Rahmen der dynamischen Hierarchisierung der Einzeltherapie Kriterien auf der Diary card erfüllt (z. B. ein kritisches Untergewicht wurde erreicht [lebensbedrohliches Verhalten] oder beim Wiegen wurde manipuliert [therapieschädigendes Verhalten]), dann wird im Rahmen der dialektischen Analyse herausgearbeitet, inwiefern das dysfunktionale Verhalten im Zusammenhang mit bestehenden Grundannahmen/-überzeugungen (im Sinne kognitiver Schemata) sowie primären Gefühlen steht.

Die dialektische Analyse hat das Ziel, einen eigenverantwortlichen Heilungswunsch anzustoßen und ist angelehnt an die Vorgehensweisen von M. Linehan (1993). Dabei geht es um die Fortführung der in der Vorbereitungsphase begonnenen Arbeit, auslösende und aufrechterhaltende Mechanismen der AN aufzudecken und zu verstehen.

Damit stehen drei Ziele im Vordergrund:
1. Die Verknüpfung und bewusste Ausarbeitung individueller Entstehungsbedingungen von Essstörungen (hierbei vor allem biografischer Bedingungen/Makroanalyse).

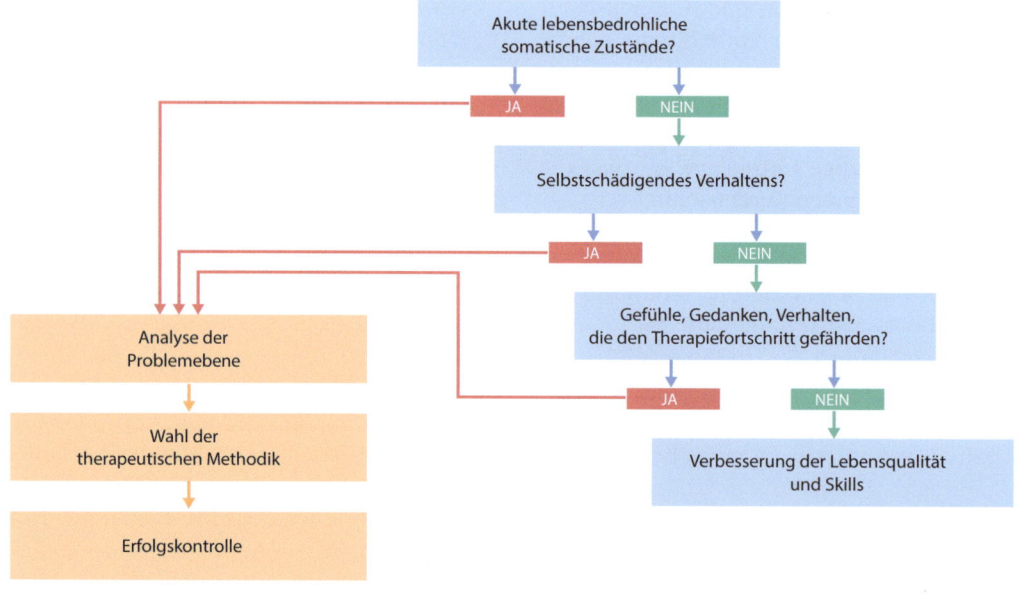

◘ Abb. 10.3 Probleme in der Therapie

2. Die intensive Validierung und bewusste Ausarbeitung kurzfristig aufrechterhaltender Mechanismen (durch Verhaltens- und Kettenanalysen).
3. Das Erzeugen von Dissonanz durch Klärung von bestehendem dysfunktionalem Verhalten im Kontrast zu den eigenen Werten und langfristigen Lebenszielen. Im Rahmen der dialektischen Analyse kann grob in die Analyse der kurzfristigen Funktionalität und langfristigen Folgen essgestörten Verhaltens anhand zugrunde liegender Glaubenssätze und Grundannahmen/Werte unterschieden werden.

Stage II: Arbeit an sekundären Blockaden der Affektregulationsstörung sowie emotionalen Schlüsselproblemen

DBT ist eine emotionsfokussierte Therapie, und daher steht im Zentrum der Therapie die Arbeit an den emotionalen Schlüsselproblemen und den dazugehörigen kognitiven Grundannahmen.

In der Regel kann die Arbeit am Kern der emotionalen Dysregulation/des emotionalen Schlüsselproblems nach unseren Erfahrungen zu Beginn der Therapie blockiert sein. Das heißt, in einem ersten Schritt müssen Blockaden und sekundäre Emotionen, die die Arbeit an den primären Gefühlen verhindern, überwunden werden. Demnach besteht das Ziel von Stage IIa darin, diese Blockaden zu lösen und in der Folge die Arbeit am emotionalen Schlüsselproblem zu ermöglichen.

Wie in der Standard-DBT geht es darum, komorbide therapiestörende Symptome zu verändern, die so stark ausgeprägt sind, dass sie die emotionale Lernfähigkeit der Patient*innen behindern und somit den Blick auf den Kern der Affektdysregulation versperren. Letzteres bedeutet allerdings keinesfalls, dass nicht an der Angst vor der Gewichtszunahme gearbeitet werden kann bzw. sogar muss, weil dieses Gefühl maßgeblich für das Untergewicht ursächlich ist und genau die angesprochene Blockade der primären Emotion darstellt.

Das bedeutet, dass das gemeinsame Essen und damit die bestehende Problematik direkt in den Mittelpunkt der Therapiestunden rückt. Hierfür reicht eine Therapiestunde nicht aus, da es auch um die Zubereitung des Essens und das Verhaltenstraining nach dem Essen geht. Je nach Fall kann die Familie in diesen Prozess mit einbezogen werden. Allerdings ist es notwendig, dass die Eigenverantwortung für das Essen auf Seiten der Patient*innen liegt.

Die Exposition hat das klare Ziel, eigenständiges Essen trotz einer starken Gewichtsphobie zu ermöglichen.

Der Einsatz von Skills spielt dabei eine große Rolle. Somit können wir von einer skillsbasierten Exposition sprechen.

Das heißt, dass während des gesamten Prozesses der Nahrungsaufnahme (von der Zubereitung bis ca. 30–45 min nach dem Essen) Skills helfen, die Angst vor einer Gewichtszunahme so einzugrenzen, dass es nicht zu dysfunktionalem Verhalten kommt, welches die Zunahme verhindert. Während zu Beginn der*die Therapeut*in noch eine direktivere Haltung einnimmt, wird im Prozess immer mehr eine beobachtende Haltung eingenommen und nur unterstützt, wenn es unbedingt notwendig ist.

Weiterhin wird Im Rahmen der dialektischen Analyse parallel immer wieder versucht, zu erarbeiten, dass die Angst, zuzunehmen, den Blick auf tiefergehende emotionale Schlüsselprobleme verhindert und analysiert, welche zugrunde liegenden Themen ursächlich bzw. aufrechterhaltend sein könnten.

Ein weiterer Schwerpunkt von Stage IIa ist die Arbeit an der Körperschemastörung. Nach unserer Ansicht ist es in der akuten Krankheitsphase hilfreich, eine validierende und annehmende Haltung einzunehmen. Es wäre vermessen, zu glauben, dass wir mit wenigen Therapiesitzungen, z. B. Spiegelexpositionen oder körpertherapeutischen Methoden, die subjektive Wahrnehmung kurzfristig ändern.

Es erscheint hilfreicher, zu validieren, dass das wahrgenommene Körperbild bzw. die Körperwahrnehmung diametral zur Notwendigkeit einer Gewichtszunahme steht.

Vielmehr geht es um die radikale Akzeptanz, also um das Annehmen, dass der eigene Körper derzeit abgelehnt und als „hässlich" empfunden wird. Das „Herunterspielen" des Problems oder auch die Aussage, *„du bist doch eigentlich gar nicht zu dick"* sind in dieser Phase invalidierend und können dafür sorgen, dass die Patient*innen sich unverstanden fühlen.

Eine mögliche Übung im Rahmen der Therapie ist es, sich gemeinsam mit dysfunktionalen Sätzen und dem eigenen Körper aktiv zu beschäftigen und z. B. im Rahmen von Achtsamkeitsübungen die Sätze (*„Du bist fett!"*) abgeändert zu wiederholen (*„Im Moment habe ich den Gedanken, dass ich fett bin und ich spüre ein Gefühl von Ekel in mir aufsteigen."*) – das heißt, nicht zu versuchen, die Gedanken und Gefühle aktiv wegzuschieben, aber auch nicht zwanghaft an Ihnen festzuhalten, sondern anzunehmen, dass diese Gedanken und Gefühle im Moment da sind und einen emotionalen Schmerz verursachen. Zusätzlich kann durch Elemente der Compassion Focused Therapy von Paul Gilbert und Plata (2013) eine wohlwollende Haltung gegenüber der eigenen Ablehnung bzw. Selbstvalidierung trainiert werden, die hilft, die entstehenden Gedanken und Gefühle anzunehmen.

Das Ziel von Stage IIa ist es, die Blockaden (sekundären Gefühle) aufzubrechen, um dann in einem zweiten Schritt in Stage IIb die primären Emotionen und deren dazugehörigen dysfunktionalen Grundannahmen anzugehen.

Wichtig ist hierbei, dass die primären Emotionen, die für die Dysregulation verantwortlich sind, gemeinsam erarbeitet werden. Viele Patientinnen sind in Stage I überfordert mit der Idee, dass etwas anderes als der Hass und Ekel gegen den eigenen Körper oder die Angst vor der Gewichtszunahme einen auslösenden bzw. aufrechterhaltenden Charakter besitzen könnte.

Im Gegensatz zu den Patient*innen mit einer Borderline-Persönlichkeitsstörung wirkt das psychische Erleben und Verhalten von Patient*innen mit einer AN weniger komplex, ja geradezu eintönig und zwanghaft strukturiert. Wir dürfen nicht vergessen, dass hinter den essstörungsspezifischen Verhalten ein komplexeres emotionales Problem liegt.

Die Grundidee der Therapie ist, dass bestimmte spezifische oder unspezifische Auslöser Emotionen aktivieren, die von den Patientinnen als aversiv erlebt werden.

In der Regel sind diese als schmerzhaft erlebten Gefühle mit sozial-traumatisierenden biografischen Erfahrungen verknüpft. Bei der Aktivierung einer dieser als aversiv erlebten Emotionen wird neben dem gegenwartsbezogenen Netz auch ein vergangenheitsbezogenes Netz (re-)aktiviert.

Dadurch wird die Situation im Hier und Jetzt durch die Brille der vergangenen Perspektive wahrgenommen und die vergangenen „schmerzhaften Gefühle und Gedanken" werden so (wieder-)erlebt.

So kann beispielsweise eine 2 in der Schule zu starken Zweifeln an der eigenen Leistungsfähigkeit führen, Schuldgefühle verursachen (*„Ich kann nichts Richtiges machen."*) und letztlich ein Gefühl des Allein Seins hervorrufen (*„Meine Familie mag mich nicht, wenn ich so schlecht in der Schule bin."*). Die Auslöser, die zu den schmerzlichen Gefühlen führen, werden in der Folge vermieden oder durch dysfunktionale Strategien zu bewältigen versucht (z. B. nachts bis 2 Uhr lernen, Kontrolle durch Essverhalten wiederherstellen bzw. Verminderung der emotionalen Ansprechbarkeit durch Hungern). Potenzielle Fehler bzw. potenzielles Versagen in Alltagssituationen wird durch die Patient*innen bis aufs Äußerste kontrolliert und versucht zu verhindern. Aufgrund der Lerngeschichte haben sie zu Beginn vielleicht vorerst gelernt, pseudo-kausale Erklärungsversuche zu nutzen (z. B. *„nur wer fleißig ist und viel lernt, wird von der Familie geliebt"*), sich selbst die Schuld für Situationen zu geben, in denen sie sich hilflos ausgeliefert gefühlt haben (z. B. gewichtsbezogenes Mobbing in der Schule) und dann irgendwann begonnen, mit einem veränderten Essverhalten dagegen zu arbeiten. Unter Umständen wurde dieses Verhalten dann noch verstärkt (z. B. Aufmerksamkeitszuwendung der Familie aufgrund der Gewichtsabnahme) und hat dadurch dysfunktionale Verhalten weiter gefestigt.

Die Vermeidung der emotionalen Schlüsselprobleme führt in der Regel dazu, dass bei der Aktivierung dieser automatisch ein altes Erklärungs- und Verarbeitungsmuster aktiviert wird, welches, wie eingangs erwähnt, das schmerzhafte Gefühl umgeht.

Während es in Stage IIa eher um das Aufdecken dieser maladaptiven Erklärungsmuster und den Umgang mit den dabei entstehenden sekundären Emotionen geht, wird jetzt die Exposition des primären Gefühls in den Mittelpunkt gestellt. Die Konfrontation mit dem emotionalen Schlüsselproblem kann in vivo anhand von Situationen im Alltag oder in sensu durch biografisch relevante Situationen erfolgen.

Wichtig ist dabei, dass der emotionale Schmerz der Vergangenheit („Heimatfilm"), der nicht selten als existenziell bedrohlich erlebt wurde, in der Gegenwart („Tagesschau") aushaltbar ist und im gegenwärtigen Leben ausgehalten und bewältigt/verarbeitet werden kann.

Letztlich wird es auch darum gehen, die Vergangenheit loszulassen und anzunehmen.

Durch die ◼ Abb. 10.4 und die Fallvignette soll das Rational dieser Behandlungsphase noch einmal deutlich gemacht werden.

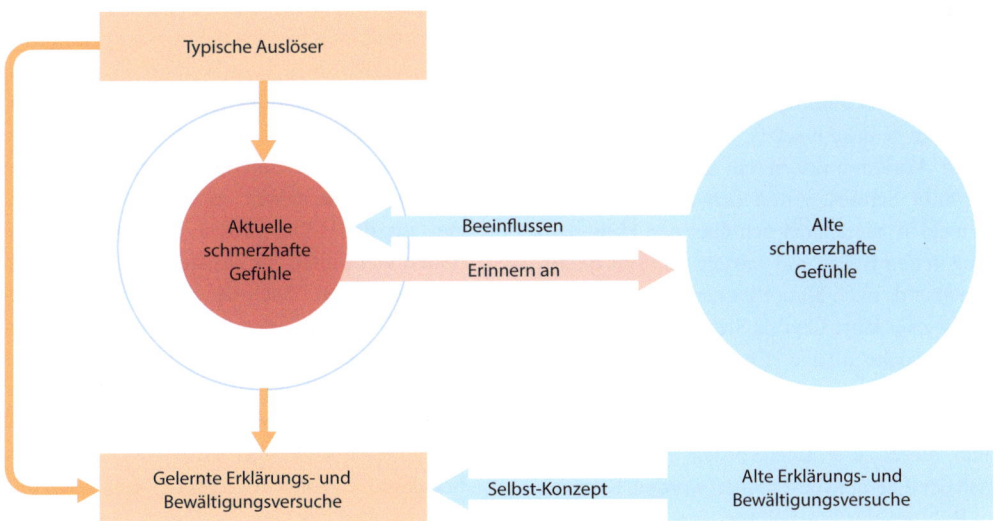

◼ Abb. 10.4 Assoziatives emotionales Netzwerk (aus Bohus 2019)

▶ **Fallbeispiel**

S. war bereits seit 12 Jahren wegen einer Anorexia nervosa in Behandlung. Die Erkrankung hatte sich über mehrere stationäre Aufenthalte und am Ende die Unterbringung in der stationären Jugendhilfe chronifiziert. Mit Beendigung des 19. Lebensjahrs hatte das Jugendamt eine weitere finanzielle Unterstützung aufgrund des Alters abgelehnt, und so war eine abschließende Verselbstständigung begonnen worden. S. musste fort an mit der Anorexia nervosa leben, und ein letzter Behandlungsversuch wurde beendet, da das Gewicht stabil um die 2. BMI-Perzentile stagnierte. Die Patientin war bereits sehr therapieerfahren, und es stellte sich die Frage inwiefern ein weiterer Behandlungsversuch als sinnvoll betrachtet werden konnte. Trotz dieser Gegebenheiten wurde die Therapie unter Maßgabe der vorgegeben „Stages" begonnen. Bereits bei Erarbeitung der biografischen Lebenslinie hatte sich gezeigt, dass es im Kindesalter zwischen dem 14. und 16. Lebensjahr wiederholt zu traumatisierenden Erfahrungen in der Kindheit gekommen war. Die ältere Schwester hatte mit ihren Freundinnen S. mehrfach psychisch und körperlich misshandelt (z. B. festgehalten und aufgeweichte Gummibärchen und Kekse gegen den Willen von S. in den Mund gestopft oder die Poster von S. im eigenen Zimmer abgehängt und durch schwarze Kreuze ersetzt). S. begann nach den ersten Vorkommnissen ein Zusammentreffen mit ihrer Schwester und den Freundinnen zu vermeiden. Sie schlich sich über den Hintereingang in den Keller und wartete dort, bis die Eltern abends nach Hause kamen. Sie verbrachte so fast zwei Jahre über 23 Stunden während der Arbeitswoche alleine. Erstaunlicherweise war dieses biografische Erlebnis aufgrund der fortwährenden Arbeit am Gewicht und dem Versuch, dieses zu erhöhen, bisher nicht im Rahmen der Therapie besprochen worden. S. schien im Rahmen der Erarbeitung eines individuellen Störungsmodells sogar verwundert, dass es einen Zusammenhang zwischen dieser Situation, den dabei entstandenen Gefühlen und der Essstörung geben könnte. Obwohl sich das Gewicht kontinuierlich erhöhte, kam es vor allem im Zusammenhang mit Entscheidungen immer wieder zu Gewichts- und depressiven Einbrüchen. Im Rahmen der dialektischen Analyse war es zu Beginn schwer, den Fokus von der Gewichtsphobie und der Körperschemastörung wegzulenken. Im Verlauf wurde allerdings deutlich, dass ein primäres Gefühl von Hilflosigkeit während Entscheidungssituationen zu einer starken Verunsicherung von S. mit folgendem dysfunktionalen Verhalten führte. Aufgrund der traumatisch erlebten Situation im Kindesalter hatte sich vor allem Hilflosigkeit und die damit verbundene Angst, dass S. durch ihre Schwester und deren Freundinnen entdeckt werden könnte, verfestigt. Hierbei waren zum Schutz pseudo-kausale Erklärungsmuster entstanden („Wenn mich die anderen so hassen, dann kann etwas mit mir nicht richtig sein.", „Du bist schuld, dass du hier sitzt, kannst du nicht ein bisschen cooler sein.", „Du hast es nicht anders verdient, dass die anderen dich nicht mögen, so wie du aussiehst."). Im Rahmen einer skillsbasierten in-sensu-Exposition der damaligen Situation und Bearbeitung des Gefühls Hilflosigkeit veränderte sich zügig das emotionale Erleben der Patientin. Während zu Beginn die Hilflosigkeit sogar stärker wurde, da das primäre Gefühl im Alltag wahrgenommen wurde, schaffte es S. im Verlauf immer mehr, sich in diesen Situationen selbstwirksam zu „beweisen" und Entscheidungen zu treffen, ihre Meinung zu äußern und sich letztlich für einen selbstbestimmten Weg zu entscheiden. Es gelang ihr, die Hilflosigkeit in alltäglichen Situationen nicht mehr als „existenziell" bedrohlich wahrzunehmen. Auch der erlebte Kontrollverlust als Folgeerscheinung der Hilflosigkeit reduzierte sich, und damit veränderte sich auch der haftende Fokus auf die Bereiche Essen, Gewicht und Figur. Die zu Beginn der Therapie formulierten Ziele und Werte (neues Studium beginnen, Wohnortwechsel, Reaktivierung Freundeskreis, Abgrenzung von der Familie) wurden jetzt von S. in den Mittelpunkt der Therapie gestellt. Trotz dieser Veränderung in den Zielen war der Umgang mit Gefühlen weiterhin eine Herausforderung, weil dieser zu Beginn eher als Überforderung erlebt wurde. ◀

Stage III: (Re-)Integration im alltäglichen Leben/Wurzeln im Leben schlagen

Zu Beginn dieser Therapiephase sollten noch einmal die Werte und Bedürfnisse, die bereits in bisherigen „Stages" erarbeitet/aktualisiert wurden, auf den Prüfstand gestellt werden. Haben sich aufgrund der bisherigen Therapie Veränderungen daran ergeben?

Das Ziel der Arbeit besteht im Kern darin, alte Brücken (z. B. dysfunktionale Erlebens- und Beziehungsmuster der Vergangenheit) abzubauen und neue Brücken (z. B. Selbstachtung, -mitgefühl) aufzubauen. Neben der Stärkung der Selbstwirksamkeit geht es darum, dass die Patient*innen im Alltag erkennen, wann und warum sie sich im Alltag mit den eigenen „Unzulänglichkeiten und Mängeln" beurteilen oder sogar kritisieren.

Im Verlauf geht es darum, sich freundlicher und verständnisvoller im Alltag zu begegnen und von der Grundannahme abzurücken „*Du musst perfekt sein.*".

Es ist also fundamental, sich in den Momenten des Selbstzweifels zu validieren und sich bewusst zu werden, dass es ein Individuum ohne Fehler und Schwächen nicht gibt. Besonders wichtig ist uns, dass **Selbstmitgefühl** nicht gleichzusetzen ist mit Selbstmitleid, Selbstverliebtheit oder Selbstwert.

Selbstmitleid kann unter Umständen zur Isolation oder Egozentrierung führen. Das Ziel von Stage III ist es, den Zugang zu erfüllenden zwischenmenschlichen Beziehungen aufbauen und „erste Gehversuche" hierzu durch Rollenspiele in den Therapiesessions zu trainieren.

Selbstverliebtheit kann dazu führen, sich permanent etwas Gutes tun zu wollen und sich selbst nicht mit abwertenden Gedanken/Gefühlen konfrontieren zu wollen. Im Rahmen der Therapie geht es uns allerdings gerade darum, zu lernen, sich eigene Fehler vor Augen zu führen, sich dabei allerdings nicht dafür abzuwerten, sondern Fehler eher als Möglichkeit der Weiterentwicklung und als Grundlage des persönlichen Wachstums zu begreifen.

Letztlich erachten wir vor dem Hintergrund eines **übersteigerten Selbstwertgefühls** (z. B. *„Ich bin besser als andere."*) und den Parallelen zur AN (*„Essen als Abgrenzung vor dem Hintergrund der Schwäche der anderen."*) den Begriff des Selbstmitgefühls als passender, da es hierbei auch um das Verständnis und Mitfühlen mit anderen Menschen geht. Wir müssen uns daher aufgrund eigener Leistungen oder Eigenschaften auch nicht besser als andere fühlen, sondern können auch mit den eigenen Fehlern uns selbst genug sein.

Abschließend möchten wir wiederholt folgendes anmerken. Die Grenzen zwischen den Stages I bis III sind nicht statisch, sondern flexibel. Das heißt, es gibt kein vorher festgelegtes Ablaufschema, sondern die Patientinnen und Therapeutinnen haben die Möglichkeit, sehr individuell nach Verlauf zu entscheiden, was gerade angemessen erscheint. Wir raten einen Wechsel der jeweiligen Stages immer im KT zu besprechen und hier einen Teambeschluss zu berücksichtigen.

10.4 Skills bei Anorexia nervosa

In Bezug auf die einzelnen Skills verweisen wir auf das DBT-Manual von Bohus und Wolf-Arehult (2013) und das DBT-A-Manual von von Auer und Bohus (2017) Zunächst eine Begriffsbestimmung:

> Ein Skill (= Fertigkeit) ist eine alltagstaugliche selbstinstruierte Strategie zur Selbstregulation (auf mentaler oder Handlungsebene), welche kurzfristig wirkungsvoll und langfristig nicht schädlich ist.

Menschen wenden im Alltag regelmäßig und häufig automatisiert Skills an, um sich in einer emotionalen Balance zu halten. Daher ist es wichtig, den Patient*innen und Familien lebensnah zu erklären, dass es nicht nur darum geht, etwas Neues zu lernen, sondern die bereits im Alltag verwendeten Skills zu labeln und bewusst einzusetzen. Fertigkeiten dienen zur Bewältigung herausfordernder Lebenssituationen, die mit starken Gefühlen und/oder hoher Anspannung einhergehen. Zum anderen dienen Skills jedoch auch dazu, die Anfälligkeit für starke Gefühle und hohe Anspannungssituation zu vermindern, das bedeutet, sie werden auch präventiv eingesetzt. Hier sind insbesondere Skills im Rahmen der Achtsamkeit im Alltag zu nennen.

> **Fallbeispiel**
> Einer Patientin fiel in einem Spannungsprotokoll auf, dass sie am Wochenende vor und nach den Mittagsmahlzeiten deutlich niedrigere emotionale Anspannung erlebte. Dies ging darauf zurück, dass sie gemeinsam mit ihrer Mutter zwei Yogaübungen vor dem Essen durchführte und nach dem Essen 30 min gemeinsam meditiert wurde. Der Familie war nicht bewusst, dass dadurch die Nahrungsaufnahme am Wochenende deutlich entspannter für die Jugendliche war und eine größere Nahrungsmenge aufgenommen werden konnte. Demnach war es der Familie möglich, auf bereits funktionierende Fertigkeiten zurückzugreifen, und die Familie fasste schnell vertrauen in den Einsatz von Skills.

Das Einüben von Skills unterscheidet sich nicht grundsätzlich vom Prozedere in der Behandlung der BPS. Dennoch gibt es einige Spezifika, die es zu berücksichtigen gilt. Wir möchten im Folgenden auf die wichtigsten Grundsätze bei der Vermittlung von Skills im Rahmen der DBT für Patient*innen mit AN hinweisen.

Die Skills dienen in der ersten Behandlungsphase dazu, Essenssituationen und die Ablehnung des eigenen Körpers erträglicher zu machen, um eine Gewichtszunahme zu ermöglichen und dadurch zu „überleben" (Gewichtsabnahme, somatische Folgeschäden zu verhindern etc.).

In späteren Behandlungsphasen helfen Skills, starke Gefühle, vor allem in zwischenmenschlichen Situationen, auszuhalten und sich mit diesen zu konfrontieren. Zu Beginn findet diese Exposition mithilfe der Behandler*innen statt. Denn der Blick in die „Höhle des Löwen" (= meint Konfrontation mit der Angst und starken Emotionen) und im Verlauf hineinzugehen und mit dem Löwen Kontakt aufzunehmen, braucht Unterstützung und vor allem Vertrauen in die therapeutische Beziehung (Grundhaltung) und gleichzeitig Fertigkeiten (Skills), um diese Auseinandersetzung auszuhalten.

Die Dialektik zwischen Leiderfahrungen und einem sinnerfüllten Leben mit Wünschen, Werten und Zielen gilt es, im Rahmen der Therapie in die Alltagsrealität zu integrieren und aushalten zu lernen.

Weiterhin erachten wir für einen erfolgreichen Einsatz von Skills als fundamental (siehe auch Bohus 2019), dass die Patient*innen in einem ersten Schritt zunächst den alten Weg (= bisherige Verhaltensmuster) erkennen/benennen und einen neuen Weg gemeinsam mit den Therapeut*innen entwickeln, der die Steine und Hindernisse (= alte automatisierte dysfunktionale Muster) enthält, die überwunden werden müssen, um die eigenen Werte zu leben und Wünsche und Ziele zu erreichen.

Anschließend sollten Selbstinstruktionen, die zu Beginn mit Unterstützung des therapeutischen Teams stattfinden, dazu führen, dass funktionale (mental oder verhaltensbasiert) Strategien/Skills eingesetzt werden, um den Teufelskreislauf der langfristig schädlichen Gedanken (z. B. *„Du bist zu fett!"*) und Verhaltensweisen (z. B. Hungern) zu durchbrechen und dadurch die Aufrechterhaltung der AN zu verhindern. Letztlich geht es zunächst darum, dass die Patientinnen die alten Muster erkennen, benennen und annehmen können. Im zweiten Schritt treffen sie dann die Entscheidung für oder gegen einen neuen Weg, indem sie Skills einüben und schließlich eigenverantwortlich einsetzen, um ihre Lebensziele und Werte verwirklichen zu können.

> **Textbox 4: Vier Komponenten von Skills**
> 1. Erkennen und Benennen von automatisierten dysfunktionalen Mustern
> 2. Annehmen, dass diese automatisierten Muster dysfunktional sind, und Entscheidung für einen neuen Weg, um eigene Wünsche und Ziele zu erreichen
> 3. Training inkl. Selbstinstruktion für die Anwendung von Skills
> 4. Eigenverantwortliche Durchführung von Skills
>
> (Bohus 2019)

Die patient*innenbezogenen Skills umfassen folgende wichtige Themenbereiche bei AN im Rahmen der Therapie:

> ■ ■ **Textbox 5: Patientinnenbezogene Skills bei DBT für AN**

NEW-Skills (Neuer Weg)	EKG-Skills (Essen, Körper, Gewicht)	SchooPY-Skills (School, Peers, FamilY)
Gewichtsabnahme vs. keine Gewichtsabnahme	Angst in Essenssituationen/Angst vor Gewichtszunahme	Eigene Bedürfnisse vs. die Bedürfnisse anderer
Behandlung vs. keine Behandlung	Körperschemastörung	Eigene Grenzen vs. die Grenzen anderer
	Bewegungsdrang	Eigene Erwartungen vs. Erwartungen anderer
	Purging-Verhaltensweisen	Compassion vs. Selbstkritik
		Leistung vs. Entspannung
		Eigene Werte, Lebensziele vs. Hamsterrad

10.4.1 1. Schritt: Erkennen und Benennen von automatisierten dysfunktionalen Mustern

Die **Achtsamkeit** ist die Grundlage für alle Skills: *„Die Dinge im Hier und Jetzt zu beschreiben ohne sie zu bewerten und sich auf den Moment zu fokussieren"*. Es geht darum, die Höhle des Löwen und den Löwen darin, sprich die Ängste, zu beschreiben, ohne sie zu bewerten. *„Wie zähmst du den Löwen?*

Willst du auf ihn losgehen? Willst du schreiend weglaufen? Oder wäre es sinnvoll, dass du ihn anschaust, freundlich begrüßt und dich ihm langsam und vorsichtig näherst?"

Folgende Fragen können beim Erkennen und Benennen der automatisierten dysfunktionalen Muster hilfreich sein: „Wenn du die Angst vor Gewichtszunahme spürst, wo spürst du sie, wie fühlt sie sich an, welche Gedanken hast du dann im Kopf, wie fühlen sich die Gedanken an, wo spürst du sie, wie spürst du sie?" Hierbei ist eine validierende

Haltung der Therapierenden von außerordentlicher Wichtigkeit (z. B. Situation nach dem Essen in einer Therapiestunde: „Ich kann mir vorstellen, dass es dir gerade jetzt besonders schlecht geht, nachdem du mir in der letzten Stunde deine Starken Ängste vor Gewichtszunahme beschrieben hast").

Die Achtsamkeit soll den Patient*innen helfen, einen bewussten Umgang mit Gedanken, Gefühlen und Verhaltensweisen zu finden. Es geht hier darum, eine Satellitenposition einzunehmen und die Gedanken, Gefühle, körperlichen Merkmale und Verhaltensweisen aus der Satellitenperspektive zu beschreiben. Das Ziel ist, dass die Patient*innen vor der selbstinstruierten Anwendung von Skills innerlich einen Schritt zurücktreten und achtsam beschreiben was sie wahrnehmen. Bei Patient*innen mit einer AN bedeutet dies z. B. in einer Essenssituation: „Ich nehme wahr, dass meine Anspannung steigt. Im Kopf kreisen meine Gedanken. Ich denke, dass ich nicht essen sollte, weil die Angst vor der Gewichtszunahme steigt. Ich denke, dass ich aufgehe wie ein Hefekloß, wenn ich jetzt esse. In der Therapie habe ich gelernt, wie ich mit der Angst umgehen kann."

Die innere Distanzierung geschieht dadurch, dass die Patient*innen die Gedanken, Gefühle und körperlichen Merkmale wahrnehmen und innerlich umformulieren in: „Ich denke, dass meine Gedanken sagen mir, dass … ", „Ich spüre ein Gefühl der Angst in mir aufsteigen, weil …" Nur, wenn es gelingt, sich von ihren Gedanken und Gefühlen nicht vereinnahmen zu lassen, dann können sie in der Folge eine bewusste Entscheidung treffen. Deshalb muss das achtsame Erkennen und Benennen im Rahmen von Essenssituationen in der Therapie trainiert werden. Während des Essens haben die Patient*innen die Möglichkeit, aufkommende Gedanken, körperliche Merkmale und Gefühle zu benennen. Diese werden in der Folge, wenn Bewertungen enthalten sind, in achtsame Beschreibungen überführt. Gleichzeitig können sie dadurch lernen, welche Gedanken, Gefühle und körperlichen Merkmale bei welcher Anspannung vorhanden sind, und in der Folge kann besprochen werden, welche Skills in den jeweiligen Situationen hilfreich sein könnten.

Eine Metapher hierfür ist: *„Wie würdest du mit einem Auto in die Garage fahren? Mit 100km/h?! Sicher nicht, da es ansonsten zum Crash kommt. Nein, du musst abbremsen und die Geschwindigkeit senken; quasi entschleunigen. Dann wäre es sinnvoll, sich über die Größe des Autos bewusst zu werden, diese abzuschätzen und langsam in die Garage zu fahren. Du musst sehr bewusst Gaspedal und Bremse bedienen, dabei lenken und immer wieder in alle Spiegel sowie durch die Rückscheibe schauen. Nur, wenn du so achtsam einparkst, kommt das Auto nicht zu Schaden."*

- **Spannungskurve/Frühwarnzeichen/Skillsketten**

Nachdem ein bio-psycho-soziales Modell und daraus abgeleitet eine individuelle Spannungskurve mit typischen anspannungsinduzierenden Auslösern und Situationen (intern/extern) erarbeitet wurde, kann mit der Skillsarbeit begonnen werden. Bei der Erstellung einer Skillskette sollten höchstens 3–4 Skills identifiziert werden, die die Patient*innen regelmäßig trainieren. Das Training dieser Ketten erfolgt im Rahmen von zeitlich definierten Skillssessions (Skillstraining in der Gruppe oder im Einzel). Eine Skillskette muss automatisiert funktionieren und trainiert werden, damit die Patientinnen für den Ernstfall gewappnet sind.

Meistens werden Skillsketten im Hochspannungsbereich angewendet, um unter 70 zu kommen.

Skillsketten sind sehr situationsspezifisch zu gestalten. Eine Skillskette im Rahmen von essstörungsspezifischen Situationen kann komplett anders aussehen als eine Skillskette, die im Rahmen zwischenmenschlicher Beziehung benötigt wird.

▶ Fallbeispiel

Eine Patientin wendet nach dem Essen zunächst Skills für den Bereich der Hochanspannung an, da sie eine Anspannung > 70 angibt. Sie geht nach dem Essen kontrolliert spazieren. Sie fokussiert sich auf ihren Atem und versucht ruhig und gleichmäßig ein- und auszuatmen im Rhythmus ihrer Schritte.

Die gleiche Patientin gibt eine Anspannung von 50 in einer zwischenmenschlichen Situation an, in der eine Mitpatientin sie zum gemeinsamen Abnehmen überreden will und folgenden Kommentar abgibt: „Deine Beine sind aber ganz schön fett geworden." Die Patientin versucht zunächst, ihre Gefühle wahrzunehmen. Sie beschreibt Wut auf die Mitpatientin und Angst vor einer weiteren Gewichtszunahme. Sie besinnt sich auf die Entscheidung für den Neuen Weg, sagt klar und deutlich zur Mitpatientin: Nein! Hör auf, mich zu beleidigen, das mache ich nicht mit." Sie wendet sich daraufhin ab und spielt mit einer anderen Mitpatientin ein Spiel." ◀

Es ist wichtig, darauf zu achten, dass Hochanspannungsskills nur dann eingeübt und angewendet werden, wenn es sich um Anspannungssituationen handelt, bei denen eine Anspannung über 70 gegeben ist. Um diese Einschätzung treffen zu können, ist es notwendig, auch bei Patient*innen mit AN die Spannungskurve und den Begriff der emotionalen Anspannung einzuführen und zu erläutern. Im therapeutischen Gespräch sollten mithilfe von Spannungsprotokollen und Beispielsituationen Situationen, die starke emotionale Anspannung verursachen und mögliche dysregulierende, blockierende sekundäre und primäre Emotionen identifiziert werden.

Es ist schon vorher klar, dass Esssituationen mit einem Spannungsanstieg verbunden sind, und daher sollte schon davor vorbeugend mit dem Anwenden von Skills begonnen werden. Nach dem Essen, wenn das Körpergefühl eine aversive Anspannung verursacht und der Druck, gegenregulierende dysfunktionale Verhaltensweisen durchzuführen, ansteigt, ist eine Skillskette unabdingbar, damit die erfolgreiche Aufnahme der Nahrung in der Folge nicht wieder gegenreguliert wird.

Das heißt, die Patient*innen sollten Skills bzw. Skillsketten für vor, während und nach einer Mahlzeit bereithalten. Im stationären Rahmen können eine Begleitung durch den Pflege- und Erziehungsdienst und folgende Fragen hilfreich sein: *„Was und wann könnte es bei einer Essenssituation besonders schwierig für dich werden?", „Was für Skills könnten dir innerhalb der Esssituation helfen?", „Hast du die Skills bereits vorher schon einmal ausprobiert bzw. trainiert?", „Wie schaffst du es, die Skills anzuwenden, wenn der Druck durch die Angst der Gewichtszunahme über 70 geht?", „Brauchst du Erinnerungen, wenn du die Skills nicht automatisch anwendest?", „Können wir dir helfen, dass du deine Skills effektiv einsetzen kannst?"*

10.4.2 2. Schritt: Annehmen, dass die alten Gedanken und Verhaltensweisen dysfunktional sind und Entscheidung für einen neuen Weg

Während die Achtsamkeit in einem ersten Schritt hilft, alte, automatisierte Muster zu erkennen und zu benennen, spielt in der Folge das Annehmen, dass diese dysfunktional sind und mit den eigenen Werten und Lebenszielen nicht übereinstimmen, eine wichtige Rolle. *„Ich merke, dass die Angst vor der Gewichtszunahme meinen Alltag so ausfüllt, dass ich keine Zeit mehr habe, mich mit meinen Freundinnen zu treffen. Immer wenn ich eingeladen werde, dann sage ich ab, weil ich Angst davor habe, dass wir etwas essen gehen könnten, wenn wir uns treffen. Einerseits freue ich mich dann, dass die anderen dicker werden und ich nicht, gleichzeitig fehlen mir die Kon-*

takte und miteinander Spaß zu haben." Jetzt könnte der*die Therapeut*in erwidern: *„Ja, wieso triffst du dich dann nicht mit den anderen. Lass uns doch einfach überlegen, wie du dich treffen kannst."* Von vielen Patientinnen wird dies als invalidierend wahrgenommen. Im Sinne: *„Ja, wenn das so einfach wäre, dann würde ich das auch tun."*

Die **Validierung der inneren Ambivalenz** spielt demnach eine große Rolle. Es ist offensichtlich, dass dabei emotionaler Schmerz bei den Patient*innen entsteht, und durch den ersten Schritt können die dazugehörigen Gedanken und Gefühle wahrgenommen und beschrieben werden.

In der Folge spielen das Annehmen und die Erkenntnis, dass nur ein neuer Weg eine Verminderung dieses emotionalen Schmerzes langfristig herbeiführen kann, die entscheidende Rolle. *„Eigentlich möchte ich meine Freundinnen sehen, und gleichzeitig verspüre ich Angst, wenn ich mich mit ihnen treffe, dass ich dicker werde bzw. merke ich gerade, dass ich Angst habe, dass sie mich ablehnen und mich gar nicht mögen können."* Dabei wird die Angst, den alten und automatisierten Weg zu verlassen, eine Hürde für den Veränderungsprozess sein.

Für den Weg in die „Höhle des Löwen" ist es unerlässlich, die Entscheidung zu treffen, etwas ändern zu wollen, nicht nur, weil die Eltern oder die Therapeut*innen das wollen. Geschieht keine eigenständige Entscheidung für einen neuen Weg, dann wird die Unsicherheit die Angst beflügeln und die Flucht aus der „Höhle des Löwen" ist eine logische Konsequenz.

- **Entscheidung für einen neuen Weg und die NEW-Skills**

Für das Verständnis dieses langfristig wirksamen Stresstoleranzskills sollten die Metaphern „Neuer Weg"/„Alter Weg" eingeführt sein. Bei der Entscheidung für einen neuen Weg kann es hilfreich sein, sogenannte STOPP-Gedanken einzubauen. Das ist für viele Patient*innen hilfreich, weil die Anspannungswelle Gedanken und Gefühle hervorrufen kann, die eine bewusste Entscheidung für einen neuen Weg untergraben.

Hierbei sehen wir, dass der Schritt 1, die automatischen Gedanken bzw. körperliche Merkmale erkennen, die schmerzlichen Gedanken und Gefühle verursachen, grundlegend ist. Sind diese erkannt, dann kann das mentale STOPP-Signal helfen, automatische, dysfunktionale Muster zu unterbrechen und eine bewusste Entscheidung zu treffen für den „alten" oder „neuen" Weg. Im Sinne von: *„Die Gedanken sagen mir, ich darf nicht essen, weil ich weiter abnehmen muss, ich nehme wahr, wie die emotionale Anspannung steigt, die Angst wird groß, fett zu werden, es mischt sich mit Panik, und der Ekel vor dem Körper wird auch gerade größer – STOPP – was möchte ich? Was sind meine Ziele? Warum mach ich eine Therapie? Wieso habe ich mich die letzten Wochen gequält, zu essen? Jetzt kann ich mich noch entscheiden! Brauche ich Hilfe oder schaffe ich es alleine?"*

An dieser Stelle kann es hilfreich sein, eine mentale Pro-und-Contra-Liste einzubauen, um die Entscheidung für einen neuen Weg zu treffen. Wichtig ist, dass es die Aufgabe des therapeutischen Teams ist, die Patient*innen auf diese schwierigen Situationen Stellen Sie sich vor, dass Sie alleine vor dem Löwen stehen und sich unsicher sind, ob er Sie anspringen wird oder durch den brennenden Reifen springt. Es braucht Validierung, Anleitung und Training, da wir ansonsten die Patient*innen in einer für sie überfordernden Situation alleine lassen. Gleichzeitig ist es wichtig, dass wir die dialektische Wippe beachten. Wir können die Patient*innen vorbereiten, aber die Entscheidung, den Löwen zu zähmen, können wir ihnen nicht abnehmen.

Konkret bedeutet das, dass die Patientinnen im Rahmen der NEW-Skills bereits zu Beginn *Pro-und-Contra-Listen* in der Therapie erarbeiten. Es sollte zwischen kurz- und langfristigen Konsequenzen unterschieden werden. Denken Sie daran, die Patient*innen müssen in einer Phase höchster emotionaler

Anspannung an die Argumentation glauben. Hierfür ist es unerlässlich, mit einer Pro-und-Contra-Liste zu beginnen, die die Vorteile und Nachteile des dysfunktionalen Verhaltens thematisiert und erst in der Folge Argumente zu sammeln, die für den Einsatz von Skills sprechen. Da die Patient*innen sich am Anfang in starker Ambivalenz befinden: *„Eigentlich möchte ich ja abnehmen, aber andererseits möchte ich auch wieder befreit leben können, ohne nur ans Essen denken zu müssen"* ist anzuraten, die Pro-und-Contra-Liste vor allem zu Beginn immer wieder zu modifizieren. Vor allem therapieschädigendes Verhalten in Stage 0 und Stage I kann uns verdeutlichen, dass die Argumente für den neuen Weg nicht „gewichtig" genug sind, um den alten Weg zu verlassen.

Ein weiterer NEW-Skill ist die **Commitmentstrategie** – *Erinnern an frühere Zustimmung* –, die wir auch im Rahmen eines selbstinstruierten Skills als wirkungsvoll erleben. Die Patient*innen werden aufgefordert, den Therapievertrag, den sie unterzeichnet haben, noch einmal durchzugehen. An dieser Stelle ist es wichtig, dass sie sich selbst die Frage beantworten: *„Wieso habe ich diesen Vertrag verhandelt und unterschrieben?", „Wie habe ich mich damals gefühlt und was habe ich gedacht?", „Wieso war es mir damals so wichtig, dass ich eine Therapie beginne und was hat mir geholfen, die Entscheidung zu treffen, dass ich Gewicht zunehme?", „Was waren meine Ziele?"*

Im Rahmen der NEW-Skills ist es wichtig, diese nicht nur zu besprechen, sondern in einem ganzheitlichen Sinne zu erfahren. Hierbei kann die Visualisierung hilfreich sein, um die Motivation aufrechtzuerhalten. Beispielsweise können die Patient*innen in der Einzeltherapie oder Kunsttherapie den neuen Weg mit Meilensteinen kreativ gestalten, sich wöchentlich anhand der Wegstrecke (z. B. Gewichtszunahme bis zum Mindestgewicht) einzeichnen, wieviel sie schon geschafft haben. Wichtig ist: Meilensteine sollten gefeiert werden.

Weiterhin kann es hilfreich sein, mit Musiktherapie zu arbeiten. *„Gibt es ein Musikstück, das meinen Kampf im Rahmen der gegensätzlichen Argumente der Pro-und-Contra-Liste darstellt?"* oder *„Habe ich ein Musikstück an dem Tag gehört, an dem ich den Therapievertrag unterzeichnet habe, was mir gezeigt hat, dass ich die ‚richtige' Entscheidung getroffen habe?"* oder *„Gibt ein Musikstück meine Ziele und Wünsche wieder, die mit meinem neuen Leben verbunden sind?"* Diese Musik kann vor, während und nach dem Essen bzw. wenn die Ablehnung und der Ekel gegen den eigenen Körper stark sind, hilfreich sein.

■ NEW-Skill: Wise mind

Da es sich bei der Anorexia nervosa um eine Erkrankung handelt, die Suchtcharakter hat, was durch die enge Verzahnung von appetitregulierendem System und Belohnungssystem bedingt ist, eignen sich Fertigkeiten aus dem Bereich „Umgang mit Rauschmitteln" (Kienast und Bermpohl 2013). Es geht um die Aktivierung des sogenannten „klugen Kopfes" (wise mind). Wise mind integriert die dialektischen Pole Emotion und Vernunft. Im Sinne der AN geht es um die Integration von Rückfall/Gewichtsabnahme und Gewichtszunahme/Halten.

> ▶ **Beispiel**
>
> Im folgenden Beispiel ist der verleugnende Kopf aktiv:
> a. „Die AN ist überwunden ich brauche keine Hilfe mehr."
>
> Eine Patientin mit AN möchte 5 kg vor ihrem definierten Mindestgewicht, die stationäre Behandlung beenden. Sie weist darauf hin, dass sie die letzten 4 Wochen gut zugenommen hat. Sie benötige keine Hilfe mehr und schaffe das jetzt alleine. Mit Rückfällen der Gewichtsabnahme wolle sie sich nicht auseinandersetzen, da diese nicht eintreten werden, daher wolle sie in den zukünftigen Therapiestunden das Thema Rückfallprophylaxe nicht weiterverfolgen.
>
> Im folgenden Beispiel ist der abhängige Kopf aktiv:

b. „Ich möchte weiter abnehmen. Ich bin nur wertvoll, wenn ich dünn bin."

Eine Patientin mit AN berichtet, dass sie die Behandlung abbrechen wolle, sie habe von Anfang an nicht vorgehabt, zuzunehmen, spätestens, wenn sie zu Hause sei, nehme sie wieder ab.

Im folgenden Beispiel ist der kluge Kopf aktiv:

c. „Ich brauche noch Unterstützung, sonst werde ich wieder abnehmen/nicht gesund werden." Eine Patientin mit AN wird bald entlassen und braucht noch Unterstützung für den Alltag. Sie erkennt, dass sie es im Schulalltag noch nicht schafft, ausreichend zu essen. Sie nimmt die Dissonanz zwischen „Ich habe Angst vor einer Gewichtszunahme und gleichzeitig Angst, dass ich nicht gesund werde." wahr. ◄

Zusammengefasst bedeutet dies, der verleugnende Kopf beinhaltet Gedanken, Gefühle und Verhaltensweisen, die die Wahrscheinlichkeit für eine Gewichtsabnahme erhöhen: *„Die AN ist überwunden ich brauche keine Hilfe mehr."* Der abhängige Kopf beinhaltet Gedanken, Gefühle und Verhaltensweisen, die die Wahrscheinlichkeit erhöhen, dass die Patient*innen restriktiv essen, Gewicht abnehmen, Laxanzien nehmen und viel Sport treiben: *„Ich möchte weiter abnehmen. Ich bin nur wertvoll, wenn ich dünn bin".* Der Kluge Kopf denkt langfristig: *„Ich brauche noch Unterstützung, sonst werde ich wieder abnehmen/nicht gesund werden."*

10.4.3 3. und 4. Schritt: Training der Selbstinstruktion für die Anwendung von Skills und eigenverantwortliche Anwendung

Nach den ersten beiden Schritten folgt das Training und die eigenverantwortliche Anwendung der Skills. Besonders in Esssituationen und nach einer Gewichtszunahme befinden sich die Patient*innen in Zuständen hoher Anspannung > 70. Deswegen sind wir fest davon überzeugt, dass es in diesen Phasen auch Stresstoleranzskills (Essen-Körper-Gewicht-Skills) braucht, um die Anspannung zu senken, weiter zu essen oder die Gewichtszunahme auszuhalten. Hier kann auf Skills zurückgegriffen werden, die aus den Skillsmanualen der DBT und DBT-A bekannt sind. In der Folge werden stark verkürzt einige Skills vorgestellt, die teilweise für Patientinnen leicht angepasst wurden. Wir nennen sie **EKG-Skills** (siehe Textbox 6).

> **Textbox 6: EKG-Skills**
> (siehe auch kurz- und langfristig wirksame Stresstoleranzskills Standard-DBT)
> 1. Kurzfristig wirksame EKG-Skills
> – Hirnflickflacks
>
> Das Arbeitsgedächtnis wird bei diesem Skill so gefüllt, dass es keinen Platz mehr für dysfunktionales Gedankenkreisen gibt (z. B. Gedichte auswendig lernen und mental rezitieren, Rechenübungen, Tiernamen von A bis Z durchgehen).
> – Aktivitäten inkl. kontrollierte körperbezogene Bewegung
>
> Diese Skills können vor dem Essen, während des Essens und nach dem Essen helfen, wenn der Druck sehr hoch ist (z. B. fesselnde Tischgespräche, die die Familie/das Stationsteam und die Patientinnen immer wieder aktiv einbinden, Fernsehen, Lesen, Musik hören, Spaziergänge nach dem Essen in normalem Tempo, Yoga).
> – Sinngebung, Beiseiteschieben und den Fokus verändern
>
> Hier können sich die Patientinnen ihre langfristigen Ziele/Werte vor Augen führen. Am besten sollten diese durch visuelle oder auditive Reize unterstützt werden, die vorher im Rahmen der Therapie vorbereitet werden. Auch ein Klinikfoto am

Kühlschrank oder das Foto des letzten Ausflugs mit den Freundinnen kann in der ambulanten Therapie helfen, sich vor Augen zu führen, dass das Essen die Grundlage darstellt, um einen erneuten stationären Aufenthalt zu verhindern.
– Verantwortungsübergabe

Diesen Skill haben wir speziell für die Behandlung für die AN entwickelt. Einige der Patientinnen haben uns aufgefordert, dass wir ihnen sagen sollen, dass es gut ist, dass sie weiteressen bzw. die selbst vorgeschlagene Essensmenge als notwendig für einen Heilungsprozess erachten. Hierbei hat sich auch bewährt, wie bei einem Medikament ein Rezept zu verordnen (z. B. nächste Woche 1 Tafel Schokolade, 2 Mahlzeiten mit Nudeln, 4 Smoothies zusätzlich zum Essensplan essen/trinken). Scheinbar ist es hilfreich, die „Verantwortung" für das Essen auf eine andere Person zu übertragen, um sich in der Folge beim Essen oder einer Gewichtszunahme nicht „schuldig" dafür zu fühlen. Gleichzeitig sollte im Rahmen der Skills Umgang mit Gefühlen die Arbeit am Gefühl Schuld erfolgen.

2. Langfristig wirksame EKG-Skills
– Annehmen der Realität/radikale Akzeptanz

(siehe ▶ Abschn. 10.3.3)
– Entscheidung für einen neuen Weg

(siehe oben, NEW-Skills)
– Leichtes Lächeln

Beim leichten Lächeln geht es darum den Körper der Emotion vorwegzuschicken. Durch das Lächeln verändert sich der körperliche Zustand. Dabei können positive Reaktionen und Entspannung einsetzen. Das Lächeln ist ein „Geschenk" für die Person selbst und nicht dazu gedacht, nach außen fröhlich zu wirken. Daher ist es völlig ausreichend, wenn es nur innerlich spürbar und gleichzeitig von außen nicht sichtbar ist. Es hat also nichts mit anderen Menschen zu tun, vor denen man sich „gut zeigen" muss. „Ich fühle, wie nach dem Essen die innere Anspannung in mir steigt. Wie sich meine Muskeln anspannen, weil sie sich bewegen wollen. Ich nehme diesen Druck wahr. Ich setze mich aufrecht hin und nehme eine achtsame Sitzhaltung ein. Ich nehme drei achtsame Atemzüge. Dabei sehe ich, wie viel Kraft es mich kostet hier zu sein und gegen meinen inneren Kritiker zu arbeiten. Ich versuche, meine Mundwinkel ganz leicht anzuheben, sodass es innerlich spürbar, von außen allerdings kaum wahrnehmbar ist. Ich fokussiere mich auf das innere Lächeln usw. ...
– Atmung, Körperhaltung, Muskelentspannung

Nach den Mahlzeiten kann im Sinne der radikalen Akzeptanz eine sitzende oder liegende Meditation mit Fokus auf die Atmung, eine Fantasiereise oder ein Bodyscan extrem hilfreich und anspannungssenkend wirken. Hierbei wird im Sinne der Achtsamkeit gelernt, mit den sich aufdrängenden Gedanken, Gefühlen und dem Bewegungsdrang umzugehen. „Richten Sie Ihre Aufmerksamkeit nach innen, schauen Sie Ihre Innenwelt an. Ihre Gedanken kommen und gehen, wie Wolken am Himmel. Achten Sie auf jedes Gefühl, wie es aufsteigt und wieder entschwindet, wie Wellen im Ozean. Spüren Sie den Wunsch, sich zu bewegen, wie einen inneren Sturm. Nehmen Sie wahr, dass Sie wie ein Blatt von diesem Sturm herumgewirbelt werden und nehmen sie wahr, wie der Sturm im Verlauf wieder abebbt und Sie ganz ruhig und sanft wieder zu Boden schweben. Sie sind ganz bei sich und kehren wieder zu Ihrer Atmung zurück. Jeder Atemzug gibt Ihnen Kraft, Ihre Innenwelt und sich zu ordnen. Sie spüren, wie sich eine innere Ruhe mit jedem Atem-

> zug in Ihnen ausbreitet, usw." Überlegen Sie sich, wie eindrücklich es für die Patientinnen ist, wenn diese in einem Moment höchster Anspannung (Angst vor der Gewichtszunahme, Ekel vor dem Körper) wahrnehmen, dass sie diese Gefühle kontrollieren können und dadurch die negative emotionale Anspannung sinkt.

Ein weiterer wichtiger Bereich für die Anwendung von Skills bei Patient*innen mit AN sind Schule, Familie und Peers. Hierbei geht es vor allem darum, den Erhalt und Aufbau zwischenmenschlicher Beziehungen sowie die Verbesserung des Selbstwerts, der eine Grundlage für eine dialektische Haltung ist, (z. B. zwanghafter Perfektionismus im Rahmen der schulischen Leistungen) zu erreichen. Die Skills für diesen Bereich nennen wir **SchooPY-Skills**.

- **SchooPY-Skills – zwischenmenschliche Fertigkeiten**

Im Rahmen ihrer Erkrankung ziehen sich Patient*innen mit einer AN häufig zurück. Dies ist aufgrund der Einengung auf die Bereiche Essen, Körper und Gewicht sowie durch die, teilweise hervorgerufene, komorbide depressive Störung bedingt. Wir sehen es als unerlässlich für den Heilungsprozess an, dass der Anschluss an das soziale Netz nicht verloren geht und die in diesem Zusammenhang entstehenden Gefühle des Alleinseins kompensiert werden, weil diese die Störung aufrechterhalten.

Daher ist es wichtig, dass die Patient*innen bereits im Rahmen der Psychoedukation und des bio-psycho-sozialen Modells erkennen und benennen, inwiefern die zwischenmenschlichen Beziehungen und die dabei entstehenden Gefühle eine auslösende und aufrechterhaltende Funktion besitzen. Wir lassen das soziale Netz daher bereits im Rahmen der Psychoedukation aufzeichnen und arbeiten an der Erhaltung und am Wiederaufbau von Beziehungen und den dabei entstehenden Gefühlen, von anderen abgelehnt und nicht gemocht zu werden.

Viele Patient*innen haben dem Eindruck, dass sie etwas für eine Beziehung „leisten" müssen und nicht aufgrund ihrer Persönlichkeit gemocht werden können. Deswegen ist es auch im Rahmen der stationären Behandlung wichtig, Freundschaften außerhalb des Krankenhauses zu pflegen und hierbei ggf. die sozialen Medien als Unterstützung einzusetzen. Aber nicht nur die Peers sind Bestandteil des sozialen Netzes, sondern auch die Familie.

In der Familie geht es zu Beginn vor allem darum, dass die Familienmitglieder sich wieder achtsamer wahrnehmen, validierender miteinander umgehen und positive Interaktionen miteinander erleben. Hierbei kann es hilfreich sein, dass die Familienmahlzeiten gefilmt und danach mit der Familie analysiert werden. Dadurch soll die häufig konfliktreiche Kommunikation wieder entlastet werden, um die hohe emotionale Anspannung bei allen Familienmitgliedern während des Essens wieder zu verringern. Weiterhin werden positive Interaktionen gezielt geplant, um den Zugang zu einem Miteinander wieder zu ermöglichen. Wir empfinden es als unerlässlich, dass die Verantwortung für die Gewichtszunahme sowohl ambulant als auch stationär bei den Patient*innen liegt und diese sich durch die Familie lediglich Unterstützung einfordern können. Für viele Familien ist diese Aussage entlastend.

Im Verlauf geht es vor allem darum, dass die Patient*innen lernen, „Konflikte auszuhalten", z. B. wenn Kritik an der eigenen Person geübt wird. Die Patient*innen trainieren, ihre Meinung zu äußern, wenn es um die Wahrung eigener Bedürfnisse und Wünsche geht. Die in dem Text beschriebenen Skills fassen wir unter dem Begriff soziales Netz aufbauen und pflegen zusammen.

- **SchooPY-Skills – dialektische Dilemmata identifizieren und den Mittelweg finden**

Im Rahmen der Therapie geht es unserer Meinung nach darum, dass die Patient*innen wieder eigene Bedürfnisse und Grenzen in zwischenmenschlichen Beziehungen erkennen und sich trauen diese zu äußern. Die Benennung von unterschiedlichen Bedürfnissen bzw. das Austragen von Konflikten bezieht sich bei vielen Patient*innen lediglich auf dysfunktionale Muster, bei denen es um Essen, Figur und Gewicht geht. Dagegen wird nicht geäußert, dass es in vielen Familien darum geht, dass sie sich von den anderen Familienmitgliedern nicht geliebt fühlen bzw. denken, dass sie nur geliebt werden, wenn sie perfekt „funktionieren".

In diesem Zusammenhang ist es unabdingbar, mit *family skills* nach Alan Fruzzetti (2006) zu arbeiten. Hierbei werden, wie bereits erwähnt, mit der gesamten Familie Validierungsstrategien eingeübt und gemeinsam in Rollenspielen trainiert. Weiterhin besprechen wir dialektische Dilemmata im Rahmen der Familie (z. B. Abhängigkeit fördern vs. Autonomie fördern). Weitere **dialektische „Zwickmühlen"**, in die Eltern und Jugendliche mit AN häufig geraten, sind:
- zu locker – zu streng
- festhalten – loslassen
- sich selber versorgen – versorgt werden
- Verantwortung annehmen – Verantwortung abgeben

Hier bewährt es sich, diese mit der Familie basierend auf dem Dreieck **These – Antithese und Synthese** zu diskutieren, im Rahmen von Rollenspielen zu trainieren und in der Folge als Hausaufgabe im Alltag üben zu lassen.

- **Orientierung festlegen (Ziel, Selbstachtung, Beziehung)**

Die Patient*innen können in zwischenmenschlichen Bereichen üben, ihre Orientierung festzulegen (Orientierung auf das Ziel, Orientierung auf die Beziehung und Orientierung auf die Selbstachtung; nähere Informationen siehe Skillsmanual (von Auer und Bohus 2017)). Im Rahmen der Therapie geht es unserer Meinung nach darum, dass sie wieder eigene Bedürfnisse und Grenzen in zwischenmenschlichen Beziehungen erkennen und sich trauen, diese zu äußern.

- **SchooPY-Skills – Selbstwert**

Essenziell sind Fertigkeiten, die im Rahmen der Verbesserung des Selbstwertes eine gesunde Balance in der Alltagsstruktur zwischen Leistung (Schule) und Entspannung (Freizeit) herstellen sollen. Hier geht es auch darum, sich zu vergegenwärtigen: *„Lebe ich entsprechend meinen Werten und Zielen oder entgegengesetzt? Muss ich etwas verändern?"*.

Skills wie der *InSEL-Skill* (In=Innere Aufmerksamkeit, S= Selbstvalidierung, E=Experimentieren, L=Lösung finden) können hierbei hilfreich sein.

Die Patient*innen leiden häufig an einem starken „inneren Kritiker", der gezähmt werden will. Das Einüben einer wohlwollenderen Haltung sich selbst gegenüber ist hier von großer Bedeutung. Das heißt, sie sind eingeladen, den *fairen Blick* bei sich selbst einzuüben und diesen nicht nur bei anderen anzuwenden.

- **Übergeordnete Skills – Umgang mit Gefühlen**

Skills zur Regulation von Gefühlen, können übergeordnet sowohl bei den Themen der EKG-Skills als auch der SchooPY-Skills, angewendet werden. Im Rahmen von Skillsketten soll darauf geachtet werden, dass nach den kurzfristig wirksamen Stresstoleranzskills Fertigkeiten aus dem Bereich *Umgang mit Gefühlen* angewendet werden.

> Über alle Themenbereiche hinweg (Essen, Körper, Gewicht, Familie, Peers) spielen Skills zur Emotionsregulation eine zentrale Rolle bei der Behandlung.

Im Sinne des Schrittes 1 hat sich bewährt, frühzeitig das Gefühlsprotokoll anzuwenden. Die Zusammenhänge zwischen den verschiedenen Ebenen Wahrnehmung, Gedanken, Körperhaltung und Handlungsdrang sollten vorher erläutert und in Bezug auf die einzelnen Gefühlsqualitäten besprochen werden. Hier macht es Sinn, individuelle Situationen, in denen starke Gefühle erlebt werden, zu analysieren. Zusätzlich zum primären emotionalen Netz ist es wichtig, sekundäre emotionale Netze aus der Vergangenheit zu erarbeiten (siehe hierzu Skills zur Emotionsregulation aus den einschlägigen Manualen).

> **Textbox 7: Skills zum Umgang mit Gefühlen**
> - Gefühlsprotokoll („VEIN-AHA")/ Entgegengesetzt Handeln
>
> Beim Gefühlsprotokoll geht es zunächst um die Wahrnehmung und Differenzierung von Gefühlen. Mit der Patientin wird erarbeitet, welche Handlungsbotschaften hinter den Gefühlen verborgen sind und ob es kurz- und langfristig sinnvoll ist, mit dem Gefühl oder entgegensetzt des Gefühls zu handeln. Wenn die Anspannung zu Beginn dieses Skills höher als 70 liegt, ist es sinnvoll, zunächst einen Skill zur Reduktion der Hochanspannung durchzuführen Absatz einfügen.
> - Held des Alltags
>
> In schwierigen Situationen, z. B. beim oder nach dem Essen oder in einer schwierigen sozialen Situation, kann es hilfreich sein sich eine Person vorzustellen, die mit beiden Beinen im Leben steht, jedoch ebenfalls Probleme und Schwierigkeiten überstehen musste. An diese Person, die Heldin des Alltags, können Fragen gerichtet werden: „Wie hätte der*die Held*in des Alltags in dieser Situation gehandelt, was hätte er*sie mir geraten?". Im Rahmen der Therapie ist es sinnvoll, eine solche Person kreativ zu erarbeiten (ein Bild von ihr zu erstellen) und ihr einen Namen zu geben.

> **Vorsicht, Anorexie-Falle!**
> Der Skill Vorsicht Anorexie-Falle soll Gedanken, Gefühle und Handlungsimpulse, die durch die AN hervorgerufen werden, identifizieren. Folgende Frage kann beispielsweise hier hilfreich sein: „Mache ich das jetzt, weil die Essstörung in mir aktiv ist oder aus anderen Motiven?"
>
> **Check the facts**
> Fallbeispiel: „Wenn ich das jetzt esse, gehe ich auf wie ein Hefekloß, dann habe ich morgen 5 kg zugenommen." Die Patientin tritt innerlich einen Schritt zurück und beschreibt ihre Mahlzeit. Ich habe auf dem Teller 4 Kartoffeln, ein Stück Fisch und etwas Remouladensauce. Wie realistisch ist es, dass ich davon morgen 5 kg zunehme?".

Literatur

Asarnow JR, Berk M, Bedics J, Adrian M, Gallop R, Cohen J, McCauley E (2021) Dialectical behavior therapy for suicidal self-harming youths: emotion regulation, mechanisms, and mediators. J Am Acad Child Adolesc Psychiatry. https://doi.org/10.1016/j.jaac.2021.01.016

von Auer K und Bohus M (2017) Interaktives Skillstraining für Jugendliche mit Problemen der Gefühlsregulation (DBT-A). Das Therapeutenmanual. Schattauer, Stuttgart

Bohus M (2019) Borderline-Störung aus der Reihe: Fortschritte der Psychotherapie - Bd. 14. Hogrefe GmbH & Co. KG, Göttingen

Bohus M und Wolf-Arehult M (2013) Das Therapeutenmanual. 2., aktualisierte und erweiterte Auflage. Schattauer, Stuttgart

Bohus M, Schmahl C, Fydrich T, Steil R, Muller-Engelmann M, Herzog J, Priebe K (2019) A research programme to evaluate DBT-PTSD, a modular treatment approach for complex PTSD after childhood abuse. Borderline Personal Disord Emot Dysregul 6:7. https://doi.org/10.1186/s40479-019-0099-y

Föcker M, Knoll S, Hebebrand J (2015) Anorexia und Bulimia nervosa. In: Lehnert H (Hrsg) Rationelle Diagnostik und Therapie in Endokrinologie, Diabetologie und Stoffwechsel, (Bd 4. vollständig überarbeitete und aktualisierte Auflage). Thieme

Fruzzetti A (2006) The high-conflict couple: A dialectical behavior therapy guide to finding peace, intimacy, and validation. New Harbinger Publications, Oakland

Gilbert P, Plata G (2013) Compassion focused therapy. Junfermann, Osnabrück

Gradl-Dietsch G, Herpertz-Dahlmann B, Degenhardt F, Hebebrand J (2020) Feeding and eating disorders in ICD-11. Z Kinder Jugendpsychiatr Psychother:1–10. https://doi.org/10.1024/1422-4917/a000772

Grawe K (2002) Psychologische Therapie. Hogrefe, Göttingen

Hempel R, Vanderbleek E, Lynch TR (2018) Radically open DBT: targeting emotional loneliness in anorexia nervosa. Eat Disord 26(1):92–104. https://doi.org/10.1080/10640266.2018.1418268

Herpertz S, Fichter MM, Herpertz-Dahlmann B, Hilbert A, Tuschen-Caffier B, Vocks S, Zeeck A (2019) Joint German guideline diagnosis and treatment of eating disorders. Springer, Berlin

Herpertz-Dahlmann B, Dahmen B (2019) Children in need-diagnostics, epidemiology, treatment and outcome of early onset anorexia nervosa. Nutrients 11(8). https://doi.org/10.3390/nu11081932

Herpertz-Dahlmann B, Schwarte R, Krei M, Egberts K, Warnke A, Wewetzer C, Dempfle A (2014) Day-patient treatment after short inpatient care versus continued inpatient treatment in adolescents with anorexia nervosa (ANDI): a multicentre, randomised, open-label, non-inferiority trial. Lancet 383(9924):1222–1229. https://doi.org/10.1016/S0140-6736(13)62411-3

van Hoeken D, Hoek HW (2020) Review of the burden of eating disorders: mortality, disability, costs, quality of life, and family burden. Curr Opin Psychiatry 33(6):521–527. https://doi.org/10.1097/YCO.0000000000000641

Kienast T, Bermpohl F (2013) Dialektisch-Behaviorale Therapie bei Patienten mit Borderline-Persönlichkeitsstörung und komorbider Abhängigkeitserkrankung. In: Reicherzer M (Hrsg) Borderline-Persönlichkeitsstörungen: Dialektisch-Behaviorale Therapie DBT, Bd 18(1). CIP-Medien, München, S 77–94

Kolar DR, Hammerle F, Jenetzky E, Huss M, Burger A (2016) Aversive tension in female adolescents with Anorexia Nervosa: a controlled ecological momentary assessment using smartphones. BMC Psychiatry 16:97. https://doi.org/10.1186/s12888-016-0807-8

Kothgassner OD, Robinson K, Goreis A, Ougrin D, Plener PL (2020) Does treatment method matter? A meta-analysis of the past 20 years of research on therapeutic interventions for self-harm and suicidal ideation in adolescents. Borderline Personal Disord Emot Dysregul 7:9. https://doi.org/10.1186/s40479-020-00123-9

Linardon J, Fairburn CG, Fitzsimmons-Craft EE, Wilfley DE, Brennan L (2017) The empirical status of the third-wave behaviour therapies for the treatment of eating disorders: a systematic review. Clin Psychol Rev 58:125–140. https://doi.org/10.1016/j.cpr.2017.10.005

Linardon J, Gleeson J, Yap K, Murphy K, Brennan L (2019) Meta-analysis of the effects of third-wave behavioural interventions on disordered eating and body image concerns: implications for eating disorder prevention. Cogn Behav Ther 48(1):15–38. https://doi.org/10.1080/16506073.2018.1517389

Linehan M (2015) DBT skills training manual, 2. Aufl. The Guilford Press, New York

Linehan MM (1987) Dialectical behavior therapy for borderline personality disorder. Theory and method. Bull Menn Clin 51(3):261–276

Linehan MM (1993) Cognitive-behavioral treatment of borderline personality disorder. Guilford Press, New York

Lynch TR, Hempel RJ, Dunkley C (2015) Radically open-dialectical behavior therapy for disorders of over-control: signaling matters. Am J Psychother 69(2):141–162. https://doi.org/10.1176/appi.psychotherapy.2015.69.2.141

Meule A, Richard A, Schnepper R, Reichenberger J, Georgii C, Naab S, Blechert J (2019) Emotion regulation and emotional eating in anorexia nervosa and bulimia nervosa. Eat Disord:1–17. https://doi.org/10.1080/10640266.2019.1642036

Miller AE, Racine SE, Klonsky ED (2019) Symptoms of anorexia nervosa and bulimia nervosa have differential relationships to borderline personality disorder symptoms. Eat Disord:1–14. https://doi.org/10.1080/10640266.2019.1642034

Prochaska JO, DiClemente CC (1992) Stages of change in the modification of problem behaviors. Prog Behav Modif 28:183–218

Schmahl C, Herpertz SC, Bertsch K, Ende G, Flor H, Kirsch P, Bohus M (2014) Mechanisms of disturbed emotion processing and social interaction in borderline personality disorder: state of knowledge and research agenda of the German Clinical Research Unit. Borderline Personal Disord Emot Dysregul 1:12. https://doi.org/10.1186/2051-6673-1-12

Sipos V, Bohus M, Schweiger U (2011) Dialectic behavioral therapy for eating disorders. Psychother Psychosom Med Psychol 61(2):87–91. https://doi.org/10.1055/s-0030-1265972

Stiglmayr C, Gunia H (2017) Dialektisch-Behaviorale Therapie (DBT) zur Behandlung der Borderline-

Persönlichkeitsstörung: Ein Manual für die ambulante Therapie. Hogrefe, Göttingen

Storebo OJ, Stoffers-Winterling JM, Vollm BA, Kongerslev MT, Mattivi JT, Jorgensen MS, Simonsen E (2020) Psychological therapies for people with borderline personality disorder. Cochrane Database Syst Rev 5:CD012955. https://doi.org/10.1002/14651858.CD012955.pub2

WHO (2020) ICD-11 international classification of diseases 11th revision. The diagnostic standard for diagnostic health information. Retrieved from https://icd.who.int/browse11/l-m/en#/http%3a%2f%2fid.who.int%2ficd%2fentity%2f263852475

Winter D, Bohus M, Lis S (2017) Understanding negative self-evaluations in borderline personality disorder-a review of self-related cognitions, emotions, and motives. Curr Psychiatry Rep 19(3):17. https://doi.org/10.1007/s11920-017-0771-0

DBT-A für Jugendliche

Die ambulante Behandlung von Jugendlichen mit einer subsyndromalen oder manifesten Borderline-Persönlichkeitsstörung mit der Dialektisch-Behavioralen Therapie für Adoleszente (DBT-A)

Arne Bürger

Inhaltsverzeichnis

11.1	Theoretischer Hintergrund der Borderline-Persönlichkeitsstörung im Jugendalter	– 288
11.2	Diagnosestellung und klinische Realität der BPS im Jugendalter	– 289
11.3	Behandlungskonzept AtR!Sk	– 291
11.3.1	AtR!Sk-Sprechstunde und Diagnostik (Stufe 1 und Stufe 2)	– 291
11.3.2	Behandlung (Stufe 3)	– 294
	Literatur	– 305

© Springer-Verlag GmbH Deutschland, ein Teil von Springer Nature 2022
M. Sutor (Hrsg.), *Die Dialektisch Behaviorale Therapie (DBT)*,
https://doi.org/10.1007/978-3-662-64627-4_11

Im folgenden Kapitel wird die Behandlung von subsyndromalen und manifesten Borderline-Persönlichkeitsstörung (BPS) im Jugendalter anhand der Dialektisch Behavioralen-Therapie für Adoleszente (DBT-A) beschrieben. Das Ziel des Kapitels ist es, einen praktischen Einblick in die ambulante Anwendung der DBT-A im Rahmen der AtR!Sk Spezialambulanz der Kinder- und Jugendpsychiatrie Würzburg zu bekommen. Das Kapitel kann aufgrund des Umfangs keinen Anspruch auf Vollständigkeit im Rahmen der Beschreibung des Störungsbildes der BPS im Jugendalter und einer detaillierten Beschreibung der Durchführung von Einzeltherapie und Skillstraining erheben. Genauere Informationen über Borderline-Störungen im Jugendalter finden sich in von Auer und Kaess (2022) und eine Beschreibung der DBT-A findet sich in von Auer et al. (2015) und eine detaillierte Beschreibung des DBT-A Skillstrainings in Bohus und von Auer (2017) Ebenfalls wurde auf eine Beschreibung der Grundlagen der DBT verzichtet, da sich diese an anderer Stelle in diesem Buch findet. An dieser Stelle möchte ich dem gesamten Team der AtR!Sk Ambulanz in Würzburg für seine Arbeit danken.

11.1 Theoretischer Hintergrund der Borderline-Persönlichkeitsstörung im Jugendalter

- **Kernsymptome, Häufigkeiten und Verlauf**

Die Borderline-Persönlichkeitsstörung (BPS) ist eine ernstzunehmende und schwerwiegende psychische Störung mit langwierigen Auswirkungen auf das psychosoziale Funktionsniveau, die Lebensqualität sowie die Morbidität und Mortalität (Kaess et al. 2014). Die Symptome der BPS sind in Übersicht 1 beschrieben.

Die Kardinalsymptome der BPS sind eine große Furcht vor Zurückweisung in zwischenmenschlichen Beziehungen („Angst vor dem Alleinsein"), eine Instabilität bezüglich der eigenen Identität (welche sich stark auf das Selbstbild/Selbstwertgefühl auswirkt) sowie die Störung der Emotionsregulation. Letztere zeigt sich bei den Betroffenen eindrücklich durch ein hohes emotionales Druck- bzw. Anspannungsgefühl, welches als nicht aushaltbar erlebt wird und in dysfunktionales Verhalten münden kann. Das dysfunktionale Verhalten ist in der Regel impulsiv und kann selbstschädigenden Charakter bis hin zu nichtsuizidalem selbstverletzendem Verhalten (NSSV) beinhalten. Im Rahmen der hohen Anspannungszustände treten auch wiederkehrende Suizidgedanken auf, die nicht selten in Suizidversuche münden können. Eine kumulative Studie der Arbeitsgruppe von Johnson et al. (2008) konnte zeigen, dass die Prävalenz der BPS im Alter von 16 Jahren 1,4 % beträgt und bis zum 22. Lebensjahr auf 3,2 % ansteigt. Diese Zahlen aus der Adoleszenz sind vergleichbar mit Daten aus dem Erwachsenenalter (Coid et al. 2006; Trull et al. 2010).

Subsyndromale Formen zeigen sich im Jugendalter deutlich häufiger.

Hierbei sind einige BPS-Symptome deutlich stärker ausgeprägt, obwohl der Schwellenwert von fünf Kriterien (DSM-5) nicht überschritten werden muss. So können beispielsweise wiederholende impulsive, riskante und selbstschädigende Verhaltensweisen (z. B. NSSV, Drogenabusus, Promiskuität), reaktive Aggressivität, eine hohe Dissoziationsneigung sowie Suizidversuche den Beginn einer BPS kennzeichnen (Kaess et al. 2014). Häufig führen diese dysfunktionalen Verhaltensweisen dazu, dass sich die behandelnden Institutionen überfordert fühlen und die Behandlung auf das „Löschen dieser akuten Brände (Symptomatik)" reduziert wird, während eine langfristige Behandlungsplanung sowie fachgerechte kinder- und jugendpsychiatrische Therapie nicht gegeben ist.

DBT-A für Jugendliche

> **Übersicht 1: Kriterien der BPS nach DSM-5**
> Mindestens fünf Kriterien müssen für eine Diagnose zutreffen:
> − Eine Instabilität der Gefühle und damit verbunden eine Störung der Emotionsregulation, die sich durch ein emotionales Druck- und Anspannungsgefühl zeigt
> − Eine Instabilität der eigenen Identität und des Selbstbildes
> − Das Gefühl der Gefühllosigkeit bzw. „inneren Leere"
> − Dissoziationen, die sich durch ein „Auseinanderfallen" von psychischen Funktionen (z. B. Wahrnehmung, Identität, Motorik) zeigen
> − Intensive und gleichzeitige instabile zwischenmenschliche Beziehungen, die mit einem verzweifelten Bemühen im Zusammenhang stehen, ein reales oder gefühltes Alleinsein zu verhindern
> − Impulsive Verhaltensweisen, die selbstschädigend wirken können (Drogenkonsum, Sexualität, Essanfälle)
> − Wiederkehrende Suizidgedanken und/oder nicht suizidales selbstverletzendes Verhalten
> − Schwierigkeiten, Wut oder Ärger zu kontrollieren.

Über die Lebensspanne geht eine BPS mit einer hohen Komorbidität aus den Bereichen affektive Störungen, Essstörungen, dissoziative Störungen und posttraumatische Belastungsstörungen sowie Substanzmissbrauch und anderen Persönlichkeitsstörungen einher (Ha et al. 2014; Kaess et al. 2013; Skodol et al. 2002; Zanarini et al. 1998). Während die Suizidrate mit ca. 8 % bei Erwachsenen mit BPS bekannt ist (Pompili et al. 2005), fehlen gesicherte epidemiologische Daten über die vollendeten Suizide im Jugendalter (Fonagy et al. 2015; Kaess et al. 2014).

Wie bereits erwähnt, kann angenommen werden, dass die akute Frühphase der Erkrankung als Hochrisikophase für Suizidversuche und vollendete Suizide gilt (Pompili et al. 2005).

Weiterhin sind das psychosoziale Funktionsniveau und die gesundheitsbezogene Lebensqualität bereits bei Jugendlichen mit BPS deutlich eingeschränkt. Letztlich muss hinzugefügt werden, dass die direkten und indirekten Kosten der BPS im Vergleich zu anderen psychischen Störungen einen großen volkswirtschaftlichen Schaden verursachen (Bode et al. 2017; Meuldijk et al. 2017; Wagner et al. 2014; Wagner et al. 2013). Diese Daten zeigen einmal mehr, dass eine frühe Erkennung bereits subsyndromaler Formen und die effektive Behandlung nicht nur individuell für die Patienten, sondern auch gesellschaftspolitisch eine wichtige Stellung einnehmen. Hierfür ist die Diagnosestellung im Jugendalter eine Voraussetzung.

11.2 Diagnosestellung und klinische Realität der BPS im Jugendalter

Die BPS gilt mittlerweile als Diagnose der gesamten Lebensspanne, deren Beginn sich häufig bereits in der Kindheit abzeichnet und sich im Jugendalter weitestgehend den diagnostischen Kriterien des Erwachsenenalters angleicht.

Die empirische Forschung der letzten 25 Jahre stützt sich allerdings größtenteils auf das Erwachsenenalter, und erst in den letzten Jahren wurden die Forschungsbemühungen auf das Jugendalter ausgeweitet. Im Gegensatz zu den aktuellen empirischen Belegen, ist die Diagnosestellung der BPS im Jugendalter in der klinischen Praxis weiterhin umstritten und wird vielfach sehr zurückhaltend gehandhabt. Hierfür sind möglicherweise folgende Gründe ursächlich (Kaess et al. 2020):

A. *Stabilität der Persönlichkeit*: Es besteht die Annahme, dass sich die Persönlichkeit im Jugendalter deutlich fluider als im Erwachsenenalter darstellt. Aufgrund dieser mangelnden Stabilität der Persönlichkeit sei auch eine Diagnosestellung im Jugendalter nicht möglich.
B. *Validität der Diagnose*: Es besteht die Sorge vor einer Pathologisierung typischer Denk- und Verhaltensweisen des Jugendalters. Dadurch sei eine valide Diagnosestellung, im Vergleich zum Erwachsenenalter, nicht möglich.
C. *Stigmatisierung*: Es besteht das Vorurteil, Jugendliche durch die Diagnose einer BPS zu „stigmatisieren" und ihnen Entwicklungspotentiale, aufgrund einer „unheilbaren" Persönlichkeitsstörung, zu verbauen.

Wie bereits beschreiben, kann durch die Forschung klar belegt werden, dass die Stabilität und Validität der Diagnose sowie eine effektive Behandlung auch für das Jugendalter gegeben ist. Internationale Expertinnen gehen davon aus, dass eine frühzeitige Erkennung und Behandlung der BPS im Jugendalter schwere Krankheitsverläufe verhindern und zu einem deutlich erhöhten Funktionsniveau im Erwachsenenalter führen kann (Chanen et al. 2017; Fonagy et al. 2015). Mittlerweile gibt es eindeutige Belege für die Wirksamkeit der DBT-A im Jugendalter hinsichtlich der Reduktion von Selbstverletzung und Suizidalität. Hingegen ist die Reduktion der BPS-Kriterien nur bei Prä-Post-Studien evident. (Kothgassner et al. 2021, 2020).

▪ **Was zeichnet die DBT aus?**

Die dialektische Grundhaltung ist ein Kernelement der Behandlung. Im Rahmen der validierenden Gesprächsführung wird versucht, ein Gleichgewicht zwischen Akzeptanz (z. B. Annehmen der emotionalen Schmerzen und der sich daraus ergebenden NSSV) und Veränderung (z. B. Verminderung der NSSV und Aufbau funktionaler Verhaltensweisen) herzustellen. Zu den akzeptanzbasierten Methoden zählen Achtsamkeit sowie eine nicht bewertende Grundhaltung mit Validierungsstrategien. Zu den veränderungsorientierten Methoden zählen beispielsweise Selbstbeobachtungsprotokolle (*diary card*), Verhaltensanalysen, die Vermittlung von Skills sowie Expositionsverfahren und kognitive Umstrukturierung.

Miller und Rathus (2007) adaptierten die DBT für Jugendliche mit Borderline-Persönlichkeitszügen und Schwierigkeiten in der Emotionsregulation.

Die Dialektisch-Behaviorale Therapie für Adoleszente (DBT-A *und family* löschen) integriert die Familien/Betreuer der Jugendhilfe in die wöchentlichen Skillstrainings, reduziert die Behandlungsdauer und fügt ein neues Skillsmodul „walking the middle path" hinzu. Dieses Modul hat das Ziel, die destruktive Kommunikation und Beziehungsgestaltung zwischen Jugendlichen und deren Eltern/Betreuern der Jugendhilfe zu verbessern.

Obwohl es diese effektive Behandlungsmethode in Adaptation für das Jugendalter bereits seit 2007 gibt und ihre Wirksamkeit vielfach belegt wurde, sind die stationären und ambulanten Behandlungsteams im klinischen Alltag mit Patientinnen mit subsyndromaler/manifester BPS häufig überfordert.

Die Therapie begrenzt sich in der Regel auf die „Eindämmung" selbstschädigender und suizidaler Verhaltensweisen (Bender et al. 2001; Feenstra et al. 2012). Dieses Verhalten der Behandelnden ist besonders bei Jugendlichen nachvollziehbar, da eine Schädigung, insbesondere mit möglicher Todesfolge, verhindert werden soll.

Die derzeitige Fokussierung, welche stark auf das dysfunktionale Verhalten gerichtet ist, kann allerdings verstärkend wirken und bei den Jugendlichen zu einer Hospitalisierung führen.

Weiterhin ist anzumerken, dass in der chirurgischen Akutversorgung und bei behandelnden Kinder-/Hausärztinnen in den meisten Fällen keine Überweisung in ein spezialisiertes Setting stattfindet (Taliaferro et al. 2013). **Wie haben es** (ohne Demnach) mit einer Transitionslücke in der Versorgung bei adoleszenten Patient:innen zu tun.

Diese ist nach Kaess et al. (2020) auf 3 Defizite zurückzuführen:
1. Mangelnde Früherkennung (eine Diagnosestellung im Jugendalter findet anhand von Vorurteilen/Unsicherheiten nicht statt),
2. Kein Zugang zu spezifischer ambulanter und stationärer Therapie (trotz eindeutiger Wirksamkeitsnachweise gibt es zu wenig spezialisierte Behandlungssettings),
3. Hospitalisierung der Patient:innen (durch mangelndes Wissen und einen wenig zielgerichteten Umgang bzw. Überforderung bei Krisen).

Zusammenfassend kann festgestellt werden, dass die derzeitigen positiven Entwicklungen im Bereich der Früherkennung und Behandlung von Jugendlichen mit subsyndromaler und manifester BPS nicht im Einklang mit dem derzeitigen klinischen Alltag stehen. Es sind eine gezielte Aufklärung der kinder- und jugendpsychiatrischen Behandlungssettings sowie spezialisierte Angebote für betroffene Jugendliche notwendig. Ein solches Angebot wurde in Heidelberg/Bern durch Prof. Dr. med. Michael Kaess und Dipl.-Psych. Gloria Fischer in beispielhafter Weise entwickelt und umgesetzt (Kaess et al. 2017). In Erweiterung dieses Konzepts wurde in Würzburg die DBT-A Behandlung der AtR!Sk-Stufen durch die Stages (Behandlungsphasen) der DBT ergänzt und auf das Jugendalter adaptiert. Die entwickelte Struktur der Heidelberger AtR!Sk-Ambulanz ist mit dem Begriff der Stufen assoziiert, während die psychotherapeutische Erweiterung der DBT-A in der AtR!Sk-Ambulanz in Würzburg mit dem Begriff der Stages assoziiert ist, welche einen fundamentalen Bestandteil in der Behandlung von Erwachsenen Patient:innen mit einer BPS darstellt (Bohus 2019). Diese ineinandergreifenden Konzepte werden in der Folge dargestellt.

An dieser Stelle möchte ich dem gesamten Team der Ambulanz AtR!Sk in Würzburg für seine Arbeit danken.

11.3 Behandlungskonzept AtR!Sk

11.3.1 AtR!Sk-Sprechstunde und Diagnostik (Stufe 1 und Stufe 2)

Eines der besonderen Merkmale der Ambulanz AtR!Sk ist, dass der Zugang zu einem ersten Termin in die Sprechstunde sehr niederschwellig ist. Das Angebot gilt für Jugendliche zwischen dem 12. und 18. Lebensjahr, die selbstschädigende Verhaltensweisen zeigen, die einen Hochrisikomarker für die Entwicklung einer psychischen Störung und im Besonderen der BPS zeigen können (siehe Übersicht 2) (Groschwitz et al. 2015; Kaess et al. 2017).

Nach dem Ausfüllen der Anmeldeunterlagen bekommen die Jugendlichen und ihre Eltern einen Termin für die offene Sprechstunde (Stufe 1) innerhalb von maximal 14 Tagen. Im Rahmen des ersten Kontaktes, der 40–50 Minuten dauert, findet eine fachärztliche/-therapeutische Einschätzung der berichteten Verhaltensauffälligkeiten bzw. Symptome statt. Hierbei werden sowohl die Erhebung eines psychopathologischen Befundes als auch die Einschätzung der Schwere der vorliegenden Problematik und eine Suizidalitätsabklärung durchgeführt. Anschließend wird entschieden, ob eine weiterführende Diagnostik notwendig ist oder ob eine „Überweisung" an niedergelassene Kinder- und Jugendpsychiaterinnen, Kinder- und Jugendlichenpsychotherapeutinnen oder Erziehungs- sowie Suchtberatungsstellen erfolgt (siehe hierzu auch ◘ Abb. 11.1). Die Idee der „Filterfunktion" ist der Krebsvor-

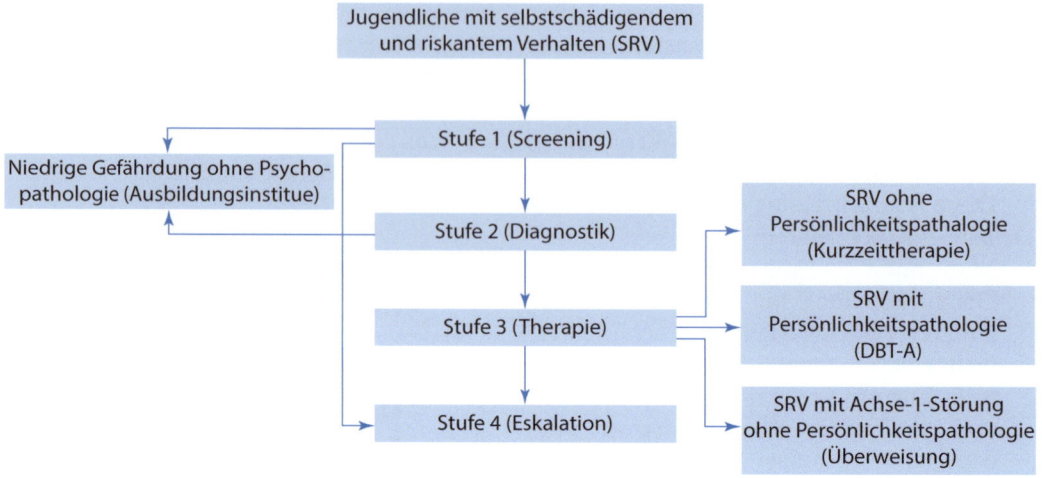

◘ Abb. 11.1 Mehrstufiges Interventionskonzept von AtR!Sk (nach Kaess et al. 2017)

sorge-/früherkennung entlehnt und dient dazu, den betroffenen Jugendlichen sowie deren Eltern einen zielgerichteten Zugang zu einer adäquaten, bedarfsorientierten Behandlung zu ermöglichen. Gleichzeitig dient die Sprechstunde dazu, bei den häufig krisenhaften Anfragen, Wartezeiten zu verhindern und eine frühe Intervention für Jugendliche mit einer manifesten BPS zu ermöglichen.

> **Übersicht 2: Selbstschädigende und riskante Verhaltensweisen im Jugendalter**
> (nach Kaess et al. 2017)
> - Alkohol und Substanzmissbrauch
> - Exzessive Medien- und Internetnutzung
> - Riskantes Sexualverhalten
> - Schulschwänzen
> - Selbstverletzendes Verhalten
> - Suizidales Verhalten
> - Aggression und Delinquenz
> - Anderes Risikoverhalten

Im Falle einer weiterführenden Diagnostik (Stufe 2) wird ein zeitnaher Termin für eine differenzierte Erhebung des selbstschädigenden Verhaltens vorgenommen und darüber hinaus überprüft, inwiefern die Kriterien für eine psychische Störung vorliegen und im Besonderen, ob die Kriterien für eine BPS erfüllt sind. Der Termin wird durch geschulte und routinierte Klinikerinnen der AtR!Sk-Ambulanz durchgeführt. Letzteres ist deshalb so wichtig, da unerfahrenes Personal aufgrund der selbstschädigenden und suizidalen Verhaltensweise überfordert sein kann und das Auftreten einer BPS aufgrund mangelnder Erfahrung über- oder unterschätzt wird.

Folgende Verfahren können für eine diagnostische Einschätzung der BPS im Jugendalter herangezogen werden.

Wir empfehlen ein semistrukturiertes Interview für das Vorliegen einer BPS und möglicher komorbider psychischer Störung einzusetzen. Außerdem hat es sich bewährt, das Vorkommen des selbstschädigenden Verhaltens sowie die Suizidalität differenziert zu erheben. Damit wird nicht nur eine valide Diagnosestellung garantiert und verdeutlicht, dass dies keine „Tabuthemen" sind, sondern die Grundlage für eine offene und vertrauensvolle therapeutische Beziehung gelegt. Folgende Verfahren semistrukturierter Interviews können eingesetzt werden:
- „Strukturiertes Klinisches Interview für DSM-5-Persönlichkeitsstörungen" (SCID-V-PD) (First et al. 2019)

DBT-A für Jugendliche

- „Self-Injurious Thoughts and Behaviors Interview: German Version" (SITBI-G) (Fischer et al. 2014)
- „Diagnostisches Interview bei psychischen Störungen – Jugendversion" (J-DIPS) (Margraf et al. 2017)
- „Diagnostisches Interview bei psychischen Störungen im Kindes- und Jugendalter" (Kinder-DIPS) (Unnewehr et al. 2009)

Zusätzlich zu den semistrukturierten Interviews empfiehlt sich eine umfassende Befragung mit Selbstbeurteilungsinstrumenten (Fragebögen). Folgende Fragebögen können eingesetzt werden:

BPS-spezifische Fragebögen
- Life Problems Inventory (LPI) (Rathus et al. 2015)
- Borderline Symptom List Kurzversion (BSL-23) (Bohus et al. 2009; Wolf et al. 2009)

Fragebögen zur Selbstverletzung und Suizidalität
- Deliberate Self-Harm Inventory 6 (DSHI-6) (Brunner et al. 2014)
- Paykel Suicide Scale (PSS) (Paykel et al. 1974)

Fragebögen zur Emotionsregulation
- Fragebogen zur standardisierten Selbsteinschätzung emotionaler Kompetenzen (SEK-27) (Berking und Znoj 2008)
- Difficulties in Emotion Regulation Scale (DERS) (Gutzweiler und In-Albon 2019)
- Fragebogen zur Erhebung der Emotionsregulation bei Kindern und Jugendlichen (FEEL-KJ) (Grob und Smolenski 2005)

Fragebogen zur allgemeinen Psychopathologie
- Symptom-Checkliste von Derogatis (SCL-90-R) (Franke 2002)
- Brief Symptom-Checklist (BSCL) (Franke 2017)

Fragebogen zu komorbider Psychopathologie:
- Beck-Depressions-Inventar II (BDI II) (Beck et al. 1988)
- Patient Health Questionnaire (PHQ-9) (Richardson und Paxton 2010)
- Depressions-Inventar für Kinder und Jugendliche (DIKJ) (Stiensmeier-Pelster et al. 2000)
- Posttraumatic Stress Disorder Checklist for DSM-5 (PCL-5) (Kruger-Gottschalk et al. 2017)
- Kurzversion der Dissoziations-Spannungs-Skala akut (DSS-4) (Stiglmayr et al. 2009)
- Kinder-Angstsensitivitätsindex (KASI) (Schneider et al. 2009)
- State-Trait-Angstinventar für Kinder (STAIK) (Unnewehr et al. 1990)
- Eating Disorder Examination – Questionnaire (EDE-Q8) (Kliem et al. 2016)
- Persönlichkeits-Stil- und Störungs-Inventar (PSSI) (Kuhl und Kazén 2009)
- Die deutsche Selbstbeurteilungsversion des Strengths and Difficulties Questionnaire (SDQ-Deu-S) (Lohbeck et al. 2015)
- Erfassung der gesundheitsbezogenen Lebensqualität von Kindern und Jugendlichen mittels Selbstauskunft und Fremdurteil (KIDSCREEN-52) (Ravens-Sieberer et al. 2008)

Bei allen aufgeführten Verfahren handelt es sich um Vorschläge für eine differenzierte testpsychologische Untersuchung. Die Auflistung ist nicht an einer Vollständigkeit orientiert, sondern die Nutzerinnen entscheiden, was für eine valide Diagnosestellung notwendig ist.

Trotz der zeitlich sehr aufwendigen Diagnostik stehen die Jugendlichen, nach den Erfahrungen der AtR!Sk-Ambulanzen in Bern, Heidelberg und Würzburg, den durchgeführten Interviews und Fragebögen positiv gegenüber, da sie sich in ihrer Problematik gesehen fühlen und erkennen, dass uns eine genaue Untersuchung ihrer derzeitigen Situation wichtig ist (Kaess et al. 2017).

Im Anschluss an den Termin in der Sprechstunde und die ausführliche Diagnostik mit testpsychologischen Fremd- und Selbstbeurteilungsinstrumenten wird das allgemeine Funktionsniveau sowie der Schweregrad der psychischen Störungen im Consultationteam gemeinsam eingeschätzt und in der Folge wird eine Diagnosestellung nach den Richtlinien des Multiaxialen Klassifikationsschemas (MAS) des International Classification of Diseases Version 10 (ICD-10) der World Health Organisation (WHO) vorgenommen.

Zum Abschluss der Stufe 2 dieses mehrstufigen klinischen Entscheidungsprozesses werden die Ergebnisse für die Jugendlichen und deren Bezugspersonen zusammengefasst und in einem Orientierungsgespräch dargestellt. Dabei wird neben der Erläuterung der Diagnosestellung auch eine Empfehlung für weitere Behandlungsmaßnahmen Stufe 3 gegeben (siehe auch ◘ Abb. 11.1).

Das grundlegende Kriterium für eine Weiterbehandlung in der AtR!Sk-Ambulanz ist das Vorliegen von mindestens drei Kriterien einer BPS. Das heißt, dass bereits subsyndromale Kriterien ausreichen, um eine spezialisierte Behandlung zu bekommen, um im Sinne einer targetierten Prävention zu verhindern, dass sich das Vollbild einer BPS entwickelt.

Hervorzuheben ist: Im Vergleich zu anderen ambulanten Behandlungssettings, stellen chronische Suizidalität, regelmäßige Selbstverletzung und Substanzmissbrauch kein Ausschlusskriterium dar.

Wenn eine psychiatrische Achse-1-Störung ohne BPS-Kriterien vorliegt, wird der Jugendliche klinikintern oder an niedergelassene Kinder- und Jugendpsychiaterinnen bzw. Kinder- und Jugendlichenpsychotherapeut:innen überwiesen. Zusätzlich zur Edukation über die vorliegende Diagnose und Behandlungsempfehlung wird detailliert beschrieben, wie eine ambulante DBT-A Behandlung umgesetzt wird und welche Rahmenbedingungen gegeben sein müssen, um eine Therapie zu erhalten (siehe hierzu auch ◉ ◘ Tab. 11.1).

◘ **Tab. 11.1** Ein- und Ausschlusskriterien der AtR!Sk-Spezialambulanz

Einschlusskriterien	Ausschlusskriterien
12.–18. Lebensjahr	Distanzierungsfähigkeit
Mindestens 3 Kriterien einer BPS sind erfüllt	Akute psychotische Episode
Freiwillige Bereitschaft für eine Behandlung	Kein fester Wohnsitz
	Abhängigkeitserkrankung (damit ist kein Substanzmissbrauch gemeint)
	Schulabstinenz seit 8 Wochen (komplett)
	Laufendes Strafverfahren wegen Fremdaggression

11.3.2 Behandlung (Stufe 3)

Die Bausteine des Behandlungssettings in der AtR!Sk-Ambulanz sind konform zu einer ganzheitlichen DBT-Behandlung und bestehen aus:
- ambulanter Einzeltherapie (1× Woche à 50 min),
- Skillstraining in der Gruppe à 90 min,
- Telefoncoaching,
- Consultation-Team (1× pro Woche für 90 min),
- Elterntraining in der Gruppe à 90 min sowie
- regelmäßigen Familiengesprächen.

Der Ablauf der Therapie in der AtR!Sk-Ambulanz ist klar strukturiert und lässt sich in eine Vorbereitungs- und drei Therapiestadien (stages) untergliedern (Bohus 2019).

Die Einteilung in diese Stages ist notwendig, um die Jugendlichen mit unterschied-

DBT-A für Jugendliche

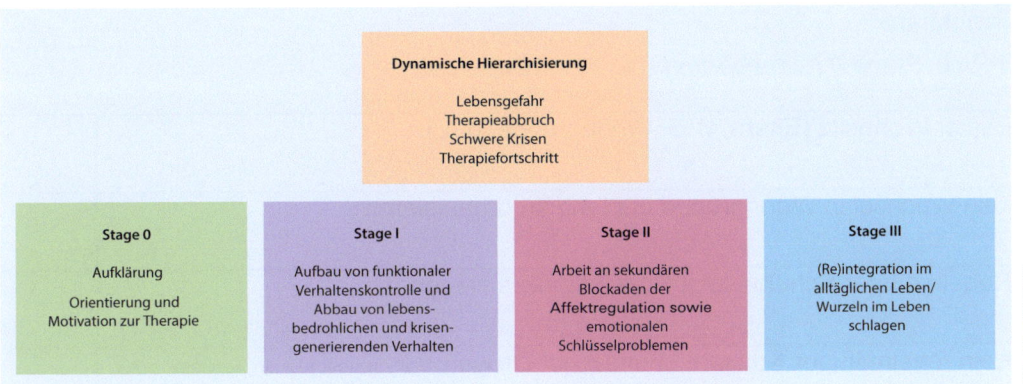

● **Abb. 11.2** „DBT-Therapiestadien" (Bohus 2019)

lichen Schweregrad ihrer Erkrankung adäquat und adaptiert behandeln zu können. Einerseits kommen so Patientinnen in die Ambulanz, die über mehrere Jahre chronifiziert und schon mehrmalig wegen Suizidversuchen akut behandelt worden sind und andererseits erhalten Jugendliche eine spezialisierte Behandlung, die aufgrund von selbstschädigendem Verhalten ein hohes Risiko besitzen, einen schweren Krankheitsverlauf zu nehmen.

Diese inter- und intraindividuellen Unterschiede erfordern unterschiedliche Behandlungsfokusse. Das heißt, der Schweregrad der Erkrankung bestimmt die Stage der Behandlung und die eingesetzte Methodik. Die Spannweite der Behandlung kann demnach von der Orientierung und Motivationsfindung (Stage 0) bis hin zur Gestaltung eines sinnerfüllten Lebens bzw. zu einer Reintegration in ein sinnerfülltes Leben (Stage III) reichen (siehe ● Abb. 11.2). Die Patient:innen müssen nicht alle Behandlungsstadien durchlaufen, sondern starten in der für sie sinnvollen Stage. Die Entscheidung, in welcher Stage die Patient:innen starten, wird im bereits genannten Consultation-Team nach Abschluss der Diagnostik beraten.

- **Stage 0 – Orientierung und Behandlung**

Innerhalb von Stage 0 werden tragfähige Strukturen für ein therapeutisches Bündnis aufgebaut. Diese sollen ermöglichen, dass die Patient:innen die Grundvoraussetzungen für eine ambulante Therapie erfüllen, um ein späteres Scheitern der Behandlung zu verhindern. Es kommt nicht selten vor, dass sich Jugendliche Unterstützung und Zuwendung wünschen und es ihnen gleichzeitig schwerfällt, aktiv an der Veränderung des selbstschädigenden Verhaltens und ihrer Emotionsregulation zu arbeiten. Besonders Jugendliche mit selbstschädigendem und suizidalem Verhalten können „Gefangene der Drehtürpsychiatrie" werden.

Schwere Formen der Selbstverletzung und Suizidalität (damit ist keine akute Suizidalität gemeint) münden, wie bereits erwähnt, häufig in einer stationären Behandlung. Im Gegensatz zum Alltag, der in der Regel durch eine emotionale Achterbahn und zwischenmenschliches Chaos gekennzeichnet ist, wirkt die Station wie eine „*Raststätte*".

Die stationäre Behandlung ist durch klare Strukturen, die limitierte Eigenverantwortung und das zwischenmenschliche Umfeld eine deutliche Zäsur zum bisherigen Leben der Patienten, die leider nicht nur entlastend, sondern auch chronifizierend wirken kann.

Die Verantwortung für das eigene Leben wird an das stationäre Team abgegeben und im Verlauf kann die Angst entstehen, diese wieder zu übernehmen. Die stationäre Be-

Checkliste

At R!sk: Stage 0 (Orientierung und Krisenintervention)

Fester Wohnsitz (Eltern, WG, Wohngruppe, o.ä.)	
kein Wechsel in Wohngruppe geplant/ zu organisieren	
Regelmäßiger Schulbesuch/Praktikum/Ausbildung o.ä.	
Kein regelmäßiger Konsum chemischer Drogen (z.B. Speed, Kokain, Ecstasy, o.ä.)	
Keine Abhängigkeitserkrankung	
Regelmäßige Teilnahme an Einzeltherapie **und** Skillsgruppe ist möglich (z.B. kann der Fahrweg gewährleistet werden)	
Das Ausmaß an Eigen- /Fremdgefährdung ist ambulant behandelbar (oder ist ein stationärer Aufenthalt vor- oder zwischenzuschalten)	
Ein Commitment für die Therapie, deren Stages und Ziele ist gegeben (z.B. grundlegende Bereitschaft selbstschädigendes und therapiestörendes Verhalten zu reduzieren, Absprachefähigkeit bzgl. Suizidalität, aktive Mitarbeit)	
Kein Täterkontakt bei vorhandener Traumatisierung	
Commitment zur Wundversorgung (z.B. der/die Patient/-in ist dazu bereit Wunden bei Bedarf chirurgisch versorgen zu lassen)	
Bereitschaft Eltern/Bezugsbetreuer in Therapie mit einzubeziehen	
Kein therapiegefährdendes delinquentes Verhalten (schwerer Raub, Prostitution, Drogenhandel, etc.)	

Abb. 11.3 Checkliste AtR!Sk

handlung sollte daher an klare Behandlungsziele und eine feste zeitliche Komponente gebunden sein. Hierzu findet sich, wie bereits erwähnt, die Darstellung der stationären DBT-A an anderer Stelle (Von Auer et al. 2015). Damit die Voraussetzungen für Stage 1 erfüllt sind, muss das Team aus Patient:in und Behandler:in die Punkte einer Checkliste (siehe ◘ Abb. 11.3) erfüllen.

Stage 0 ist auf maximal 6–8 Sitzungen limitiert. Dies soll verhindern, dass eine Art DBT-light durchgeführt wird. Ist ersichtlich, dass das Erreichen der Ziele der Checkliste unrealistisch ist, dann ist zu überlegen, ob eine begrenzte stationäre/teilstationäre Behandlung oder Maßnahmen der Jugendhilfe notwendig sind, um die Voraussetzungen für eine ambulante Therapie zu erfüllen. Hierfür ist es in Institutsambulanzen hilfreich, einen Sozialdienst zu integrieren, welcher die Suche nach einem adäquaten Setting unterstützt. Wie in der Behandlung von Erwachsenen mit BPS gilt der „stepped-care approach". Das heißt, die Jugendlichen erhalten nur so viel Unterstützung, wie sie maximal benötigen.

Das Ziel ist, sich selbst zu helfen, um gesund zu werden. Die Therapierenden sind lediglich als Coaches anzusehen, um den Heilungsprozess optimal zu unterstützen.

Für Stage 0 ist es hilfreich, wenn die Patient:innen durch Psychoedukation ein Verständnis von der Störung und ihren Problemen bekommen (Stichwort: bio-soziales Störungsmodell), einen ersten Einblick in die hilfreiche Wirkweise von Skills erhalten (Stichwort: Pro/Contra selbstschädigendes Verhalten vs. Skillsanwendung) sowie alternative Lebensziele/Bedürfnisse entwickeln.

Am Ende von Stage 0 sollte den Patient:innen klar sein, was sie von der Behandlung erwarten können. Außerdem sollten die Rahmenbedingungen im Leben der Jugendlichen so gestaltet sein, dass eine ambulante Behandlung erfolgreich sein kann (siehe Checkliste AtR!Sk). Weiterhin müssen wir uns bewusst darüber sein, dass die Patienten Verhaltensweisen aufgeben müssen, welche ihnen bisher das „Überleben" gesichert haben.

Bei der Entscheidung die Jugendlichen mit BPS, für einen neuen Weg erlernen sie schmerzlich den Umgang mit den eigenen Emotionen und brauchen dafür Geduld, Motivation und einen vertrauensvollen Coach an ihrer Seite, um diesen Prozess aushalten zu können.

- **Stage 1 – Aufbau von Verhaltenskontrolle und Abbau von selbstschädigendem und suizidalem Verhalten**

Stage 1, max. 15 Einzelsitzungen, 5 Einheiten Skillstraining, 4 Einheiten skillsbezogenes Elterntraining und 5 familientherapeutische Gespräche umfassend, hat das Ziel, eine Kontrolle über die dysfunktionalen Verhaltensweisen herzustellen, sodass das Überleben gesichert und ein eigenverantwortlicher Umgang mit krisengenerierenden/selbstschädigendem Verhalten möglich ist. Dadurch werden nach den bisherigen Erfahrungen mit der DBT und DBT-A die krisenhaften stationären Aufenthalte signifikant reduziert (Kaess et al. 2020).

Neben dem Aufbau von Verhaltenskontrolle zur Verhinderung lebensbedrohlicher Krisen sind ein validierender Beziehungsaufbau und eine Zielklärung unerlässlich für die gesamte Behandlung und für eine erfolgreiche Therapie.

Aufgrund des Jugendalters ist zu empfehlen, zu Beginn der Therapie eine vorbereitende Phase (Probatorik) durchzuführen, die das Ankommen im therapeutischen Setting und die Übernahme der Verantwortung vereinfachen soll. Hierzu können 5 Einzelsitzungen und ein familientherapeutisches Gespräch beitragen. Zum einen werden dadurch die Rahmenbedingungen einer DBT-A-Therapie in AtR!Sk wiederholt abgesteckt und zum anderen grundlegende Elemente im Bereich der Fertigkeiten erarbeitet. Des Weiteren dient die Probatorik der Festigung der Orientierung (Psychoedukation und erste Analyse des Problemverhaltens) und Motivationsfindung (Bereitschaft, an Suizidgedanken sowie Selbstverletzung zu arbeiten und Offenheit für die Behandlung zu schaffen). In der Folge wird ein idealisiertes Schema für die Probatorik dargestellt.

In der ersten Therapiestunde wird eine *Pro-und-Contra-Liste* zum schwerwiegendsten dysfunktionalen/selbstschädigenden Verhalten erstellt. In der Folge wird durch eine Verhaltensanalyse/Kettenanalyse (2. Sitzung) und ein individuelles Störungsmodell (3. Sitzung) geprüft, welche auslösenden und aufrechterhaltenden Faktoren z. B. selbstschädigendes Verhalten, Suizidgedanken und -versuche bedingen.

Außerdem werden Frühwarnzeichen der aversiven emotionalen Anspannung individuell besprochen sowie diese im Tagesverlauf regelmäßig eingeschätzt.

Weiterhin werden Lebensziele und Bedürfnisse erarbeitet. Es ist hilfreich, sich auf positive Ziele in der Zukunft zu fokussieren und nicht nur an die Verminderung von Selbstverletzung und Suizidalität zu denken. Nach ca. 5 bis 8 Sitzungen stellen die Patient:innen mit

Unterstützung der Therapeut:innen die Erkenntnisse aus den ersten Behandlungsstunden dar. Das entwickelte individuelle Störungsmodell mit Teufelskreislauf und Wertesystem (Bedürfnisse/Wünsche für die Zukunft) und die sich daraus ergebenden Behandlungsziele werden im Consultation-Team vorgestellt.

Das Team entscheidet dann, inwiefern eine Weiterbehandlung sinnvoll ist. Ausschlaggebend ist, inwiefern ein Commitment auf Seiten der Jugendlichen und des therapeutischen Teams vorhanden ist sowie klare Behandlungsziele erarbeitet wurden.

Das Consultation-Team stellt die Gruppe der ambulanten Therapeut:innen dar, die nach DBT-A behandeln. Das Team dient dazu die DBT-Expertise fortwährend zu verbessern, und die Behandlungspläne und -verläufe zu monitorieren sowie auf eine dialektische und achtsame Haltung zu achten. Für die Behandlungsplanung sowie zu Commitmentfragen sind immer die Jugendlichen und die Therapeut:innen anwesend.

Klar bedeutet hier, dass Behandlungsziele (nach dem SMART-Schema) konkret sein müssen und sich direkt in der Lebensrealität der Jugendlichen befinden sollen (z. B. nur noch 1× in der Woche NSSV, 10. Klasseabschluss schaffen, statt Selbstwert als diffuses Ziel mit Freunden wieder ins Schwimmbad gehen). Am Ende der Probatorik steht der Therapievertrag, der gleichzeitig die Fortführung der Therapie bedeutet.

In den weiteren Stunden gibt es zwar kein festgeschriebenes Vorgehen im Sinne eines Therapiemanuals, allerdings sind die Stunden in ihrer Struktur klar gegliedert.

Zu Beginn sollen Spannungskurven, Diary card (Wochenprotokoll über Verlauf seit der letzten Therapiestunde) und Verhaltensanalysen, die Introspektionsfähigkeit der Jugendlichen erhöhen. Es wird vermittelt, dass das Lösen der eigenen Probleme ein zweistufiger Prozess ist.

Zunächst wird auf das Verständnis und das Annehmen der derzeitigen dysfunktionalen Regulation von Affekten fokussiert und in der Folge werden alternative Verhaltensweisen bzw. Lösungsansätze gemeinsam erarbeitet.

Die Einzelsitzungen beginnen mit dem sogenannten „Crisp Beginning". Das heißt, es wird mit einer Achtsamkeitsübung gestartet und in der Folge die Diary card und damit die letzte Woche analysiert. Danach wird überprüft, inwiefern die Hausaufgaben aus der letzten Sitzung durchgeführt wurden. Anschließend wird eine Agenda für die Therapiestunde aufgestellt. Anhand der DBT-Behandlungshierarchie werden in dieser Behandlungsphase lebensbedrohliche und selbstverletzende Verhaltensweisen priorisiert (siehe ◘ Abb. 11.4) und zu Beginn der Therapiestunde besprochen.

Hervorgehoben werden muss, das therapiestörenden Verhaltensweisen, die das Commitment betreffen, absoluter Vorrang eingeräumt wird. Letzteres soll einem Therapieabbruch in der frühen Phase der Behandlung vorbeugen und gleichzeitig das Vertrauen der Jugendlichen in die therapeutische Beziehung erhöhen.

Zum Abschluss der Behandlungsphase 1 sollten die Jugendlichen über die Fähigkeiten verfügen, mit aversiver emotionaler Anspannung so umgehen zu können, dass eine Distanzierung von akuter Suizidalität und lebensbedrohlicher Selbstverletzung gewährleistet ist sowie die Frequenz des selbstschädigenden Verhaltens deutlich vermindert wird. Gleichzeitig besteht das Ziel darin, alternative Verhaltensweisen (Skills) und Ressourcen aufzubauen, sodass diese im Rahmen der Emotionsregulationsstörung eingesetzt werden können. Dadurch soll das Vertrauen, die eigenen Gefühle steuern bzw. zumindest beeinflussen zu können, deutlich erhöht werden.

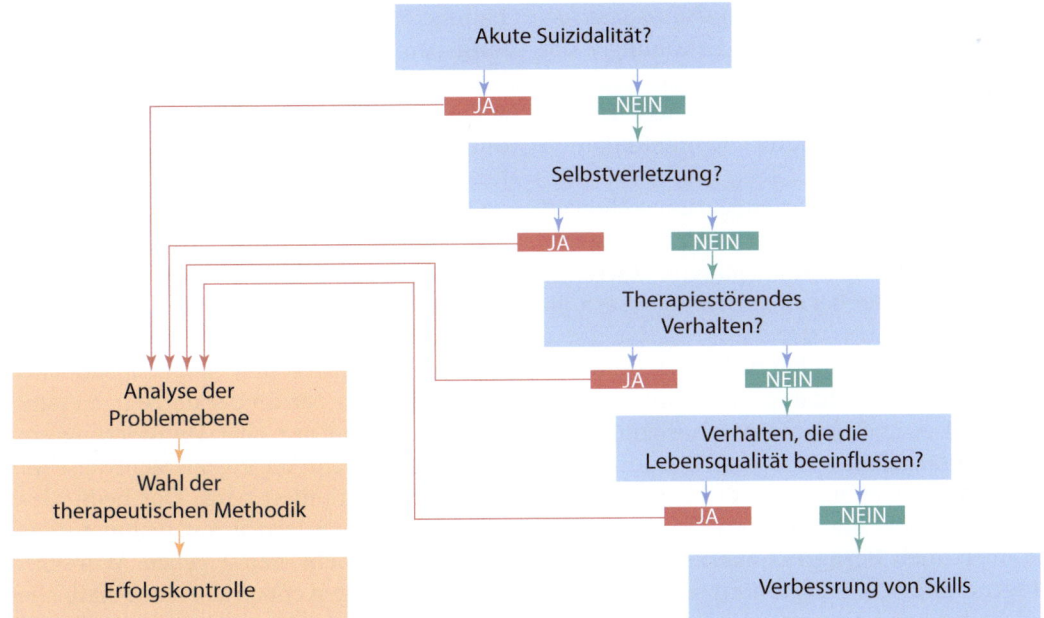

☐ Abb. 11.4 Behandlungshierarchie DBT-A Behandlungsstufe 1 (nach AWP-Berlin)

Im Rahmen einer Einzeltherapie findet zu Beginn der Behandlung auch eine Stunde zur adäquaten Versorgung von selbstverletzendem Verhalten statt. Hierbei wird durch eine Krankenschwester (nicht die Behandler:innen) erklärt, wie Wunden zu versorgen sind und bei welchen Verletzungen eine Vorstellung in einer chirurgischen Notfallambulanz notwendig ist. Die Jugendlichen müssen der Krankenschwester zeigen, dass sie über Grundlagen verfügen, einen Verband selbst anlegen zu können. Letztlich wird mit einem Quiz (Fotos von Verletzungen) abgefragt, wie welche Wunden behandelt werden müssen.

Parallel zu den Einzelsitzungen finden die ersten Einheiten des *Skillstrainings* („Skillstraining für Beginner") statt. Bereits in diesen ersten fünf Einheiten liegt der Schwerpunkt auf dem Bereich „Achtsamkeit", es werden jedoch auch psychoedukative Inhalte (Grundannahmen der DBT, Grundlagen Achtsamkeit, Verhaltensanalyse, Anspannungskurve) und erste Skills aus dem Bereich „Stresstoleranz" und „Umgang mit Gefühlen" trainiert.

Damit die Angehörigen ebenfalls von der Grundhaltung und den DBT-Methoden profitieren, wird parallel ein Skillstraining für die Eltern angeboten.

Dieses umfasst vier Einheiten und hat folgende Inhalte:

a. Vermittlung der Grundhaltung der DBT-A
b. Hintergründe für selbstschädigende Verhaltensweisen und gemeinsame Erarbeitung eines Störungsmodells
c. Trainings- und Krisenplan für den Umgang mit selbstschädigendem und suizidalem Verhalten des KIndes
d. Besprechung der Inhalte des Skillstrainings für Jugendliche
e. Arbeit an einer validierenden Haltung und Rollenspiele zu familiären Krisensituationen

Innerhalb der *familientherapeutischen Gespräche* stehen die Erhöhung der Steuerungsfähigkeit der Familie und die Verminderung dysfunktionaler und krisengenerierender familiärer Kommunikation im Mittelpunkt.

Mit Erhöhung der Steuerungsfähigkeit ist gemeint, dass durch die Therapie die Kontrolle der eigenen Verhaltens-, Gefühlsund Denkmuster bei allen Beteiligten erhöht wird.

Es ist anzuraten, bei der ersten familientherapeutischen Sitzung die Grundhaltung der DBT-A und das bio-psychosoziale Modell zu erarbeiten.

Mit Familie sind die direkten Bezugspersonen der Jugendlichen gemeint. Das können auch Bezugsbetreuer:innen aus der Jugendhilfe oder Pflegeeltern sein.

Dabei kann ein erster Eindruck über die familiäre Dynamik eingeholt werden. Hier erhalten die Therapierenden auch einen ersten Eindruck über das Commitment aller Beteiligten für eine Behandlung erhalten. Diese ersten familientherapeutischen Sitzungen sollen das Vertrauen, vor allem der Eltern, in die Behandlung erhöhen. Hierbei kann es auch hilfreich sein, wenn die Jugendlichen damit einverstanden sind, die Eltern alleine zu sehen, um die Schwierigkeiten im Umgang mit dem eigenen Kind besser validieren zu können. Das übergeordnete Ziel der Familiensitzungen ist es, in einem ersten Schritt die Wahrnehmung der emotionalen Anspannung der Patient:innen durch die Eltern zu erhöhen. Nach Verbesserung der Wahrnehmung für Anspannungszustände in der Familie werden Skillsketten trainiert. Dadurch sollten die eigenen Emotionen so reguliert werden, dass ein konstruktiver Lösungsprozess angestoßen wird. Als Grundlage hierfür werden mit den Eltern die Themen Validierung und Kontingenzmanagement erarbeitet. Diese Begriffe werden zu Beginn erläutert, auf die aktuelle familiäre Situation adaptiert und dann im Rahmen von Rollenspielen trainiert. Die Familie erhält nach jedem Gespräch Hausaufgaben, um die eingeführten Skills im häuslichen Setting zu trainieren. Im Verlauf sollen sich dadurch positive Interaktionen durch eine konstruktive Lösung von Konflikten einstellen und das Verständnis für die anderen Familienangehörigen erhöht werden.

Sollte keine Zusammenarbeit mit der Familie möglich sein, wird mit den Jugendlichen im Rahmen des Skills „radikale Akzeptanz" gearbeitet. Die Jugendlichen verstehen, dass sich an der derzeitigen familiären Situation nur eine Veränderung einstellen wird, wenn die eigene Sichtweise auf die Familie verändert wird. Das heißt, dass die Jugendlichen lernen anzunehmen, dass die Familie nicht den eigenen Wünschen und Erwartungen entspricht. Innerhalb aller Gespräche hat das Commitment der Familie für eine Veränderung der derzeitigen Situation Vorrang. Dadurch sollen Therapieabbrüche verhindert und die Motivation, wieder aufeinander zugehen zu können, erhöht werden. Hierbei geht es vor allem um das Annehmen der derzeitigen schwierigen intrafamiliären Situation.

Die Jugendlichen haben nach Stage 1 die Möglichkeit, die Behandlung zu beenden. Dieser Fall tritt ein, wenn das behandelnde Team feststellt, dass das allgemeine Funktionsniveau und die psychischen Störungen sich so verändert haben, dass eine altersentsprechende Entwicklung gewährleistet ist oder die Jugendlichen keine weitere Zusammenarbeit mehr wünschen. Wenn dies nicht der Fall ist, wird ein Übergang in Stage 2 empfohlen. Die Verlängerung der Behandlung muss von den Jugendlichen angemeldet und gemeinsam mit dem behandelnden Therapierenden im CT-Team vorgestellt werden. Hierbei stellt die Konkretisierung von Behandlungszielen für Stage 2 die Grundlage für eine weitere gemeinsame und erfolgreiche Zusammenarbeit dar. Weiterhin besteht die Möglichkeit, dass die Jugendlichen während Stage 1 einen Antrag auf Wechsel in Stage 2 (Expositions- bzw. Traumatherapie) stellen.

Der Wunsch wird dann gemeinsam im Consultation-Team diskutiert und ggf. erfolgt eine Weiterleitung in diese Therapiephase. Das heißt, dass Stage 1 nicht komplett durchlaufen werden muss und bereits nach der 3. bis 5. Sitzung ein Wechsel erfolgen kann, wenn die Jugendlichen und das Behandlungsteam eine Exposition mit dem Primärgefühl als notwendig ansehen, um die Probleme der Emotionsregulation zu verändern.

- **Stage 2 – Verbesserung der Emotionsregulation**

Stage 2 umfasst max. 15 *Einzelsitzungen*, 15 Einheiten Skillstraining und 5 familientherapeutische Gespräche.

Die Arbeit an den Gefühlen und die gemeinsame Erarbeitung eines Umgangs vor allem mit destabilisierenden Emotionen sind der Schwerpunkt dieser Behandlungsphase. In einem ersten Schritt werden posttraumatischer Stress (die Kriterien einer PTSD sind erfüllt) oder dauerhafte, traumatisch erlebte Invalidierungen durch das Umfeld über Expositionseinheiten verarbeitet. Es ist wichtig, dass eine Unterscheidung zwischen vergangenem und gegenwärtigem Erleben stattfindet, um den destabilisierenden Gefühlen ihren existentiell bedrohlichen Charakter bzw. „ihre Kraft zu nehmen". Zu Beginn wird das Rational der Expositionstherapie mit den Jugendlichen besprochen und ein gestufter Plan für das Vorgehen der Exposition festgelegt. Dieser dient nicht nur der Wissensvermittlung, sondern soll auch dem Gefühl von Kontrollverlust innerhalb der Expositionsbehandlung vorbeugen. Die Diary card wird in dieser Phase an die bestehenden übergeordneten Ziele des Therapievertrags angepasst. Im Rahmen der Achtsamkeit werden gezielt Atemübungen trainiert, welche im Rahmen der Expositionstherapie eine wichtige Funktion einnehmen. Zusätzlich wurden die bestehende Skillskette und der Krisenplan überprüft und ggf. erneuert, um auftretende Krisen schnell unter Kontrolle zu bringen und zu den übergeordneten Zielen dieser Therapiephase wieder zurückkehren zu können. Neben diesen vorbereitenden Schritten werden antidissoziative Skills erarbeitet, die eine erfolgreiche Exposition ermöglichen sollen.

Unter einer erfolgreichen Exposition verstehen wir, dass während der Exposition das primäre Gefühl nicht vermieden wird, sondern die/der Jugendliche sich diesem Gefühl stellt und ein Vergleich bzw. Unterschied des Gefühls zwischen vergangenem und gegenwärtigem Leben bzw. Erleben erarbeitet wird. Hierbei werden Skills eingesetzt, und wir können von einer skillsbasierten Exposition sprechen.

Als Grundlage für die Exposition wird eine Lebenslinie erarbeitet. In einem ersten Schritt werden hierbei emotionale Schlüsselmomente im Leben herausgearbeitet und überprüft, inwiefern diese im Hier und Jetzt zu emotionalen Schlüsselproblemen geführt haben. Durch die Verbindung zwischen Emotionen, Vergangenheit und Affektregulationsstörung werden Skripte über erlebte traumatische Erlebnisse bzw. traumatisch erlebte Invalidierungen durch das Umfeld erarbeitet, die dann im Rahmen der folgenden Therapiestunden über Exposition gemeinsam bearbeitet werden.

Letztlich ist die Diskriminierung von Vergangenheit und Gegenwart sowie einer annehmenden Haltung gegenüber den destabilisierenden Gefühlen für das Ende der jeweiligen Einzelsitzung sehr wichtig, um eine erfolgreiche Expositionstherapie zu gewährleisten.

Hier können auch Elemente der Compassion Focused Therapy nach Paul Gilbert hilfreich sein. Am Ende der Expositionsbehandlung ist es uns wichtig, zu prüfen, ob sich die Veränderungen und die verbesserte Emotionsregulation nicht nur im therapeutischen Rahmen, sondern auch im Alltag der Patient:innen zeigen. Hierzu werden gezielt Konfrontationen mit starken auslösenden Reizen im Alltag durchgeführt und geprüft, inwiefern eine Übertragung des therapeutischen Settings ins reale Leben der Jugendlichen erfolgt ist. Genauere Informationen zur Expositionsbehandlung siehe ▶ Abschn. 9.4.4.

Parallel zu den Einzelsitzungen finden 15 Einheiten *Skillstraining* statt. Hierbei wird der Schwerpunkt, wie beim Skillstraining für Beginner, auf das Erlernen und Üben von Achtsamkeit, die Regulation von Emotionen sowie die Erhöhung von Kompetenzen im Bereich zwischenmenschliche Fertigkeiten gelegt. Bereits in der zweiten Einheit wird mit den Skills aus dem Bereich zwischenmenschliche Fertigkeiten begonnen und mit Anteilen aus der Achtsamkeit und Stresstoleranz verbunden. Dadurch sollen interpersonelle Konflikte, die in der Folge zu hoher Anspannung und dysfunktionalem Verhalten führen können, bearbeitet werden. Im Rahmen der Trainingseinheiten zur Gefühlsregulation wird zu Beginn der Fokus auf die Wahrnehmung und Erkennung von Emotionen gelegt. Dabei wird im Skillstraining auf das Kennenlernen der Gefühle fokussiert. In der Folge werden Skillsketten wiederholt besprochen, dabei steht diesmal im Fokus, welcher Skill am Ende der Kette den Jugendlichen helfen soll, die aversive emotionale Anspannung längerfristig zu kontrollieren. In diesem Kontext wird ebenfalls noch einmal der Unterschied zwischen primären und sekundären Gefühlen erarbeitet. Ziel ist es, mit den Jugendlichen gemeinsam zu erarbeiten, wieso die Exposition und dauerhafte Verarbeitung des primären Gefühls wichtig ist.

Die Unterstützung der Expositionstherapie zeigt sich im Skillstraining auch dadurch, dass antidissoziative Skills und Atemübungen im Rahmen der Achtsamkeit einen weiteren Schwerpunkt der Trainingseinheiten bilden. Des Weiteren wird das Diskriminationstraining (Unterschiede zwischen Vergangenheit vs. Gegenwart) durch die Wiederholung von Skills aus dem Bereich Umgang mit Gefühlen (z. B. face the facts) sowie die annehmende Haltung gegenüber der eigenen Vergangenheit durch langfristig wirksame Stresstoleranzskills (z. B. radikale Akzeptanz, Entscheidung für einen neuen Weg) ergänzt. Letztlich wird am Ende des Skillstrainings das Wertenetz vorgestellt und erarbeitet, dass die Auseinandersetzung mit eigenen Wünschen und Zielen die Grundlage für den weiteren Heilungsprozess bildet.

Außerdem ist hervorzuheben, dass die Eltern am Ende jedes Moduls einen „Crashkurs" erhalten. Das heißt, dass diese über die Themen der vergangenen Trainingseinheiten informiert werden und Skills erlernen, um familiäre Krisen besser bewältigen zu können.

Nachdem in den *Familiengesprächen* in Stage 1 die Erhöhung der Steuerungsfähigkeit der Familie und die Verminderung dysfunktionaler und krisengenerierender familiärer Kommunikation im Mittelpunkt standen, geht es in diesem Teil um die Verbesserung der Akzeptanz von Emotionen innerhalb der Familie.

Dabei werden Kettenanalysen mit der Familie erstellt, um die Entstehung und Aufrechterhaltung von Problemen genauer zu betrachten (siehe hierzu Fruzzetti 2006). Grundlage hierfür sind die erlernten Skillsketten zur Anspannungsreduktion sowie die erworbenen Fertigkeiten zur Validierung und Achtsamkeit. Mithilfe der Kettenanalyse wird in dieser Behandlungsphase die Achtsamkeit in der Familie für die Wahrnehmung der eigenen Emotionen und der Emotionen der anderen Familienmitglieder verstärkt.

Die Idee ist, dass die Familie sich gegenseitig unterstützt, entstehende destabilisierende Emotionen wahrzunehmen und der betroffenen Person zu helfen, sich selbst zu regulieren.

Die Familie wird trainiert, zwischen sogenannten primären und sekundären Emotionen zu unterscheiden.

Die Idee ist, dass das primäre Gefühl generell der Erhaltung der Beziehung zwischen den Familienmitgliedern dient und das sekundäre Gefühl (in der Regel Ärger/Wut) aufgrund der entstehenden emotionalen Anspannung toxisch für die gemeinsame Beziehung ist.

Je nach Schwere und Dysfunktionalität der bestehenden familiären Problematik ist auch denkbar, dass Einzelsitzungen in gemeinsame familientherapeutische Gespräche umgewidmet werden.

- **Stage 3 – Gestaltung eines sinnerfüllten Lebens und Abschluss der Therapie**

Stage 3 umfasst max. 15 Einzelsitzungen, 15 Einheiten Skillstraining und 5 familientherapeutische Gespräche. Die letzte Behandlungsphase dient dazu, „das eigene Leben zurückzugewinnen" und die Therapie abzuschließen. Die Basis hierfür ist, dass sich die Patient:innen der eigenen Werte/Lebensziele bewusst sind und auf ein soziales Netz zurückgreifen können, welches in schwierigen Situationen eine Unterstützung über die psychotherapeutische Behandlung hinaus ermöglicht.

Gegebenenfalls kann auf Stage 1 oder 2 refokussiert werden, wenn grundlegende Strategien wiederaufgefrischt werden müssen.

Der Abschied vom therapeutischen Setting und die Bearbeitung „des Heilungsschmerzes" sind in dieser Phase wichtig für einen erfolgreichen Abschluss der Behandlung. Aus unseren Erfahrungen haben viele Jugendliche aus der Dysfunktionalität der Selbstschädigung eine Sicherheit erfahren. Das heißt, „meine Therapeutin ist immer da, wenn ich nicht mehr kann" oder „wenn mein Leid so groß ist, dass die Suizidgedanken kommen und ich mein Leben nicht mehr aushalten kann, dann ist die Klinik als Regulations- bzw. Notfallmechanismus vorhanden".

Der Abschied von dieser „scheinbaren Sicherheit" wird häufig als schmerzhaft erlebt. Vor allem, weil es im Gegensatz zu den vorhergehenden Phasen, in denen sich die Jugendlichen bereits für einen neuen Weg entschieden haben, um einen endgültigen Abbruch der Brücken zu dysfunktionalen Verhaltensweisen der Vergangenheit geht. Außerdem ist der Kontrast zwischen dem Hochrisikoverhalten und dem „neuen alltäglichen" Leben häufig groß, und den Jugendlichen fehlt zu Beginn phasenweise das Gefühl, zu spüren, dass „sie am Leben sind".

Der Erfolg der Behandlungsphase ist an die Erarbeitung eines neuen Wertesystems und die Zuwendung zu neuen Lebenszielen gekoppelt. Es ist wichtig, das Erreichen der „neuen" Lebensziele im Alltag zu unterstützen bzw. zu begleiten, sodass die „ersten Schritte" von den Jugendlichen als erfolgreich wahrgenommen werden und das Erleben der eigenen Selbstwirksamkeit bestärkt wird. Letztlich kann die Erarbeitung von Selbstmitgefühl/liebevoller Güte ein erfolgreicher zusätzlicher Baustein sein, um wertschätzend mit eigenen Fehlern und Schwächen umzugehen, diese als „Motor" und nicht als „Bremse" für die Veränderung hin zu einem sinnerfüllten Leben zu verstehen.

Parallel zu den Einzelsitzungen finden 15 Einheiten **Skillstraining** statt. In dieser Phase wird der Schwerpunkt auf Achtsamkeit und Selbstwert gelegt. Die Vertiefung im Bereich Achtsamkeit liegt sowohl auf einer annehmenden Haltung gegenüber eigenen Fehlern und Schwächen als auch auf dem Vertiefen der Achtsamkeitspraxis (z. B. Atemübungen, Yogaübungen) als Ankerpunkt für eine emotionale Ausgeglichenheit. Im Bereich Selbstwert werden noch bestehende „eigene Monster" (dysfunktionale Grundannahmen) und die Zuwendung zu positiven Veränderungen aus der Einzeltherapie wiederholt und refokussiert. Das heißt, dialektisch betrachtet, steht die Wippe zwischen Akzeptanz und Veränderung im Vordergrund. In diesem

Rahmen werden derzeit auch noch Skillstrainingseinheiten erarbeitet, die das Konzept „wise mind" und die Dialektik, neben dem bereits bestehenden Modul „Walking the middle path", für das Jugendalter adäquat versteh- und anwendbar machen sollen.

Im Rahmen der *familientherapeutischen Arbeit* wird der Fokus ebenfalls auf den Rückgewinn des familiären Lebens gelegt. Ein Schwerpunkt ist darauf gerichtet, das Vertrauen in die gemeinsame Steuerungs- und Unterstützungsfähigkeit zurückzugewinnen. Hierbei bilden die Erarbeitung eines familiären Wertenetzes und die Frage „wie möchten wir eigentlich als Familie sein" eine Basis und werden durch die Definition von Zielen und Wünschen für die Zukunft ergänzt. Dabei sollte zwischen Zielen und Wünschen der einzelnen Familienmitglieder für die Entwicklung der eigenen Persönlichkeit und gemeinsamen Zielen für das familiäre Zusammenleben/Miteinander unterschieden werden. Außerdem wird erarbeitet, welche „Narben" des vergangenen Lebens noch präsent sind und wie diese ressourcenorientiert bearbeitet werden können. Letztlich wird diskutiert, in welchen Krisen bzw. in welchen Situationen es sinnvoll ist, den Kontakt mit der Klinik aufzunehmen und bis wann die Lösung der Krisen durch die Familie selbst sinnvoll sein kann.

- **Krisenintervention (Stufe 4)**

Grundsätzlich ist die Behandlung am „stepped-care"-Prinzip orientiert. Das heißt, dass eine stationäre Behandlung bei den Jugendlichen, wenn möglich, vermieden werden soll. Das Ziel der AtR!Sk Behandlung ist es, das psychosoziale Funktionsniveau und dadurch die Lebensqualität der Jugendlichen langfristig zu verbessern.

Diese Verbesserung ist sowohl aus unseren eigenen Erfahrungen, als auch den Erkenntnissen anderer Arbeitsgruppen (Chanen et al. 2017; Kaess et al. 2017), nur dann möglich, wenn die Behandlung im gewohnten Umfeld erfolgt.

Hierbei spielt eine tragende Rolle, dass die Verantwortung für den Heilungsprozess letztlich bei den Jugendlichen selbst liegt und demnach jegliche Behandlungen, welche eine Verantwortungsübernahme durch die Behandler:innen beinhalten, genau geprüft werden sollten, da ein zu stark involviertes Helfersystem regressionsfördernd wirken und dies zu Hospitalisierungstendenzen auf Seite der Patient:innen führen kann.

Das bedeutet nicht, dass der Behandlungsprozess nicht außerhalb der Familie, sondern in einer Einrichtung der Jugendhilfe, Pflegefamilie etc. erfolgen kann, wenn die Herkunftsfamilie den Heilungsprozess in einer Phase der Erkrankung nicht verantworten oder angemessen unterstützen kann.

Trotz dieser Sichtweise kann es in suizidalen Krisen, bei lebensbedrohlichem oder nicht unterbrechbarem selbstverletzendem Verhalten oder bei akuter Fremdgefährdung notwendig werden, dass eine stationäre Aufnahme erfolgt.

Diese krisenbezogenen, akuten Aufnahmen (Stufe 4 „Eskalationsstufe") können in jeder vorhergehenden Stufe bzw. Behandlungsphase erfolgen. Ein Aufenthalt von 48 Stunden auf der Krisenstation (Intensivstation, ITE) sollte nicht überschritten werden. Die 48 Stunden können überschritten werden, wenn Sonn- oder Feiertage dazwischenliegen oder das Ärzteteam der ITE sich, trotz Aussage der Jugendlichen, gegen eine Entlassung nach 48 Stunden entscheidet.

Hervorzuheben ist, dass diese kurzzeitige Krisenintervention auf maximal 48 Stunden begrenzt ist und eine darüberhinausgehende geschlossene stationäre Behandlung eine ambulante Therapiepause von 3–12 Wochen in der AtR!Sk-Ambulanz bedeutet.

Im Falle einer Akutaufnahme werden die Jugendlichen weiterhin von ihren Einzeltherapeuten bzw. vom AtR!Sk-Team betreut.

Das Ziel dieses Vorgehens ist es, dass die Jugendlichen einerseits erkennen, dass trotz einer Krise eine ambulante Behandlung weiterhin möglich ist und andererseits einer unnötigen Hospitalisierung vorgebeugt wird. Dieses Vorgehen hat nach den Erfahrungen der Kolleg:innen aus Bern/Heidelberg und unseren eigenen ein hohes Commitment auf Seiten der Jugendlichen. Die Grundlage dafür ist eine transparente Kommunikation und eine klare Aufgabenverteilung innerhalb der Klinik. Das bedeutet, wie bereits erwähnen, dass behandelnde AtR!Sk-Therapierende die Jugendlichen auf der Akutstation aufsuchen, um auslösende und aufrechterhaltende Faktoren der Krisensituation zu eruieren, Lösungsmöglichkeiten zu erarbeiten und eine rasche Entlassung zu veranlassen.

Generell ist es im Rahmen einer ambulanten Behandlung natürlich möglich, dass es zu einer geplanten stationären oder teilstationären Behandlung kommt. Die Ziele dieser geplanten stationären bzw. teilstationären Behandlungen werden vor der Aufnahme mit den Jugendlichen und dem AtR!Sk-Team vereinbart und dienen dazu, eine weitere ambulante Therapie zu ermöglichen.

Gründe für eine geplante stationäre Behandlung können sein:
- mangelnde Distanzierungsfähigkeit von Suizidalität trotz Commitment für eine ambulante Behandlung,
- regelmäßige Selbstverletzungen, die tödlich enden können (z. B. Schneiden an der Halsschlagader),
- drohende Chronifizierung bei ausbleibendem Behandlungserfolg,
- medikamentöse Einstellung,
- krisenhaftes derzeitiges soziales Umfeld sowie eine Traumabehandlung, die sich die Jugendlichen oder das AtR!Sk-Team im ambulanten Rahmen nicht zutrauen.

Literatur

von Auer K, Kaess M (2022) Borderline-Persönlichkeitsstörung (Leitfaden Kinder- und Jugendpsychotherapie). Hogrefe, Göttingen

Beck AT, Steer RA, Carbin MG (1988) Psychometric properties of the Beck depression inventory: twenty-five years of evaluation. Clin Psychol Rev 8(1):77–100

Bender DS, Dolan RT, Skodol AE, Sanislow CA, Dyck IR, McGlashan TH, Gunderson JG (2001) Treatment utilization by patients with personality disorders. Am J Psychiatry 158(2):295–302. https://doi.org/10.1176/appi.ajp.158.2.295

Bode K, Vogel R, Walker J, Kroger C (2017) Health care costs of borderline personality disorder and matched controls with major depressive disorder: a comparative study based on anonymized claims data. Eur J Health Econ 18(9):1125–1135. https://doi.org/10.1007/s10198-016-0858-2

Bohus M (2019) Borderline-Störung, Bd 14. Hogrefe Verlag: Göttingen

Bohus M, Von Auer K (2017) „Skillstraining für Jugendliche mit Problemen in der Gefühlsregulation, Therapeutenmanual und Software" Suttgart: Schatthauer. Göttingen

Bohus M, Kleindienst N, Limberger MF, Stieglitz RD, Domsalla M, Chapman AL, Wolf M (2009) The short version of the borderline symptom list (BSL-23): development and initial data on psychometric properties. Psychopathology 42(1):32–39. https://doi.org/10.1159/000173701

Brunner R, Kaess M, Parzer P, Fischer G, Carli V, Hoven CW, Wasserman D (2014) Life-time prevalence and psychosocial correlates of adolescent direct self-injurious behavior: a comparative study of findings in 11 European countries. J Child Psychol Psychiatry 55(4):337–348. https://doi.org/10.1111/jcpp.12166

Chanen AM, McCutcheon L (2013) Prevention and early intervention for borderline personality disorder: current status and recent evidence. Br J Psychiatry Suppl 54:s24–s29. https://doi.org/10.1192/bjp.bp.112.119180

Chanen AM, Sharp C, Hoffman P, Early GAP (2017) Prevention and early intervention for borderline personality disorder: a novel public health priority. World Psychiatry 16(2):215–216. https://doi.org/10.1002/wps.20429

Coid J, Yang M, Tyrer P, Roberts A, Ullrich S (2006) Prevalence and correlates of personality disorder in Great Britain. Br J Psychiatry 188:423–431. https://doi.org/10.1192/bjp.188.5.423

Feenstra DJ, Hutsebaut J, Laurenssen EM, Verheul R, Busschbach JJ, Soeteman DI (2012) The burden of disease among adolescents with personality pathology: quality of life and costs. J Personal Disord 26(4):593–604. https://doi.org/10.1521/pedi.2012.26.4.593

Fischer, G., Ameis, N., Parzer, P., Plener, P. L., Groschwitz, R., Vonderlin, E., . . . Kaess, M. (2014). The German version of the self-injurious thoughts and behaviors interview (SITBI-G): a tool to assess non-suicidal self-injury and suicidal behavior disorder. BMC Psychiatry, 14, 265. doi:https://doi.org/10.1186/s12888-014-0265-0

Fonagy P, Speranza M, Luyten P, Kaess M, Hessels C, Bohus M (2015) ESCAP Expert Article: Borderline personality disorder in adolescence: an expert research review with implications for clinical practice. Eur Child Adolesc Psychiatry 24(11):1307–1320. https://doi.org/10.1007/s00787-015-0751-z

Franke GH (2002) SCL-90-R. Die Symptom-Checkliste von Derogatis, Deutsche Version (Manual). Beltz Test GmbH, Göttingen

Fruzzetti A (2006) The high-conflict couple: a dialectical behavior therapy guide to finding peace, intimacy, and validation. New Harbinger Publications: New York. Oakland, CA

Grob A, Smolenski C (2005) FEEL-KJ: Manual und Fragebogen zur Erhebung der Emotionsregulation bei Kindern und Jugendlichen. Huber: Bern

Groschwitz RC, Plener PL, Kaess M, Schumacher T, Stoehr R, Boege I (2015) The situation of former adolescent self-injurers as young adults: a follow-up study. BMC Psychiatry 15:160. https://doi.org/10.1186/s12888-015-0555-1

Gutzweiler R, In-Albon T (2019) Überprüfung der Gütekriterien der deutschen Version der Difficulties in Emotion Regulation Scale in einer klinischen und einer Schülerstichprobe Jugendlicher. Z Klin Psychol Psychother 47(4):1–13

Ha C, Balderas JC, Zanarini MC, Oldham J, Sharp C (2014) Psychiatric comorbidity in hospitalized adolescents with borderline personality disorder. J Clin Psychiatry 75(5):e457–e464. https://doi.org/10.4088/JCP.13m08696

Johnson JG, Cohen P, Kasen S, Skodol AE, Oldham JM (2008) Cumulative prevalence of personality disorders between adolescence and adulthood. Acta Psychiatr Scand 118(5):410–413. https://doi.org/10.1111/j.1600-0447.2008.01231.x

Kaess M, von Ceumern-Lindenstjerna IA, Parzer P, Chanen A, Mundt C, Resch F, Brunner R (2013) Axis I and II comorbidity and psychosocial functioning in female adolescents with borderline personality disorder. Psychopathology 46(1):55–62. https://doi.org/10.1159/000338715

Kaess M, Brunner R, Chanen A (2014) Borderline personality disorder in adolescence. Pediatrics 134(4):782–793. https://doi.org/10.1542/peds.2013-3677

Kaess M, Ghinea D, Fischer-Waldschmidt G, Resch F (2017) The outpatient clinic for adolescent risk-taking and self-harm behaviors (AtR!Sk) – a pioneering approach of outpatient early detection and intervention of borderline personality disorder. Prax Kinderpsychol Kinderpsychiatr 66(6):404–422. https://doi.org/10.13109/prkk.2017.66.6.404

Kaess M, Herpertz SC, Plener PL, Schmahl C (2020) Borderline personality disorders. Z Kinder Jugendpsychiatr Psychother 48(6):1–5. https://doi.org/10.1024/1422-4917/a000700

Kliem S, Mossle T, Zenger M, Strauss B, Brahler E, Hilbert A (2016) The eating disorder examination-questionnaire 8: a brief measure of eating disorder psychopathology (EDE-Q8). Int J Eat Disord 49(6):613–616. https://doi.org/10.1002/eat.22487

Kothgassner OD, Robinson K, Goreis A, Ougrin D, Plener PL (2020) Does treatment method matter? A meta-analysis of the past 20 years of research on therapeutic interventions for self-harm and suicidal ideation in adolescents. Borderline Personal Disord Emot Dysregul 7:9. https://doi.org/10.1186/s40479-020-00123-9

Kothgassner OD, Goreis A, Robinson K, Huscsava MM, Schmahl C, Plener PL (2021) Efficacy of dialectical behavior therapy for adolescent self-harm and suicidal ideation: a systematic review and meta-analysis. Psychol Med:1–11. https://doi.org/10.1017/S0033291721001355

Kruger-Gottschalk A, Knaevelsrud C, Rau H, Dyer A, Schafer I, Schellong J, Ehring T (2017) The German version of the posttraumatic stress disorder checklist for DSM-5 (PCL-5): psychometric properties and diagnostic utility. BMC Psychiatry 17. https://doi.org/10.1186/s12888-017-1541-6

Kuhl J, Kazén M (2009) PSSI: Persönlichkeits-Stil-und Störungs-Inventar. Hogrefe: Göttingen

Linehan MM (1993) Cognitive-behavioral treatment of borderline. Personality disorder. Guilford Press: New York

Lohbeck A, Schultheiss J, Petermann F, Petermann U (2015) The German self-report version of the strengths and difficulties questionnaire (SDQ-Deu-S): psychometric properties, factor structure, and critical values. Diagnostica 61(4):222–235. https://doi.org/10.1026/0012-1924/a000153

Meuldijk D, McCarthy A, Bourke ME, Grenyer BF (2017) The value of psychological treatment for borderline personality disorder: systematic review and cost offset analysis of economic evaluations. PLoS One 12(3):e0171592. https://doi.org/10.1371/journal.pone.0171592

Miller A, Rathus JH (2007) Dialectical behavior therapy with suicidal adolescents. Guilford Press, New York

Paykel ES, Myers JK, Lindenthal JJ, Tanner J (1974) Suicidal feelings in the general population: a prevalence study. Br J Psychiatry 124(0):460–469. https://doi.org/10.1192/bjp.124.5.460

Pompili M, Girardi P, Ruberto A, Tatarelli R (2005) Suicide in borderline personality disorder: a meta-analysis. Nord J Psychiatry 59(5):319–324. https://doi.org/10.1080/08039480500320025

Rathus JH, Wagner D, Miller A (2015) Psychometric evaluation of the life problems inventory, a measure of borderline personality features in adolescents. J Psychol Psychother 5(4):198–206

Ravens-Sieberer, U., Gosch, A., Rajmil, L., Erhart, M., Bruil, J., Power, M., . . . Czemy, L. (2008). The KIDSCREEN-52 quality of life measure for children and adolescents: Psychometric results from a cross-cultural survey in 13 European countries. Value Health, 11(4), 645-658.

Richardson SM, Paxton SJ (2010) An evaluation of a body image intervention based on risk factors for body dissatisfaction: a controlled study with adolescent girls. Int J Eat Disord 43(2):112–122. https://doi.org/10.1002/eat.20682

Schneider S, Adornetto C, In-Albon T, Federer M, Hensdiek M (2009) Psychometric properties and norms of the German version of the childhood anxiety sensitivity index (CASI). Z Klin Psychol Psychother 38(3):175–180. https://doi.org/10.1026/1616-3443.38.3.175

Skodol AE, Gunderson JG, Pfohl B, Widiger TA, Livesley WJ, Siever LJ (2002) The borderline diagnosis I: psychopathology, comorbidity, and personality structure. Biol Psychiatry 51(12):936–950

Stiensmeier-Pelster J, Schürmann M, Duda K (2000) Depressions-Inventar für Kinder und Jugendliche:(DIKJ). Hogrefe, Verlag für Psychologie. Göttingen

Stiglmayr C, Schmahl C, Bremner JD, Bohus M, Ebner-Priemer U (2009) Development and psychometric characteristics of the dss-4 as a short instrument to assess dissociative experience during neuropsychological experiments. Psychopathology 42(6):370–374. https://doi.org/10.1159/000236908

Taliaferro LA, Muehlenkamp JJ, Hetler J, Edwall G, Wright C, Edwards A, Borowsky IW (2013) Nonsuicidal self-injury among adolescents: a training priority for primary care providers. Suicide Life Threat Behav 43(3):250–261. https://doi.org/10.1111/sltb.12001

Trull TJ, Jahng S, Tomko RL, Wood PK, Sher KJ (2010) Revised NESARC personality disorder diagnoses: gender, prevalence, and comorbidity with substance dependence disorders. J Personal Disord 24(4):412–426. https://doi.org/10.1521/pedi.2010.24.4.412

Unnewehr S, Schneider S, Margraf J (1990) Das State-Trait-Angstinventar für Kinder (STAIK)–German translation of the State-Trait-Anxiety Inventory for Children (STAIC). Unpubl. manuscript, Philipps-Universität Marburg 198–206

Von Auer AC, Bohus M (Hrsg) Skillstraining für Jugendliche mit Problemen der Gefühlsregulation – Das Therapeutenmanual – Inklusive Keycard zur Programmfreischaltung: Das ... – Akkreditiert vom Deutschen Dachverband DBT Taschenbuch – 31.03.2017

Von Auer AK, Kleindienst N, Ludewig S, Soyka O, Bohus M, Ludäscher P (2015). Zehn Jahre Erfahrung mit der Dialekisch-Behaviorlaen Therapie für Adoleszente (DBT-A-) unte stationären Bedingungen – die Station Wellenreiter. Z Kinder Jugendpsychiatr. Psychother; 43:301–315

Wagner T, Roepke S, Marschall P, Stiglmayr C, Renneberg B, Gieb D et al (2013) Societal cost-of-illness of borderline personality disorder. Z Klin Psychol Psychother 42(4):242–255. https://doi.org/10.1026/1616-3443/a000227

Wagner T, Fydrich T, Stiglmayr C, Marschall P, Salize HJ, Renneberg B et al (2014) Societal cost-of-illness in patients with borderline personality disorder one year before, during and after dialectical behavior therapy in routine outpatient care. Behav Res Ther 61:12–22. https://doi.org/10.1016/j.brat.2014.07.004

Wolf M, Limberger MF, Kleindienst N, Stieglitz RD, Domsalla M, Philipsen A et al (2009) Short version of the borderline symptom list (BSL-23): development and psychometric evaluation. Psychother Psychosom Med Psychol 59(8):321–324. https://doi.org/10.1055/s-0028-1104598

Zanarini MC, Frankenburg FR, Dubo ED, Sickel AE, Trikha A, Levin A, Reynolds V (1998) Axis I comorbidity of borderline personality disorder. Am J Psychiatry 155(12):1733–1739. https://doi.org/10.1176/ajp.155.12.1733

Neue Konzepte – kurzgefasst

Martina Sutor

Inhaltsverzeichnis

- 12.1 DBT-F (Forensik) – 311
  - 12.1.1 Statistik – 312
  - 12.1.2 Therapie – 313
  - 12.1.3 Deliktanalyse – 315
  - 12.1.4 Grundannahmen – 315
  - 12.1.5 Skills-Training – 316
  - 12.1.6 Team – 317
  - 12.1.7 Dialektische Dilemmata – 318
- 12.2 DBT-ACES – 319
- 12.3 RO-DBT bei OCD → emotionally over-controlled disorders – 320
  - 12.3.1 Biologisch-genetische Faktoren – 321
  - 12.3.2 RO-DBT – 321
  - 12.3.3 Unterschiede zwischen der originalen DBT nach Marsha Linehan und RO-DBT nach Thomas Lynch – 322
- 12.4 DBT-ADHS – 323
  - 12.4.1 Epidemiologie – 323
  - 12.4.2 Therapie – 324
- 12.5 DBT in der Gerontopsychiatrie – 325
- 12.6 DBT-GB – DBT für Patienten mit Intelligenzminderung – 327
  - 12.6.1 Epidemiologie – 328
  - 12.6.2 Bio-psychosoziale Theorie – 328
  - 12.6.3 Programm: DBToP-gB – 329

© Springer-Verlag GmbH Deutschland, ein Teil von Springer Nature 2022
M. Sutor (Hrsg.), *Die Dialektisch Behaviorale Therapie (DBT)*,
https://doi.org/10.1007/978-3-662-64627-4_12

12.7 DBT bei affektiven Störungen – 330
12.7.1 Depression – 330
12.7.2 Angst – 332
12.7.3 Bipolare Störung – 334

Literatur – 335

M. Linehan bezeichnet ihr Werk auch als *factory* – Werkstätte, wo jeder Mitarbeiter Wissen, Ideen und Skills entnehmen, aber auch Eigenes wieder einbringen kann.

In diesem Sinne hat sich die DBT nicht nur ausgebreitet, sondern auch diagnoseübergreifend und über das ursprüngliche Setting hinaus gehend, die therapeutische Welt erobert.

Wir sind stolz darauf, ein Teil davon zu sein und einerseits mit Büchern und Ausbildungen, andererseits durch Arbeit mit Patienten, dazu beizutragen.

Da es den Rahmen unseres Compendiums sprengen würde, können wir nicht allen Neuerungen die gleiche Beachtung schenken.

Die Kapitel DBT-A für Jugendliche, DBT-Essstörung, DBT-PTSD für Patienten mit Traumafolgestörung und DBT-Sucht wurden zu meiner großen Freude von unseren jungen Experten, die alle in Klinik und Forschung tätig sind, geschrieben. Dazu gibt es reichlich Hinweise auf Studien und Querverweise auf weiterführende Literatur und neue Manuale.

Weitere Neuigkeiten in der sich ständig erweiternden DBT-Werkstätte wie DBT-F (Forensik), DBT-ACES (Nachbetreuung nach stationärer Therapie), DBT-OCD (for emotionally over-controlled disorders), DBT im gerontopsychiatrischen Bereich, DBT-gB für Minderbegabte, DBT-ADHS und DBT für affektive Störungen werden in kürzerer Form angeführt und ebenfalls mit Studien und Querverweisen versehen.

12.1 DBT-F (Forensik)

Patienten, die in eine psychiatrische Einrichtung für Straftäter eingewiesen werden, sind schwerwiegend psychisch krank. Sie leiden unter Psychosen, schweren Persönlichkeitsstörungen, selbstverletzendem Verhalten, Impulsivität, Suizidalität und Suchterkrankungen, geistiger Behinderung oder organischer Hirnschädigung.

Borderline-Patienten gelten vor allem dann als schwer behandelbar, wenn die Emotionsregulations- und Impulskontrollstörung sowie die Neigung zur Aggression ausgeprägt und selbstverletzendes Verhalten mit Suizidversuchen vorrangig ist.

Auch Menschen mit affektiven Erkrankungen sind im Maßregelvollzug zu finden. Dabei spielt auch ein erhöhter Substanzmissbrauch eine Rolle. Der Zusammenhang von affektiven Erkrankungen und Gewalt wurde in mehreren Studien nachgewiesen.

Das Hauptkriterium für den Therapieerfolg ist auch hier die Motivation, die oft schwierig zu erlangen ist und dem Therapeuten viel Energie, Einfühlvermögen und Kompetenz abverlangt.

Das Ziel, die Kontrolle über sich wieder zu erlangen, ist für viele Patienten aber doch ein Ansporn. Therapeuten, Ärzte, Sozialarbeiter und Pfleger müssen hier weit über die Grenzen gehen, die in der Allgemeinpsychiatrie erforderlich sind.

Empathie zu empfinden für schwere Straftäter, deren Taten man kennt, ist eine enorme Herausforderung und verleitet dazu, eine distanzierte oder entwertende Haltung einzunehmen, was für den Täter wiederum oft bedeutet, die Muster seiner Kindheit zu wiederholen.

Burn-out-Raten können bei Mitarbeitern im forensischen Setting durch die Implementierung von DBT – und der vorgeschriebenen Supervision und Teamarbeit – signifikant gesenkt werden. Lange Zeit galten Straftäter, im engeren Sinn dissoziale/antisoziale Persönlichkeitsstörungen, als untherapierbar, und entsprechend wenig wurde geforscht und unternommen.

Die bekannte Feststellung von Robert R Martinson „what works – nothing works" (1974) ist jedoch längst widerlegt.

2008 wurden von Bezzel und 2006 von Fontano et al. Untersuchungen zur Wirksamkeit der übertragungsfokussierten Therapie (TFP) im Maßregelvollzug publiziert, 2007 schrieben Oermann et al. über die Einführung von DBT in der Vollzugsanstalt Haina.

> Straftäter werden nur dann in eine psychiatrische Anstalt eingewiesen, wenn weitere rechtswidrige Taten zu erwarten sind (Gefährlichkeit). Es muss zwingend ein Zusammenhang zwischen Anlasstat, Psyche des Täters und weiteren zu erwartenden Taten bestehen („Symptomcharakter des Deliktes", Nedopil und Müller 2012, S. 45). Als *Gefährlichkeit* bezeichnet man dabei die Umschreibung einer ungünstigen Kriminalprognose und kein Charaktermerkmal des Täters (Volckart und Grünenbaum 2009).

(Fiedler 2001; Johann et al. 2007).

Bei suchtkranken Straftätern finden sich neben der Abhängigkeitserkrankung häufig schwere Persönlichkeitsstörungen (Müller-Isberner und Eucker 2009).

Bei Insassen mit Persönlichkeitsstörungen ist die häufigste Diagnose dissoziale Persönlichkeitsstörung oder antisoziale Persönlichkeitsstörung, gefolgt von der narzisstischen Persönlichkeitsstörung und paranoiden Persönlichkeitsstörung. Der Prozentsatz ist in unterschiedlichen Studien sehr divergierend.

Die Patienten mit antisozialer Persönlichkeitsstörung zeigen die schlechtesten Therapieerfolge (Schalast et al. 2007).

Patienten mit antisozialer Persönlichkeitsstörung zeigen „verminderte Fähigkeit zur Einfühlung, die zur Aufhebung der konstitutionellen Hemmung gegenüber Gewalt führen kann" (Fonagy 2006, S. 350).

Zu einer ungünstigen Prognose kommt, dass Menschen mit antisozialer/dissozialer Persönlichkeitsstörung als stark gefährdet für die Entwicklung einer Suchtmittelabhängigkeit gelten (Habermeyer und Herpertz 2006).

Therapeutische Schwierigkeiten bei Patienten mit dissozialer Persönlichkeitsstörung entstehen oft durch Umdeuten der eigenen Situation, Manipulation und Entwertung (Rauchfleisch 2006).

Borderline-Patienten gelten vor allem dann als schwer behandelbar, wenn die Emotionsregulations- und Impulskontrollstörung sowie die Neigung zur Aggression ausgeprägt und selbstverletzendes Verhalten mit Suizidversuchen vorrangig ist (Long et al. 2008).

Suchtmittelkonsum als maladaptiver Bewältigungsversuch verschlechtert die Prognose (Schalast 2009b).

Auch Menschen mit affektiven Erkrankungen sind im Maßregelvollzug zu finden. Dabei spielt auch ein erhöhter Substanzmissbrauch eine Rolle. Der Zusammenhang von affektiven Erkrankungen und Gewalt wurde in mehreren Studien nachgewiesen (Hodgins et al. 1999; Monahan et al. 2001), mit höherer Inzidenz als bei Patienten aus dem schizophrenen Formenkreis.

12.1.1 Statistik

2011 waren knapp 92 % der im Maßregelvollzug nach § 63 StGB und § 64 StGB des deutschen Gesetzbuches untergebrachten Patienten männlich (Statistisches Bundesamt 2011). Der Anteil von 8 % weiblichen Maßregelvollzugspatienten ist damit im Vergleich zu allgemeinpsychiatrischen Therapien, in denen Frauen ca. 45 % der Gesamtpatientengruppe stellen, klein (Leygraf 2006a). Dabei ist der Anteil der BPS-Diagnose bei Frauen wesentlich höher (Watzke et al. 2006), basierend auf der Tatsache, dass bei Frauen das

Vorkommen von Missbrauch und Gewalt in der Kindheit und Jugend ebenfalls deutlich höher ist. Auch Depressionen sind bei Frauen häufiger zu finden, bei den Männern überwiegen Persönlichkeits- und Verhaltensstörungen (Nowara 1993).

Diesen Fakten zufolge wird in neuen Therapieprogrammen versucht, den Problemen inhaftierter Frauen Rechnung zu tragen, indem auf die gehäuft vorkommenden Missbrauchs- und Gewalterfahrungen, komorbide Erkrankungen wie Essstörungen, Angst, Depression und selbstverletzendes Verhalten eingegangen wird (Long et al. 2008).

> **Merkmale der antisozialen Persönlichkeitsstörung**
> — Impulsivität
> — Mangel an zwischenmenschlichen und sozialen Fertigkeiten
> — Selbstschädigende Anpassungsstrategien
> — Unfähigkeit, zu Planen und konzeptionell zu Denken
> — Störungen der Selbstkontrolle
> — Störung des Selbstmanagements
> — Substanzgebundene Abhängigkeiten
> — Hochrisikoverhalten

Untergruppen nach dem 3-Faktoren-Modell von Cooke und Michie (2001):
— **Arroganter interpersoneller Stil** → glatter oberflächlicher Charme, grandios, betrügerisch – manipulativ, pathologisches Lügen
— **Fehlendes emotionales Erleben** → keine Reue, Mangel an Gewissen und Schuldgefühlen, kein Verantwortungsgefühl, oberflächlicher Affekt
— **Dissozial-impulsiver Verhaltensstil** → ständige Suche nach Stimulation und Neigung zur Langeweile, parasitär, Fehlen realistischer, langfristiger Ziele, impulsiv, verantwortungslos

> Die DBT-F spricht vor allem die 3. Gruppe der dissozial-impulsiven Täter an.

12.1.2 Therapie

Das Hauptkriterium für den Therapieerfolg ist auch hier die Motivation, die oft schwierig zu erlangen ist und dem Therapeuten viel Energie, Einfühlvermögen und Kompetenz abverlangt.

Das Ziel, die Kontrolle über sich wieder zu erlangen, ist für viele Patienten aber doch ein Ansporn. Therapeuten, Ärzte, Sozialarbeiter und Pfleger müssen hier weit über die Grenzen gehen, die in der Allgemeinpsychiatrie erforderlich sind (Leygraf 2006a).

Empathie zu empfinden für schwere Straftäter, deren Taten man kennt, ist eine enorme Herausforderung und verleitet dazu, eine distanzierte oder entwertende Haltung einzunehmen, was für den Täter wiederum oft bedeutet, die Muster seiner Kindheit zu wiederholen.

> **Wichtig**
> Eine wohlwollende Grundhaltung bedeutet, dass das *Verhalten,* nicht der Patient selbst korrigiert wird, das heißt → **Wertschätzung statt Konfrontation und Moralisieren.**
>
> Der Fokus liegt nicht ausschließlich auf Veränderung, auch hier ist Akzeptanz ein wichtiger Einstieg.
>
> Regelmäßige Supervision und Teamarbeit ist hier absolut erforderlich.

Für die Behandlung von Persönlichkeitsstörungen hat sich im Strafvollzug die Dialektisch-Behaviorale Therapie (DBT) und die Übertragungsfokussierte Therapie (TFP) (Clarkin et al. 2001) durchgesetzt. Auch Schematherapeutische Ansätze und MBT (Mentalization Based Treatment nach Bateman und Fonagy 2004) kommen zur Anwendung.

> Eine Implementierung der DBT im forensischen Setting macht Sinn, da die DBT hoch konsistent mit erfolgreichen Behandlungsprinzipien aus der Straftäterforschung evaluiert ist.

Das Konzept wurde in den USA in enger Kooperation mit M. Linehan zur Behandlung von Patienten mit einer Borderline-Persönlichkeitsstörung und/oder einer Antisozialen Persönlichkeitsstörung entwickelt (McCann et al. 2000; McCann et al. 2007)

Die forensische Modifizierung der DBT ist als störungsspezifischer psychotherapeutischer Ansatz eng mit dem übergeordneten kriminaltherapeutischen Konzept der Gesamtinstitution verbunden.

Dieses Konzept wurde von McCann et al. (1996) 2008 an der Klinik für forensische Psychiatrie Haina an deutsche Verhältnisse angepasst und manualisiert und wird seither immer weiterentwickelt (Oermann et al. 2008).

Zielgruppen sind zwangsweise untergebrachte Männern und Frauen, die eine Borderline-Persönlichkeitsstörung und/oder eine Antisoziale Persönlichkeitsstörung als Haupt- oder Nebendiagnose aufweisen.

Eine zentrale Schwierigkeit in der Behandlung von persönlichkeitsgestörten Straftätern stellen aggressive, fremd- sowie stations- und therapieschädigende Verhaltensmuster dar. Dafür gibt es in der DBT klare Strategien und ein spezielles Konzept der therapeutischen Beziehung, was in diesem Fall besonders wichtig ist.

> Burn-out-Raten können bei Mitarbeitern im forensischen Setting durch die Implementierung von DBT – und der vorgeschriebenen Supervision und Teamarbeit – signifikant gesenkt werden (McCannet al. 2000).

Die Subgruppe der dissozial-impulsiven Straftäter nach Cooke und Michie (2001) ist in erster Linie durch eine ständige Suche nach Stimulation gegen die Langeweile, einem parasitären Lebensstil, Fehlen realistischer langfristiger Ziele, Impulsivität sowie Verantwortungslosigkeit gekennzeichnet.

Aggressionen und Gewalt dienen nicht der Zielerreichung (**instrumentelle Gewalt**), sondern können als Reaktion auf Frustration, emotionale Labilität und Impulsivität gesehen werden. (**reaktive Gewalt**) (Oermann 2013, S. 115–131).

Blair et al. (2005) diskutieren bei Straftätern mit reaktiver Gewalt überreagible Neurone in Amygdala und Hypothalamus, was ein hyperreagibles Flucht-Kampf-System zur Folge hat. Bei Straftätern, die instrumentelle Gewalt zeigen, gehen sie von unterreagiblen Neuronen in der Amygdala aus, die u. a emotionales Lernen nur eingeschränkt möglich machen.

Patienten mit einer **Borderline Persönlichkeitsstörung** leiden häufig auch an einer Suchterkrankung. Diese weisen ausgeprägte Psychopathologien auf (Morgenstern et al. 1997), zudem finden sich oft schwere somatische Beschwerden (Skodol et al. 1999).

Vor diesem Hintergrund wurde die Standard-DBT in der Form DBT-S erweitert. Die DBT-Sucht beinhaltet insbesondere eine Anpassung an die Therapiezielhierarchie vor dem Hintergrund der Sucht wie zum Beispiel Umgang mit Abstinenz und Umgang mit *craving* (Suchtdruck).

Die Wirksamkeit des Programmes für Patienten mit dieser Doppeldiagnose zeigten Dimeff et al. (2000) und Linehan et al (2002).

Dieses Thema wird im Kapitel DBT-S noch weiter ausführlich behandelt.

Patienten mit **dissozialer Persönlichkeitsstörung** zeigen hauptsächlich nach außen gerichtete aggressive Verhaltensweisen und eine gering entwickelte bis fehlende Empathiefähigkeit. Traumatisierende Lebensereignisse sowie fehlende Bindungserfahrung müssen in der Therapie beachtet werden.

Die Modifizierung der DBT-F ist an die stationäre DBT angelehnt, die Dauer eines Durchlaufs ist idealerweise ca. 9 Monate und besteht aus einer Vorbereitungsphase sowie drei Behandlungsstufen.

Schwerpunkte:
— Oberstes Ziel ist die Reduktion der Gefahr künftiger Delikte
— Verringerung lebensbedrohlichen Verhaltens gegen andere oder sich selbst

- Verringerung stationsschädigenden Verhaltens
- Verringerung therapiegefährdenden Verhaltens
- Verringerung kriminogener Faktoren

Antisoziale Ansichten und Einstellungen
- Mangel an sozialen Fähigkeiten
- Unfähigkeit, konzeptionell zu denken und Schwierigkeiten vorherzusehen und zu umgehen
- Externalisierung von Verantwortung
- Egozentrik (Müller-Isberner und Eucker 2009)

12.1.3 Deliktanalyse

Es wird aus den Gerichtsakten und vorliegenden Gutachten eine Analyse der Straftat vorgenommen und Zusammenhänge zwischen Störung und Delikt erarbeitet, sowie die jeweiligen kognitiven, emotionalen und behavioralen kriminogenen Merkmale identifiziert.

Daraus ergibt sich der **Rückfallvermeidungsplan**.

Ein klar strukturiertes Programm wird als ein wesentliches Prinzip erfolgreicher Straftäterbehandlung gesehen (Andrews und Bonta 2010). Strukturierte, hierarchisch organisierte therapeutische Einrichtungen sind besser geeignet als Institutionen, die ausschließlich die Verwahrung und Bewachung der Patienten innehaben, vor allem auch in Anbetracht dessen, dass die Patienten unter Umständen eine sehr lange Zeit in der Anstalt verbringen müssen:

- **Struktur**
- Haus- und Stationsordnung, Tages- und Wochenpläne mit Aktivitäten, Besuchs- und Ausgangszeiten
- Therapiezeiten
- Organisation von Arbeitsabläufen und Routinen
- Klare Rollen- und Aufgabenverteilung

Es gibt, wie in der ursprünglichen DBT, Behandlungsverträge, die an die Situation angepasst sind, Tagebuchkarten, Protokolle, Verhaltensanalysen sowie Einzelgespräche, Gruppen und Bezugspflege.

Therapiedauer und -ziele sind genau definiert, nachvollziehbar und allen bekannt.

12.1.4 Grundannahmen

In der DBT-F wurden nur geringe Veränderungen der Grundannahmen vorgenommen. Gerade bei der Arbeit mit Straftätern kann die Akzeptanz dieser Annahmen, in Anbetracht der Taten der Patienten, für die Therapeuten sehr schwierig sein. Linehan (1993) betont, dass Annahmen keine Tatsachen wären, aber dass es die Therapie von Borderline-Patienten erleichtere, wenn diese Annahmen akzeptiert würden (Oermann 2013, S. 115–131).

DBT-F: Grundannahmen (Swenson et al. 2007; Bohus 2002)
- Behandle die Patienten so, wie du möchtest, dass dein Bruder oder bester Freund behandelt wird.
- Die Regeln der DBT-F gelten für die Patienten wie für das Team.
- Wir haben mindestens so viel von den Patienten zu lernen, wie diese von uns.
- Jede Besprechung über Patienten ist eine Besprechung mit den Patienten.
- Das Beste, was ein Team tun kann, ist, dem Patienten dabei zu helfen, sich so zu verändern, dass ein Leben ohne Unterbringung möglich ist.
- Klarheit, Genauigkeit und Mitgefühl sind von äußerster Wichtigkeit bei der Anwendung der DBT-F.
- Die Beziehung zwischen Teammitgliedern und Patienten ist eine intensive Arbeitsbeziehung auf Zeit.
- Die Teammitglieder haben aufgrund der hierarchischen Strukturen in der Forensik viel Macht über die Patienten. Diese Macht muss wohlwollend und respektvoll eingesetzt werden.

- Das DBT-F-Team kann Fehler dabei machen, die Behandlung effektiv zu gestalten. Selbst wenn es effektiv angewandt wird, kann es vorkommen, dass mit DBT-F nicht das erwünschte Ziel erreicht wird.
- Teammitglieder, die Patienten mit Persönlichkeitsstörung behandeln, brauchen Unterstützung. Dies gilt vor allem für das Pflegepersonal.

12.1.5 Skills-Training

Skills-Training, Psychoedukation und Psychopharmakologie helfen den Patienten, Veränderungen des Verhaltens, der Gefühle und Kognitionen zu erreichen.

Neben dem Training in der Gruppe werden Skills in einzeltherapeutischen Gesprächen sowie den Bezugspflegegesprächen angesprochen und gemeinsam geübt.

In Krisen steht das stationäre Skills-Team zur Verfügung.

McCann et al. (2000) adaptierten Skills für den Einsatz im forensischen Setting gemäß der DBT-Grundannahmen.

„Wir haben genauso viel von den Patienten zu lernen wie diese von uns."

Das Training wird meist inhaltlich stark vereinfacht, da in der Forensik auch solche Patienten angesprochen werden sollen und müssen, die möglicherweise intellektuelle und schulische Defizite haben.

> **EyeCatcher**
>
> **Module:**
> - Achtsamkeit
> - Stresstoleranz
> - Zwischenmenschliche Fertigkeiten
> - Umgang mit Gefühlen
> - Moralische Urteilsfähigkeit
> - Problemlösen

Die Arbeitsblätter sind dem Sprachgebrauch männlicher Straftäter angepasst und deutlich vereinfacht.

Im Modul „Umgang mit Gefühlen" sind Themen wie Langeweile (→ *sensation-seeking),* chronische Gereiztheit, Gefühllosigkeit sowie das Thema „Emotionale Verbundenheit" im Zentrum.

Der Begriff **Moralische Urteilsfähigkeit** wird eingeführt, als die *Fähigkeit, Entscheidungen und Urteile zu treffen, die auf inneren Prinzipien beruhen und in Übereinstimmung mit diesen zu handeln* (Kohlberg 1964).

Konfrontation mit sozialen und kognitiven Widersprüchen bringen die Patienten in ein „inneres Ungleichgewicht", sodass eine kognitive Restrukturierung möglich wird (Kohlberg 1964).

Die Auswahl der moralischen Konflikte scheint von zentraler Bedeutung. Besonders nachhaltig und wertvoll sind Dilemma-Diskussionen, die die Gruppe im Stationsalltag real betreffen.

Antisoziale Straftäter haben oftmals Schwierigkeiten, Probleme zu erkennen und zu verstehen (Ross und Fabiano (1986).

Das gesamte Skills-Training findet als halboffene Gruppe statt, sodass nach jedem Modul neue Patienten teilnehmen können.

Die Generalisierung der Skills kann bei Patienten, die lange Zeit untergebracht sind, schwierig sein, da sie ja keine Alltagsbedingungen zur Umsetzung des Erlernten nutzen können.

Nach Abschluss aller Module wird gemeinsam mit dem Patienten, dem Skills-Trainer und dem Einzeltherapeuten beurteilt, ob der Patient für die zweite Therapiephase bereit ist oder nochmals eines der Module durchlaufen sollte (Schneider und Weißig 2008).

In der **2. Therapiephase** stehen das Delikt, die Täterpersönlichkeit, Rückfallprophylaxe sowie die Entwicklung von Opferempathie im Vordergrund (Schneider und Weißig 2008).

In der **3. Phase** geht es um den Übergang in die Rehabilitationsphase.

Ausschlussgründe für eine Teilnahme am DBT-Programm:

Neue Konzepte – kurzgefasst

- Schwerwiegendes selbstverletzendes Verhalten
- Schwerwiegendes fremdverletzendes Verhalten
- Deutliche Minderbegabung
- Fehlende Motivation
- Zustand nach durchgeführtem Suizidversuch bzw. dessen detaillierter Planung
- stationsschädigendes Verhalten, welches einzelzimmerpflichtig ist (z. B. Drogeneinnahme)
- Eindruck des Teams, dass die unterschriebene Vereinbarung nicht mehr zu gelten scheint oder der Patient diese kündigt

Ausschluss aus dem Programm bedeutet, dass der Teilnehmer aus allen unten genannten Modulen außer der Einzeltherapie ausgeschlossen wird.

Strategien

Neben den Veränderungs-, Validierungs- und dialektischen Strategien, die von der DBT übernommen werden, kommen in der DBT-F ergänzende Commitment-Strategien hinzu.

Es gibt in der DBT unterschiedliche Commitment-Strategien (siehe dort), die in der DBT-F ergänzt wurden.

> Antisoziale Straftäter sind nur dann interessiert, wenn sie sehen, dass sich die Anstrengung lohnt. Entsprechend schwierig kann es sein, die Motivation dazu zu finden.

Therapeuten und auch alle anderen Mitarbeiter sind oft unter großem Druck und müssen enorme Motivationsarbeit leisten sowie Rückschläge einstecken.

Die Burnout-Rate bei Mitarbeitern in Anstalten mit DBT-F ist deutlich niedriger als in anderen (McCann et al. 2000).

Des Weiteren konnten McCann und Ball (1996) zeigen, dass sich Straftäter im DBT-F-Setting, im Vergleich zu Straftätern ohne DBT, weniger depressiv, feindselig und paranoid zeigten und geringere Werte auf der Psychotizismus-Skala aufwiesen, weniger Vermeidung und Anschuldigungen zeigten und sich mehr um soziale Unterstützung bemühten.

Trupin et al. (2002) wiesen nach, dass mit intensivem DBT-Training auch aggressives Verhalten reduziert werden kann. Ähnliche Ergebnisse findet man bei Evershed et al. (2003).

Die Motivation antisozialer Straftäter stellt eine besondere Herausforderung dar, da meist kaum subjektiver Leidensdruck vorhanden ist, abgesehen von der Unterbringung, und die Schuld nicht bei sich selbst gesucht wird.

Folgende Strategien haben sich als erfolgversprechend erwiesen:

- Klärung der Ziele und Lebenspläne des Patienten mit Klärung, ob die Konsequenzen der Verhaltensmuster mit diesen Zielen übereinstimmen
- Pro und Contra
- Keine Machtkämpfe, keine vorwurfsvollen Konfrontationen, keine „Beweisführungen", kein Moralisieren
- Betonung der freien Wahlmöglichkeiten, am Programm teilzunehmen

12.1.6 Team

Der DBT-F-Einzeltherapeut hat die Aufgabe, während des gesamten therapeutischen Prozesses die Therapiezielhierarchie im Auge zu behalten und problematische Verhaltensmuster zum Behandlungsfokus zu machen, neu erlernte Fertigkeiten zu integrieren und Veränderungsprozesse nur soweit voranzutreiben, dass die Balance zwischen Akzeptanz und Veränderung erhalten bleibt.

Die Arbeit an der Motivation kommt sowohl dem Team als auch Einzeltherapeuten zu.

> Die Module Achtsamkeit, Stresstoleranz, Umgang mit Gefühlen und Zwischenmenschliche Fertigkeiten entsprechen der Standard-DBT, die Module Empathie, Moralische Urteilsfähigkeit und Problemlösen wurden neu entwickelt.

▪ **Pflegepersonal**
Dem Pflegeteam kommt eine entscheidende Bedeutung bei der Umsetzung des DBT-F-Konzepts zu, da diese unmittelbar und rund um die Uhr, als Team gesehen, mit den Patienten zusammen ist.

Problematisch ist, dass die Pflege oft auch schizophrene Patienten betreut, die wesentlich weniger belastbar und schneller überfordert sind als persönlichkeitsgestörte Rechtsbrecher.

Es kann aber auch dazu kommen, dass persönlichkeitsgestörte Patienten überschätzt werden (Pseudokompetenz).

Mangelnde Fähigkeiten, Angst vor Gesichtsverlust oder Scham werden oft verkannt oder als Feindseligkeiten gegen das Team verstanden (Bohus 2001).

Aufgaben des Pflegeteams
— Umsetzung eines geeigneten Kontingenzmanagements mit vorausgehender Validierung
— Bezugspflegegespräche
— Unterstützung bei der Behandlungsplanung und Zielsetzung
— Skills-Coaching bei Krisen und Auseinandersetzungen
— Verhaltensanalysen bei dysfunktionalem Verhalten
— Unterstützung bei der Erstellung der Deliktanalysen
— Motivation
— Kontrolle und Besprechung der Wochenprotokolle
— Expositionstraining im Rahmen von Sozialtrainingsfahrten

▪ **Bezugsgruppe**
Die Bezugsgruppe ist eine regelgeleitete Selbsthilfegruppe mit dem Ziel, die Eigenverantwortung der Gruppenmitglieder zu stärken. Die Teilnehmer treffen sich einmal pro Woche zur Vertiefung der erlernten Skills und machen Pläne, z. B. für das Wochenende.

Die Erfahrung mit diesen Gruppen ist in der Forensik Haina ausgesprochen positiv.

▪ **Basisgruppe**
Inhalt der Basisgruppe ist die Vermittlung störungsspezifischen Wissens und von Grundlagen der Therapie. Diese Gruppe wird von Therapeuten geleitet.

▪ **Externe Achtsamkeitsgruppe**
In dieser Gruppe werden einmal pro Woche für etwa 30 Minuten auf sehr lebensnahe Art und Weise Achtsamkeitsübungen geübt und vermittelt. Im Anschluss findet eine Nachbesprechung zu den Übungen statt.

▪ **Teamsitzung**
Hier werden Behandlungsziele und -planungen vorgestellt, der Therapieverlauf gemeinsam gesteuert und die einzelnen Module koordiniert. Ein wichtiger Aufgabenbereich ist die inhaltliche und emotionale Unterstützung der Teammitglieder (Bohus 2001).

12.1.7 Dialektische Dilemmata

— Scheinbare Kompetenz versus aktive Passivität (nach McCann et al. 2007)
— Einsamer Wolf versus Fraternisierung (dieses Dilemma findet sich häufig bei antisozialen Straftätern)
— Identifikation als kriminelle Persönlichkeit versus Identifikation als unbescholtener Bürger

▪ **Weitere dialektische Dilemmata aufgrund der Haft**
— Behandlung versus Sicherung

> Der Einzeltherapeut soll einerseits eine auf Vertrauen basierende Beziehung aufbauen, ist aber andererseits für Ausgänge, Lockerung der Regeln und letztlich das Prognosegutachten zuständig. Der Patient sollte über diese Doppelfunktion Bescheid wissen und offen darüber sprechen können.

— Motivieren zu Offenheit versus Bestrafung

Kontingenzmanagement: Fehlverhalten, das in der Einzeltherapie vertraulich berichtet wird, hat trotzdem Konsequenzen. Die Patienten müssen von Anfang an über diese Schwierigkeiten aufgeklärt und der Sinn des Kontingenzmanagements verstanden werden.
- Normatives Verhalten pathologisieren versus pathologisches Verhalten als normal betrachten

12.2 DBT-ACES

Emotionale Probleme, wie andauernde Depressivität, chronischer Ärger, mangelnde soziale Integration, Unzufriedenheit mit dem Erreichten, Identitätsstörung, Schmerzerkrankungen oder metabolisches Syndrom haben ein hohes Chronifizierungsrisiko. Um längerfristig eine Einbindung in das soziale Umfeld nach der Therapie und eine Verbesserung der Lebensqualität zu erreichen, wurde eine zweite Stufe der DBT eingeführt mit dem Schwerpunkt auf Reintegration in den Arbeitsmarkt und dem Aufbau von sozialen Netzwerken: DBT-ACES – *Accepting the Challenges of Exiting the System.*

Die Standard-DBT, auch unter Einbeziehung möglicher Komorbiditäten, zeigt sich vor allem im Hinblick auf die Reduktion suizidaler und selbstverletzender Verhaltensweisen sowie die Verbesserung psychopathologischer Symptomatik wirksam.

Emotionale Probleme, wie andauernde Depressivität, chronischer Ärger, mangelnde soziale Integration, Unzufriedenheit mit dem Erreichten, Identitätsstörung, Schmerzerkrankungen oder metabolisches Syndrom haben ein hohes Chronifizierungsrisiko (Hoeschel et al. 2011).

Um längerfristig eine Einbindung in das soziale Umfeld nach der Therapie und eine Verbesserung der Lebensqualität zu erreichen, hat Comtois, eine langjährige Mitarbeiterin M. Linehans, mit DBT-ACES am Harborview Medical Center in Seattle eine zweite, ebenfalls ein Jahr dauernde, Behandlungsstufe der DBT entwickelt (Comtois 2010). Dabei liegt der Schwerpunkt auf Reintegration in den Arbeitsmarkt und dem Aufbau von sozialen Netzwerken.

In einer ersten Evaluation konnte die Wirksamkeit von DBT-ACES für einen Teil der Borderline-Patienten in Seattle belegt werden. Inzwischen wurde DBT-ACES auch für den deutschen Sprachraum adaptiert.

In der DBT sind 3 Therapiestufen (Stages) vorgesehen:
- Gefährliche und therapiezerstörender Verhaltensmuster (Stage I)
- Schwere Störungen des emotionalen Erlebens (Stage II)
- Verbesserung von Problemen in der Lebensführung (Stage III)

Um die 3. Stufe weiter fortzuführen und auszubauen, wurde DBT-ACES entwickelt.

ACES steht für *„Accepting the Challenges of Exiting the System"* → „Die Herausforderung annehmen, das (psychiatrische Versorgungs-) System zu verlassen". Eine deutsche Adaptation des Konzepts wurde von der Arbeitsgruppe der LWL-Klinik in Lengerich Ende 2011 veröffentlicht (Höschel et al. 2011).

Das DBT-ACES-Jahr bietet wöchentliche Einzeltherapie, zweistündiges Gruppenskillstraining, Telefoncoaching zwischen den Sitzungen und wöchentliche Teamsitzung der Therapeuten.

Pharmakotherapie und somatische Behandlungen sind weiterhin Bestandteil der Therapie. Maßnahmen des sozialen Versorgungssystems wie betreutes Wohnen, Reha oder geschützte Arbeitsplätze sollten bereits abgebaut sein.

Ziele:
- Entlohnte Ausbildungs- oder Arbeitstätigkeit auf dem ersten Arbeitsmarkt (Comtois et al. 2010)
- Unabhängigkeit vom psychiatrischen Versorgungssystem
- Aufbau normativer sozialer Netze

- **Skills-Training**

Im DBT-ACES-Skills-Training werden insgesamt zwölf Themenblöcke in einem Zeitraum von zwölf Monaten behandelt:
- 4 Module: Vertiefung der bereits im Standard-DBT-Jahr vermittelten Skills
- 3 Module: Umgang mit verbliebenen Problemen

12.3 RO-DBT bei OCD → emotionally over-controlled disorders

RO-DBT wurde für Patienten entwickelt, die Probleme mit extremer Kontrolle bzw. Kontrollzwängen haben.

Als Diagnosen werden hier zum Beispiel Anorexia nervosa, chronische Depression, Autismus und Zwangsstörung (OCD – obsessive-compulsive disorder) genannt.

> Als Grundproblem für diese Patientengruppe wird eine tiefe emotionale Einsamkeit und soziales Defizit gesehen, im Gegensatz zur emotionalen Dysregulation bei BPS-Patienten.

In der RO-DBT geht man von Defiziten im emotionalen Ausdruck sowie genetisch bedingtem defizitärem Temperament, verbunden mit kulturellen oder familiären Werten, betreffend Selbstkontrolle, aus. Die daraus resultierenden Defizite in sozialer Offenheit und Kommunikation, Flexibilität sowie Verhaltensproblemen sind Thema dieser modifizierten Therapie.

RO-DBT macht sich das System der Spiegelneurone und Mikro-Expressionen (mikro-mimic) zunutze. Die radikale Offenheit und das Ziel, neurophysiologisch bedingte arousal-Strategien zu verändern, machen die Besonderheit von RO-DBT aus.

RO-DBT bedeutet radically Open-DBT, radikal offene DBT.

Diese wurde von Thomas R Lynch, R. J. Hempel und C. Dunkley für Patienten entwickelt, die Probleme mit extremer Kontrolle bzw. Kontrollzwängen haben (Lynch et al. 2015).

Als Diagnosen werden hier zum Beispiel Anorexia nervosa, chronische Depression, Autismus und Zwangsstörung (OCD – obsessive-compulsive disorder) genannt.

Kontrollzwänge führen die Patienten in die soziale Isolation, können Beziehungen gefährden und zerstören und die Lebensqualität massiv beeinträchtigen.

Die Patienten sind unflexibel, geistig rigide, überperfekt und brauchen extreme Strukturen, um den Alltag zu bewältigen.

Sie haben hohe bis überhöhte Standards und neigen dazu, persönliche Bedürfnisse ihrer Zielerreichung unterzuordnen.

Therapiekonzept: Die Grundstrukturen der DBT bleiben erhalten, Strategien, Skills und auch theoretische Ansätze können jedoch variieren.

> Als Grundproblem für diese Patientengruppe wird eine tiefe emotionale Einsamkeit und soziales Defizit gesehen, im Gegensatz zur emotionalen Dysregulation bei BPS-Patienten.

In der RO-DBT geht man von Defiziten im emotionalen Ausdruck sowie genetisch bedingtem defizitärem Temperament, verbunden mit kulturellen oder familiären Werten, betreffend Selbstkontrolle, aus. Die daraus resultierenden Defizite in sozialer Offenheit und Kommunikation, Flexibilität sowie Verhaltensproblemen sind Thema dieser modifizierten Therapie (Lynch et al. 2013).

In der Therapie kann nicht davon ausgegangen werden, dass soziale Mechanismen bereits vorhanden sind, sodass hier neues Verhalten erlernt werden muss. Hier setzt das Skills-Training ein, mit Schwerpunkt auf Emotionsregulation und zwischenmenschlichen Skills.

> Im Gegensatz zum Skills-Training mit BPS-Patienten wird daran gearbeitet,

loslassen und entspannen zu lernen, sich anderen zu öffnen, Emotionen auszudrücken und in kleinen Schritten auch Kontrolle abgeben zu lernen und zwanghaftes Verhalten zu reduzieren.

Als Pendent zum Leitsatz *Ich bin nicht mein Gefühl, ich habe ein Gefühl. Ich kann anders handeln* steht hier ***Ich bin nicht mein Zwang. Ich habe einen Zwang. Ich kann anders handeln,*** steht.

12.3.1 Biologisch-genetische Faktoren

— Verminderte Sensitivität für Belohnungsverhalten
— Extreme Kontrollmechanismen
— Überhöhte Sensitivität für Bedrohungen
— Übersteigerte mentale Informationsverarbeitung
— Temperament

Daraus resultieren die **Grundannahmen** der Patienten:
— Fehler dürfen nicht passieren
— Verletzbarkeit darf nicht gezeigt werden
— Selbstkontrolle muss perfekt sein

Coping-Mechanismen:
— Zeige keine Gefühle
— Zeige Dich nie verletzlich
— Vermeide andere Menschen, v. a. nahe Beziehungen
— Vermeide ungeplante und riskante Tätigkeiten

> **Übersicht**
>
> Ein von Lynn beschriebenes Beispiel zeigt uns, wie nach seiner Theorie ein Mensch mit OCD die Welt sieht:
> *Er betritt einen Rosengarten, sieht darin die Dornen an den Rosen und schlampig gelegte Steine in der Wand.*

■ **Prädisposition für OCD:**
Kulturell-familiäre Faktoren, Strafen für Fehler, Gefühlsausbrüche und Spontaneität einerseits sowie Belohnung für Härte, Widerstand, hohe Schmerztoleranz, Zielstrebigkeit und Gehorsam andererseits verstärken die Entwicklung zu Kontrollzwängen.

Die Betroffenen sind später im Leben Bedrohungen gegenüber übersensibel und fühlen sich bei Veränderungen unwohl. Daher sind ihr *arousal* und die Kampf-Flucht-Erstarrungs-Reaktion überaktiviert, was die Interaktionen mit anderen deutlich einschränkt.

So reagieren zum Beispiel Menschen, die perfektionistisch arbeiten, extrem negativ auf Kritik und machen ihren Selbstwert ausschließlich am Gelingen ihrer Arbeit fest.

Ein großer Teil der Skillsarbeit beschäftigt sich daher mit sogenannten *social signaling skills.*

Beispiele:
— Training, Gesichtsmuskel zu entspannen und Mimik zu zeigen
— Training verbaler und non-verbaler Signale
— Arbeit mit Mikro-Expressionen, mimischen Ausdrücken, die nur Millisekunden anhalten
— Spiegeln (Spiegelneurone lassen uns Sympathie, Empathie empfinden, mit anderen Menschen und mit Tieren. Mikro-Expressionen spielen hier eine große Rolle bei der Vermittlung)

12.3.2 RO-DBT

RO-DBT arbeitet durch Aktivierung des PNS-VVC social-safety-system:

Das autonome Nervensystem wird in den ventralen (VVC) und dorsalen (DVC) Vaguskomplex und das sympathische Nervensystem (SNS) eingeteilt und stellt das kommunikative selbstberuhigende System dar, das bereits bei der Geburt durch Augenkontakt, Lachen, Schreien u. v. m. vorhanden und für eine sichere Bindung wichtig ist. Bei Fehlen oder Verminderung wird die Kampf-Flucht-Reaktion – *fight or flight* – des SNS aktiviert, bei Lebensbedrohung zusätzlich des DVC, das eine Erstarrung – *freezing* – bewirkt.

Das DVC ist der entwicklungsgeschichtlich älteste Anteil, der die Organe des Bauchraumes „ruhigstellt", um die Versorgung von Herz und Gehirn sicherzustellen.

Zwischenmenschliche Erfahrungen beeinflussen die Entwicklung dieser neuronalen Schaltungen, bereits intrauterin erkennbar durch Bewegungen des Embryos, die emotionalen Ausdruck darstellen.

Nach Hüther bilden die vorgeburtlichen Lernerfahrungen die Basis für die Weiterentwicklung und Einflüsse der Umwelt.

Die *social signaling skills* aktivieren unterschiedliche neuronale Verbindungen, vor allem im Bereich des VVC. Dadurch lernen die Patienten, kooperative und freundliche soziale Signale zu senden und Beziehungen aufzubauen. unterstützt durch die sogenannten Mikro-Expressionen, die nur Millisekunden anhalten, unbewusst wahrgenommen werden und korrespondierende Gehirnareale beim Gegenüber triggern (Spielgelneurone) (Montgomery und Haxby 2008; van der Gaag et al. 2007).

Gefühle wie Sympathie, Empathie, Mitleid und Altruismus basieren auf diesen Fakten.

Das bedeutet, die RO-DBT macht sich das System der Spiegelneurone und Mikro-Expressionen zunutze.

Die radikale Offenheit und das Ziel, neurophysiologisch bedingte arousal-Strategien zu verändern, machen die Besonderheit von RO-DBT aus.

12.3.3 Unterschiede zwischen der originalen DBT nach Marsha Linehan und RO-DBT nach Thomas Lynch

- **DBT**
- Wurde für Patienten mit Emotionsregulationsstörung und Emotionsüberflutung sowie Impulskontrollstörung entwickelt/Cluster B/v. a. BPS und PTSD
- Selbstverletzendes und suizidales Verhalten ist meist impulsgesteuert
- In der Therapie müssen die Patienten hart arbeiten und sehr stark motiviert sein und werden
- Hauptziele sind Regulation der Emotionen und Impulse, Stresstoleranz und Eskalationsvermeidung, Konfliktvermeidung, Verhaltenskontrolle
- Therapieschädigendes Verhalten wird als Problem gesehen
- Arbeit mit Kontingenzmanagement
- Achtsamkeitstraining nach Zen mit dem Ziel bewertungsfreier Wahrnehmung
- Biologische Faktoren werden angenommen, sind aber nicht Veränderungsziel
- Schwerpunkt liegt auf radikaler Akzeptanz

> **EyeCatcher**
>
> „It is the way to turn suffering that cannot be tolerated into pain that can be tolerated."
> (Linehan 1993)

- **RO-DBT**
- Wurde für Patienten mit überkontrollierten Emotionen entwickelt/Cluster A und C/vermeidende, zwanghafte, paranoide und schizoide Persönlichkeitsstörung sowie Anorexie und chronische Depression
- Arbeit an der Reduktion des Vermeidungsverhaltens
- Aufbau einer therapeutischen Beziehung ist schwierig, sehr distanziert
- Hauptprobleme sind soziale Schwierigkeiten, mangelnde Offenheit, hohe Selbstverletzungs- und Suizidrate – meist sorgfältig geplant
- Geheimhaltung der Probleme
- Therapeut ist weniger direktiv und fördert Flexibilität, Selbsterfahrung und Unabhängigkeit

- Ziele: Offenheit, soziale Kontakte, Fähigkeit emotionalen Ausdrucks
- „Therapieschädigendes" Verhalten wird eher als Fortschritt in die Unabhängigkeit gesehen
- Auch das biologische Temperament ist Teil der Therapie, Aktivierung neuronaler Strukturen
- Arbeit an der Wahrnehmung der Realität, Wille zu lernen statt zu vermeiden

> **EyeCatcher**
>
> „We don't see things as they are—we see things as we are"
> (Lynch 2018).

12.4 DBT-ADHS

Die Diagnosen ADHS und Borderline sind eng miteinander verbunden. Einerseits wird ADHS im Jugendalter mit einer erhöhten Wahrscheinlichkeit der Entwicklung einer Borderline-Persönlichkeitsstörung als Risikofaktor gesehen, andererseits besteht eine hohe Komorbidität sowie teilweise einander überschneidende Symptome (◘ Tab. 12.1).

ADHS ist auch im Erwachsenenalter eine häufige und klinisch relevante Störung. Entsprechend sollte ADHS bei Patienten mit BPS in Diagnostik, medikamentöser und psychotherapeutischer Behandlungsplanung berücksichtigt werden (Philipsen 2007), ADHS stellt aber auch einen Risikofaktor für komorbide somatische und psychische Störungen dar, wie z. B. erhöhtes Unfallrisiko, Substanzmissbrauch, affektive und Persönlichkeitsstörungen (Krause 2007; Rösler und Casas 2010; Sobanski et al. 2012; Matthies et al. 2011; Weißflog et al. 2012).

Aufgrund der sich überschneidenden Symptomatik von ADHS und Borderline-Persönlichkeitsstörung im Erwachsenenalter (Philipsen 2006) ist die klinische Differenzierung schwierig.

12.4.1 Epidemiologie

Bei ambulanten BPS-Patienten konnten bei 60 % Hinweise auf eine ADHS im Kindesalter gezeigt werden (Fossati et al. 2002). Auch im Erwachsenenalter zeigten 16 bis 38 % der untersuchten BPS-Gruppe noch klinisch relevante ADHS-Symptome (Philipsen 2008; Ferrer et al. 2010).

In einer Zwillingsstudie konnte zum Einfluss von Genetik und Umweltfaktoren gezeigt werden, dass Borderline- und AHDS-Symptome insgesamt hoch korrelieren. Diese Korrelation konnte zu nahezu 50 %

◘ Tab. 12.1 ADHS und BPS

ADHS	Überschneidung	BPS
Hyperaktivität	Innere Anspannung	Identitätsstörung
Desorganisation	Impulsivität	Chronische Suizidalität
Aufmerksamkeitsdefizit	Emotionale Instabilität	Innere Leere
	Selbstwertprobleme	Selbstverletzungen
	Häufiger Substanzmissbrauch	Komorbide PTSD
	Rez. depressive Symptomatik	Dissoziation
	Soziale Interaktionsprobleme	Dichotomes Denken

durch genetische und zu weiteren 50 % durch Umgebungsfaktoren erklärt werden (Distel et al. 2011).

12.4.2 Therapie

Hesslinger et al. entwickelten 2004 ein störungsspezifisches, symptomorientiertes Psychotherapiekonzept für ADHS-Patienten im Erwachsenenalter in Anlehnung an die dialektisch-behaviorale Therapie (Hesslinger et al. 2004).

Während bei der Borderline-Persönlichkeitsstörung die Psychotherapie im Vordergrund steht, ist bei ADHS die Pharmakotherapie meist unumgänglich.

Die Medikation mit Methylphenidat ist die Behandlung erster Wahl. Eventuell können auch andere Stimulanzien, wie Amphetamine oder Noradrenerg wirksame Substanzen wie Atomoxetin empfohlen werden (Ebert et al. 2003; Seixas et al. 2012).

- **Atomoxetin**: Atomoxe, Agakalin und Strattera ist ein selektiver Noradrenalin-Wiederaufnahmehemmer (NARI – „noradrenaline reuptake inhibitor").
- **Methylphenidat** (kurz: MPH; Handelsname u. a. Ritalin, Medikinet, Concerta) verbessert die Effizienz der Informationsweiterleitung von den Sinnesorganen ins Gehirn und verhindert gleichzeitig, dass die Hirnzellen auf unwichtige Reize reagieren. Es hemmt die Wiederaufnahme der Neurotransmitter Dopamin und Noradrenalin, indem es deren Transporter in ihrer Funktion blockiert.
- **Amphetamin** (Dexamfetamin [Attentin®], Lisdexamfetamin]Elvanse®]) gehört zur Gruppe der Stimulanzien, zu denen unter anderem auch Methamphetamin oder Kokain zu zählen sind. Illegal gehandeltes Amphetamin wird auch als „Speed" oder „Pep" bezeichnet.

Bei den speziellen Symptomen bei komorbider ADHS und BPS ist die Emotionsregulation das zentrale Modul der DBT-Therapie, Stresstoleranz wird zur Bewältigung der häufigen Krisen und Verbesserung der Frustrationstoleranz vermittelt.

Weitere häufig auftretende Schwierigkeiten sind Unpünktlichkeit, Vergessen oder Nichteinhalten von Therapievereinbarungen, Hausaufgaben und Terminen sowie schwankende Therapiemotivation mit vorzeitigen Therapieabbrüchen.

Hier spielen vor allem die Commitment-Strategien eine große Rolle.

In Freiburg wurde ein Psychotherapieprogramm, basierend auf der DBT, entwickelt und evaluiert (Hesslinger et al. 2002; Philipsen et al. 2007).

Das zugehörige Arbeitsbuch wurde von Hesslinger et al. (2004) veröffentlicht und ist an das Skillstraining angelehnt. Die **Zielhierarchie** wurde angepasst:

> **EyeCatcher**
>
> - Vital bedrohliches, gesundheitsschädigendes Verhalten
> - Verhalten, das die soziale Integration akut und massiv gefährdet
> - Therapiegefährdendes Verhalten
> - Verhalten, das die Lebensqualität beeinträchtigt

Die Notwendigkeit der Balance zwischen Akzeptanz der Symptomatik und der erforderlichen Verhaltensänderung wird in der DBT besonders betont und zeigt sich als hilfreich.

Um vorzeitige Therapieabbrüche möglichst gering zu halten, werden bereits vor der Therapie Ziele, Vorgehen sowie Grenzen der Behandlung besprochen und möglichst nachvollziehbar und transparent gehalten.

12.5 DBT in der Gerontopsychiatrie

Sowohl störungsbedingte Beeinträchtigungen als auch die Suizidgefahr sind in den jungen Erwachsenen-Jahren am größten und nehmen dann allmählich mit fortschreitendem Alter ab. Die Impulskontrolle wird besser und die Durchbrüche können ganz verschwinden, während die emotionale Beeinträchtigung sich in Richtung Depression verschiebt und oft als Altersdepression verkannt wird.

Die Vulnerabilität bleibt jedoch ein Leben lang vorhanden und insofern ist die Diskussion „ist eine Heilung möglich?" immer noch offen.

Für den Einsatz von DBT im geronto-psychiatrischen Bereich sprechen vor allem die dialektische Grundhaltung, die Art der Beziehungsgestaltung und die Methodenvielfalt (Sendera und Sutor 2012). Der Behandlungsbaustein des Skills-Gruppentrainings liefert eine hilfreiche Handlungsanweisung für Problembereiche, die auch im gerontopsychiatrischen Bereich beobachtet werden können.

Studien aus den USA (Zanarini et al. 2003, 2010, 2012) zeigen, dass sich der Langzeitverlauf der Borderline-Persönlichkeitsstörung doch günstiger abzeichnet als bislang vermutet, insbesondere das den Patienten und Umfeld belastende und quälende Beschwerdebild der Impulsdurchbrüche und Emotionsregulationsstörung scheint mit zunehmendem Alter abzunehmen.

Im Rahmen einer Studie an 290 Borderline-Patienten über einen Zeitraum von zuletzt sechzehn Jahren (Zanarini et al. 2012) wurden Informationen über den Krankheitsverlauf und die Prognose bei BPS gewonnen. Die Untersuchung umfasste Patienten, die wegen BPS in dieser Klinik anfangs stationär und danach ambulant behandelt wurden, bei ihrer Erfassung 18–35 Jahre alt waren und bis dahin keine Symptome von Schizophrenie, schizoider Störung, bipolarer Störung oder möglicher organischer Ursachen für psychiatrische Symptome gezeigt hatten. Ihre Behandlung war, je nach Fall, in erster Linie oder gar ausschließlich psychotherapeutisch.

Ein Rückgang der Symptome, der über Jahre andauerte, war sehr häufig. Innerhalb des Zeitraums der Untersuchung von sechzehn Jahren erlebten 78 % der Patienten eine Besserung, die mindestens acht Jahre andauerte, und 99 % der Patienten eine Besserung, die mindestens zwei Jahre andauerte. Rückfälle reichten von 36 % nach einer zweijährigen Besserung bis zu nur 10 % nach einer achtjährigen Besserung.

Eine völlige Erholung, die mindestens zwei Jahre andauerte, erlebten 60 % der Patienten, und eine völlige Erholung, die mindestens acht Jahre andauerte, erlebten 40 % der Patienten. Rückfälle nach zweijähriger völliger Erholung gab es bei 44 % der Patienten und nach achtjähriger völliger Erholung bei 20 %.

McGlashan (1986) fasst den Verlauf der Symptomatik bei der Borderline-Störung so zusammen, dass Patientinnen, die mit Anfang 20 stationär behandelt wurden, ca. ab der Mitte des dritten Lebensjahrzehnts stabile und signifikante Verbesserungen zeigen. In den folgenden Lebensjahrzehnten gehen die Verbesserungen wieder etwas zurück, erreichen aber nicht mehr das anfängliche Ausmaß der Symptomatik.

Sehr häufig ist die Borderline-Persönlichkeitsstörung im höheren Lebensalter nicht mehr diagnostizierbar, es finden sich jedoch signifikante Zusammenhänge zwischen einer im späteren Leben auftretenden Depression und einer im früheren Lebensalter diagnostizierten Borderline-Störung (Galione und Oltmanns, 2013).

Dabei scheinen insbesondere jene ehemaligen Borderline-Patienten ein erhöhtes Depressionsrisiko zu besitzen, die häufig Krisen ausgesetzt waren. Lassen sich jedoch im höheren Alter noch Persönlichkeitsstörungen diagnostizieren, dann sind sie meistens komorbid mit den anderen psychischen Störungen und körperlichen Erkrankungen assoziiert (Schuster et al. 2013).

> Sowohl störungsbedingte Beeinträchtigungen als auch die Suizidgefahr sind in den jungen Erwachsenen-Jahren am größten und nehmen dann allmählich mit fortschreitendem Alter ab.

Obwohl die Neigung zu intensiven Emotionen, zu Impulsivität und Intensität in der Beziehungs-Gestaltung meist lebenslang anhält, zeigen vor allem Patienten, die sich in therapeutischer Behandlung befinden, häufig Verbesserungen, die oft schon im Laufe des ersten Jahres beginnen. Ab dem 30. oder 40. Lebensjahr erlangt die Mehrzahl der Patienten eine größere Stabilität in ihren Beziehungen und beruflichen Funktionen.

Katamnese-Studien an Betroffenen aus psychiatrischen Tageskliniken weisen darauf hin, dass nach etwa 10 Jahren ungefähr die Hälfte kein Verhaltensmuster mehr aufweist, das die Kriterien der Borderline-Persönlichkeitsstörung vollständig erfüllt.

> Ein weiterer Aspekt ist, dass offensichtlich mit zunehmendem Alter die Impulskontrollstörung abnimmt, die emotionale Problematik sich in Richtung Depression entwickelt, sodass „alte" BPS-Patienten oft die Diagnose einer *major depression* erhalten. Das BL-spezifische Gefühl der Leere wird oft als einsamkeitsbedingte Altersdepression verkannt.

■ **DBT-orientiertes Gruppenangebot im gerontopsychiatrischen Bereich: theoretischer Bezug und Erfahrungsbericht**

Für den Einsatz von DBT im gerontopsychiatrischen Bereich sprechen vor allem die dialektische Grundhaltung, die Art der Beziehungsgestaltung und die Methodenvielfalt (Sendera und Sutor-Sendera 2012). Der Behandlungsbaustein des Skills-Gruppentrainings liefert eine hilfreiche Handlungsanweisung für Problembereiche, die auch im gerontopsychiatrischen Bereich beobachtet werden können:

— Negative Selbstwahrnehmung und negative Selbstbewertung
  - Aversive Emotionen wie Trauer, Niedergeschlagenheit, Scham (Anmerkung: z. B. Inkontinenz bei älteren Menschen), Schuld, Angst sind häufiger als Freude oder Interesse
  - Körperliche Symptome, akute und chronische Schmerzen
  - Belastende biografische Aspekte
  - Kompetenzverlust in Stresssituationen (Sendera und Sendera 2012)

Im höheren Lebensalter gewinnen die Aufrechterhaltung von Ressourcen zur Zielerreichung und die Regulation von Verlusten an Bedeutung.

Skills gelten als Fertigkeiten zur Zielerreichung, deren Verfügbarkeit und Einsatz durch psychische Störungen erschwert sein können. Langfristig unterstützt effektiver Skills-Einsatz eine Stärkung des Selbstwertes. Unter dieser Perspektive kann Skills-Training als Mittel zur Ressourcenaktivierung und -erhaltung verstanden werden, das auch im gerontopsychiatrischen Bereich dazu beitragen kann, hilfreiche Skills zu identifizieren, zu benennen und zu aktivieren.

Das integrative Säulenkonzept von Petzold (2005) stellt ein bedeutsames theoretisches Konzept für die Identitätsarbeit in der Gerontotherapie dar.

In der Arbeit mit älteren Menschen können selbstwertstärkende Prozesse durch die Anregung aller Sinne in Gang gesetzt werden und erhaltene sensorische und sensomotorische Ressourcen stärken.

> Die Achtsamkeitsübungen des Skills-Trainings zur bewussten, realitätsbezogenen Wahrnehmung des Augenblicks fördern den Bezug zur Umwelt und zur eigenen Person sowie das Annehmen unveränderbarer Gegebenheiten.

Sie bieten auch für den gerontopsychiatrischen Bereich hilfreiche Handlungsanweisungen zur Sinnesschulung und zum Erleben des Augenblicks. Darüber hinaus ermöglichen Wahrnehmungsübungen eine kognitive Stimulation, die auch bei Personen mit Demenzsyndrom eine lustbetonte Tätigkeit darstellt (Schloffer et al. 2010). Körperbezogene Achtsamkeitsübungen greifen auf integrative Bewegungskonzepte zurück, die besondere Bedeutung für die Gesundheitsförderung im Gerontobereich haben (Petzold 2005). All dies spricht dafür, die praktischen Übungen des Skills-Trainings auch im gerontopsychiatrischen Bereich anzuwenden.

Auf der gerontopsychiatrischen Langzeitstation der Salzburger Landesklinik St. Veit wurde auf Initiative von Kollegin Karin Bergthaller wöchentlich eine psychologisch geführte Ressourcengruppe angeboten. Themen wie Selbstwert, Gefühle, Verhalten und Reaktionen des Umfelds auf Verhaltensweisen stehen im Vordergrund. Zu den Teilnehmenden gehören Personen mit erworbenen kognitiven Störungen (leichter bis mittelgradiger Schweregrad) sowie Personen mit chronifizierten affektiven Vorerkrankungen mit zum Teil anhaltenden inhaltlichen Denkstörungen. Die Teilnehmenden profitieren vom Erfahrungsaustausch und von wertschätzenden Gruppeninteraktionen, die aktiv von der gruppenleitenden Person angeregt werden.

Die Bedeutung von Therapietieren in Altersheimen und anderen geriatrischen Settings ist unumstritten und wird zum Glück immer mehr gefördert (Abb. 12.1**).**

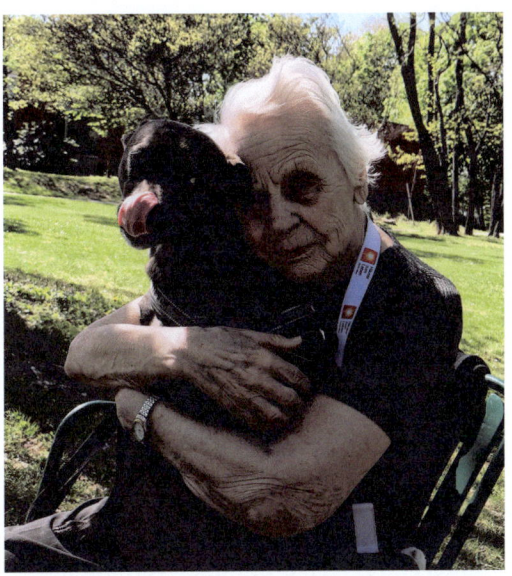

Abb. 12.1 Tiere in der Geriatrie

12.6 DBT-GB – DBT für Patienten mit Intelligenzminderung

Die Ausbildung von emotionalen und Verhaltens-Problemen bei Kindern mit Störungen der intellektuellen Entwicklung lässt sich als Wechselwirkung von biologischen, psychologischen und sozialen Faktoren verstehen.

Bei Kindern mit geistiger Behinderung brauchen Eltern Hilfe und Beratung, wie sie den Alltag bewältigen können, um dysfunktionale Verhaltensmustern zu vermeiden oder zu verbessern.

Das Konzept des „*positive behavior support*" beinhaltet die Verhaltens- und Trigger-Analyse von auffälligen emotionalen Reaktionen oder sozialen Verhaltensformen.

Da der Zugang zur Psychotherapie für Menschen mit geistiger Behinderung schwierig ist und die Versorgung nicht immer optimal, wurden in den letzten Jahren neue Konzepte erarbeitet. Dazu gehört auch die DBT-GB, die an die Bedürfnisse dieser Patienten angepasst wurde und das DBT Konzept entsprechend modifiziert hat. Ziel ist vor allem ein verbesserter Umgang mit Emotionen. Das ursprüngliche DBT-Behandlungsverfahren setzt dabei eine normale Intelligenz mit hohen sprachlichen Fähigkeiten voraus.

Geistig behinderte Borderline-Patienten fallen demgegenüber durch Konzentrationsschwierigkeiten, Auffassungsdefizite und möglicherweise Lese- und Rechtschreibschwierigkeiten auf. Die DBT-GB wurde vereinfacht sowie verständlich und anwendbar gemacht.

12.6.1 Epidemiologie

40–60 % der Patienten mit Intelligenzminderung zeigen auffälliges Verhalten,

20–40 % zeigen deutliche Verhaltensstörungen,

10–17 % leiden an einer psychiatrischen Störung.

Definition: ICD-10 Intelligenzminderung
Es erfolgt eine Einteilung in 4 Schweregrade (leicht/mittelgradig/schwer/schwerst), abhängig vom IQ.

Im Rahmen der diagnostischen Abklärung ergeben sich mehrere Schwierigkeiten. Einerseits muss abgeklärt werden, ob die Symptome der geistigen Behinderung zuzuordnen sind oder eine davon unabhängige Symptomatik darstellen, andererseits ist die Kommunikationsfähigkeit oft eingeschränkt.

> Es muss sowohl eine Diagnostik der geistigen Behinderung als auch der psychischen Störung erfolgen und beide in Einklang gebracht werden.

Dafür wurden spezifisch auf diese Patientengruppe ausgerichtete Diagnosekriterien entwickelt. Neben den in Großbritannien entwickelten diagnostischen Kriterien *Diagnostic Criteria for Psychiatric Disorders for Use with Adults with Learning Disabilities/Mental Retardation*, Royal College of Psychiatrists, 2001, gibt es ein mit der American Psychiatric Association (APA) erarbeitetes Diagnostik-Manual *Diagnostic Manual – Intellectual Disability (DM-ID)* (Fletcher et al. 2007).

12.6.2 Bio-psychosoziale Theorie

Die Ausbildung von emotionalen und Verhaltens-Problemen bei Kindern mit Störungen der intellektuellen Entwicklung lässt sich als Wechselwirkung von biologischen, psychologischen und sozialen Faktoren verstehen.

Biologische Faktoren:
- Reifungsstörungen
- Einschränkungen der kognitiven und kommunikativen Fähigkeiten
- Störung der Selbstregulation
- Störung der sozialen Entwicklung

Bei Kindern mit geistiger Behinderung brauchen Eltern Hilfe und Beratung, wie sie den Alltag bewältigen können, um dysfunktionale Verhaltensmustern zu vermeiden oder zu verbessern.

Das Konzept des *„positive behavior support"* beinhaltet die Verhaltens- und Trigger-Analyse von auffälligen emotionalen Reaktionen oder sozialen Verhaltensformen.

Die Auseinandersetzung mit den eigenen Einschränkungen ist oft ein problematisches Thema, das in der Therapie angesprochen werden sollte.

Neben der Auseinandersetzung mit eigenen negativen Gefühlen und Reaktionen aus der Umwelt sollte die Therapie den Aufbau eines positiven Selbstbilds und den wertschätzenden Umgang mit dem sozialen Umfeld fördern, aber auch zeigen, wie eigene Grenzen gesetzt und gewahrt werden können.

> Jeder Patient hat das Recht auf einen validierenden Umgang und Respekt.

Da der Zugang zur Psychotherapie für Menschen mit geistiger Behinderung schwierig ist und die Versorgung nicht immer optimal, wurden in den letzten Jahren neue Konzepte erarbeitet. Dazu gehört auch die DBT-GB, die an die Bedürfnisse dieser Patienten angepasst wurde und das DBT-Konzept entsprechend modifiziert hat.

12.6.3 Programm: DBToP-gB

(DBToP-gB-Manual für die Gruppenarbeit. Bethel Verlag: Bielefeld)

Dieses Programm wurde primär für stationäres Setting entwickelt, ist aber auch bereits im ambulanten Bereich verfügbar. Es zielt besonders auf die bei Menschen mit intellektueller Minderbegabung vorhandene Impulskontrollstörung, emotionale Instabilität sowie selbst- und fremdverletzendes Verhalten ab und berücksichtigt dabei die speziellen, oftmals auch sprachlich eingeschränkten, Bedürfnisse. 2012 ist dazu ein Manual erschienen.

> Die Kombination aus emotionaler Instabilität und mangelnder Impulskontrolle gehört zu den häufigsten Störungen von Menschen mit einer geistigen Behinderung und betrifft insbesondere Menschen mit einer Borderline-Persönlichkeitsstörung oder Störung der Impulskontrolle aus anderer Ursache.

Die Patienten haben ein eingeschränktes Spektrum an Verhaltens- und Reaktionsweisen, um ihre Zustände auszudrücken. In Stresssituationen können sie nicht auf ihre persönlichen Fertigkeiten zurückgreifen wie geistig gesunde Menschen mit der gleichen psychischen Störung.

Ziel der DBT ist vor allem ein verbesserter Umgang mit Emotionen. Das ursprüngliche DBT-Behandlungsverfahren setzt dabei eine normale Intelligenz mit hohen sprachlichen Fähigkeiten voraus. Geistig behinderte Borderline-Patienten fallen demgegenüber durch Konzentrationsschwierigkeiten, Auffassungsdefizite und möglicherweise Lese- und Rechtschreibschwierigkeiten auf. Die DBT-GB wurde vereinfacht sowie verständlich und anwendbar gemacht.

Auch bei Menschen mit geistiger Behinderung und psychischer Erkrankung geht man von einer biologisch-genetisch bedingten Vulnerabilität auf emotionale Stimuli aus. Dazu kommt, dass die Patienten oft in Einrichtungen wohnen, wo sie nicht selbst über sich entscheiden können und über ihre Meinung hinweg entschieden wird.

Auch, wenn es *„gut gemeint"* zum Wohle des Patienten ist, so kann dies doch ein invalidierendes Umfeld darstellen, in dem sich Patienten entwertet und nicht ernst genommen fühlen.

Durch sprachliche Einschränkungen, Probleme mit dem Erkennen und Ausdrücken von Emotionen sowie einer geringen Konzentrations- und Aufmerksamkeitsspanne ist die Therapie zusätzlich erschwert.

Daher werden die Bezeichnungen möglichst vereinfacht und an das Umfeld der Patienten angepasst.

Eine Besonderheit dieses Settings ist auch die erforderliche Einbeziehung der Familie und Betreuer.

- **Zielgruppe:**

Patienten mit Borderline-Persönlichkeitsstörung oder Impulskontrollstörung im Rahmen anderer Diagnosen und leichter bis mittelschwerer geistiger Behinderung.

Voraussetzung ist Verbalisierungsfähigkeit, Lese- und Schreibfähigkeit ist nicht unbedingt erforderlich.

> Nach Absolvierung des Trainings ist es unerlässlich, die Kenntnisse und Verhaltensweisen in den Alltag zu transferieren und im Rahmen eines ambulanten Skills-Trainings zu festigen und im Alltag zu leben.

- **Krisenmanagement**

Es sind Strukturen, aber auch Flexibilität und Eingehen auf individuelle Bedürfnisse, notwendig.

Eskalationen sind häufiger, Mangel an Lern- und Auffassungsvermögen erschwert die Kommunikation, vor allem in Stresssituationen.

Die emotionale Beteiligung der Betreuungs- und Pflegepersonen, die eine Möglichkeit der Deeskalation und Zugang zu den Patienten finden müssen, bedarf besonderer Professionalität und regelmäßiger Team-Supervision.

> **EyeCatcher**
>
> In der Krise kommt es nicht auf Problemlösung an, dies wäre aufgrund der deutlich eingeschränkten Kognition nicht möglich.
>
> Der Patient muss abgeschirmt werden – *time out* –, der weitere Kontakt kommt vonseiten der Betreuer. Die Maßnahme sollte dem Patienten verständlich gemacht werden.

Bei **Gewalttätigkeit** geht es zusätzlich um die Sicherheit der anderen Patienten, der Angehörigen und des Personals. Falls erforderlich, wird hier auch die Polizei eingeschaltet.

Bei **Selbstgefährdung,** parasuizidalen Gedanken und Handlungen kommt es zu vorübergehendem Ausschluss aus dem Therapieprogramm, vordergründig ist Stabilisierung, Kontrollen vonseiten des Personals mit Einzelgesprächen und optimaler Unterbringung.

12.7 DBT bei affektiven Störungen

12.7.1 Depression

TREEP ist der Begriff für das Therapeutische Training zur Reaktivierung und Erleichterung Emotionaler Prozeduren und stellt ein neues, innovatives Behandlungskonzept depressiver Störungen vor.

> **EyeCatcher**
>
> Ein störungsspezifisches Training für depressive Patienten auf Basis der DBT wurde von Markus Reicherzer entwickelt (Reicherzer 2017).

Die Module sind auf drei Formen der Depression zugeschnitten, die im Differentiellen Dialektischen Modell der Depression (DDMD) evaluiert wurden: Depressionen qualitativer, quantitativer und historischer Last.

Das zugehörige Manual beinhaltet alle wichtigen Therapieeinheiten für die Behandlung depressiver Störungen im stationären und ambulanten Setting: Skills-Training, Psychoedukation in der Basisgruppe, Achtsamkeitstraining, Fallkonferenzen, Bezugsgruppen, Körper- und Kunsttherapie.

Es zeichnet sich durch ein hohes Maß an Struktur, leichte Erlernbarkeit und Anwendbarkeit sowie völlige Bewertungsfreiheit aus.

Auch die hohe Komorbidität mit Angststörungen wird berücksichtigt, ebenso mit Persönlichkeitsstörungen (Doyle et al. 1999) und Alkoholabhängigkeit (Merikangas et al. 1996).

Ungefähr 10–12 % aller Depressionen verlaufen chronisch (Keller et al. 1992), wobei bei stationären Patienten bis zu 80 % an einer chronischen Depression leiden.

Die Einordnung der Depressionen nach dem ICD 10 erfolgt vor allem nach der Schwere und Persistenz der Symptome sowie die dadurch folgenden Einschränkungen und dem Verlauf.

> Dem Modell von M. Reicherzer liegt das Differentielle Dialektische Modell DDMD zu Grunde.

Der Begriff Depressives Syndrom enthält klinische Symptome, sagt jedoch nichts über die Pathogenese aus.

Als Depressiver Modus oder auch Deadlock, Shutdown wird das Ende aller depressiven Zustände bezeichnet und stellt einen intrapsychischen Stillstand dar.

Depressives Verhalten hingegen tritt bei geringerer emotionaler Last auf und enthält mehr lebensgeschichtliche Fakten. Als Symptome kennen wir Antriebslosigkeit, Rückzug, gedrückte Stimmung, verminderte Konzentration, negative oder keine Zukunftsperspektive, Verlust von Interessen und Lebensfreude, verminderter Selbstwert, Schuldgefühle und oftmals Suizidgedanken, Selbstverletzung, Schlafstörungen und Appetitlosigkeit (Dilling et al. 2013).

Typen der Depression:
- Typ I: Qualitative Last – akuter Stress infolge aversiver Emotionen, oft als blockierte Trauerreaktion
- Typ II: Quantitative Last – Zuspitzen und Zusammenkommen mehrerer negativer Emotionen schon im Vorfeld als Zeichen der Erschöpfung des emotionsverarbeitenden Systems –gewohnte Strategien führen nicht zur Entlastung
- Typ III: Historische Last – vermehrte Vulnerabilität und erhöhte Sensitivität durch genetische und Persönlichkeitsfaktoren sowie frühe negative Erfahrungen → dadurch eingeschränkte Möglichkeiten der Emotionsverarbeitung. Grundsätzlich meist in Kombination zur Pharmakotherapie.

Die in der TREEP angewandten Strategien haben das Ziel, die emotionale Last zu reduzieren.

Reicherzer führt hier den Begriff der **Prozedur** ein:
1. Prozedur: funktionelles Verhalten, z. B. Schuld → Sühne
2. Prozedur: sekundäre Emotion → Transformation eines aversiven Gefühls in ein weniger aversives Gefühl
3. Prozedur: dysfunktionales Verhalten → z. B. Selbstverletzung, Rückzugsverhalten, Substanzmissbrauch → kurzfristige Reduktion der emotionalen Last
4. Prozedur: Deadlock/Shutdown → keine Reduktion der emotionalen Last wie bei 1 bis 3, sondern kompletter Ausfall des emotionsverarbeitenden Systems, ähnlich dem *freezing*, das wir auch von Tieren kennen.

Um einen Patienten aus Stufe 4 wieder heraus zu holen, hilft es, wenn es möglich ist, die Ursache zu beseitigen, die jedoch oft multifaktoriell ist. Wenn dies nicht gelingt, ist die Strategie das Abkoppeln einzelner Prozesse mit dem Versuch, hier wieder Emotionsverarbeitung zu erreichen.

Psychoedukation, Validierung, Unterstützung, Bewegung und Sport kommen zum Einsatz.

Danach können Verhaltensanalysen, andere Strategien und Skills eingesetzt werden. **Wie in der regulären DBT gelten auch hier Linehans Grundannahmen** (▶ Abschn. 4.4).

- **Skills-Training**

Das Skills-Manual unterscheidet sich von dem der ursprünglichen DBT. In Zusammenarbeit mit Martin Bohus wurde ein an die Besonderheiten der depressiven Störung angepasstes Manual erstellt.

Es besteht aus acht Modulen:

EyeCatcher

- Achtsamkeit
- Reaktivierung der Emotionen
- Bewältigung emotionaler Last
- Selbstwertregulation
- Umgang mit Gedanken
- Umgang mit Gefühlen
- Zwischenmenschliche Fertigkeiten
- Prophylaxe

Ziele des Skills-Trainings sind
- Veränderter Umgang mit gedrückter Stimmung, mit Ängsten
- Erlangen von Beziehungsfähigkeit

- Knüpfen sozialer Kontakte
- Stärkung des Selbstwertes
- Förderung von psychischer und körperlicher Gesundheit
- Finden einer Zukunftsperspektive
- Achtsamkeit im Sinne von Verweilen im Hier und Jetzt, Achtsamkeit auf positive Gedanken, Gefühle und Aktivitäten
- Verändern von dysfunktionalen Denk- und Handlungsmustern
- Finden von Strategien zur Problemlösung

Persönliche Erfahrung: Da ich in meiner Tätigkeit in einem psychiatrischen Rehazentrum mit sehr gemischten Patientengruppen und unterschiedlichen Diagnosen zu tun habe, allen voran depressiven Störungen, haben mir dieses Konzept und der veränderte Therapieansatz sehr geholfen, DBT einzusetzen und „gemischte" Gruppen zu führen, wobei auch hier der Grundsatz gilt – *tun, was möglich ist*.

Für alle KollegInnen, die sich mit depressiven Patienten auseinandersetzen und nach DBT arbeiten möchten, empfehle ich daher das im Literaturverzeichnis genannte Buch.

12.7.2 Angst

Leben mit ständiger Angst kann einerseits zur Depression führen, Depression kann durch die Hoffnungslosigkeit, fehlende Zukunftsperspektive, Schlafstörungen, Selbstwertverlust, Verlust an Lebensqualität andererseits eine Angststörung auslösen.

Die Umwelt, Familie, Freunde, Arbeitsplatz, reagiert auf Dauer oft ungeduldig, verständnislos und trägt zur Abwärtsspirale noch bei.

Die Angst vor der Angst

Bis zu 70 % der Patienten mit Panikattacken haben im Laufe ihres Lebens eine *major depression* (McNally 1994).

Menschen mit sozialen Ängsten kommen meist in ein Vermeidungsverhalten, das ihre Lebensqualität massiv beeinträchtigt.

Patienten mit generalisierter Angststörung empfinden oft zusätzlich Erschöpfung, Reizbarkeit, somatische Symptome wie Herzrasen, Atemnot, Muskelverspannungen, gastrointestinale Symptome u. v. m. ohne, dass ein Zusammenhang mit einem spezifischen Trigger erkennbar ist.

Unabhängig von den neuen diagnosespezifischen Settings habe ich die Erfahrung gemacht, dass fast alle Patienten von Skills-Gruppen profitieren und, wenn auch nicht alles, so doch einiges mitnehmen können.

Patienten mit Angststörung, Panikattacken und Phobien sind in der ursprünglichen Form der DBT und des Skills-Trainings gut aufgehoben.

Angepasst an die Symptome, werden folgende **Ziele** gesetzt:
- Reduktion von Vermeidungsverhalten
- Erlangen von Handlungskompetenz
- Identifizieren von Konflikten
- Verbesserung der Kompromissfähigkeit
- Bedürfnishierarchie
- Emotionskontrolle und -regulation
- Impulskontrolle und -regulation
- Selbstfürsorge
- Psychoedukation mit Schwerpunkt auf Gefühlen
- Arbeit am Selbstwert
- Achtsamkeits- und Wahrnehmungstraining
- Selbstberuhigung
- Arbeit an *Avoidance* und *Escape*-Mechanismen

In der DBT wird mit den widersprüchlichen Grundannahmen gearbeitet, z. B. **Sicherheit versus Freiheit,** einem typischen Konflikt bei Angststörungen.

Wir sprechen dabei von einem dialektischen Konflikt.

Weitere Beispiele:
Resignation – Initiative
Wut – Sehnsucht
Akzeptanz – Veränderung
Den Konflikt **Aktivität vs. Passivität** beschreibt M. Linehan als **aktive Passivität**.

In der DBT wird gelehrt, Bedürfnisse, Gefühle, Gedanken und Impulse genau zu erkennen und zu analysieren und Konflikte bewusst zu machen.

> Bei Patienten mit Angst plus Depression ist es kompliziert, da in einem Moment alles getan wird, um den Angstauslöser zu vermeiden, im nächsten Moment völlige Erschöpfung und Antriebslosigkeit die Durchführung verhindert.

Problemlösung in der DBT verlangt die Fähigkeit, Kompromisse zu finden.

Bei Aktivierung konträrer Schemata muss ein Ziel aufgegeben werden, um das andere zu erreichen. Dafür ist es notwendig, Schwerpunkte zu setzen und Prioritäten zu erkennen.

Gefühle irren sich nicht. Sie sind weder gut noch schlecht. Sie sind wie sie sind.

Gerade die Invalidierung von Gefühlen in der Kindheit bewirkt, dass die Betroffenen sich selbst hinterfragen und für falsch oder verrückt halten, da ihre Wahrnehmung nicht mit der der Bezugspersonen übereinstimmt.

Vermeidung mag gegen Angst kurzfristig helfen, zerstört jedoch langfristig die Lebensqualität.

Eine typische Ansage des Skills-Trainings ist dazu →
- *Vermeiden Sie die Vermeidung*
- *Vermeiden Sie, Ihre Gefühle zu vermeiden,*

was und direkt zum Kapitel Akzeptanz führt (▶ Kap. 5)

Achtsamkeit hilft,
- antizipatorische Angst zu reduzieren,
- die Sinne zu schärfen, positive Erlebnisse und Beobachtungen zu machen (siehe Erbsenübung),
- den Sinn von Wahrnehmung und Gefühlen aufzuzeigen,
- im Hier und Jetzt zu leben,
- Distanz zu negativen Gefühlen zu bekommen (Ich bin nicht mein Gefühl … Ich bin nicht meine Angst …),
- Situationen durchzustehen (Skills-Kette),
- weniger zu bewerten.

→ Merksprüche, Flash-cards und Metaphern helfen, in der Krise rasch gerüstet zu sein und in ruhigen Zeiten, nicht das Üben zu vergessen.

Ein wichtiger Ansatz ist die Fähigkeit zur Selbstberuhigung/Selbstvalidierung.
Kognitionen:
Beispiele für Gedanken dazu:
- Selbstvalidierung → *Es ist in Ordnung, wenn ich mich besser fühlen möchte, ich darf auf mich schauen.*
- Selbstbestätigung → *Ich kann damit umgehen, auch wenn es weh tut, es wird wieder aufhören, es wird wieder gut werden, ich kann das überleben.*
- Perspektive → *Ich habe mich früher schon einmal so gefühlt und es hat wieder aufgehört. So wird es auch diesmal sein.*

Hier arbeiten wir gegenteilig zur Achtsamkeit, indem die Patienten zurück und nach vorne sehen (Rusting und DeHart 2000).
Sensorische Reize

> **EyeCatcher**
>
> Wir können uns nicht nur mit Gedanken, sondern mit allen fünf Sinnen selbst beruhigen.

Natur zu sehen, zu hören, zu spüren, zu riechen hilft vielen Menschen zur Ruhe zu kommen und möglicherweise auch schon freudige Gefühle dabei zu entwickeln.

Die meisten kennen vermutlich auch den tröstenden und beruhigenden Effekt, den ein Becher Eiscreme auf uns haben kann.

Siehe auch: Den Augenblick verbessern (*improve the moment*); M Linehan, Skills-Training.

12.7.3 Bipolare Störung

Als mögliche Therapieformen für die Bipolare Störung wurden die Kognitiv-behaviorale Therapie, die Familien-fokussierte Therapie, MBCT (mindfulness-based cognitive therapy) und DBT evaluiert.

Für unipolare Depressionen gibt es vielversprechende Studien, für die Psychotherapie der bipolaren Störungen, zusammen mit der Pharmakotherapie, sind noch weitere Forschung und Studien nötig.

Als erster und wichtiger Schritt wird hier die Psychoedukation gesehen, sowie das Erkennen von Triggern und Frühwarnzeichen vor dem Auftreten von manischen oder depressiven Episoden.

Die geschulte Wahrnehmung und das rechtzeitige Erkennen der Symptome, wie zum Beispiel Schlaflosigkeit vor einer manischen Episode, ist bereits ein wichtiger Faktor in der Therapie.

Regelmäßige Routine und das Erstellen einer Tagesstruktur können die Schwankungen reduzieren, ebenso wichtig ist die *compliance* in der medikamentösen Therapie.

Auch wenn die medikamentöse Stabilisierung der Kernpunkt der Behandlung ist, kann spezifische Psychotherapie weiter stabilisieren, vor allem aber die Rückfallquote um 0–60 % senken (Gitlin et al. 1995; Treuer and Tohen 2010).

Nach Zaretsky et al. (2007) haben 50 % der Patienten mindestens einmal im Leben eine Episode durch eigenmächtige Veränderung der Medikamente.

Gerade hier setzt die Psychoedukation und Therapie ein:
Geschulte Patienten, die achtsam und bewusst auf sich und auch auf die Medikamenteneinnahme achten, können Rückfälle viel besser in den Griff bekommen und haben dadurch auch bessere Lebensqualität.

Die Anzahl der Suizide und Suizidversuche ist bei dieser Störung sehr hoch. Rizvy und Zaretsky (2007) fanden eine Rate von 50 % an Suizidversuchen in ihren Studien. Gelungene Suizide über eine Lebensspanne werden mit sechzigfacher Anzahl gegenüber der Normalbevölkerung angegeben (Leahy 2007).

DBT wurde bereits für viele Erkrankungen mit Störung der Emotionsregulation evaluiert, wie z. B. PTSD, Angststörung (Kutz et al. 1985; Miller et al. 1995), Panikstörung (Kabat-Zinn et al. 1992) und Depression (Teasdale et al. 2000), bzgl. der bipolaren Störung gibt es kaum Evidenz.

In Anbetracht der Überschneidungen von Symptomen wie z. B. Emotionsregulationsstörung, mangelnder Impulskontrolle, Suizidalität, Therapieabbrüchen und interpersoneller Probleme, sowie der hohen Komorbidität, ist zu hoffen, dass die DBT auch bei Bipolarer Störung hilfreich sein kann.

Die Studien von Goldstein et al. (2007) berichten über Jugendliche mit bipolarer Störung, die ein Jahr mit DBT behandelt wurden und vor allem im Bereich Suizidalität, Selbstverletzung, Emotionsregulation und depressiven Symptomen signifikante Besserung erfuhren.

Der Skill *entgegengesetztes Handeln* im Modul Emotionsregulation (siehe ▶ Abschn. 2.1) zeigte sich hilfreich bei Episoden von Depression und (Hypo-)Manie, da die Patienten gerade dann durch ihre jeweilige Befindlichkeit ihre Reaktionen oder das Fehlen dieser noch verschlimmern.

Modifiziert kann der Leitsatz in der Emotionsregulation hier z. B. heißen:
– Ich bin nicht meine Krankheit.
– Ich habe eine Krankheit,
– aber ich bin vieles mehr.

Neue Konzepte – kurzgefasst

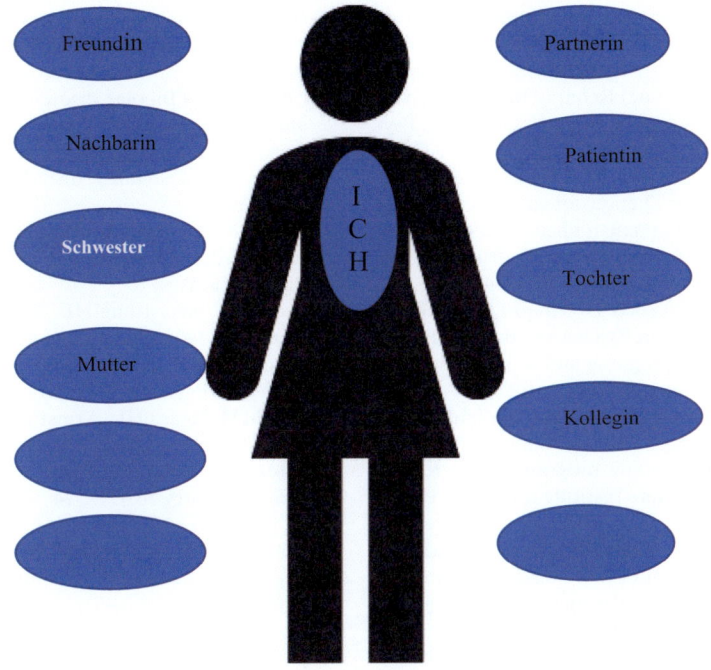

Abb. 12.2 Ich bin nicht meine Krankheit

Übung: Erstellen einer Liste, *Wer oder was bin ich noch …?* Mutter/Vater, Tochter/Sohn, Bruder/Schwester, Beruf … Partner, Patient, Nachbar, Freundin … etc.

So können die Patienten sehen, dass nicht ihr ganzes Leben von der Krankheit diktiert ist, sondern viel mehr in ihnen und in ihrem Leben steckt (**Abb. 12.2**).

> Wichtig ist auch, zu betonen, dass auch bipolare Menschen ganz normale Gefühle haben und nicht jede Traurigkeit gleich Depression und jede Fröhlichkeit gleich Manie ist.

Literatur

Andrews DA, James Bonta J (2010) The Psychology of Criminal Conduct.5.Auflage.Mathew Bender & Company. LexisNexis Group, New Providence, NJ

Bezzel A (2008) Therapie im Maßregelvollzug – und dann? Eine Verlaufsunter-suchung an forensischen Patienten (§§ 63 und 64 StGB). Universität Regensburg: Inaugural-Dissertation zur Erlangung der Doktorwürde der Philosophischen Fakultät II (Psychologie, Pädagogik und Sportwissenschaften)

Blair J, Mitchell D, Blair K (2005) The psychopath: emotion and the brain. Malden, Blackwell

Clarkin JF, Foelsch P, Levy K, Hull J, Delaney J, Kernberg OF (2001). The development of a psychodynamic treatment for patients with borderline personality disorder: A preliminary study of behavioral change. J Personality Disorders 15:487–495

Cooke DJ, Michie C (2001) Refining the construct of psychopathy. Towards an hierarchical model. Psychol Assess 13(2):171–88

Dimeff L, Rizvi SL, Brown M, Linehan MM (2000) Dialectic Behavior Therapy for substance abuse: a pilot application to methamphetamine-dependent woman with borderline personality disorder. Cognitive and Behavioral Practice 7:457–468

Dölling D, Leygraf N, Sass H (Hrsg) (2006) Handbuch der forensischen Psychiatrie. Band 3: Psychiatrische Kriminalprognose und Kriminaltherapie (S. 193-221). Steinkopff, Darmstadt

Drake EK, Barnoski R (2006) Recidivism findings for the juvenile rehabilitation administration's Dialectic Behavior Therapy program: Final report. WA, Washington State Institute for Public Policy, Olympia

Evershed S, Tennat A, Boomer D, Rees A, Barkham M, Watson A (2003) Practice-based outcomes of dialectical behaviour therapy (DBT) targeting anger and violence, with male forensic patients: a pragmatic and non-contemporaneous comparison. Criminal Behaviour and Ment Health 13(3):198–213

Fiedler P (2001) Persönlichkeitsstörungen. 5. Auflage. Psychologie Verlags Union, Weinheim

Fonagy P (2006) Persönlichkeitsstörung und Gewalt. Ein psychoanalytisch-bindungstheoretischer Ansatz. In: Kernberg OF, Hartmann HP (Hrsg) Narzissmus. Grundlagen – Störungsbilder – Therapie (S. 326–365). Schattauer, Stuttgart

Goldstein TR, Fersch-Podrat RK, Rivera M et al (2015a) Dialectical behavior therapy for adolescents with bipolar disorder: results from a pilot randomized trial. J Child Adolesc Psychopharmacol 25(2):140–149

Gregory VL (2010a) Cognitive-behavioral therapy for depression in bipolar disorder: ameta-analysis. J Evid Based Soc Work 7:269–279

Harley R, Sprich S, Safren S et al (2008a) Adaptation of dialectical behavior therapy skills training group for treatment-resistant depression. J Nerv Ment Dis 196(2):136–143

Hollon SD, Munoz RF, Barlow DH et al (2002a) Psychosocial intervention development for the prevention and treatment of depression: promoting innovation and increasing access. Biol Psychiatry 52(6):610–630

Kessler RC, Akiskal HS, Angst J et al (2006a) Validity of the assessment of bipolar spectrum disorders in the WHO CIDI 3.0. J Affect Disord 96(3):259–269

Klerman GL, Weissman MM, Rounsaville BJ et al (1984a) Interpersonal psychotherapy of depression. Basic Books, New York

Lam DH, Jones SH, Hayward P (2010a) Cognitive therapy for bipolar disorder: a therapist'sguide to concepts, methods and practice. Wiley-Blackwell, West Sussex

Lihy RL (2007a) Bipolar disorders. Causes, contexts and treatments. J Clin Psychol 63(5):417–424

Linehan M (1993a) Cognitive-behavioral treatment of borderline personality disorder. Guilford Press, New York

Linehan MM (1993c) Skills training manual for treating borderline personality disorder. Guilford Press, New York

Linehan MM, Armstrong HE, Suarez A, Allmon D, Heard H (1991a) Cognitive behavioral treatment of chronically parasuicidal borderline patients. Arch Gen Psychiatry 48:1060–1064

Linehan MM, Heard HL, Armstrong HE (1993a) Naturalistic follow-up of a behavioral treatment for chronically parasuicidal borderline patients. Arch Gen Psychiatry 50:971–974

Lynch TR, Morse JQ, Mendelson T et al (2003a) Dialectical behavior therapy for depressed older adults: a randomized pilot study. Am J Geriatr Psychiatry 11(1):33–45

Miklowitz DJ (2006a) A review of evidence-based psychosocial interventions for bipolar disorder. J Clin Psychiat 67:28–33

Miklowtiz DJ (2008a) Adjunctive psychotherapy for bipolar disorder: state of the evidence. Am J Psychiatry 165:1408–1419

Neacsiu AD, Bohus M, Linehan MM (2013a) Dialectical behavior therapy: an intervention for emotion dysregulation. In: Gross JJ (Hrsg) Handbook of emotion regulation, 2. Aufl. The Guilford Press, New York, S 491–508

Neacsiu AD, Eberle JW, Kramer R et al (2014a) Dialectical behavior therapy skills for transdiagnostic emotion dysregulation: a pilot randomized controlled trial. Behav Res Ther 59:40–51

Oermann A (2013) Dialektisch-Behaviorale Therapie im forensischen Setting. Themenheft Borderline: Zeitschrift Psychotherapie 1/2013 (CIP-Medien)

Oermann A, Brück R, Bohus M (2008) Die Übertragung der Dialektisch–Behavioralen Therapie auf die Behandlung der Antisozialen Persönlichkeitsstörung in der Forensik (DBT-F). In: Schmidt-Quernheim F, Hax-Schoppenhorst T (Hrsg) Professionelle forensische Psychiatrie. Behandlung und Rehabilitation im Maßregelvollzug. Huber, Bern

Patelis-Siotis I, Young LT, Robb JC et al (2001a) Group cognitive behavioral therapy for bipolar disorder: a feasibility and effectiveness study. J Affect Disord 65:145–153

Perry A, Tarrier N, Morriss R et al (1999a) Randomised controlled trial of efficacy ofteaching patients with bipolar disorder to identify early symptoms

of relapse and obtain treatment. BMJ 318:149–153
Scott J (2001a) Cognitive therapy as an adjunct to medication in bipolar disorder. Br J Psychiatry Suppl 178:s164–s168
Scott J, Paykel E, Morriss R et al (2006a) Cognitive-behavioural therapy for severe and recurrent bipolar disorders: randomised controlled trial. Br J Psychiatry 188:313–320
Segal ZV, Williams JMG, Teasdale JD (2012a) Mindfulness-based cognitive therapy for depression. Guilford Press, New York
Swartz HA, Frank E (2001a) Psychotherapy for bipolar depression: a phase-specific treatment strategy? Bipolar Disord 3(1):11–22
Van Dijk S, Jeffrey J, Katz MR (2013a) A randomized, controlled, pilot study of dialectical behavior therapy skills in a psychoeducational group for individuals with bipolar disorder. J Affect Disord 145(3):386–393
Weber B, Jermann F, Gex-Fabry M, Nallet A, Bondolfi G, Aubry JM (2010a) Mindfulness-based cognitive therapy for bipolar disorder: a feasibility trial. Eur Psychiatry 25:334–337

Weiterführende Literatur

Ackermann A, Oswald WD (2008) Selbständigkeit erhalten, Pflegebedürftigkeit und Demenz verhindern. In: Oswald WD, Gatterer G, Fleischmann U (Hrsg) Gerontopsychologie. Springer, Heidelberg
Baker B, Blacher J, Crinic K, Edelbrock C (2002) Preschool children with and without developmental delay: behaviour problems and parenting stress over time. J Intellect Disabil Res 47:217–230
Becker R, Heimberg R, Bellack A (1987) Social skills training for treatment for depression. Pergamon, New York
Berzins LG, Trestmann RL (2004) The development and implementation of Dialectic Behavioral Therapy in forensic settings. Int J Forensic Ment Health 3:93–103
Best D, Rössner D (2007) Die Maßregel der Besserung und Sicherung. In: Kröber H-L, Dölling D, Leygraf N, Saß H (2007) Handbuch der Forensischen Psychiatrie Bd. 1: Strafrechtliche Grundlagen der Forensischen Psychiatrie. Steinkopff, Heidelberg
Blackburn R (2004) „What works" with mentally disordered offenders. Psychol Crime Law 10:297–308
Bohus M, Dyer AS, Priebe K, Krüger A, Kleindienst N, Schmahl CH, Niedtfeld J, Steil R (2013) Dialectical behaviour therapy for post-traumatic stress disorder after childhood sexual abuse in patients with and without borderline personality disorder: a randomised controlled trial. Psychother Psychosomat 82:221–233
Boone RT, Buck R (2003) Emotional expressivity and trustworthiness: the role of nonverbal behavior in the evolution of cooperation. J Nonverb Behav 27(3):163–182. https://doi.org/10.1023/a:1025341931128
Brown JF (2011) The skills system. Instructor's guide. An emotion-regulation skills curriculum for all learning abilities. Universe, Bloomington
Brown F, Hooper S (2009) Acceptance and Commitment Therapy (ACT) with a learning disabled young person experiencing anxious and obsessive thoughts. J Intellect Disabil 13(3):195–201
Goldstein TR, Fersch-Podrat RK, Rivera M et al (2015b) Dialectical behavior therapy for adolescents with bipolar disorder: results from a pilot randomized trial. J Child Adolesc Psychopharmacol 25(2):140–149
Charlton M (2006) Dialectical Behavior Therapy for children with developmental disabilities. NADD Bull 9(5):90–93
Dunn BD, Bolton W (2004) The impact of borderline personality traits on challenging behavior: implications for learning disabilities services. Br J Forens Pract 6(4):3–9
Dyskstra E, Charlton M (2004) Dialectical Behavior Therapy skills training: adapted for special population. University of Denver, Aurora Mental Health
Lew M, Matta C, Tripp-Tobe C, Watts D (2006) DBT for individuals with intellectual disabilities: a program description. Mental Health Aspects Dev Disabil 9(1):1–12
Verhoeven M (2010) Journeying to wise mind. Dialectical behavior therapy and offenders with an intellectual disability. In: Craig A, Lindsay WR, Browne KD (Hrsg) Assessment and treatment of sexual offenders with intellectual disabilities: a handbook. Wiley, Oxford, S 317–340
Butler EA, Egloff B, Wlhelm FH, Smith NC, Erickson EA, Gross JJ (2003) The social consequences of expressive suppression. Emotion 3(1):48–67
Child Psychiatry 2007;46(7):820–830
Cohen J (1962) The statistical power of abnormal-social psychological research. J Abnorm Soc Psychol 65:145–153
Coid J, Kahtan N, Gault S, Jarman B (2000) Women admitted to secure forensic psychiatry service I: comparison of women and men. J Forens Psychiatry 11:275–295
Crnic K, Hoffmann CG, Edelbrock C, C. (2004) Understanding the emergence of behavior problems in young children with developmental delays. Infants Young Child 17:223–235
Dekker M, Koot H (2003) DSM-IV disorders in children with borderline to moderate intellectual disability: II: child and family predictors. J Am Acad Child Adolesc Psychiatry 42:923–931

Dekker M, Koot H, Vanderverde J, Verhulst F (2002) Emotional and behavioral problems in children and adolescents with and without intellectual disability. J Child Psychol Psychiatry 43:1087–1098

Detter K (1999) Zum Strafzumessungs- und Maßregelrecht. Neue Zeitschrift für Strafrecht 19:494–500

Dimeff L, Koerner K (Hrsg) (2007) Dialectical Behavior Therapy in clinical practice. Guilford Press, New York

Dimeff L, Rizvi SL, Brown M, Linehan MM (2000) Dialectic Behavior Therapy for substance abuse: a pilot application to methamphetamine-dependent woman with borderline personality disorder. Cognit Behav Pract 7:457–468

Distel MA, Carlier A, Middeldorp CM, Derom CA, Lubke GH, Boomsma DI (2011) Borderline personality traits and adult attention-deficit hyperactivity disorder symptoms: a genetic analysis of comorbidity. Am J Med Genet B Neuropsychiatr Genet 156B(7):817–825

Dölling N, Leygraf, Sass H (Hrsg) (2006) Handbuch der Forensischen Psychiatrie. Band 3: Psychiatrische Kriminalprognose und Kriminaltherapie. Steinkopff, Darmstadt, S 193–221

Dosen A (2010) Psychische Störungen, Verhaltensprobleme und intellektuelle Behinderung, ein integrativer Ansatz für Kinder und Erwachsene. Hogrefe, Göttingen

Du Bois R (2007) Externe Fallsupervision im Maßregelvollzug. Recht Psychi-atrie 25:6–9

Dykens E (2000) Psychopathology in children with intellectual disabilities. J Child Psychol Psychiatry 41:407–417

Einfeld SL, Tonge BJ, Steinhausen HC (2005) Verhaltensfragebogen bei Entwicklungsstörungen (VFE). Hogrefe, Göttingen

Elster S, Schade C, Diefenbacher A (Hrsg) (2012) DBToP-gB-Manual für die Gruppenarbeit. An der Dialektisch Behavioralen Therapie orientiertes Programm zur Behandlung Emotionaler Instabilität bei Menschen mit geistiger Behinderung. Bethel-Verlag, Bielefeld

Elstner SS, Diefenbacher A (2012) DBToP-gB-Manual für die Gruppenarbeit. Bethel-Verlag, Bielefeld

Emerson E (2003) Prevalence of psychiatric disorders in children and adolescents with and without intellectual disability. J Intell Disabil Res 47:51–58

Ermini-Fünfschilling D, Held C (2006) Das demenzgerechte Heim. Basel Karger

Fädrich S, Pfäfflin F (2000) Zur Prävalenz von Persönlichkeitsstörungen bei Strafgefangenen. Recht Psychiatrie 18:95–104

Fletcher R, Loschen E, Stavrakaki C, First M (Hrsg) (2000) Diagnostic manual – intellectual disability: a textbook of diagnosis of mental disorders in persons with intellectual disability. NADD Press

Galione JN, Oltmanns TF (2013) The relationship between borderline personality disorder and major depression in later life: acute versus temperamental symptoms. Am J Geriatr Psychiatry 21(8):747–756. https://doi.org/10.1016/j.jagp.2013.01.026

Gatterer G, Auer S, Schmidl E (2006) Neuropsychologische klinisch psychologische Interventionsmöglichkeiten bei Personen mit leichtem kognitivem Defizit und Demenz. In: Lehrner, Pusswald et al (Hrsg) Klinische Neuropsychologie. Springer, Heidelberg, S 611–622

Glasenapp J (2018a) Achtsamkeit zwischen West und Ost. Annäherung an Spiritualität in der Psychotherapie mit der Dialektisch-Behavioralen Therapie (DBT) und Chan. In: G Juckel, K Hoffmann, Harald H Walach (Hrsg) Spiritualität in Psychiatrie & Psychotherapie (S. 211–236). Lengerich, Pabst

Glasenapp J (2018b) Auf dem Weg zu einer barrierefreien Psychotherapie für Menschen mit Intelligenzminderung. In: Dorrmann W, Mösler T, Rose A, Poppek S, Kemper J (Hrsg) Psychotherapie von und für Menschen mit Behinderung. Psychotherapie-Verlag, Tübingen, S 33–50

Glasenapp J (2018c) Psychotherapie. In: Sappok T (Hrsg) Psychische Gesundheit bei intellektueller Entwicklungsstörung. Kohlhammer, Stuttgart, S 362–369

Glasenapp J (2015) Hilfe, mein Therapeut versteht nur Nicht-Behinderte. http://www.psychotherapeutenkammer-berlin.de/uploads/glasenapp

Goldstein TR, Axelson DA, Birmaher B, Brent DA (2007) Dialectical behavior therapy for adolescents with bipolar disorder: a 1-year open trial. J Am Acad Child Adolesc Psychiatry 46:820–830

Gregory VL (2010b) Cognitive-behavioral therapy for depression in bipolar disorder: ameta-analysis. J Evid Based Soc Work 7:269–279

Habermeyer E, Herpertz SC (2006) Dissoziale Persönlichkeitsstörung. Nervenarzt 77:605–617

Hagenboom M (2010) Menschen mit geistiger Behinderung besser verstehen. Reinhardt Verlag, München

Harley R, Sprich S, Safren S et al (2008b) Adaptation of dialectical behavior therapy skills training group for treatment-resistant depression. J Nerv Ment Dis 196(2):136–143

Harms H, Dreischulte G (2001) Musik erleben und gestalten mit alten Menschen. Urban & Fischer, München

Hayes S, Blackkledge J (2006) Using Acceptance and Commitment Training in the support of parents of children diagnosed with autism. Child Fam Behav Therapy 28(1):1–18

Hennicke K (2008) Zur Versorgung von Menschen mit Intelligenzminderung und psychischen Störungen in den Kliniken für Kinder- und Jugendpsychiatrie/Psychotherapie in Deutschland – Ergebnisse einer Fragebogenuntersuchung. Zeitschrift für Kinder- und Jugendpsychiatrie und Psychotherapie 35(2):127–134

Hennicke K (2011) Praxis der Psychotherapie bei erwachsenen Menschen mit geistiger Behinderung. Lebenshilfe Verlag, Marburg

Hennicke K (Hrsg) (2005) Ambulante Psychotherapie bei Menschen mit geistiger Behinderung und einer psychischen Störung, Bd 9. DGSGB

Hermes V (2017) Beratung und Therapie bei Erwachsenen mit geistiger Behinderung. Hogrefe, Göttingen

Höfer K (1977) Verhaltensprognose bei jugendlichen Gefangenen. Goldmann, München

Hoffmann K, Mielke R (2007) Suchtkranke delinquente Aussiedler – ist eine schlechte Prognose unabwendbar? Forensische Psychiatrie Psychotherapie 14:5–21

Hoffmann K (2007) Strafrechtlich angeordnete Suchtbehandlung im Maßregelvollzug – Stiefkind der Suchttherapie oder fachliche Herausforderung? Sucht 53:69–71

Hofstetter V (2011) Offene Behandlung und Wiedereingliederung. In: Müller-Isberner R, Eucker S (Hrsg) Praxishandbuch Maßregelvollzug. Grundlagen, Konzepte und Praxis der Kriminaltherapie. Medizinisch Wissenschaftliche Verlagsgesellschaft, Berlin, S 247–252

Hollon SD, Munoz RF, Barlow DH et al (2002b) Psychosocial intervention development for the prevention and treatment of depression: promoting innovation and increasing access. Biol Psychiatry 52(6):610–630

Höschel K (2006) Dialektisch Behaviorale Therapie der Borderline Persönlichkeitsstörung in der Regelversorgung – Das Saarbrücker DBT-Modell. Verhaltens-therapie 16:17–24

Huchzenmeier C, Aldenhoff JB (2002) Zum gegenwärtigen Stand der Forensischen Psychotherapie in Deutschland. Fortschritte der Neurologie Psychiatrie 70:374–384

Ille R, Lahousen T, Rous F, Hofmann P, Kapfhammer HP (2005) Persönlichkeitsprofile und psychische Abweichungen bei psychiatrisch-forensisch begutachteten Straftätern. Nervenarzt 76:52–60

Kabat-Zinn J, Massion AO, Kirsteller J, Peterson LG, Fletcher KE, Pbert L, Lenderking WR, Santorelli SF (1992) Effectiveness of a meditation-based stress reduction program in the treatment of anxiety disorders. Am J Psychiatry 149:936–943

Kessler RC, Akiskal HS, Angst J et al (2006b) Validity of the assessment of bipolar spectrum disorders in the WHO CIDI 3.0. J Affect Disord 96(3):259–269

Klerman GL, Weissman MM, Rounsaville BJ et al (1984b) Interpersonal psychotherapy of depression. Basic Books, New York

Kröber H-L (2004) Befristung der psychiatrischen Maßregel nach § 63 StGB? In: Osterheider M (Hrsg) Krank und/oder kriminell? Behandlungs- und Organisationsmodell in der Forensik. 18. Eickelborner Fachtagung Forensik 2003. Psycho-Gen, Dortmund, S 50–59

Kröger C, Harebeck S, Rickert I, Wollburg E, Gersch K, Armbrust M, Kliem S (2013) Remission, Responsse und deren Prädiktion nach einer Dialektisch-Behavioralen Therapie der Borderline-Persönlichkeitsstörung im stationären Setting. Zeitschrift für Klinische Psychologie und Psychotherapie 42:45–54

Kutz I, Borysenko JZ, Benson H (1985) Meditation and psychotherapy: a rationale for the integration of dynamic psychotherapy, the relaxation response, and mindfulness meditation. Am J Psychiatry 142:1–8

Lam DH, Jones SH, Hayward P (2010b) Cognitive therapy for bipolar disorder: a therapist's guide to concepts, methods and practice. Wiley-Blackwell, West Sussex

Lamott F, Pfäfflin F (2009) Psychotherapie für Straftäter. Ein Überblick. Psychotherapeut 54:245–250

Lamott F, Longo V, Pfäfflin F (2007) Implementation und Evaluation Dialektisch-Behavioraler Therapie im WZFP

Lehrner J, Gufler R, Guttmann G et al (2005) Jährliche Konversionsrate von Patienten mit gedächtnisbeeinträchtigung zur Alzheimerkrankheit. Wiener Klinische Wochenschrift 117(18):629–635

Leipert (Hrsg) (2005) Neue Lust auf Strafen. Schriftenreihe des Instituts für Konfliktforschung, Bd 27. LIT, Münster, S 85–104

Lihy RL (2007b) Bipolar disorders. causes, contexts and treatments. J Clin Psychol 63(5):417–424

Linehan M (1993b) Cognitive-behavioral treatment of borderline personality disorder. Guilford Press, New York

Linehan MM (1993d) Skills training manual for treating borderline personality disorder. Guilford Press, New York

Linehan MM, Armstrong HE, Suarez A, Allmon D, Heard H (1991b) Cognitive behavioral treatment of chronically parasuicidal borderline patients. Arch Gen Psychiatry 48:1060–1064

Linehan MM, Heard HL, Armstrong HE (1993b) Naturalistic follow-up of a behavioral treatment for chronically parasuicidal borderline patients. Arch Gen Psychiatry 50:971–974

Lippstadt-Eickelborn. Universitätsklinik für Psychosomatische Medizin und Psychotherapie, Sektion Forensische Psychotherapie (unveröffentlicher Projektbericht)

Long CG, Fulton B, Hollin CR (2008) The development of a ‚Best Prac-tice' service for women in a medium-secure psychiatric setting: treatment components and evaluation. Clin Psychol Psychotherapy 15:304–319

Lösel F, Bender D (1997) Straftäterbehandlung: Konzepte, Ergebnisse, Probleme. In: Steller M, Volbert R (Hrsg) Psychologie im Strafverfahren: ein Handbuch. Huber, Göttingen/Toronto/Seattle, S 171–204

Lösel F (2012) Offender treatment and rehabilitation: what works? In: Maquire M, Morgan R, Reiner R (Hrsg) Oxford handbook of criminology. Oxford University Press, S 996–1017

Lotz W, Stahl B, Irblich D (Hrsg) (1996) Wege zur seelischen Gesundheit für Menschen mit geistiger Behinderung. Psychotherapie und Persönlichkeitsentwicklung. Verlag Hans Huber, Bern

Low G, Jones D, Duggan C, Power M, MacLeod A (2001) The treatment of deliberate self-harm in borderline personality disorder using dialectical behav-iour therapy: a pilot study in a high security hospital. Behav Cognit Psychotherapy 29:85–92

Lynch TR, Morse JQ, Mendelson T et al (2003b) Dialectical behavior therapy for depressed older adults: a randomized pilot study. Am J Geriatr Psychiatry 11(1):33–45

Marfo K, Dedrick C, Barbour N (1998) Mother-child interactions and the development of children with mental retardation. In: Burack J, Hodapp R, Zigler E (Hrsg) Handbook of mental retardation and development. Cambridge University Press, Cambridge, S 637–668

Marshall WL, Anderson D, Fernandez Y (1999) Cognitive behavioural treatment of sexual offenders. Wiley, Chichester

Martens W (2000) What shall we do with untreatable forensic patients? Med Law 19:389–395

McClure KS, Halpern J, Wolper PA, Donahue JJ (2009) Emotion regulation and intellectual disability. J Dev Disabil 15:38–44

Miklowitz DJ (2006b) A review of evidence-based psychosocial interventions for bipolar disorder. J Clin Psychiat 67:28–33

Miklowtiz DJ (2008b) Adjunctive psychotherapy for bipolar disorder: state of the evidence. Am J Psychiatry 165:1408–1419

Miller AL, Rathus JH, Linehan MM (2006) Dialectical behavior therapy with suicidal adolescents. Guilford Press, New York. J Abnorm Psy 2013;122(4):971–983

Miller JJ, Fletcher K, Kabat-Zinn J (1995) Three-year follow-up and clinical implications of a mindfulness meditation-based stress reduction intervention in the treatment of anxiety disorders. Gen Hosp Psychiatry 17:192–200

Monahan J, Steadman HJ, Silver E, Appelbaum PS, Robbins C, Mulvey EP, Roth LH, Grisso T, Banks S (2001) Rethinking risk assessment: the McArthur study of mental disorder and violence. Oxford University Press, New York

Neacsiu AD, Bohus M, Linehan MM (2013b) Dialectical behavior therapy: an intervention for emotion dysregulation. In: Gross JJ (Hrsg) Handbook of emotion regulation, 2. Aufl. The Guilford Press, New York, S 491–508

Neacsiu AD, Eberle JW, Kramer R et al (2014b) Dialectical behavior therapy skills for transdiagnostic emotion dysregulation: a pilot randomized controlled trial. Behav Res Ther 59:40–51

Patelis-Siotis I, Young LT, Robb JC et al (2001b) Group cognitive behavioral therapy for bipolar disorder: a feasibility and effectiveness study. J Affect Disord 65:145–153

Perry A, Tarrier N, Morriss R et al (1999b) Randomised controlled trial of efficacy ofteaching patients with bipolar disorder to identify early symptoms of relapse and obtain treatment. BMJ (Clinical Research ed) 318:149–153

Peters H (2001) Psychotherapeutische Zugänge zu Menschen mit geistiger Behinderung. Klett-Cotta, Stuttgart

Pfäfflin F (2006) Spezielle Therapieformen. In: Kröber H-L, Dölling D, Leygraf N, Sass H (Hrsg) Handbuch der Forensischen Psychiatrie. Band 3: Psychiatrische Kriminalprognose und Kriminaltherapie. Steinkopff, Darmstadt, S 349–368

Putnam C (Hrsg) (2009) Guidelines for understanding and serving people with intellectual disabilities and mental, emotional, and behavioral disorders. Human Systems and Outcomes, Inc. for the Florida Developmental Disabilities Council. http://www.nasddds.org/resource-library/behavioral-challenges/co-occurring conditions/guidelines-for-understanding-and-serving-people-with-intellectual-mental-be/. Zugegriffen am 05.10.2017

Rahn E (2007) Dialektisch-bahaviorale Therapie bei Menschen mit Intelligenzminderung. In: Schanze C (Hrsg) Psychiatrische Diagnostik und Therapie bei Menschen mit Intelligenzminderung. Schattauer, Stuttgart, S 223–227

Rauchfleisch U (2006) Narzisstische Persönlichkeitsstörungen bei dissozialen Patienten. In: Kernberg OF, Hartmann H-P (Hrsg) Narzissmus. Grundlagen – Störungsbilder – Therapie. Schattauer, Stuttgart, S 453–464

Retz W, Stieglitz RD, Corbisiero S, Retz-Junginger P, Rösler M (2012) Emotional dysregulation in adult

ADHD: what is the empirical evidence? Expert Rev Neurother 12(10):1241–1251
Rizvi SA, Zaretsky E (2007) Psychotherapy through the phases of bipolar disorder: evidence for general efficacy and differential effects. J Clin Psychol 63(5):491–506
Rizvi S, Dimeff LA, Skutch J, Carroll D, Linehan MM (2011) A pilot study of DBT coach: an interactive mobile phone application for individuals with borderline personality disorder and substance use disorder. Behav Ther 42(4):589–600
Robertson B (2010) Mindfulness-based psychotherapy for individuals with intellectual disability. NADD Teleconference Series, June 21, 2010
Ross T, Pfäfflin F, Fontao MI (2009) Persönlichkeitsstörungen im Straf- und Massregelvollzug. Schweizer Zeitschrift für Psychiatrie und Neurologie 9:9–14
Salekin R, Rogers R, Sewell K (1996) A review and meta-analysis of the psychopathy-checklist and psychopathy-checklist – revised: predicitive validity of dangerousness. Clin Psychol Sci Pract 3:203–215
Sappok T, Voß T, Millauer E, Schade C, Diefenbacher A (2010) Psychotherapie bei Menschen mit Intelligenzminderung. Der Nervenarzt 81(7):827–836
Sarimski K (2003) Entwicklungspsychologie genetischer Syndrome. 3. überarb. u. erweit. Auflage. Hogrefe, Göttingen
Sarimski K (2005) Psychische Störungen bei behinderten Kindern und Jugendlichen. Hogrefe
Schädler N, Schaadt A-K, Hasmann R (2009) Intelligenzminderung. In: Petermann F, Daseking M (Hrsg) Fallbuch HAWIK-IV. Hogrefe, Göttingen, S 81–108
Schanze C (2014) Psychiatrische Diagnostik und Therapie bei Menschen mit Intelligenzminderung. Schattauer, Stuttgart
Schmude M, Tenner-Paustian Y (2006) Nicht therapiefähig? Therapie für Menschen mit geistiger Behinderung. Verlag allgemeine Jugendberatung, Berlin
Schott M (2009) Psychoanalytisch orientierte Psychotherapie im Maßregelvollzug Behandlung schwer gestörter Patienten. Psychotherapeut 54:251–256
Scott J, Paykel E, Morriss R et al (2006b) Cognitive-behavioural therapy for severe and recurrent bipolar disorders: randomised controlled trial. Br J Psychiatry 188:313–320
Scott J (2001b) Cognitive therapy as an adjunct to medication in bipolar disorder. Br J Psychiatry Suppl 178:s164–s168
Segal ZV, Williams JMG, Teasdale JD (2012b) Mindfulness-based cognitive therapy fordepression. Guilford Press, New York
Singh NN, Lancioni GE, Winton ASW, Adkins AD, Singh J, Singh AN (2007) Mindfulness training assists individuals with moderate mental retardation to maintain their community placements. Behav Modif 31(6):800–814
Skodol AE, John G, Gunderson JG, Shea MT, TH MG, Morey LC, Sanislow CA, Bender DS, Grilo CM, Zanarini MC, Ed D, Yen S, Pagano ME, Stout RL (2005) The Collaborative Longitudinal Personality Disorders Study (CLPS): overview and implications. J Pers Disord 19:487–504
Soltau B, Biedermann J, Hennicke K, Fydrich T (2015) Mental health needs and availability of mental health care for children and adolescents with intellectual disability in Berlin. J Intellect Disabil Res 59(11):983–994
Stahl B, Irblich D (2005) Diagnostik bei Menschen mit geistiger Behinderung. Hogrefe, Göttingen
Swartz HA, Frank E (2001b) Psychotherapy for bipolar depression: a phase-specific treatment strategy? Bipolar Disord 3(1):11–22
Teasdale JD, Segal ZV, Williams JMG, Ridgeway VA, Soulsby JM, Lau MA (2000) Prevention of relapse/recurrence in major depression by mindfulnessbased cognitive therapy. J Consult Clin Psychol 68:615–623
Timmermann IGH, Emmelkamp PMG (2001) The relationship between traumatic experiences, dissociation, and borderline personality pahtology among male forensic patients and prisoners. J Personal Disord 15:136–149
Treuer T, Tohen M (2010) Predicting the course and outcome of bipolar disorder: a review. Eur Psychiatry 25:328–333
Van Dijk S, Jeffrey J, Katz MR (2013b) A randomized, controlled, pilot study of dialectical behavior therapy skills in a psychoeducational group for individuals with bipolar disorder. J Affect Disord 145(3):386–393
Verheul R, Kranzler HR, Poling J, Tennen H, Ball S, Rounsaville BJ (2000) Co-ocurrence of Axis I and Axis II disorders in substance abusers. Acta Psychiatrica Scand 101:110–118
Walach (Hrsg) (2018) Spiritualität in Psychiatrie & Psychotherapie. Pabst, Lengerich, S 211–236
Weber B, Jermann F, Gex-Fabry M, Nallet A, Bondolfi G, Aubry JM (2010b) Mindfulness-based cognitive therapy for bipolar disorder: a feasibility trial. Eur Psychiatry 25:334–337

Wender PH, Wolf LE, Wasserstein J (2001) Adults with ADHD. An overview. Ann N Y Acad Sci 931:1–16

Westling D, Theinissen G (2006) Positive Verhaltensunterstützung – Positive Behavior Support. Geistige Behinderung 45:296–309

Wettstein A (2004) Die Therapie von Verhaltensstörungen bei Demenz. Schweizer Medizin Forum 4:607–610

Wilbertz GT, van Elst L, Delgado MR, Maier S, Feige B, Philipsen A, Blechert J (2012) Orbitofrontal reward sensitivity and impulsivity in adult attention deficit hyperactivity disorder. Neuroimage 60(1):353–361

Wilking E, Kowsky D, Team der Jugendwohngruppe Regenbogen 2+3 (2012) Modifikation des DBT-Konzeptes in der Behandlung von Menschen mit geistiger Behinderung und Impulssteuerungsstörungen. Poster, präsentiert auf dem DDBT-Netzwerktreffen, 04.-05.05.2012, Köln

Wilson SR (2001) A four-stage model for management of borderline personality dosierter in people with mental retardation. Mental Health Aspects Dev Disabi 4:68–76

Zaretsky AE, Rizvi S, Parikh SV (2007) How well do psychosocial interventions work in bipolar disorder? Can J Psychiatry 52(1):14

Zaretsky AE, Segal ZV, Gemar M (1999) Cognitive therapy for bipolar depression: a pilot study. Can J Psychiatry 44:491

MSC bei Borderline-Störung

Martina Sutor

Inhaltsverzeichnis

Literatur – 345

© Springer-Verlag GmbH Deutschland, ein Teil von Springer Nature 2022
M. Sutor (Hrsg.), *Die Dialektisch Behaviorale Therapie (DBT)*,
https://doi.org/10.1007/978-3-662-64627-4_13

> **EyeCatcher**
>
> **Self-compassion-Training, CFT** (Compassion focused therapy) ist nachweislich bei den Borderline-Grundgefühlen Scham, Schuld und Selbsthass wirksam.

CFT enthält die Aspekte Wohlwollen, Empathie und Verständnis, aber auch Kompetenz und Engagement.

Der Dalai Lama nennt *self*-compassion:

> **EyeCatcher**
>
> „Die Empfindsamkeit gegenüber dem eigenen Leid und dem anderer Menschen, mit einer tiefen Hingabe, dieses zu lindern."

Scham, Schuld und **Selbsthass** sind zentrale Aspekte der Borderline-Persönlichkeitsstörung, durch frühe traumatische und invalidierende Erfahrungen verursacht.

Die damit einhergehenden dysfunktionalen Emotionsregulations- und Interaktionsmuster sind für Betroffene und Angehörige oft mit Leid, Trennungen und für Therapeuten mit großen Herausforderungen verbunden.

> **EyeCatcher**
>
> Selbstmitgefühl ist die Fertigkeit, sich selbst zu akzeptieren und zu versorgen – physisch und emotional.

Die Forderung, sich selbst zu lieben und Mitgefühl mit sich selbst zu haben, löst gerade bei Borderline-Betroffenen Misstrauen, Ängste und manchmal auch Aggressionen aus.

Verständnis, Geduld und Berücksichtigung der am meisten gestörten Bindungserfahrung, die diese Patienten gemacht haben, können jedoch zum Ziel führen.

In Anlehnung an DBT brauchen die Patienten Fertigkeiten, wie bewusste, bewertungsfreie Wahrnehmung von Emotionen, die Möglichkeit, sich „*mit einem Schritt zurück*" zu distanzieren, Handlungskompetenz und Orientierung sowie die Fähigkeit einer wohlwollenden Grundhaltung.

■ **MSC – mindfulnes and self-compassion**

Nach Neff (2003a) finden sich in der MSC folgende dialektische Paare:

> **EyeCatcher**
>
> – Selbstmitgefühl versus Selbstkritik
> – Gemeinsamkeit versus Einsamkeit und Selbstisolierung
> – Achtsamkeit (*mindfulnes*) versus Überidentifikation

MSC ist ein strukturiertes Programm, welches speziell zur Steigerung des Selbstmitgefühls entworfen wurde. Selbstmitgefühl heißt, uns selbst mit ebenso viel Großzügigkeit und Respekt entgegenzutreten wie einem Freund oder geliebten Menschen.

Die Forschung zeigt, dass Selbstmitgefühl sowohl Ängste und Depressionen vermindern als auch die emotionale Widerstandskraft und das Wohlbefinden steigern kann.

■ **Drei Komponenten des Selbstmitgefühls**
– Freundlichkeit zu uns selbst
– Mitmenschlichkeit und Mitgefühl mit anderen
– Ein ausgeglichenes achtsames Bewusstsein (mindfulness)

Gegenspieler sind: inneres Mobbing, Selbstentwertung und Selbstsabotage

> ▶ **Beispiel**
>
> *Ein Moment des Selbstmitgefühls kann deinen ganzen Tag verändern.*
>
> *Eine Kette solcher Momente kann den Lauf deines Lebens ändern.*
>
> **(Christopher Germer)** ◀

In der AWP Berlin, in Zusammenarbeit mit der Charité, ZfSG HU Berlin, läuft diesbezüglich eine Studie.

Weitere Ergebnisse erwarten wir mit Spannung → Stiglmayr et al. Berlin.

Literatur

Weiterführende Literatur

Birnie K, Speca M, Carlson LE (2010) Exploring self-compassion and empathy in the context of mindfulness-based stress reduction (MBSR). Stress Health 26(5):359–371

Brähler C (2015) Selbstmitgefühl entwickeln. Scorpio Verlag,

Carmody J, Hunsinger M (2012) Weekly change in mindfulness and perceived stress in a mindfulness-based stress reduction program. J Clin Psychol 68:755–765

Chiesa A, Serretti A (2011) Mindfulness-based cognitive therapy for psychiatric disorders: a systematic review and meta-analysis. Psychiatry Res 187(3):441–453

Germer C (2009a) Der achtsame Weg zur Selbstliebe. Arbor Verlag, (Original: The Mindful Path to Self-Compassion)

Germer CK (2009b) The mindful path to self-compassion. Guilford Press, New York

Germer G, Neff C (2019) Teaching the mindful self-compassion program: a guide for professionals, 1. Aufl. The Guilford Press, (14. August 2019)

Hill CL, Updegraff JA (2012) Mindfulness and its relationship to emotional regulation. Emotion 12(1):81

Kabat-Zinn J (1990) Full catastrophe living: Using the wisdom of your body and mind to face stress, pain and illness. Delacourt, New York

Kabat-Zinn J (1994) Wherever you go, there you are: mindfulness meditation in everyday life. Hyperion, New York

Kohury B, Lecompte T, Fortin G, Masse M, Therien P, Bouchard V, Hofman SG (2013) Mindfulness-based therapy: a comprehensive meta-analysis. Clin Psychol Rev 33:763–771

Lyssenko L, Müller G, Kleindienst N, Schmahl C, Berger M, Eifert G, Kölle A, Nesch S, Ommer-Hohl J, Wenner M, Bohus M (2015) Life Balance – a mindfulness-based mental health promotion program: conceptualization, implementation, compliance and user satisfaction in a field setting. BMC Public Health 15:Article number: 740

Lyssenko L, Müller G, Kleindienst N, Schmahl C, Berger M, Eifert G, Kölle A, Nesch S, Ommer-Hohl J, Wenner M (2019) Long-term outcome of a mental health promotion program in Germany. Health Promot Int 34(3):532–540. https://doi.org/10.1093/heapro/day008. Published: March 2018

Neff KD (2003a) Development and validation of a scale to measure self-compassion. Self Identity 2:223–250

Neff KD (2003b) Self-compassion: an alternative conceptualization of a healthy attitude toward oneself. Self Identity 2:85–102

Neff KD (2011a) Selbstmitgefühl. Kailash Verlag, (Original: Self-Compassion: The Proven Power of Being Kind to Yourself) München

Neff KD (2011b) Self-compassion. William Morrow, New York

Neff KD, Beretvas SN (2012) The role of self-compassion in romantic relationships. Self Identity. https://doi.org/10.1080/15298868.2011.639548.Google Scholar

Neff KD, Germer CK (2012) A pilot study and randomized controlled trial of the mindful self-compassion program. J Clin Psychol. https://doi.org/10.1002/jclp.21923

Shapiro SL, Carlson L, Astin JA, Freedman B (2006) Mechanisms of mindfulness. J Clin Psychol 62(3):373–386

Williams JM, Duggan DS, Crane C, Fennell MJV (2006) Mindfulness-based cognitive therapy for prevention of recurrence of suicidal behaviour. J Clin Psychol 62:201–210

Williams JMG, Teasdale JD (2002) Mindfulness-based cognitive therapy for depression. A new approach to preventing relapse. Guilford Press, New York

Chronischer Schmerz

Martina Sutor

Inhaltsverzeichnis

14.1 Schmerz bei BPS und PTBS – 348

14.2 Konkretes praktisches Vorgehen – 348

14.3 Physiologie des Schmerzes – 349

14.4 Schmerzgedächtnis – 350

14.5 Schmerz und Emotion – 351

14.6 Chronifizierung von Schmerzen – 352

14.7 Chronischer Schmerz – 352

14.8 Neuroplastizität – 353

14.9 Stadien des chronischen Schmerzes – 353

14.10 Spiegelneurone im Bereich der Schmerzmatrix: – 353

14.11 Endogene Schmerzhemmung – 354

14.12 Umgang mit chronischem Schmerz in der DBT – 354
14.12.1 Umgang mit Schmerzen im Skills-Training – 355
14.12.2 Schmerztagebuch – 355
14.12.3 Aufmerksamkeitsfokussierung – 355
14.12.4 Hypnotische Schmerzkontrolle – 357

Literatur – 360

© Springer-Verlag GmbH Deutschland, ein Teil von Springer Nature 2022
M. Sutor (Hrsg.), *Die Dialektisch Behaviorale Therapie (DBT)*,
https://doi.org/10.1007/978-3-662-64627-4_14

> Strategien und Skills aus der DBT wurden von uns in der Schmerztherapie integriert und zeigten sehr gute Wirksamkeit.

14.1 Schmerz bei BPS und PTBS

Der Umgang mit körperlichen Symptomen und Schmerzsyndromen ist in der Therapie der BPS und PTSD ein wichtiger Aspekt. Sowohl somatische Beschwerden ohne eine ausreichende organische Ursache als auch organische Erkrankungen, die zusätzlich soziale und berufliche Beeinträchtigungen mit sich ziehen, müssen Beachtung finden.

Folgende Grundregeln werden empfohlen:
- Eine allgemeinmedizinische und neurologische Durchuntersuchung und Abklärung
- Beachtung der psychosozialen Faktoren:
- Aktuelle Lebenssituation
- Kritische Ereignisse
- Psychoedukation
- Erklärungsmodelle und Hilfestellungen, um die Problematik erkennen zu können
- Behandlung eventuell gleichzeitig vorliegender psychiatrischer Störungen
- Psychotherapie

Für die Therapie hat die Unterscheidung von akutem Schmerz und chronischem Schmerz Bedeutung.

> Chronischer Schmerz setzt sich aus dem gegenwärtigen Schmerzempfinden, der Schmerzerinnerung und der Erwartung zukünftiger Schmerzen zusammen.

Bei chronischer Schmerzsymptomatik ist eine interdisziplinäre Zusammenarbeit unerlässlich. Medizinische Abklärung und ausreichende Schmerzbehandlung durch einen erfahrenen Schmerztherapeuten sind Voraussetzung für eine erfolgreiche Psychotherapie (Sendera und Sendera 2015; ◘ Abb. 14.1).

Patienten mit Konversionssymptomen, im ICD-11 chronic somatic disease, stehen unter einem großen Leidensdruck. Sie werden von den Beschwerden plötzlich überrascht, Angst und Panikgefühle gehen damit einher. In manchen Fällen kann es auch zu unerklärlichen kurzen Schmerzsensationen kommen, die an verschiedenen Stellen und oft wie aus heiterem Himmel auftauchen können. Die Patienten beschreiben ihre Beschwerden oft, als würde ihnen plötzlich ein Messer durch den Körper fahren. Diese Symptome werden durch körperliche Intrusionen hervorgerufen, die auftauchen und nicht gesteuert werden können. Oft bringt es schon Erleichterung, wenn die Symptome nachvollziehbar gemacht und mit bestimmten Triggern in Zusammenhang gebracht werden können (◘ Abb. 14.2).

14.2 Konkretes praktisches Vorgehen

Gezielte Behandlungsmöglichkeiten, realistische Zielsetzungen sowie der richtige Umgang mit Schmerz helfen der Resignation entgegenzusteuern:

- **Zielsetzung**
- Körperliche Beschwerden und Erkrankungen ernst nehmen
- Regelmäßige Arztbesuche (Vermeiden von häufigem Arztwechsel)

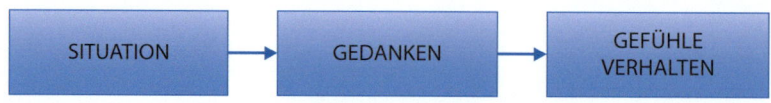

◘ Abb. 14.1 Kognitives Modell (aus Sendera und Sendera 2015)

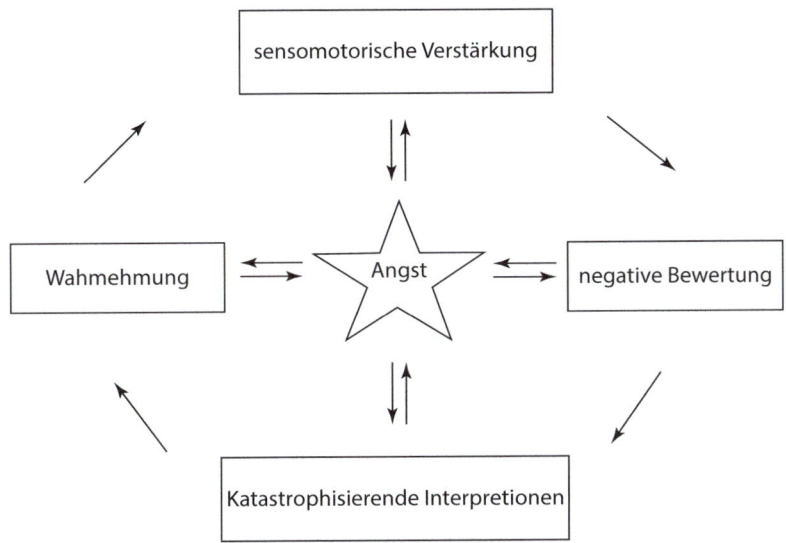

Abb. 14.2 Aufmerksamkeitsscheinwerfer (aus Sendera und Sendera 2015)

- Aufklärung über komplementärmedizinische Möglichkeiten (Akupunktur, Bio-Feedback, Aromatherapie …)
- Regelmäßige Einnahme verordneter Medikamente, sowohl der Schmerzbehandlung als auch eventuell notwendiger Psychopharmaka
- Ausfindig machen anderer Komponenten und Verstärker
- Emotionale Verwundbarkeit verringern (Abschn. „▶ Der bewusste Umgang mit Gefühlen")
- Vereinbarung von Zielen, Planung freudiger Ereignisse
- Arbeit an sozialer Kompetenz
- Übernahme der Eigenverantwortung
- ABC GESUND (siehe auch Abschn. „▶ Primär- und Sekundärgefühle")

14.3 Physiologie des Schmerzes

In der Schmerzentstehung unterscheidet man neuropathische Schmerzen von Nozirezeptorschmerzen (◘ Tab. 14.1).

Als Folgereaktionen von Schmerz kommt es zu motorischen Reflexen im Rückenmark (z. B. Muskelverspannung), zur Reaktion des vegetativen Nervensystems mit Blutdruckanstieg, Pulserhöhung, Schweißausbruch und beschleunigter Atmung.

Die individuelle emotionale Bewertung des Schmerzes erfolgt im limbischen System, beeinflusst von unterschiedlichen Faktoren wie z. B. Geschlecht, Herkunft, früheren Schmerzerfahrungen. Zum Bewusstwerden kommt es in der Großhirnrinde, wo auch der Vergleich mit früheren Schmerzerfahrungen stattfindet.

◘ Tab. 14.1 Physiologie des Schmerzes

Neuropathische Schmerzen	Nozirezeptorschmerzen
Mechanische Schmerzen in tiefen Geweben	Nervenverletzungen (Wirbelsäule, Bewegungsapparat)
Metabolische Läsionen	Chronisch entzündliche Erkrankungen
Nach Virusinfektionen	Tumorschmerzen
Mit Beteiligung des sympathischen NS	
Phantomschmerzen	

Der Schmerz als bio-psycho-soziales Problem: Zu Beginn des Ereignisses (Abb. 14.3) kommt es zu folgender Verteilung:

- **Akuter Schmerz**
- Körperliche Veränderungen: 75 %
- Seelische Belastung: 20 %
- Soziale Probleme: 5 %

Im Langzeitverlauf (Abb. 14.4) stellt sich die Verteilung jedoch ganz anders dar. Die körperliche Symptomatik tritt in den Hintergrund, die seelische Belastung durch den chronischen Schmerz nimmt zu, soziale Probleme, wie Rückzug, Partnerprobleme, Schwierigkeiten am Arbeitsplatz, entstehen.

Die Verteilung sieht dann folgendermaßen aus:
- Körperliche Veränderungen: 15 %
- Seelische Belastung: 55 %
- Soziale Probleme: 30 %

14.4 Schmerzgedächtnis

> Das Thema chronischer Schmerz ist mir insofern ein Anliegen, als bei BPS, Traumafolgestörung, Depression eine hohe Komorbidität besteht und im Sinne des ganzheitlichen Ansatzes in der Medizin die Zusammenarbeit von Psychotherapeuten, Psychologen, Pflege, Ergo-Physiotherapeuten und Ärzten enorm wichtig ist.

Im Stadium des chronischen Schmerzes ist die Schmerzempfindlichkeit deutlich gesteigert. Dabei ist es von großer Wichtigkeit, dass Arzt bzw. Therapeut die subjektive Schmerzwahrnehmung des Patienten respektieren.

Als Messmöglichkeit wird hier die subjektive Schmerzeinstufung und Zuordnung auf einer Skala von 1 (leichter Schmerz) bis 10 (unerträglicher Schmerz) genommen.

- **Pathomechanismus des Schmerzgedächtnisses**

Grundsätzlich wird Schmerz über die A-delta-Fasern und die C-Fasern ins Rückenmark geleitet, Berührung durch die A-beta-Fasern. Bei chronischen Schmerzen lernen die C-Fasern, ebenfalls Berührungsreize zu transportieren, die im zentralen Nervensystem fehlinterpretiert werden. Fortführend können die C-Fasern auf minimale Reize mit verstärkter Erregung reagieren, wir sprechen vom *wind-up*-Phänomen.

Die Überträgersubstanz wird als Substanz P bezeichnet, eine weitere Empfindlichkeitssteigerung erfolgt durch die Öffnung der Kalzium-Kanäle und vermehrten Einstrom in die Nervenzelle. Langfristig hat dies tiefgreifende Veränderungen zur Folge: Jeder neue Reiz wird stärker empfunden, dauert länger und löst Reize in vorher nicht

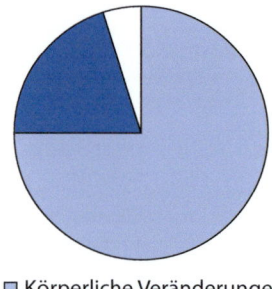

Abb. 14.3 Schmerz im Akutzustand

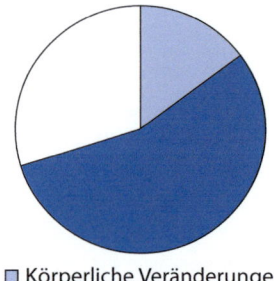

Abb. 14.4 Schmerz im Langzeitverlauf

Chronischer Schmerz

betroffenen Regionen aus, wobei gleichzeitig die Kapazität der schmerzhemmenden Systeme im Rückenmark überschritten wird. Dadurch gestaltet sich die Behandlung immer schwieriger.

Eine gut funktionierende körpereigene Schmerzabwehr kann die Ausbildung eines Schmerzgedächtnisses ebenfalls verhindern, sodass bei gleicher Primärschädigung Patienten unterschiedlich reagieren. Der Mechanismus der körpereigenen Schmerzabwehr besteht darin, dass die Übertragung nozirezeptiver Signale im Hinterhorn des Rückenmarks durch hemmende Transmitter, wie z. B. Opioide, GABA, Serotonin, Noradrenalin und Glycin, gebremst werden.

> Aus diesem Mechanismus lässt sich erkennen, wie wichtig eine rechtzeitige und ausreichende Schmerztherapie ist, um die Bildung des Schmerzgedächtnisses zu verhindern und somit Chronifizierung zu vermeiden.

14.5 Schmerz und Emotion

EyeCatcher

Sowohl akute als auch chronische Schmerzen sind untrennbar an Emotionen gekoppelt: Angst, Wut, Verzweiflung, Hilflosigkeit und Resignation.

In Abb. 14.5 werden der Zusammenhang und der Beginn eines Teufelskreises von Schmerzwahrnehmung, Kognition (Gedanken), Emotionen (Gefühlen) und physiologischen (körperlichen) Veränderungen dargestellt.

> Chronische Schmerzpatienten haben in ihrer Anamnese häufig eine traumatische Erfahrung und/oder leiden zusätzlich an einer chronischen Posttraumatischen Belastungsstörung. Dauert ein Schmerz-

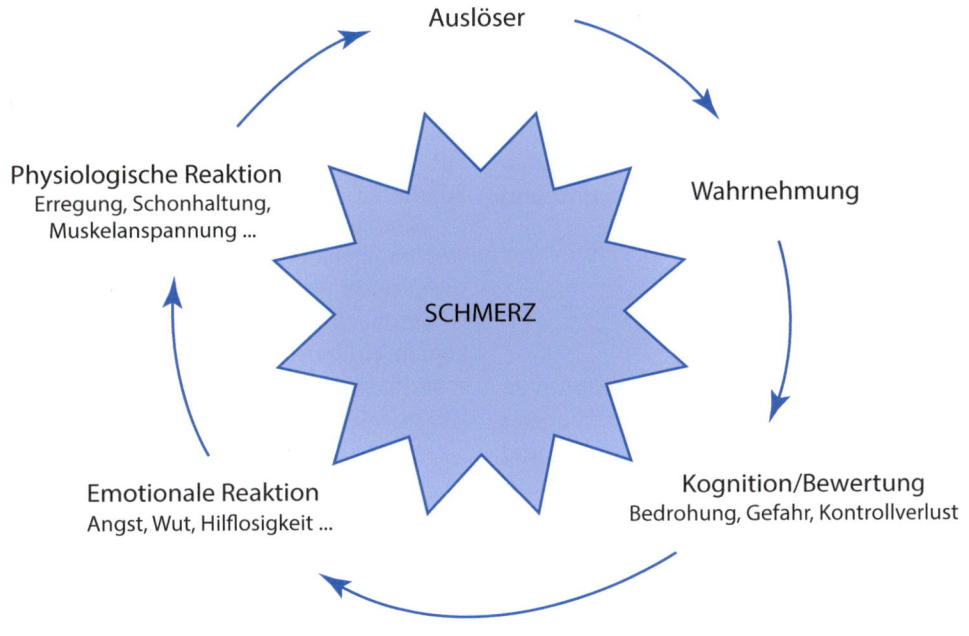

Abb. 14.5 Teufelskreis – Schmerz

zustand auch nach Beendigung der primären Ursache an, wird das vorerst sinnvolle Symptom selbst zur Krankheit.

14.6 Chronifizierung von Schmerzen

Die Chronifizierung von akuten Schmerzen verläuft meist in drei Stufen. Der Prozess wird oft begleitet von erfolglosen Behandlungsversuchen, verbunden mit Enttäuschungen, weiteren Schmerzen, Ängsten, Depressionen und Vereinsamung.

- **Abwehr**
  Schmerzen werden bagatellisiert und verleugnet:
  „... es ist halb so schlimm ...", „... morgen ist es vorbei ...", „... so arg kann es gar nicht sein, das ist unmöglich ..."
- **Wut**
  Die Menschen lehnen den Schmerz ab, wehren sich. Ärger und Wut dominieren und verändern nicht nur die körperlichen Reaktionen, sondern auch die Denkmuster:
  „... ich will das nicht", „... warum ich?", „... ich halte es nicht aus", „... es sind alle unfähig ..."
- **Resignation**
  Angst und Depression überwiegen, begleitet von Schonhaltung, Passivität und sozialem Rückzug.

> **Cave:** Suizidgedanken können als Lösungsmöglichkeit auftauchen.

Der Umgang mit körperlichen Symptomen und Schmerzsyndromen ist in der Therapie der BPS, der *somatic symptom disorder* und PTSD ein wichtiger Aspekt. Sowohl somatische Beschwerden ohne eine ausreichende organische Ursache als auch organische Erkrankungen, die zusätzlich soziale und berufliche Beeinträchtigungen mit sich ziehen, müssen Beachtung finden.

Eine Arbeit von Joachims et al. (2006) befasst sich mit relevanten experimentellen Studien zur Schmerzwahrnehmung und Schmerzverarbeitung bei psychiatrischen Störungsbildern, in Zusammenhang mit traumatischem Stress.

Bei der Borderline-Persönlichkeitsstörung, der Posttraumatischen Belastungsstörung und der Fibromyalgie bestehen Hinweise auf unterschiedliche neurophysiologische und neuropsychologische Schmerzverarbeitungsmuster.

Borderline-Patienten zeigen eine Desensibilisierung hinsichtlich der Schmerzschwellen, Fibromyalgiepatienten eine zentrale Sensibilisierung.

14.7 Chronischer Schmerz

Von chronischem Schmerz spricht man, wenn der Schmerz mehr als sechs Monate anhält, seine biologisch sinnvolle Warnfunktion verloren hat und zur Krankheit selbst geworden ist. Schmerzen werden dann als chronisch bezeichnet, wenn sie im Mittelpunkt des Interesses stehen, mehrfache Therapieversuche ohne Erfolg blieben und zu Enttäuschungen und Einschränkung der Lebensqualität geführt haben.

Der Zeitfaktor alleine ist jedoch zu wenig für die Beurteilung. Chronischer Schmerz hat nichts mit Verlängerung des akuten Schmerzes zu tun.

Eine wesentliche Rolle spielen die Bewertung, psychische Belastung, soziale Faktoren und Lebensqualität.

Beim chronischen Schmerz findet man keinen eindeutigen Zusammenhang zu den schädigenden somatischen Faktoren mehr, Lokalisation und Intensität haben ihren Charakter verändert.

> Schmerzchronifizierung ist ein multifaktorielles Geschehen, im Sinne von Wechselwirkung zwischen somatischen, psychischen und sozialen Faktoren. Es handelt sich sowohl um einen Zustand als auch um einen Prozess.

Wenn ein Patient hört, ihm gespiegelt wird, dass er „nur" seelische Probleme hat oder, noch schlimmer, „übertreibt", glaubt er es unter Umständen selbst, resigniert völlig und setzt damit einen Teufelskreis aus Schmerz und Depression in Gang.

> Schmerz ist erst die Rechtfertigung für Ruhe und Entspannung. Genau dieses Muster führt auf schnellstem Weg in die Chronifizierung (Sendera und Sendera 2015).

Einen großen Beitrag zur Chronifizierung bringt das **Vermeidungsverhalten,** am besten erklärbar bei chronischen Rückenschmerzen, wo die schmerzbedingte Schonhaltung erst recht zur Schmerzverstärkung, Immobilität und Muskelverkrampfung führt.

Neurobiologisch interessant ist der **Zusammenhang zwischen Neuroplastizität und Chronifizierung.**

> Beim chronischen Schmerz treten maladaptive zentrale neuroplastische Veränderungen auf.

Schmerz verursacht Gedächtnisspuren und dadurch Veränderungen im nozirezeptiven System. Wiederholter Schmerz führt üblicherweise zur Habituation, bei chronischen Schmerzzuständen kommt es jedoch zur Sensitivierung (Sendera und Sendera 2015).

14.8 Neuroplastizität

Häufig wiederkehrende schmerzhafte Reize modifizieren die Signalentstehung und Signalweiterleitung im PNS und ZNS. Glutamat und Substanz P spielen dabei eine wichtige Rolle.

Bereits bei Neugeborenen können schmerzhafte Eingriffe Spuren im neurobiologischen Schmerzgedächtnis hinterlassen:

Diese reagieren in „schmerzassoziierten" Situationen, z. B. beim Arzt, mit einem entsprechenden Vermeidungsverhalten und schreien mehr als Kinder, welche weniger schmerzhafte Erlebnisse hatten.

Dies kann das nozizeptive System für Monate und Jahre ungünstig beeinflussen. Es kommt zu Allodynie (gesteigerte Schmerzempfindlichkeit).

Chronischer Schmerz führt zu einer veränderten kortikalen Repräsentation des betroffenen Körperteils und dadurch zu erhöhter Schmerzempfindung der betroffenen Körperstellen.

14.9 Stadien des chronischen Schmerzes

- Sowohl akute als auch chronische Schmerzen sind untrennbar an Emotionen gekoppelt: Angst, Wut, Verzweiflung, Hilflosigkeit und Resignation.
- Dauert ein Schmerzzustand auch nach Beendigung der primären Ursache an, wird das vorerst sinnvolle Symptom selbst zur Krankheit.
- Chronische Schmerzpatienten haben in ihrer Anamnese häufig eine traumatische Erfahrung und/oder leiden zusätzlich an einer chronischen Posttraumatischen Belastungsstörung.

14.10 Spiegelneurone im Bereich der Schmerzmatrix:

Als „*mirror neurons*" werden Neurone bezeichnet, die nicht nur dann aktiv werden, wenn Vorgänge im eigenen Körper ablaufen (Motorik, Sensorik, Affekt), sondern auch dann, wenn der betroffene Vorgang bei einem Artgenossen wahrgenommen wird.

Ergebnisse bildgebender Untersuchungen zeigen, dass ein Teil der Schmerzmatrix Spiegelneurone besitzt und auf die-

sem Wege vermutlich für das Schmerzeinfühlungsvermögen zuständig ist.
- Realität der Schmerzen akzeptieren (Radikale Akzeptanz)
- Erklärungsmodelle für den Zusammenhang von Schmerzen und Gefühlen (Differenzierung von Schmerz und Leid)
- Erklärungsmodelle für den Zusammenhang von Schmerzen, seelischen Problemen und Stress
- Bewegungsausgleich (körperorientierte Skills)
- Entspannungstraining
- Ablenkung (abhängig von Art, Lokalisation, eventueller Funktionsbehinderung und Intensität der Schmerzen)
- Schmerz-Kontrolltechniken
- Selbstkontrolltechnik – Führen eines Schmerztagebuchs
- Aufmerksamkeitsfokussierung
- (Selbst-)Hypnose
- Ermutigende Selbstgespräche führen lernen, die nach und nach die Einstellung verändern und die Schmerzbewältigung fördern. Das „Zähne zusammenbeißen" erhöht den Schmerz und die Spannung.
- *Ich akzeptiere die momentane Situation*
- *Ich beruhige mich*
- *Ich werde es schaffen, morgen ist es vielleicht wieder besser*
- *Ruhe/Ablenkung/... hilft am besten*
- *Ich lenke meine Aufmerksamkeit auf andere Dinge*
- *Ich konzentriere mich auf ein angenehmes Vorstellungsbild (Imagination)*

14.11 Endogene Schmerzhemmung

In der Schmerzverarbeitung spielen deszendierende und segmentale Hemmmechanismen sowie endogene Opioide eine wichtige Rolle.

Die vom Gehirn ins Rückenmark absteigenden Bahnen, die bei der Schmerzwahrnehmung aktiviert werden, hemmen den Einstrom weiterer Schmerzimpulse im Sinne einer negativen Rückkopplung. Als Neurotransmitter wurden Noradrenalin und Serotonin identifiziert.

Gate-Control-Theorie

Die Weiterleitung von Schmerzimpulsen kann im Rückenmark sowohl von peripheren als auch von absteigenden Bahnen aus dem Gehirn gehemmt werden (Melzack und Dwall 1965).

Der Organismus verfügt über ein körpereigenes Schmerzhemmsystem.

Die Gate-Control-Theorie zeigt den Einfluss des Gehirns auf die periphere Schmerzwahrnehmung. So kommt es beispielsweise bei sehr starker emotionaler Erregung oder bei großen Verletzungen dazu, dass die betroffene Person über den Gate-Control-Mechanismus die Schmerzen zunächst nicht wahrnimmt und ausblendet.

Eine sehr interessante Arbeit des ZI Mannheim befasst sich mit der Untersuchung der Konzentrationen der häufigsten exzitatorischen und inhibitorischen Neurotransmitter im Zentralnervensystem, Glutamat und GABA, in der posterioren Insula und deren Zusammenhang mit dem Schmerzempfinden bei Patientinnen mit Borderline Persönlichkeitsstörung und gesunden Probandinnen.

Diese Arbeit trägt zum weiteren Verständnis der Rolle der Konzentration der Neurotransmitter GABA und Glutamat in der posterioren Insula bei physiologischer und veränderter Schmerzverarbeitung bei (Thiaucourt 2019).

14.12 Umgang mit chronischem Schmerz in der DBT

Dieses von der Standard-DBT abweichende Kapitel beruht zum großen Teil auf eigenen Erfahrungen, unter anderem im Rahmen von Rehabilitation und der Zusammenarbeit mit Schmerztherapeuten, wobei ich mich ganz besonders bei Frau Dr. Cordula Greger-Arnhof bedanken möchte.

14.12.1 Umgang mit Schmerzen im Skills-Training

- Realität der Schmerzen akzeptieren (radikale Akzeptanz)
- Erklärungsmodelle für den Zusammenhang von Schmerzen und Gefühlen (Differenzierung von Schmerz und Leid)
- Erklärungsmodelle für den Zusammenhang von Schmerzen und Stress
- Bewegungsausgleich (körperorientierte Skills):
  - Gymnastik
  - Walken, Joggen ...
  - Sequenztraining
  - Tanz (z. B. Flamenco, Steppen ..., erfordert hohe Konzentration und Koordination)
- Entspannungstraining
- Meditation
- Biofeedback
- Ablenkung (abhängig von Art, Lokalisation, eventueller Funktionsbehinderung und Intensität der Schmerzen): Was hilft bei leichtem/starkem Schmerz?
- Schmerz-Kontrolltechniken:
  - Selbstkontrolltechnik – Führen eines Schmerztagebuchs
  - Aufmerksamkeitsfokussierung
  - (Selbst-)Hypnose
  - Aromatherapie (◘ Tab. 14.2)

14.12.2 Schmerztagebuch

Die Selbstbeobachtung und subjektive Bewertung von Schmerzen ermöglicht eine differenzierte Schmerzwahrnehmung. Eine Schmerzskala von 1 bis 10 unterteilt die Schmerzintensität. Die jeweilige Zahl wird in einem Wochenplan eingetragen (◘ Tab. 14.3).

◘ **Tab. 14.2** Ablenkung

Möglichkeiten	Ausprobiert ja/nein	geholfen ja/nein
Mögliche Arbeiten erledigen		
Spazieren gehen		
Mit Freunden treffen		
Lesen		
Eigene Beispiele ...		

14.12.3 Aufmerksamkeitsfokussierung

Bewusste Aufmerksamkeitsfokussierung schult die Selbstwahrnehmung und ermöglicht nicht nur, die Sinneswahrnehmungen zu steuern, sondern auch, die Schmerzwahrnehmung zu verändern. Diese Technik wird mit einer kurzen Körperentspannung, eventuell progressiver Muskelentspannung (Wechsel von Anspannung und Entspannung), eingeleitet, daraufhin wird die Aufmerksamkeit auf das Schmerzzentrum gelenkt. Der Schmerz wird nun möglichst genau beschrieben:

> ... der Schmerz ist z. B. groß, stechend, stumpf, dicht, dunkel ... Wie genau schaut der Schmerz aus (bildhafte Darstellung oder Metapher)?

Der nächste Schritt ist, die Aufmerksamkeit auf eine andere Sinneswahrnehmung im Sinne der Achtsamkeitsübungen umzulenken und diese genau zu beschreiben (z. B. verschiedene Geräusche der Umgebung).

Tab. 14.3 Beispiel für ein Schmerztagebuch

	Mo	Di	Mi	Do	Fr	Sa	So
Wo waren die Schmerzen?							
Schmerzstärke 1 (leicht) – 10 (unerträglich)							
Art der Schmerzen: pochend, drückend, bohrend, blitzartig, stechend, krampfartig oder ...							
Begleitsymptome (z. B. Schwitzen, beschleunigter Herzschlag, Übelkeit, Erbrechen, Angst, neurologische Symptome ...)							
Mögliche Auslöser							
Leistungsfähigkeit 0 (bettlägrig) – 10 (voll arbeitsfähig)							
Medikamente: Name/Anzahl							
Ansprechen der Medikamente: Ja/Nein							

Danach wird die Aufmerksamkeit auf die Atmung gelenkt. Diese wird zuerst beschrieben, dann schrittweise verändert:

» ... beobachten Sie, wie Sie ein- und ausatmen, und beobachten Sie, wie tief Ihr Atem geht, markieren Sie mit Ihrem Zeigefinger die Stelle auf Ihrem Brustbein. Beobachten Sie, wie Ihr Atem ganz von alleine fließt, beobachten Sie, wie Ihr Atem manchmal kürzer, tiefer oder flacher geht. Sie können Ihre Aufmerksamkeit zu weiteren Stellen wandern lassen. Markieren Sie mit Ihrem Zeigefinger jeweils die Stelle und atmen Sie dann bewusst zu dieser Stelle ...

Nun wird die Aufmerksamkeit wieder auf den Schmerz gelenkt, dieser wird beschrieben und kognitiv verändert, indem der Patient diesem eine andere Form, Farbe, Temperatur gibt oder auch einen anderen Ort zuweist (z. B. kann versucht werden, Kopfschmerz über die Schulter und den Arm in die Hand zu verlagern und eventuell dort ausfließen zu lassen).

Die Veränderung erfolgt sehr langsam, die Wortwahl muss sorgfältig überlegt werden, damit ein gutes Bild entstehen kann:

» Wie soll sich die Darstellung des Schmerzes verändern, damit es erträglicher wird? ...

Chronischer Schmerz

Zuletzt wird die Aufmerksamkeit auf eigene Gedanken gerichtet und die Konzentration auf ein angenehmes Vorstellungsbild (Phantasie) umgelenkt. Phantasiereisen (Baumreise, sicherer Ort usw.) zur inneren Ablenkung dürfen nur von in dieser Technik ausgebildeten Therapeuten durchgeführt werden (**Cave**: maligne Regression, Flashbacks, Intrusionen, Verlust des Rapports und Emotionsüberflutung! Siehe Hypnotische Schmerzkontrolle).

Die Aufmerksamkeitsfokussierung kann einerseits als Einleitung zur hypnotischen Schmerzkontrolle verwendet werden, andererseits per se bereits eine Linderung der Beschwerden bewirken.

Beispiel für innere Ablenkung unter Anleitung

- Atemübung

» Setzen Sie sich bequem, achten Sie auf eine angenehme aufrechte Körperhaltung und lenken Sie nun Ihre Aufmerksamkeit auf den Atem.
  Atmen Sie ruhig und gleichmäßig ein und aus. Beobachten Sie Ihren Atem eine Weile, ohne ihn zu verändern, und beginnen Sie allmählich, tief in den Bauch zu atmen, und beobachten Sie, wie sich die Bauchdecke wölbt und senkt. Beobachten Sie Ihr Tun, ohne zu bewerten, beobachten Sie, wie der Atem ganz von allein ein- und ausströmt. Sie brauchen nichts anderes zu tun, als nur auf das, was sie gerade wahrnehmen, zu achten. Sie nehmen es wahr und lassen es vorbeiziehen. Sie können Geräusche, Gedanken einfach kommen und gehen lassen. Achten Sie darauf, dass auch Stille als Geräusch wahrgenommen werden kann, nehmen Sie es einfach wahr und lassen Sie auch diese vorbeiziehen. Sie können fortfahren und allem einen guten Platz geben. Wenn Sie beim Einatmen bis drei und beim Ausatmen bis vier zählen, können Sie jedes Mal ein wenig Spannung abgeben. Nehmen Sie wahr, wie Ihr Körper jedes Mal ein Stück Spannung ausatmet und mit jedem Ausatmen auch einen Teil von Sorgen und Schmerz abgibt ... Nehmen Sie wahr, wie Sie ausatmen und den Schmerz abgeben, und nehmen Sie wahr, wie Ihnen die Ruhe gut tut ... Beim Einatmen kommt frische Luft in die Lungen. Kraft, Ruhe, Energie und Zuversicht können sich ausbreiten ...
  Kommen Sie jetzt langsam zu einem Ende, nehmen Sie noch fünf tiefe Atemzüge, dann strecken Sie Ihre Beine, Ihre Arme und kommen mit Ihrer Aufmerksamkeit zurück in den Raum.

14.12.4 Hypnotische Schmerzkontrolle

Hier verlassen wie die DBT, aber aufgrund meiner positiven Erfahrungen möchte ich in Kurzform diese Methoden erwähnen.

Die Technik der Hypnose (◘ Abb. 14.6) wurde bereits vor der medikamentösen Schmerzbehandlung zur Schmerzbekämpfung eingesetzt. Sie beruht auf der Fähigkeit, das Schmerzempfinden herabzusetzen, ja sogar kurzfristig ausblenden zu können, wenn die Aufmerksamkeit auf Dinge fokussiert wird, die höhere Priorität haben.

Aufgrund der nach Kriegen gehäuft auftretenden Diagnose der Posttraumatischen Belastungsstörung mit oftmals geringen Möglichkeiten, die Symptome zu lindern, wurde Hypnose und die Fähigkeit, Affekte von den traumatischen Erlebnissen abspalten (dissoziieren) zu können, eingesetzt und erforscht.

Nach Milton H. Erickson, dem Begründer der Amerikanischen Gesellschaft für Hypnose, steht die subjektive Erfahrung bei der Schmerzbekämpfung im Mittelpunkt. Er hat Selbsthypnose zur eigenen Schmerzbewältigung und Aktivierung individueller Ressourcen eingesetzt und spezielle Interventionstechniken entwickelt. Erickson selbst war an Kinderlähmung erkrankt und

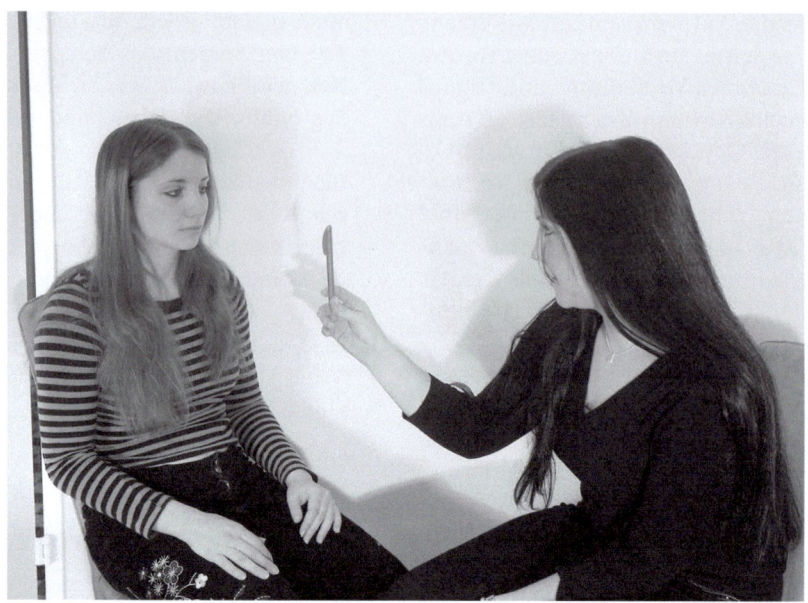

◘ **Abb. 14.6** Hypnose 1

gelähmt. Bewegungsunfähig saß er in einem Schaukelstuhl und machte die Erfahrung, dass der intensive Wunsch, aus einem Fenster zu schauen, dazu führte, dass sich der Schaukelstuhl leicht bewegte. Durch idiomotorische Signale (nicht bewusste Muskelbewegungen) und gezielte Vorstellungen (Imaginationen) erreichte er, dass seine gelähmten Muskeln aktiviert wurden und er allmählich wieder gehen konnte.

Hypnose wird bei chronischen Schmerzen eingesetzt, um entweder die Schmerzen selbst oder die damit verbundenen psychischen Probleme zu behandeln. Erickson sieht in der Hypnose nicht mehr das Ziel, den Patienten durch Suggestionen zu einem möglicherweise fremdbestimmten Ziel zu bringen, sondern eigene Ressourcen zu aktivieren und nutzbar zu machen. Er respektiert die Autonomie des Patienten, betrachtet ihn und sein Problem ganzheitlich und orientiert sich an dessen Möglichkeiten und Fähigkeiten, wobei es wesentlich ist, dass der Patient realistische Ziele hat. Nicht in allen Fällen kann Schmerzfreiheit das Ziel sein, vor allem wenn bereits degenerative Veränderungen bestehen.

Bevor Hypnose als Therapiemöglichkeit in Erwägung gezogen wird, sind diagnostische und therapeutische Vorüberlegungen zu treffen, und es bedarf eines vom Therapeuten vorgegebenen strukturierten Ablaufs mit Einleitung und Rücknahme des angestrebten Trancezustandes. Die Einbettung in einen psychotherapeutischen Gesamtrahmen und eine stabile Therapeut-Patient-Beziehung sind unbedingt erforderlich.

Hypnose bei BPS

Hypnose bei Borderline-Störung erfordert ein sorgfältiges Vorgehen. Durch die Störung der Affektregulation, der möglichen Aktivierung entgegengesetzter Schemata sowie der instabilen Identität besteht die Gefahr einer nicht steuerbaren Regression in eine als extrem aversiv erlebte Phase. Regression und dabei möglicher Kontakt- und Rapportverlust können widersprüchliche und bedrohliche Gefühle und Bilder hervorrufen. Mit der Methode der Selbsthypnose besteht die Möglichkeit, dem befürchteten Kontrollverlust entgegenzuwirken, konstante Ankerpunkte durch selbst entwickelte und gesteuerte klare Bilder zu schaffen.

Chronischer Schmerz

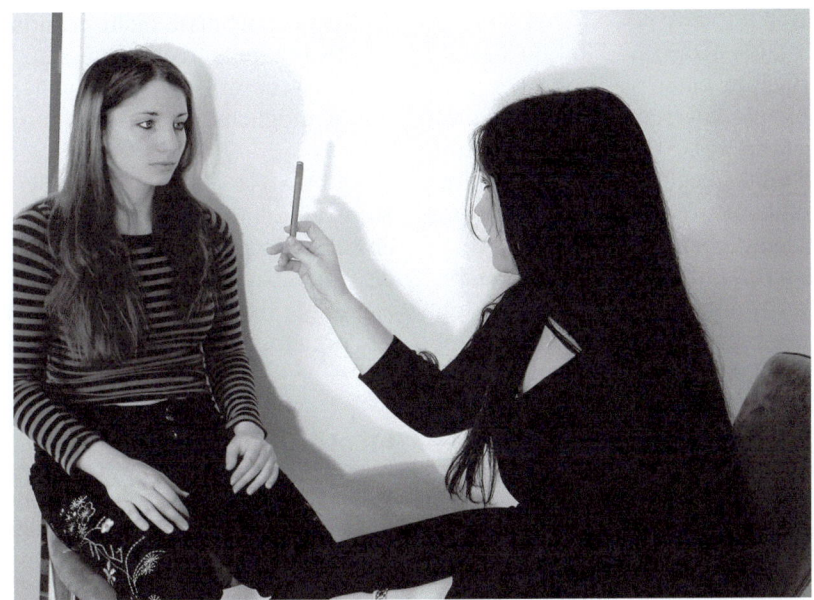

◘ Abb. 14.7 Hypnose 2

Selbsthypnose

Um die Technik der Selbsthypnose (◘ Abb. 14.7) zur Schmerzbewältigung zu erlernen, ist es sinnvoll, diese in kleinen Schritten und mithilfe eines fachkundigen Therapeuten zu erarbeiten.

■ **Grenzen und Kontraindikationen**

Hypnose galt lange Zeit als Kontraindikation für Patienten mit Borderline-Störung, vor allem bei ausgeprägter dissoziativer Symptomatik. Da sich die Hypnosetechniken weiterentwickelt haben, vor allem seit Milton Erickson mit der indirekten Hypnose neue Wege gegangen ist, haben wir beschlossen, die Form der Schmerzdistanzierung durch Erlernen von Selbsthypnose, wie wir sie hier beschrieben haben, auch für ausgesuchte BPS- und PTSD- Patientinnen zu verwenden, wenn chronische Schmerzzustände nicht anders zu beheben waren.

Unsere Erfahrungen sind keineswegs statistisch relevant, aber durchwegs positiv verlaufen, wobei wir nochmals auf die Gefahr einer emotionalen Überflutung, maligner Regression und Retraumatisierung sowie ungewollter Förderung der Dissoziation hinweisen.

■ **Folgende Punkte müssen daher absolute Priorität haben**
- Hypnoseausbildung und Erfahrung des Therapeuten
- Sorgfältige Anamneseerhebung und Diagnostik
- Stabile therapeutische Beziehung
- Klare Grenzen und Strukturen
- Respektvoller Umgang mit Widerstand, der weder gebrochen noch in der Trance umgangen werden darf
- Der Patient soll jederzeit die Kontrolle haben – durch langsames schrittweises Vorgehen, vorsichtige Wortwahl, Achten auf ununterbrochenen Kontakt und Rapport während der Trance
- Abklärung somatischer Beschwerden vor Therapiebeginn

> **Cave:** Nicht jeder Patient ist für eine Hypnose-Therapie geeignet!

- **Kontraindikationen**
- Eine absolute Kontraindikation besteht bei der Gefahr einer psychotischen Entgleisung, bei schweren Depressionen mit Suizidgefahr, wobei es hier Autoren gibt, die bei einer begleitenden stationären und medikamentösen Behandlung eine Gegenposition beziehen.
- Bei Patienten mit histrionischer Persönlichkeitsstörung wird von Hypnose abgeraten, wobei es anfangs so erscheint, als würde gerade diese Patientengruppe besonders gut ansprechen, die Therapie aber dann oftmals in hysterischem Ausagieren hängen bleibt und wirkungslos werden kann. Als Erklärung dafür nimmt man an, dass hypnotische den histrionischen Phänomenen entsprechen, wie kinästhetische und sensorische Phänomene, zum Beispiel Taubheitsgefühle, Katalepsien oder kognitive Phänomene wie Altersregression und Amnesien.
- Bei sehr unruhigen Patienten mit Angstzuständen wird vorangehende medikamentöse Therapie empfohlen.
- Eine problematische Indikation ist die „Wahrheitsfindung", zum Beispiel im Rahmen einer Trauma-Offenlegung, da es zu Verzerrungen kommen kann und Tranceerlebnisse nicht grundsätzlich der Realität entsprechen müssen.
- Ein weiterer Einwand besteht auch durch die mögliche Altersregression.

Es gibt viele Studien und Berichte über Kontraindikationen für Hypnose, letztlich entscheidend ist jedoch die Qualifikation des Therapeuten und die therapeutische Beziehung, die entscheiden sollte, welche Therapieform möglich und sinnvoll ist.

Literatur

Joachims A, Laudäscher P, Bohus M, Treede RD, Schmahl C (2006) Schmerzverarbeitung bei Borderline-Persönlichkeitsstörung, Fibromyalgie und Posttraumatischer Belastungsstörung. Schmerz 20:140–150

Melzack R, Dwall PD (1965) Pain mechanisms: a new theory. Science 150(3699):971–979

Sendera M, Sendera A (2015) Chronischer Schmerz. Springer, Wien

Thiaucourt M (2019) Magnetresonanzspektroskopie der posterioren Insula – Korrelation von GABA und Glutamat mit der Schmerzsensibilität bei Patientinnen mit Borderline Persönlichkeitsstörung und gesunden Kontrollen/Margot Thiaucourt; Betreuer: Gabriele Ende. Online-Ressource. Universitätsbibliothek Heidelberg, Heidelberg. http://d-nb.info/119910907X/34.

Tiergestützte Therapie

Martina Sutor

Inhaltsverzeichnis

Literatur – 367

© Springer-Verlag GmbH Deutschland, ein Teil von Springer Nature 2022
M. Sutor (Hrsg.), *Die Dialektisch Behaviorale Therapie (DBT)*,
https://doi.org/10.1007/978-3-662-64627-4_15

Von Tieren als *Co-Therapeuten* können viele Menschen mit unterschiedlichen Krankheitsbildern wie z. B. Menschen mit Depressionen, Angsterkrankungen, Suchtkrankungen, Borderline-Persönlichkeitsstörung und anderen Persönlichkeitsstörungen profitieren (◘ Abb. 15.1).

Die tiergestützte Therapie zeigt u. a. ihre Wirkung durch
- kognitive Anregung und Aktivierung,
- Förderung des emotionalen Wohlbefindens,
- Erhöhung des Selbstwertes,
- Förderung der Kontrolle über sich selbst,
- Reduzierung von Stressreaktionen und
- Förderung der sozialen Integration und Aufhebung der Isolation.

■ **Tiere in der Psychotherapie**

Aus unserer Arbeit, vor allem mit traumatisierten jungen Menschen, haben wir gelernt, wie wertvoll Tiere für unsere Patientinnen sind, wie viel Hilfestellung sie geben können, oft auch in Situationen, in denen uns der Zugang schwierig bis unmöglich erschien.

In der Arbeit mit Therapiehunden sind Pudel inzwischen sehr beliebt, nicht nur wegen ihrer Klugheit und Sensibilität, sondern auch, weil sie aufgrund ihrer Fellbeschaffenheit für Allergiker geeignet sind.

■ **Emotional support dogs – ESD**

Emotional Support Dogs (ESD) unterstützen ihre Menschen im Alltag in belastenden Situationen. Im Unterschied zum PTSD-/Trauma-Assistenzhund lernt der ESD häufig keine typischen Assistenzleistungen. Er unterstützt durch seine Anwesenheit und seine bedingungslose Loyalität und Liebe zu seinem Menschen, bei Bedarf kann er auch Notfallmedikamente holen, Abstand schaffen, Blocken, Stützen beim Gehen, evtl. Dissoziation erkennen und seinen Menschen durch Bellen oder Stupsen „aufwecken" (◘ Abb. 15.2).

Typische Erkrankungen für Emotional Support Animals:
- Depression
- Panikattacken und Phobien
- Angsterkrankung
- Dissoziative Störung
- Burnout-Syndrom

Typische Aufgaben:
- Aufmuntern
- Zur Bewegung motivieren – raus gehen
- Kontakte knüpfen helfen
- Panik oder Dissoziation unterbrechen
- An einen ruhigen Ort führen
- An Medikamente erinnern oder holen
- Hilfe/Unterstützerpersonen holen
- Immer und überall dabei sein und so Sicherheit vermitteln

■ **Therapietiere 3**

Therapietiere leisten sehr verantwortungsvolle und anstrengende Arbeit und brauchen ausreichend Ruhezeiten und Hund-gerechte Abenteuer (Sutor-Sendera 2017) (vgl. ◘ Abb. 15.3, ◘ Abb. 15.4, ◘ Abb. 15.5, ◘ Abb. 15.6).

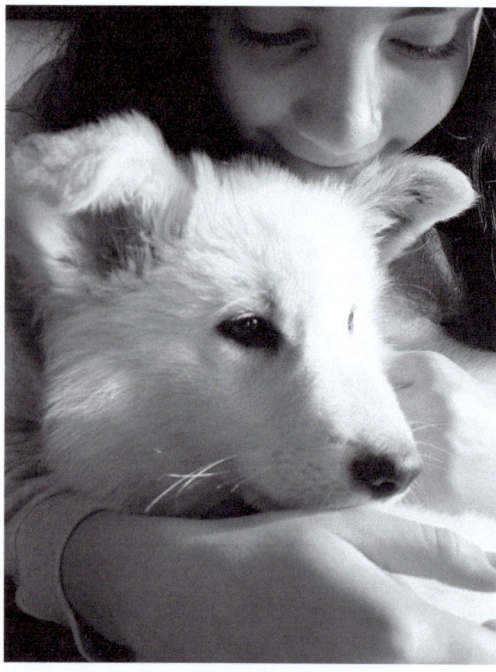

◘ **Abb. 15.1** Zuwendung und Verantwortung

Tiergestützte Therapie

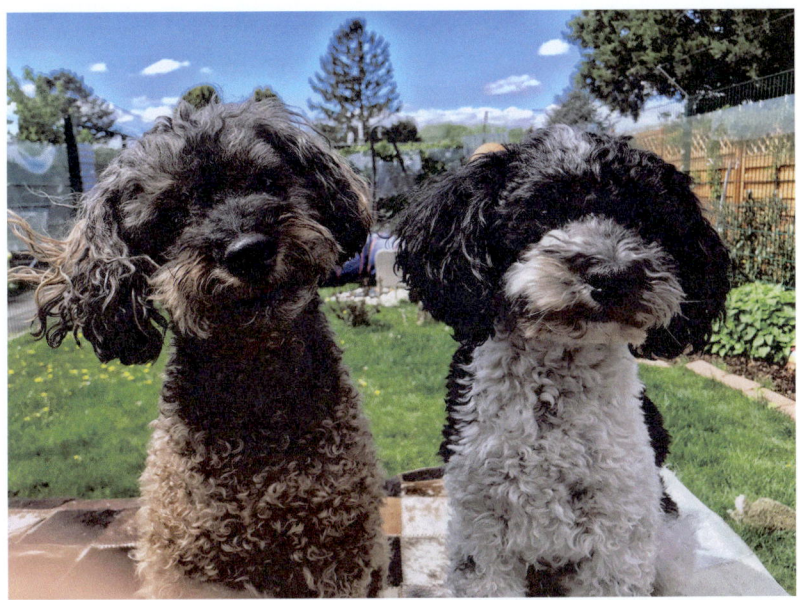

• Abb. 15.2 Emotional support dogs

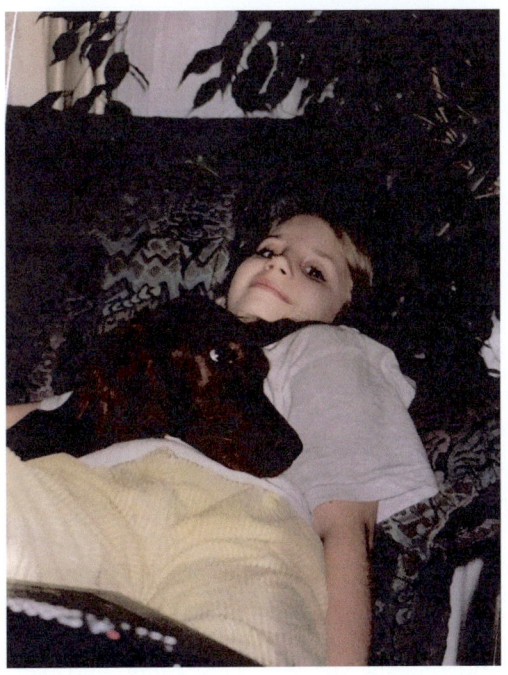

• Abb. 15.3 Geborgenheit, Sicherheit

Erste Erfahrungen konnten wir auch im „Grünen Kreis" bei Günter Pernhaupt sammeln, der vor allem die äußerst sensiblen Lamas als Therapietiere bei seinen Suchtpatienten einsetzte (• Abb. 15.7).

Wir selbst haben unsere Hunde zuerst in Einzeltherapien, später auch in Skills-Gruppen mitgenommen und waren verblüfft, wie rasch nonverbaler Kontakt zu Tieren hergestellt wird und wie schon nach wenigen Stunden die Hunde integrierter Bestandteil unserer Arbeit waren (• Abb. 15.8).

Hunde merken spontan, wenn es einem Gruppenmitglied schlecht geht und legen sich dann oft diesem still zu Füßen. Spannung oder Aggression in der Gruppe ruft bei den Hunden Unruhe bis zu lautem ärgerlichem Bellen hervor, sodass wir dies sofort aufgreifen, benennen und über die Auswirkungen unausgesprochener Wut, Aggression oder Spannung diskutieren kön-

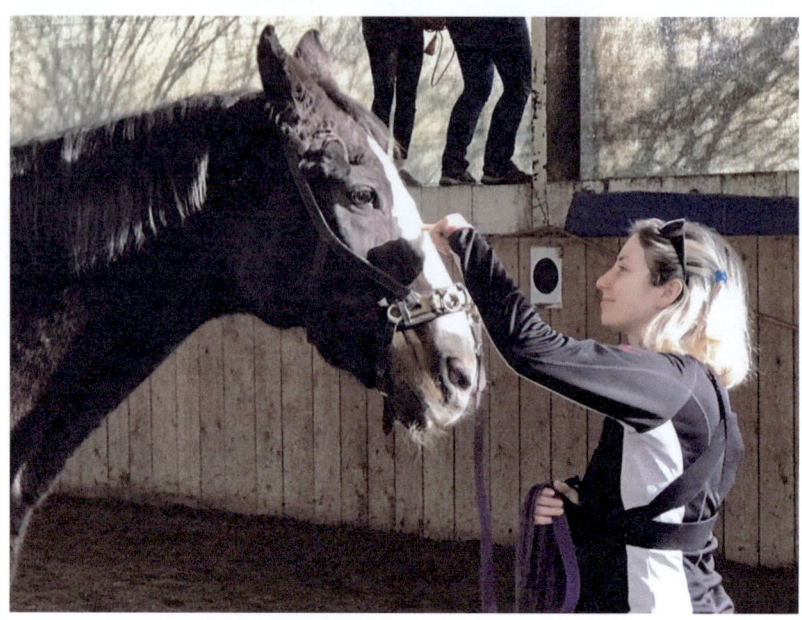

Abb. 15.4 Gegenseitiges Verständnis und Empathie

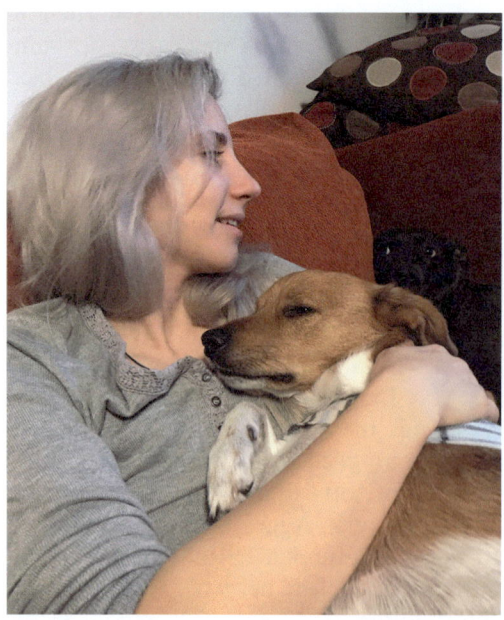

Abb. 15.5 Verantwortung lernen und Geborgenheit geben

nen. Auch über traurige oder schambesetzte Dinge zu sprechen fällt leichter, wenn man dabei sein Gesicht im Fell eines verständnisvollen Kameraden verstecken kann.

Vor allem Jugendliche, die mit Gewalterfahrung, emotionalen Defiziten und großer Leere aufgewachsen sind, können von Tieren erfahren, was es bedeutet, bedingungslos angenommen und geliebt zu werden. Andererseits ist es auch wichtig, dass vor allem in der Suchttherapie gelernt werden muss, Verantwortung zu übernehmen, regelmäßige Versorgung der anvertrauten Tiere zu gewährleisten und Beziehung aufbauen zu lernen.

Auch die natürliche Nähe-Distanz-Regulation, die im Zusammenleben mit Tieren entsteht, kann gerade für Patienten mit Problemen im zwischenmenschlichen Bereich, mit Angst vor einerseits zu viel Nähe, andererseits vor Zurückweisung und Verlust, eine wichtige Erfahrung darstellen.

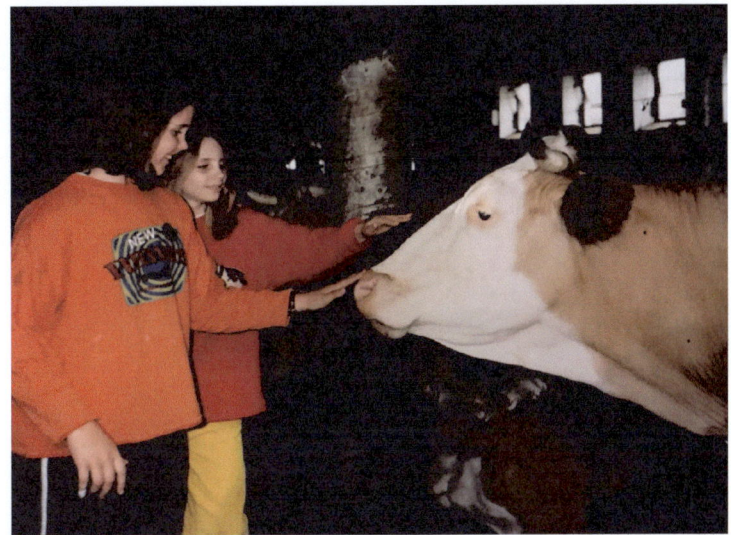

Abb. 15.6 Keine Angst vor großen Tieren

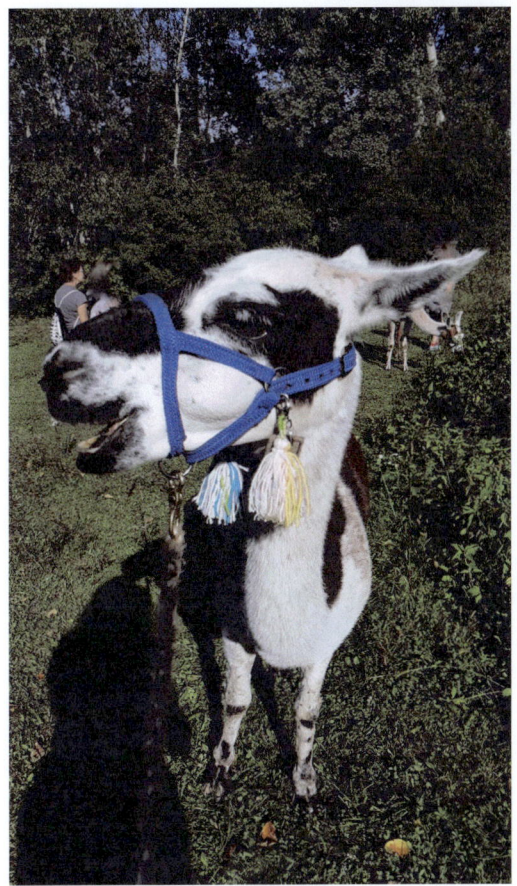

Abb. 15.7 Therapietiere Lama

Natürlich ist es nicht in jeder Familie möglich, Großtiere oder Hunde zu halten. Auch Kleintiere können genauso Zuwendung, Verantwortungsgefühl und Zusammengehörigkeit vermitteln (Abb. 15.9).

» Mein Engel Angelo
Aufgewachsen mit Wellensittichen, war und ist die Liebe zu Sittichen und generell zu Tieren Teil meines Selbst.

So war es auch ein Wellensittich, der mich in einer Zeit, in der ich keinen Sinn mehr im Leben sah, wieder ins Leben zurückholte. Ich war eingeschlossen in einem tiefen Loch voll mit Trauer und Depression. In meinem Umfeld gab es viele Menschen, die für mich da waren, aber ich fand kaum noch inneren Kontakt zu ihnen. Ich hörte sie, spürte sie – es drang jedoch nicht mehr zu mir durch. Die Zeit verging und es nahte mein Geburtstag. Eine langjährige Freundin nahm diesen Tag zum Anlass, um eine „Rückholaktion" zu starten. Sie schleppte (damals empfand ich es so) mich in eine Tierhandlung – ich sprach oft vom Wunsch, wieder einen Sittich zu mir zu holen – und sagte mir klar und deutlich, dass wir diesen Ort nicht mehr nur „zu zweit" verlassen werden. Ich stand also vor

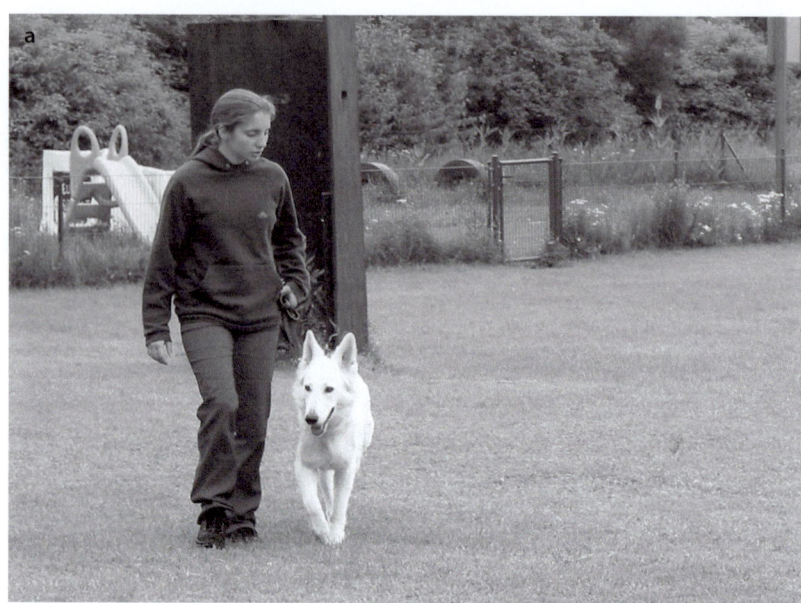
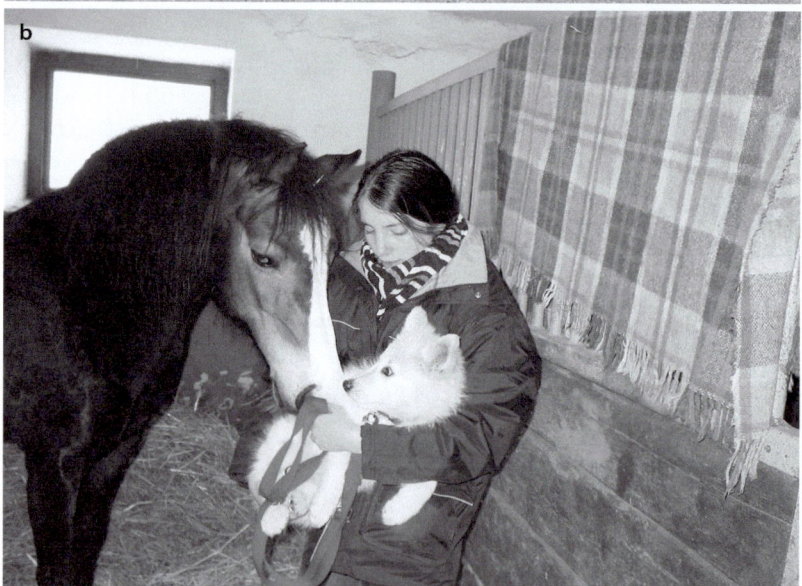

Abb. 15.8 a,b **a** Hundesport **b** Beziehung

einem Käfig mit Sittichen und verliebte mich in einen kleinen blauen Sittich. Der Name war schnell gefunden – Angelo (Übersetzung: Engel). Angelo gab mir wieder eine Aufgabe – er musste umsorgt werden. Dies fiel manchmal durch Antriebslosigkeit schwer, die Liebe zu diesem kleinen Wesen wuchs andererseits mit jeder Minute.

In schlimmen Phasen der depressiven Episode, in denen ich nur noch im Bett lag, flog Angelo immer wieder zu mir, setzte sich zu mir und blieb bei mir. Er nahm mich an, ohne etwas zu erwarten, er war immer da, er schenkte mir die für Tiere typische bedingungslose Liebe. So fand ich Schritt für Schritt zurück ins Leben.

Angelo und später auch Stella (seine Partnerin) waren immer meine Begleiter. Sie halfen mir zurück ins Leben, meine zwei kleinen Retter in der Not. (Patientin)

Literatur

Sutor-Sendera M (2017) Mio, das Pudelkind. Ein kleiner Hund entdeckt die Welt, 2. Aufl. Heimdall, Rheine

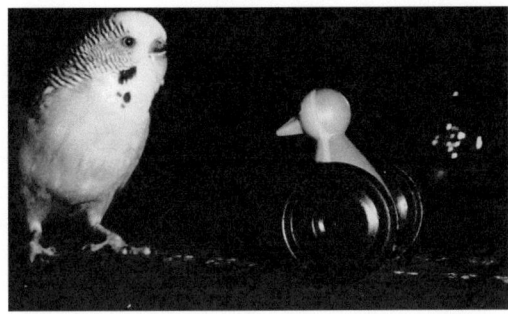

Abb. 15.9 Wellensittich

Serviceteil

Stichwortverzeichnis – 371

© Springer-Verlag GmbH Deutschland, ein Teil von Springer Nature 2022
M. Sutor (Hrsg.), *Die Dialektisch Behaviorale Therapie (DBT)*,
https://doi.org/10.1007/978-3-662-64627-4

Stichwortverzeichnis

A

ABC-GESUND 216
Abhängigkeitssyndrom 200
Ablehnungstraining 216
Abstinenzcommitment 212
Achtsamkeit 114, 123, 135, 147, 181, 183, 214, 229, 275, 316, 317
Addict mind 208
ADHS 17, 311
Advocatus Diaboli 216
Affektive Erkrankung 312
Affektive Störung 17, 330
Affektregulationsstörung 252
Aktive Passivität 33, 333
Akute Belastungsreaktion 16
Akute Belastungsstörung 9
Akzeptanz 146, 164, 204, 205, 211, 240, 254, 290
Akzeptanz- und Commitment-Therapie 225
Akzeptanz-Arbeit 240
Albträume 239
Alice-im-Wunderland-Syndrom 45
Allodynie 353
Amnesie 138
Amphetamine 324
Amygdala 37, 58, 156, 314
Amygdala-Angst 64
Angst 48, 143, 152, 168, 356
Ängstlich vermeidende Persönlichkeitsstörung 16
Anhedoniesyndrom 191
Anonyme Alkoholiker 198
Anorexia nervosa 248, 273
Anpassungsstörung 8, 16
Antidepressiva 190
Antidissoziative Skills 301
Antikonvulsiva 192
Antipsychotika 193
Antisoziale Persönlichkeitsstörung 16, 312, 313
Anxiolytika 191
ARAS 70
Arousal 70, 72, 321
Assoziatives Lernen 36
Atemübung 131
Ätiologiemodell 203
AtR!Sk 291, 292, 297
Attachmentstrategie 209, 210
Aufmerksamkeitsdefizit-Hyperaktivitätsstörung 15
Aufmerksamkeitsfokussierung 355
Autonomie 13

B

Basalganglien 66
Basisgruppe 318
Behandlungshierarchie 299
Behandlungsstrategie 209
Behandlungsvertrag 116
Belohnungssystem 203
Benzodiazepin 140, 192
Beziehungskurve 173
Bezugsgruppe 318
Bildgebende Verfahren 69
Bindung 13, 161, 321, 344
Bindungsforschung 37
Bindungsstörung 10, 32
Bio-psycho-soziale Theorie 12, 328
Bio-psycho-soziales Modell 253, 276, 300
Bio-psycho-soziales Störungsmodell 251
Biosoziale Theorie 81, 83, 198
Biosoziales Modell 199
Bio-soziales Störungsmodell 297
Bipolare Störung 334
Borderline-Forschung 60
Borderline-Grundbedürfnis 37
Borderline-Persönlichkeitsorganisation 3
Borderline-Persönlichkeitsstörung 3, 18
Borderline-Struktur 13
BPS-spezifischer Fragebogen 293
Broca-Areal 60, 63
Broken record 104
Burn-out 311, 314
Butterflies 210

C

Cannabinoide 194
Chronic somatic disorder 11
Chronische Suizidalität 294
Chronischer Schmerz 352
Clean mind 208
Cognitive Processing Therapy 244
Commitment 120, 205, 255, 298, 300
Commitmentstrategie 105, 198, 279, 317, 324
Compassion 85
Compassion Focused Therapy 229, 254, 270, 301
Consultation-Team 298
Coping 321
Coping-Stil 93
Craving 204, 208, 214, 314
– Anti-Craving-Skills 213, 216

Cravingprotokoll 211, 214
Crisp Beginning 298

D

Daily cutter 34, 133
Damasio 61
DBT 311
DBT-A 249
DBT-ACES 116, 319
DBT-ACES-Jahr 319
DBT-ADHS 323
DBT-Behandlungshierarchie 298
DBT-F 15, 313
DBT für Adoleszente 249
DBToP-gB 329
DBT-PTBS 224
DBT-Radically Openess 249
DBT-S 15, 314
DBT-S-Konzept 199
DBT-S-Skills 213
DBT-S-spezifische Skills 213
Deadlock 331
Deliktanalyse 315, 318
Delinquenz 292
Demenz 327
Dependente Persönlichkeitsstörung 16
Depersonalisation 27, 39, 41, 45, 46, 138
Derealisation 27, 39, 45, 46, 138
DESNOS 9
Diagnostik 199
Dialektik 87, 205, 254, 304
Dialektisch-Behaviorale Therapie 78
– für Adoleszente 287
Dialektische Abstinenz 204, 205
Dialektische Analyse 268, 269
Dialektische Haltung 211
Dialektische Strategie 216
Dialektische Synthese 208
Dialektische Wippe 255, 278
Dialektisches Dilemma 266, 283, 318
Diary card 253, 290, 298
Diskriminationstraining 154, 239, 242, 302
Dissoziale Persönlichkeitsstörung 12, 312, 314
Dissoziation 10, 28, 51, 65, 135, 136, 139, 181, 186, 234, 323
Dissoziative Identitätsstörung 38, 40
Dissoziative Störung 38
Dissoziative Symptomatik 27, 82
Dissoziativer Zustand 27, 33, 34, 71, 124, 138, 192
Dissoziatives Phänomen 37
Dopamin 71, 203
Drogenabusus 28
Dynamische Hierarchisierung 88, 204, 205, 214, 268
Dysfunktionale Grundannahmen 179
Dysfunktionale Mythen 170
Dysfunktionale Schemata 172
Dysfunktionaler Glaubenssatz 216
Dysfunktionales Verhalten 288

E

Economo-Neuronen 65
Einschlafhalluzination 42
EKG-Skills 280
Embodiment 181
Emotional support dogs 362
Emotionale Instabilität 329
Emotionale Vulnerabilität 81
Emotionales Gedächtnis 61
Emotionally over-controlled disorders 311
Emotionen 143
– Entstehung 143
Emotionsforschung 59
Emotionsregulation 25, 26, 61, 81, 123, 128, 141, 147, 181, 184, 185, 288, 320, 324
Emotionsregulationsstörung 10, 79
Emotionsüberflutung 27, 133, 145, 322
Encoding network 62
Endocannabinoide 68
Endorphinsystem 66
Epigenetik 18, 68
ESD 362
Essstörungen 17, 247
Exposition 236, 254, 269
Exposition in vivo 239
Expositionstherapie 301
Expositionstraining 173
Expositionsverfahren 290

F

Fairer Blick 178, 283
Familientherapeutische Arbeit 304
Family skills 283
Flashback 41, 46, 124, 138, 140, 156, 160, 181, 244, 357
Fließbandübung 128
Food craving regulation 248
Forensik 311
Formatio reticularis 70, 73
Freezing 27, 139
Fremdgefährdung 304
Fremdverletzendes Verhalten 317, 329
Funktionsanalyse 198

G

Ganser-Syndrom 38
Gate-Control-Theorie 354
Gating 73
Gefühl 149
Gefühlsprotokoll 283

Stichwortverzeichnis

Geistiger Behinderung 311
Generalisierte Angststörung 332
Genetik 68
Genusstraining 123
Gerontopsychiatrie 325
Gerontotherapie 326
Gliazellen 67
Grundannahme 11, 28, 30, 49, 84, 204, 256, 299, 315, 331, 332
Grundlage 254
Grundüberzeugung 252

H

Handlungsimpuls 146, 148, 149
Handlungskompetenz 33, 110, 111, 141, 149, 344
High-risk-Verhalten 33, 34
Hippocampus 38, 62, 66, 156
Hirnstamm 66
Hochrisikomarker 291
Hochrisikoverhalten 248, 303
Hyperarousal 36
Hypnagoge Halluzination 42
Hypnose 354, 359
Hypnotische Schmerzkontrolle 357
Hypothalamus 66, 314

I

ICD-10 200
ICD-11 6, 249
Identität 11, 12, 25, 34, 45, 46, 70, 117, 248, 288, 358
Identitätsstörung 5, 319, 323
Illusionäre Verkennung 43
Impulsdurchbruch 325
Impulsivität 5, 25, 79, 311, 313, 314, 323
Impulskontrolle 31
Impulskontrollstörung 190, 311, 312, 322, 326, 329
In sensu 271
In vivo 271
Index-Ereignis 237
Innere Ablenkung 357
InSEL-Skill 283
Insula 65
Intelligenzminderung 328
Intrusion 41, 46, 138, 140, 193, 244, 348, 357
Invalidierung 252, 301

J

John Bowlby 32

K

Kampfsport 181
Kettenanalyse 40, 101, 120, 138, 186, 302

Klientenzentrierte Gesprächsführung 198
Kognitive Technik 235
Kognitive Therapie 213
Kognitive Umstrukturierung 290
Komorbidität 5, 14–16, 53, 58, 73, 202, 216, 319, 323
Komplexe Posttraumatische Belastungsstörung 9
Komplexe PTBS 224, 232, 244
Komplexe PTSD 9, 51
Kontingenz 80
Kontingenzmanagement 149, 300, 318, 319, 322
Körperschemastörung 269
Körperübung 131, 181
Krampfanfall
– dissoziativer 139
Krisenintervention 304
Kunsttherapie 279

L

Lebenskompass 241
Leere 5, 27, 142, 323, 326
Limbisches System 60, 61, 69

M

Major depression 332
Mandelkern 58, 60, 61
Maßregelvollzug 311
MBCT 334
MBT 32, 313
Mentalisierung 32, 92
Mentalisierungsbasierte Therapie 92
Metapher 87, 109, 110, 118, 125, 126, 141, 254, 276
Methylphenidat 324
Mikro-Expressionen 321
Mind reading 99
Minderbegabung 317
Mindfulness 344
– Mindfulness-based cognitive therapy 334
Modul 317
Modus 51
Moodstabilizer 190, 191, 193
Morphologie 58
Motivationsanalyse 266
MSC 343
Multiple Persönlichkeit 38
Musiktherapie 279
Muskelentspannung
– progressive 355
Mythen 151, 172, 216

N

Naloxon 139, 192
Naltrexon 71, 192
Narzisstische Persönlichkeitsstörung 17, 312

Neuro imaging 63
Neurobehavioraler Faktor 11
Neurobehaviorales Entstehungsmodell 81
Neurochemie 67
Neurogenese 66
Neuroleptika 190, 191
Neuronentheorie 59
Neuropathischer Schmerz 349
Neuroplastizität 58, 61, 66, 68, 353
Neurotransmission 67
NEW-Skills 278, 279
Non-Suizidvertrag 90, 116, 227
Notfallkoffer 233
Notfallplan 208, 227, 228
Nozirezeptorschmerz 349
Nucleus accumbens 66, 203
Nucleus Amygdalae 60

O

Objektbeziehung 92
OCD 320
Opioid-System 67
Oxytocin 67

P

Parallel processing 63
Paranoide Persönlichkeitsstörung 312
Pareidolien 43
PET-Studie 63
Pharmakotherapie 89, 190, 324, 331
Photome 43
Positive behavior support 327, 328
Positronen-Emissions-Tomografie 67
Posttraumatic Embitterment Disorder 9
Posttraumatischer Stress 301
Präfrontaler Kortex 63
Prägende Bezugsperson 233
Primärgefühl 146, 158
Prolonged Exposure (DBT+PE) 224
Pro-und-Contra-Liste 278, 297
Pruning 67
Pseudohalluzination 42, 46
Pseudokompetenz 31, 318
Psychoedukation 83, 89, 230, 236, 265, 282, 297, 316, 348
Psychopharmakologie 316
Psychopharmakotherapie 193
PTBS 181
PTSD 25, 137, 301, 311, 322, 323, 362

R

Radikale Akzeptanz 132, 198, 212, 233, 270, 281, 300, 354

Realitätsüberprüfung 92, 114, 133, 141, 149, 154, 163
RELEASE-Projekt 244
Resilienz 6
Retraumatisierung 51, 156, 181
Reviktimisierung 242
Risikoverhalten 292
RO-DBT 320
Rückfallanalyse 212
Rückfallprävention 213, 216
Rückfallprophylaxe 316
Rückfallsituation 217

S

Schemata 11, 32, 49, 71, 72, 149, 177
Schematherapie 93, 254
Schizophrenie 16
Schizotypische Persönlichkeitsstörung 16
Schlafstörung 147, 192, 193
Schmerz 146
Schmerzchronifizierung 352
Schmerzgedächtnis 350
Schmerztagebuch 355
SchooPY-Skills 282
Sekundäre PTSD 8
Sekundäre Traumata 8
Sekundäres Gefühl 28
Sekundärgefühl 144
Selbstbild 198
Selbstfürsorge 147
Selbsthypnose 357, 359
Selbstinvalidierung 31
Selbstmedikationshypothese 198
Selbstmitgefühl 303
Selbstmitleid 165
Selbstschädigung 111
Selbstvalidierung 270, 333
Selbstverletzendes Verhalten 312, 317
Selbstverletzung 10, 28, 34, 88, 248
Selbstwert 123, 159, 283, 321, 327
Selbstwirksamkeit 303
Self-Compassion 228, 229, 344
Sensitivierung 203, 353
Serotonin 71
Severe Behavioral Dyscontrol Interview 228
Shutdown 331
Skills-assistierte Exposition 238
Skills-Kette 113, 215, 234, 276
Skills-Training 61, 70, 108, 117, 259, 316
SMART-Schema 298
Social brain 65
Social signaling skills 321, 322
Social-safety-system 321
Somatic symptom disorder 51, 352
Somatisierung 140, 176
Sozial-kognitives Modell 198
Spaltung 87

Spannungskurve 61, 112, 120, 129, 132, 186, 253, 276, 298
Spannungsmessung 112
Spätdyskinesie 191
Spiegelexposition 226, 242
Spiegelneurone 65, 320–322
SSRI 192
Startle-Reflex 37
Stepped-care approach 297
Stepped-care-Prinzip 304
Stigmatisierung 290
Stimmungsbarometer 120
Störungsbild 249
Störungsmodell 298
Stresstoleranz 65, 71, 116, 119, 123, 132–134, 138, 183, 186, 215, 280, 299, 316, 317, 322
Substanzabhängigkeit 17
Substanzgebrauchsstörung 200
– komorbide 204
Sucht 311
Suchtverhalten 33
Suizid 115
Suizidalität 25, 28, 199, 311
Suizidversuch 288

T

Technische Neutralität 85
Telefoncoaching 259
Telefonkontakt 91, 106
TFP 312
Thalamus 61
Theory of mind 63
Therapeutische Grundhaltung 255
Therapievertrag 212, 228, 298
Tiergestützte Therapie 361
Time-out 118, 120, 133, 136
Topografie 58
Tranquilizer 190
Transference Focused Therapy 92
Trauer 163
Traumaassoziierte Kognition 230
Trauma-fokussierende Behandlung 225
Trauma-fokussierende Therapie 225
Traumafolgestörung 311
Trauma-Gedächtnis 83

Trauma-Netzwerk 230
Traumatherapie 301
Treatment as usual 199
TREEP 330, 331
Trigger-Analyse 327

U

Übertragungs-fokussierte Psychotherapie 92
Urge Surfing-5S 214

V

Validierung 86, 211, 278, 300, 318
Validierungsstrategie 99, 109, 198, 231, 283, 290
Veränderungsstrategie 211
Verbitterungsstörung 9
Verhaltensanalyse 88, 101, 120, 212, 217, 228, 234, 290, 297, 298, 315, 318, 331
Verhaltenstherapie 70
Vermeidung 28, 52, 147, 317, 353
Vier-Felder-Schemata 236
Vorbereitungsphase 210
Vulnerabilität 6, 58, 62, 68, 82, 325, 329
Vulnerabilitätsfaktor 83

W

Walking the middle path 290
Wertefragebogen 241
Wertenetz 302
Wise mind 70, 124, 208, 279

Y

Yoga 303

Z

Zen 124
Zen-Buddhismus 80
Zielhierarchie 317
Zwischenmenschliche Fertigkeiten 316
Zwischenmenschliche Skills 123